GUÍA DE CERTIFICACIÓN DEL

ABSITE

Board of Surgery in-Training Examination

7.ª
EDICIÓN

GUÍA DE CERTIFICACIÓN DEL

ABSITE

Board of Surgery In-Training Examination

7.ª EDICIÓN

Steven M. Fiser, MD

Cardiac Surgery Specialists
Bon Secours Heart and Vascular Institute
Richmond, Virginia

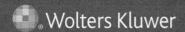

. Wolters Kluwer

Philadelphia · Baltimore · New York · London
Buenos Aires · Hong Kong · Sydney · Tokyo

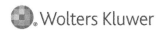

Av. Carrilet, 3, 9.ª planta, Edificio D - Ciutat de la Justícia
08902 L'Hospitalet de Llobregat, Barcelona (España)
Tel.: 93 344 47 18   Fax: 93 344 47 16   e-mail: consultas@wolterskluwer.com

Revisión científica
María Magdalena Cavazos Quero
Posgrado en Cirugía Bariátrica y Cirugía Gastrointestinal Avanzada. Coordinador Clínico de Educación e Investigación en Salud. Hospital General Regional 1 Dr. Carlos MacGregor Sánchez Navarro, Instituto Mexicano del Seguro Social, México

Traducción
Rebeca Marush Melgar Hernández
Traductora profesional

Gustavo Arturo Mezzano
Médico Cirujano por la Universidad de Buenos Aires, Argentina

Dirección editorial: Carlos Mendoza
Editora de desarrollo: Núria Llavina
Gerente de mercadotecnia: Pamela González
Cuidado de la edición: Doctores de Palabras
Adaptación de portada: Alberto Sandoval
Impresión: Mercury Print Productions / Impreso en Estados Unidos

Dedicado a Garrett, Elle y al resto de mi maravillosa familia

CONTENIDO

CRÉDITOS

CRÉDITOS DE LAS FIGURAS

Las figuras de las páginas indicadas a continuación se han reproducido con autorización de: Mulholland MW, Lillemoe KD, Doherty GM, Maier RV, Upchurch GR. Greenfield's Surgery: Scientific Principles & Practice, 4th ed. Philadelphia, PA: Lippincott Williams & Wilkins; 2006.

1, 2 (arriba), 2 (abajo), 15 (arriba), 15 (abajo), 75 (abajo), 82, 100, 120, 166, 167, 210 (abajo), 221, 225, 235, 237, 292, 293 (arriba), 293 (abajo), 297, 316 (izquierda), 316 (derecha)

Las figuras de las páginas indicadas a continuación se han reproducido con autorización de: Mulholland MW, Lillemoe KD, Doherty GM, Maier RV, Simeone DM, Upchurch GR. Greenfield's Surgery: Scientific Principles & Practice, 5th ed. Philadelphia, PA: Lippincott Williams & Wilkins; 2011.

43, 59, 63, 64, 70, 76, 77, 79, 87, 109, 164, 169, 172, 207 (abajo), 229 (abajo), 232 (arriba), 260, 273, 307 (abajo)

Las figuras de las páginas indicadas a continuación se han reproducido con autorización de: Mulholland MW, Lillemoe KD, Doherty GM, Upchurch GR, Alam HB, Pawlik TM. Greenfield's Surgery: Scientific Principles & Practice, 6th ed. Mulholland MW, Lillemoe KD, Doherty GM, Upchurch GR, Alam HB, Pawlik TM, eds. Philadelphia, PA: Lippincott Williams & Wilkins; 2016.

93, 106, 200 (arriba), 200 (abajo), 229 (arriba), 255, 267

Las figuras de las páginas indicadas a continuación se han reproducido con autorización de: Dimick JB, Upchurch GR, Alam HB, Pawlik TM, Hawn MT, Sosa JA. Mulholland & Greenfield's Surgery: Scientific Principles & Practice, 7th ed. Dimick JB, Upchurch GR, Alam HB, Pawlik TM, Hawn MT, Sosa JA, eds. Philadelphia, PA: Lippincott Williams & Wilkins; 2021.

5, 116, 122, 123, 134, 141, 146, 161, 187, 192 (arriba), 198, 201, 203, 210 (arriba), 211, 230 (arriba), 232 (abajo), 239, 241, 246, 248, 252, 256 (arriba), 256 (abajo), 272, 274, 275, 277, 307 (arriba), 311, 312, 314

Las figuras de las páginas indicadas a continuación se han reproducido con autorización de: Fischer JE, Bland KI, et al. Mastery of Surgery. 5th ed. Philadelphia, PA: Lippincott Williams & Wilkins; 2007.

65, 72, 74, 97, 113, 207 (arriba), 317

Las figuras de las páginas indicadas a continuación se han reproducido con autorización de: Fischer JE, Bland KI, et al. Mastery of Surgery. 7th ed. Philadelphia, PA: Lippincott Williams & Wilkins; 2018.

94, 192 (abajo), 202, 216, 230 (abajo)

La figura de la página indicada a continuación se ha reproducido por cortesía de: John Braver, M.D., Department of Radiology, Brigham and Women's Hospital, Harvard Medical School, Boston, MA.

263

La figura de la página indicada a continuación se ha reproducido con autorización de: Rosdahl CB, Kowalski MT. Textbook of Basic Nursing. Philadelphia, PA: Wolters Kluwer Health; 2012.

160

La figura de la página indicada a continuación es una adaptación autorizada de: Dimick JB, Upchurch GR, Alam HB, Pawlik TM, Hawn MT, Sosa JA. Mulholland & Greenfield's Surgery: Scientific Principles & Practice, 7th ed. Philadelphia, PA: Lippincott Williams & Wilkins; 2021.

Abbas AK, Lichtman AH, and Pillali S. Cellular and Molecular Immunology, 9th ed. Philadelphia, PA: Elsevier, Inc; 2018.

57

La figura de la página indicada a continuación es una adaptación autorizada de:

Block GE, Michelassi F, Tanaka M, et al. Crohn's disease. *Curr Probl Surg.* 1993;30:173–265.

Greenfield's Surgery: Scientific Principles & Practice, 4th ed. Mulholland MW, Lillemoe KD, Doherty GM, Maier RV, Upchurch GR, eds. Philadelphia, PA: Lippincott Williams & Wilkins; 2006.

250

La figura de la página indicada a continuación es una adaptación autorizada de:

Haggitt RC, Glotzbach RE, Soffen EE, et al. Prognostic factors in colorectal carcinomas arising in adenomas: implications for lesions removed by endoscopic polypectomy. *Gastroenterology* 1985;89:328.

Mulholland MW, Lillemoe KD, Doherty GM, Upchurch GR, Alam HB, Pawlik TM. Greenfield's Surgery: Scientific Principles & Practice, 6th ed. Mulholland MW, Lillemoe KD, Doherty GM, Upchurch GR, Alam HB, Pawlik TM, eds. Philadelphia, PA: Lippincott Williams & Wilkins; 2016.

258

CRÉDITOS DE LAS TABLAS

Las tablas de las páginas indicadas a continuación se han reproducido y modificado con autorización de: Mulholland MW, Lillemoe KD, Doherty GM, Maier RV, Simeone DM, Upchurch GR. Greenfield's Surgery: Scientific Principles & Practice, 5th ed. Philadelphia, PA: Lippincott Williams & Wilkins; 2011.

60, 66, 95, 107, 138, 143, 144, 206, 243, 264

Las tablas de las páginas indicadas a continuación se han reproducido y modificado con autorización de: Dimick JB, Upchurch GR, Alam HB, Pawlik TM, Hawn MT, Sosa JA. Mulholland & Greenfield's Surgery: Scientific Principles & Practice, 7th ed. Philadelphia, PA: Lippincott Williams & Wilkins; 2021.

33, 34, 38, 89, 214, 245, 319

Las tablas de las páginas indicadas a continuación se han reproducido y modificado con autorización de: Fischer JE, Bland KI, et al. Mastery of Surgery. 5th ed. Philadelphia, PA: Lippincott Williams & Wilkins; 2007, con autorización.

96, 135, 171, 265

La tabla de la página indicada a continuación es una adaptación autorizada de:

Bernard GR, Artigas A, Brigham KL, et al. The American-European Consensus Conference on ARDS. Definitions, mechanisms, relevant outcomes, and clinical trial coordination. *Am J Respir Crit Care Med* 1994;149:818-824.

Mulholland MW, Lillemoe KD, Doherty GM, Maier RV, Simeone DM, Upchurch GR. Greenfield's Surgery: Scientific Principles & Practice, 5th ed. Philadelphia, PA: Lippincott Williams & Wilkins; 2011.

94

La tabla de la página indicada a continuación se ha modificado con autorización de: O'Connell C, Dickey VL. Blueprints: Hematology and Oncology. Philadelphia, PA: Lippincott Williams & Wilkins; 2005.

47

La tabla de la página indicada a continuación se ha reproducido y modificado con autorización de: Shah SS, Hu KK, Crane HM, eds. Blueprints Infectious Diseases. Philadelphia, PA: Lippincott Williams & Wilkins; 2006.

159

La tabla de la página indicada a continuación se ha reproducido y modificado con autorización de: Sleisenger MH, Fordtran JS. Gastrointestinal Disease. 5th ed. Philadelphia, PA: WB Saunders; 1993:898.

248

La tabla de la página indicada a continuación se ha reproducido con autorización de: Neuroblastoma Treatment (PDQ®) – Health Professional Version, publicada originalmente por el National Cancer Institute.

309 (arriba)

Las tablas y los recuadros de las páginas indicadas a continuación se han reproducido y modificado con autorización de: American College of Surgeons, Chicago, Illinois. La fuente original de esta información es el AJCC Cancer Staging System (2020).

147, 154, 261, 289, 290 (arriba), 290 (abajo)

PREFACIO DE LA 1.ª EDICIÓN

Cada año, miles de residentes de cirugía general de todo el país expresan su ansiedad por la preparación para el American Board of Surgery In-Training Examination (ABSITE), un examen diseñado para poner a prueba los conocimientos de los residentes sobre los numerosos temas relacionados con la cirugía general.

Este examen es importante para la futura carrera de los residentes de cirugía general por varias razones. Los centros académicos y los consultorios privados que buscan nuevos cirujanos generales utilizan las puntuaciones del ABSITE como parte del proceso de evaluación. Las becas de investigación en campos como la oncología quirúrgica, la traumatología y la cirugía cardiotorácica usan estas puntuaciones a la hora de evaluar a los posibles becarios. Los residentes con buenos resultados en el ABSITE son bien vistos por los directores de los programas de cirugía general, ya que un puntaje alto mejora la reputación de estos últimos y ayuda a conseguir solicitudes de los mejores estudiantes de medicina interesados en la cirugía.

Asimismo, los programas de cirugía general usan las puntuaciones del ABSITE, y también toman en cuenta el rendimiento clínico, a la hora de evaluar a los residentes para su ascenso a través de la residencia. Es evidente que este examen es importante para los residentes de cirugía general.

Gran parte de la preocupación con respecto al ABSITE se debe a que no existen manuales especializados de estudio en formato esquemático que ayuden a la preparación. La *Guía de certificación del ABSITE* fue desarrollada para funcionar como una guía de estudio rápida y completa para este examen, de tal manera que pueda ser utilizada de forma independiente de otros materiales y cubriera todos los temas que se encuentran en la prueba. El formato esquemático facilita la comprensión rápida y concisa de los puntos esenciales de cada tema, sin tener que rebuscar en el material superfluo de la mayoría de los libros de texto. A diferencia de las guías de preguntas y respuestas, este formato también favorece la memorización rápida.

Aunque en concreto está diseñada para los residentes de cirugía general que van a hacer el ABSITE, la información contenida en la *Guía de certificación del ABSITE* también es particularmente útil para otros grupos:

· Residentes de cirugía general que se preparan para su examen escrito de certificación de la American Board of Surgery.

· Residentes de cirugía que vayan a cursar otra especialidad y que deseen tener una perspectiva amplia de la cirugía general y de las subespecialidades quirúrgicas (y a los que también se les puede exigir que realicen el ABSITE).

· Cirujanos en ejercicio que se preparan para su examen de renovación de certificación de la American Board of Surgery.

PREFACIO DE LA 7.ª EDICIÓN

La 7.ª edición de la *Guía de certificación del ABSITE* profundiza en los temas que se encuentran en el American Board of Surgery In-Training Examination (ABSITE), con nueva información sobre oncología quirúrgica, traumatología, sistema vascular, cuidados intensivos, nutrición y una serie de otros temas. Al igual que las ediciones anteriores, la *Guía de certificación del ABSITE* ofrece un repaso rápido y sencillo de temas quirúrgicos importantes y, a su vez, brinda explicaciones adecuadas para que los lectores no se sientan perdidos.

Una vez más, doy las gracias a todos los residentes que me han aportado su opinión sobre los libros o a los que he conocido en reuniones quirúrgicas y me han dicho: «Utilicé sus libros en la residencia y eran estupendos». Me alegro de haber podido ayudar.

Gracias de nuevo y suerte en el ABSITE.

MEMBRANA CELULAR

- Se trata de una **bicapa lipídica** que contiene canales de proteínas, enzimas y receptores.
- El **colesterol** aumenta la fluidez de la membrana.
- Las células son negativas en el interior en comparación con el exterior; con base en la Na/K-ATPasa (3 Na^+ en el exterior/2 K^+ en el interior).
- El **gradiente de Na^+** creado se emplea para el **cotransporte** de la glucosa, las proteínas y otras moléculas.

Concentraciones de electrólitos en los compartimentos de líquidos intra- y extracelulares

	Líquidos extracelulares (mEq/L)	Líquidos intracelulares (mEq/L)
CATIONES		
Na^+	140	12
K^+	4	150
Ca^{2+}	5	10^{-4}
Mg^{2+}	2	7
ANIONES		
Cl^-	103	3
HCO_3^-	24	10
SO_4^{2-}	1	—
HPO_4^{3-}	—	116
Proteína	16	40
Aniones orgánicos	5	—

- **Desmosomas/hemidesmosomas**: moléculas de adhesión (célula con célula y célula con matriz extracelular, respectivamente), las cuales fijan las células.
- **Uniones estrechas**: uniones oclusivas intercelulares; forman una barrera impermeable (p. ej., el epitelio).
- **Uniones intercelulares comunicantes**: permiten la comunicación entre las células (subunidades de conexinas).
- **Proteínas G** (son GTPasas): proteínas intramembrana; transducen la señal del receptor a la enzima de respuesta.
- **Proteína cinasa activada por ligando**: el receptor y la enzima de respuesta son una única proteína transmembrana (p. ej., receptor de tirosina-cinasa).

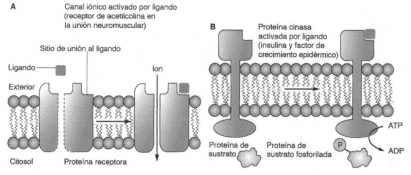

Tipos de receptores de superficie celular. A. Canal iónico activado por ligando; la unión produce un cambio conformacional que abre o activa el canal. **B.** Proteína cinasa activada por ligando; la unión activa el dominio cinasa, el cual fosforila las proteínas de sustrato (*continúa*).

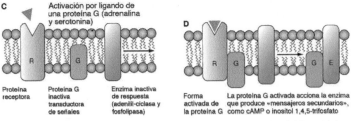

C. Activación por ligando de una proteína G (adrenalina y serotonina)

| Proteína receptora | Proteína G inactiva transductora de señales | Enzima inactiva de respuesta (adenilil-ciclasa y fosfolipasa) |

D. Forma activada de la proteína G | La proteína G activada acciona la enzima que produce «mensajeros secundarios», como cAMP o inositol 1,4,5-trifosfato

(*Continuación*) **Tipos de receptores de superficie celular. C y D.** Activación del ligando de una proteína G, que a su vez activa una enzima que produce mensajeros secundarios o intracelulares.

- **Antígenos de tipo sanguíneo ABO**: glucolípidos en la membrana celular.
- **Antígenos de tipo HLA**: glucoproteínas en la membrana celular.
- **Equilibrio osmótico**: el agua se desplazará de una zona de baja concentración de soluto a una de alta concentración y se aproximará al equilibrio osmótico.

CICLO CELULAR

- **Fases G1 y S**: síntesis de proteínas, duplicación cromosómica; **fases G2 y M**: mitosis, división del núcleo.
- La fase G1 es más variable, determina la duración del ciclo celular.
- Los **factores de crecimiento** afectan a la célula durante la fase G1.
- Las células también pueden pasar a la fase G0 (inactiva) desde la G1.
- **Mitosis**:
  - **Profase**: fijación del centrómero, formación del centriolo y del huso, el núcleo desaparece.
  - **Metafase**: alineación cromosómica.
  - **Anafase**: los cromosomas se separan.
  - **Telofase**: el núcleo separado se vuelve a formar alrededor de cada conjunto de cromosomas.

NÚCLEO, TRANSCRIPCIÓN Y TRADUCCIÓN

- **Núcleo**: doble membrana, membrana externa continua con el retículo endoplasmático rugoso.
- **Nucléolo**: se encuentra dentro del núcleo, sin membrana; en este sitio se producen los **ribosomas**.
- **Transcripción**: la cadena de ADN es utilizada como una plantilla por la **ARN-polimerasa** para la síntesis de una cadena de ARNm.

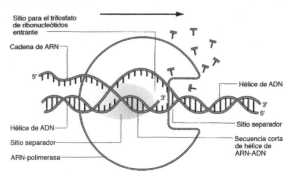

Transcripción del ADN. La ARN-polimerasa actúa para separar la hélice de ADN, cataliza la formación de una hélice transitoria de ARN-ADN y, luego, libera el ARN como una copia monocatenaria mientras el ADN se rebobina. En el proceso, la polimerasa se desplaza a lo largo del ADN desde una secuencia de inicio hasta una de terminación.

● **Factores de transcripción**: se unen al ADN y contribuyen a la transcripción de los genes.
  • **Hormona esteroidea**: se une al receptor en el citoplasma, entra en el núcleo y actúa como factor de transcripción.
  • **Hormona tiroidea**: se une al receptor en el núcleo y actúa como factor de transcripción.
  • Otros factores de transcripción: AP-1, NF-кB, STAT y NFAT.
● **Factores de iniciación**: se unen a la ARN-polimerasa e inician la transcripción.
● **Reacción en cadena de la polimerasa del ADN**: recurre a los oligonucleótidos para amplificar secuencias específicas del ADN.
● **Purinas**: guanina y adenina.
● **Pirimidinas**: citosina y timidina (solo en el ADN), uracilo (solo en el ARN).
  • La guanina forma tres enlaces de hidrógeno con la citosina.
  • La adenina forma dos enlaces de hidrógeno con la timidina o con el uracilo.
● **Traducción**: el ARNm es utilizado como plantilla por los **ribosomas** para la síntesis de las **proteínas**.

Ribosomas: tienen subunidades pequeñas y grandes que leen el ARNm, se unen a los ARNt adecuados que cuentan con aminoácidos y, al final, producen proteínas.

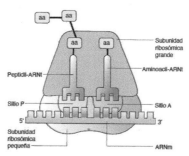

Esquema de la fase de elongación de la síntesis proteínica en un ribosoma. A medida que el ribosoma se desplaza a lo largo del ARNm, los complejos aminoacil-ARNt entrantes se unen al sitio A en el ribosoma, después de lo cual se forma un nuevo enlace peptídico con la cadena polipeptídica naciente previamente unida al ARNt peptídico. A continuación, el ribosoma se desplaza, expulsando el ARNt vacío y abriendo el sitio A para el siguiente complejo aminoacil-ARNt.

METABOLISMO CELULAR

● **Glucólisis**: 1 molécula de glucosa genera 2 moléculas de ATP y 2 moléculas de piruvato.
● **Mitocondrias**: dos membranas, ciclo de Krebs en la matriz interna, creación de NADH/$FADH_2$.
  • **Ciclo de Krebs** (ciclo del ácido cítrico): las 2 moléculas de piruvato (procedentes de la descomposición de 1 molécula de glucosa) crean NADH y $FADH_2$.
  • El NADH y el $FADH_2$ ingresan en la cadena de transporte de electrones, lo que conduce a la formación de un gradiente H^+ y a la creación del ATP por la ATP-sintasa.
  • En total, 1 molécula de glucosa produce 36 ATP.
  • Los aminoácidos, las cetonas y los ácidos grasos de cadena corta también pueden realizar el ciclo de Krebs para producir ATP.
● **Gluconeogénesis**: mecanismo por el cual el **ácido láctico** (ciclo de Cori) y los **aminoácidos** (primero la alanina) se convierten en glucosa.
  • Se usa en períodos de inanición o estrés (básicamente la vía de la glucólisis a la inversa).
  • Las **grasas y los lípidos** no están disponibles para la gluconeogénesis porque la acetilcoenzima A (producto de la descomposición del metabolismo de las grasas) no se puede volver a convertir en piruvato.
● **Ciclo de Cori**: mecanismo por el cual el **hígado** convierte el **lactato muscular** en **glucosa** nueva; el piruvato desempeña un papel clave en este proceso.

OTROS ORGÁNULOS CELULARES, ENZIMAS Y COMPONENTES ESTRUCTURALES

- **Leucocitos**: contienen material nuclear.
- **Eritrocitos y plaquetas**: no contienen material nuclear.
- **Retículo endoplasmático rugoso**: sintetiza las proteínas que se exportan (aumenta en las células acinares pancreáticas).
- **Retículo endoplasmático liso**: síntesis de lípidos/esteroides y neutralización de fármacos (incrementa en el hígado y en la corteza suprarrenal).
- **Aparato de Golgi**: modifica las proteínas mediante **hidratos de carbono**; después, las proteínas se transportan a la membrana celular, se secretan o se dirigen a los lisosomas.
- **Lisosomas**: tienen enzimas digestivas que degradan las partículas engullidas y los orgánulos desgastados.
- **Fagosomas**: partículas grandes engullidas; se fusionan con los lisosomas.
- **Endosomas**: partículas pequeñas engullidas; se fusionan con los lisosomas.
- **Principales vías de señalización**: fosfolipasa C, proteína cinasa A y vía MAPK/ERK.
  - Emplean los mensajeros secundarios para la transducción de señales.
- **Fosfolipasa C**: escinde el fosfolípido fosfatidilinositol 4,5-bifosfato (PIP_2) en diacilglicerol (DAG) e inositol 1,4,5-trifosfato (IP_3).
  - El IP_3 da lugar a la liberación de calcio del retículo endoplasmático liso.

Proteína cinasa C: activada por el **calcio** y el **DAG**; fosforila otras enzimas y proteínas.
Proteína cinasa A: activada por el **cAMP**; fosforila otras enzimas y proteínas.

- **MAPK/ERK**: vía muy compleja.
- **Miosina**: filamentos gruesos, usa ATP para deslizarse a lo largo de la actina y producir la **contracción muscular**.
- **Actina**: filamentos delgados, interactúan con la miosina que se encuentra por encima de ellos.
- **Filamentos intermedios**: queratina (pelo/uñas), desmina (músculo) y vimentina (fibroblastos).
- **Microtúbulos**: forman estructuras celulares especializadas como los cilios, los axones neuronales y los husos mitóticos; también intervienen en el transporte de los orgánulos en la célula (forman un entramado dentro de la célula).
  - **Centriolo**: microtúbulo especializado que interviene en la división celular (forma las fibras del huso, las cuales separan los cromosomas).

2 Hematología

INTRODUCCIÓN

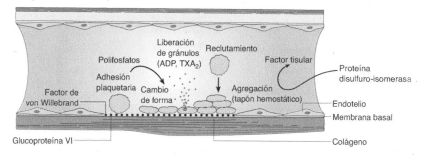

En un principio, la hemostasia primaria se consigue con una agregación plaquetaria como la ilustrada. Cabe destacar que la adhesión plaquetaria, el cambio de forma, la liberación de gránulos seguida del reclutamiento, así como el tapón hemostático en la región del colágeno subendotelial y la exposición del colágeno, son los acontecimientos iniciales para la formación del trombo.

COAGULACIÓN NORMAL

Tres respuestas iniciales a la lesión vascular: vasoconstricción vascular, adhesión plaquetaria y generación de trombina

Vía intrínseca: Colágeno expuesto + **precalicreína** + **cininógeno de APM** + **factor XII**
↓
Activación del XI
↓
Activación del IX, después adición del VIII
↓
Activación del X, después adición del V
↓
Conversión de **protrombina** (factor II) en **trombina**
↓
Luego, la trombina convierte el **fibrinógeno** en **fibrina**

Vía extrínseca: **Factor tisular** (células lesionadas) + **factor VII**
↓
Activación del X, después adición del V
↓
Conversión de **protrombina** en **trombina**
↓
Luego, la trombina convierte el **fibrinógeno** en **fibrina**

Complejo de protrombina (para las vías intrínseca y extrínseca)
  X, V, Ca, factor plaquetario 3 y protrombina.
  Se forma en las plaquetas.
  Cataliza la formación de <u>trombina</u>.

El **factor X** es el punto de convergencia y es habitual encontrarlo en ambas trayectorias.
Inhibidor de la vía del factor tisular: inhibe el factor X.

Fibrina: enlaza las plaquetas (une las moléculas GpIIb/IIIa) para formar <u>un tapón plaquetario</u> → hemostasia.
Factor XIII: ayuda a catalizar la formación de enlaces entre la fibrina.

Trombina
  Tiene un papel clave en la coagulación.
  Convierte el **fibrinógeno** en **fibrina** y en productos de degradación de la fibrina.
  Activa los **factores V** y **VIII**.
  Activa las **plaquetas**.

ANTICOAGULACIÓN NORMAL

Antitrombina III (AT-III)
  Tiene un papel clave en la anticoagulación.
  Se une e inhibe la **trombina**.
  Inhibe los **factores IX, X y XI**.
  La heparina activa la **AT-III** (hasta 1000 veces la actividad normal).
Proteína C: dependiente de la vitamina K; degrada tanto el **factor V** como el **VIII** y el **fibrinógeno**.
Proteína S: dependiente de la vitamina K y el cofactor de la proteína C.
Fibrinólisis
  Activador del plasminógeno tisular: liberado por el endotelio y convierte el plasminógeno en plasmina.
  Plasmina: degrada los **factores V y VIII**, el **fibrinógeno** y la **fibrina** → pérdida del tapón plaquetario.
  Antiplasmina α_2: inhibidor natural de la plasmina y liberada por el endotelio.

- **Factor VII**: semivida más corta.
- **Factores V y VIII**: factores lábiles; pierden su actividad en la sangre almacenada, mientras que no lo hacen en el plasma fresco congelado (PFC).
- **Factor VIII**: único factor que _no_ se sintetiza en el hígado (lo hace en el **endotelio** junto con el factor de von Willebrand [FvW]).
- **Factor II**: protrombina.
- **Factores dependientes de la vitamina K**: II, VII, IX y X; proteínas C y S.
- **Vitamina K**: por vía i.v. tarda 12 h en hacer efecto inicial y 24 h en surtir pleno efecto.
- **PFC**: el efecto es inmediato tras la infusión (se tarda 2 h en descongelarse y completar la infusión).
- **Concentrado de complejo de protrombina** (CCP): el efecto es inmediato después de la infusión (la cual dura 30 min).
- **Semivida normal**: eritrocitos: 120 días; plaquetas: 7 días; PMN: 1-2 días.
- **Prostaciclina** (PgI$_2$):
  • Producida en el **endotelio**.
  • Disminuye la agregación plaquetaria y favorece la vasodilatación (antagonista del TXA$_2$).
  • Aumenta el cAMP en las plaquetas.
- **Tromboxano** (TXA$_2$):
  • Producido en las **plaquetas**.
  • Intensifica la agregación plaquetaria y favorece la vasoconstricción.
  • Desencadena la liberación de **calcio** en las plaquetas → expone el **receptor GpIIb/IIIa** y ocasiona la unión de una plaqueta a otra; también se produce la unión de las plaquetas con el colágeno (receptor **GpIb**).

FACTORES DE LA COAGULACIÓN

- **Crioprecipitado**: contiene las concentraciones más altas del **FvW** y del **factor VIII**; se emplea en la enfermedad de von Willebrand y en la hemofilia A (deficiencia de factor VIII); también contiene valores elevados de **fibrinógeno**.
- **PFC**: tiene concentraciones altas de todos los factores de la coagulación, la proteína C, la proteína S y la AT-III.
- **DDAVP y estrógenos conjugados**: causan la liberación del **factor VIII** y el FvW del endotelio.

MEDICIONES DE LA COAGULACIÓN

- **TP/INR** (tiempo de protrombina; vía extrínseca): mide los factores II, V, VII y X, así como el fibrinógeno; es la mejor prueba para evaluar la **función sintética hepática**.
  • Mide la anticoagulación con **warfarina** (**INR objetivo de 2-3** para la anticoagulación normal).
- **TTP** (tiempo de tromboplastina parcial; vía intrínseca): mide la mayoría de los factores, *excepto el VII y el XIII* (por lo tanto, _no_ detecta la deficiencia del factor VII); también mide el fibrinógeno.
  • Mide la anticoagulación con **heparina** (el **TTP** objetivo es de **60-90 s** para la anticoagulación normal).

- **Tiempo de coagulación activado (TCA):**
  - El **TCA objetivo es de 150-200 s** para la anticoagulación normal y > **400 s** para la circulación extracorpórea.
- INR > 1.5: contraindicación relativa para llevar a cabo procedimientos quirúrgicos.
- INR > 1.3: contraindicación relativa para la colocación de vías centrales y la realización de biopsias percutáneas con aguja y cirugía ocular.
- **Tiempo de sangrado**: evalúa la función plaquetaria.
- **Tromboelastografía** (TEG):
  - **Tiempo de reacción (R) elevado**, Tx: **PFC.**
  - **Tiempo K elevado**; Tx: **crioprecipitado.**
  - **Ángulo bajo** (cinética del coágulo); Tx: **crioprecipitado.**
  - **Amplitud máxima (AM)** baja, Tx: **plaquetas/DDAVP.**
  - **LY30** (lisis de 30 min tras la AM) alta, Tx: **ácido aminocaproico** o **ácido tranexámico.**

TRASTORNOS HEMORRÁGICOS

- **Hemostasia incompleta**: causa más frecuente de hemorragia quirúrgica.
- **Enfermedad de von Willebrand:**
  - *Trastorno hemorrágico congénito más frecuente.*
  - Sx más frecuente: epistaxis.
  - Los tipos I y II son autosómicos dominantes; el III es autosómico recesivo.
  - El **FvW** une el **receptor GpIb** de las **plaquetas** al **colágeno.**
  - TP normal; TTP puede ser normal o atípico.
  - Hay un **tiempo de sangrado** prolongado (prueba de ristocetina).
  - El **tipo I** es el **más frecuente** (70% de los casos) y se suele presentar con Sx leves.
  - El **tipo III** causa las **hemorragias más graves.**
  - **Tipo I**: cantidad reducida de FvW.
    - Tx: VIII:FvW recombinante, **DDAVP** y crioprecipitado.
  - **Tipo II**: defecto en la propia molécula del FvW, esta última no funciona de manera adecuada.
    - Tx: VIII:FvW recombinante, **crioprecipitado** y **DDAVP.**
  - **Tipo III**: deficiencia total del FvW (infrecuente).
    - Tx: VIII:FvW recombinante; **crioprecipitado** (mayor concentración de FvW:VIII).
    - *DDAVP no funciona para el tipo III.*
- **Hemofilia A** (deficiencia del VIII):
  - Herencia recesiva ligada al sexo.
  - Sx más frecuente: hemartrosis.
  - Se necesitan concentraciones del 100% en el preoperatorio; manténgalas entre el 80% y el 100% durante 10-14 días después la cirugía.
  - **TTP prolongado** y TP normal (seguimiento del TTP c/8 h después de la cirugía).
  - El **factor VIII** atraviesa la **placenta** → puede que los recién nacidos no sangren durante la circuncisión.
  - **Hemorragia articular** hemofílica: *no aspirar.*
    - Tx: hielo, mantener la articulación móvil con ejercicios de amplitud de movimiento, concentrado del **factor VIII** o **crioprecipitado.**
  - **Epistaxis** hemofílica, **hemorragia intracerebral** o **hematuria:**
    - Tx: **factor VIII recombinante** o **crioprecipitado.**
- **Hemofilia B** (deficiencia del factor IX): enfermedad de Christmas.
  - Herencia recesiva ligada al sexo.
  - Se necesitan concentraciones del 100% en el preoperatorio; manténgalas al 30% a 40% durante 2 a 3 días después de la cirugía.
  - **TTP prolongado** y TP normal.
  - Tx: **factor IX recombinante** o PFC.
- **Deficiencia del factor VII**: TP prolongado y TTP normal; diátesis hemorrágica. Tx: **concentrado del factor VII recombinante** o PFC.
- **Trastornos plaquetarios**: producen hematomas, epistaxis, petequias y púrpura.
  - **Trombocitopenia adquirida**: puede ser causada por los bloqueadores H_2 o la heparina.

- **Trombastenia de Glanzmann**: deficiencia del receptor GpIIb/IIIa en las plaquetas (no se pueden unir entre sí).
  - Por lo general, la fibrina enlaza los receptores GpIIb/IIIa.
  - Tx: **plaquetas**.
- **Síndrome de Bernard Soulier**: deficiencia del receptor GpIb en las plaquetas (no se pueden unir al colágeno).
  - Por lo regular, el FvW une el GpIb al colágeno.
  - Tx: **plaquetas**.
- **Uremia** (BUN > 60-80): impide función plaquetaria, sobre todo al inhibir la liberación de FvW.
  - Tx: **hemodiálisis** (Tx de primera línea), DDAVP (para reversión aguda) o crioprecipitado (para hemorragias moderadas a graves).
- **Trombocitopenia inducida por heparina** (TIH):
  - La trombocitopenia causada por los **Ac antiheparina** (IgG contra el complejo de heparina-factor plaquetario 4 [PF-4]) conduce a la destrucción de las plaquetas.
  - También puede producir agregación plaquetaria y **trombosis** (TTIH [T, trombosis]).
  - Signos clínicos: plaquetas < 100, disminución de plaquetas > 50% respecto al valor durante el ingreso, o trombosis durante el Tx con heparina.
  - Forma un **coágulo blanco**.
  - Puede ocurrir ante dosis bajas de heparina.
  - Dx: análisis de inmunoadsorción enzimática en busca de Ac contra la heparina (cribado inicial); análisis de liberación de serotonina (confirmación).
  - Tx: *suspender* la *heparina*; comenzar Tx con **argatrobán** (inhibidor directo de la trombina) para anticoagular.
  - *Se debe evitar la administración de plaquetas (riesgo de trombosis).*
- **Coagulación intravascular diseminada** (CID):
  - **Disminución de plaquetas, fibrinógeno bajo, productos de degradación de la fibrina altos** (dímero D alto).
  - TP y TTP prolongados.
  - Con frecuencia es iniciada por el **factor tisular**.
  - Tx: se necesita tratar la causa subyacente (p. ej., sepsis).
- **AAS**: suspender 7 días antes de la cirugía; los pacientes tendrán un tiempo de sangrado largo.
  - **Inhibe la ciclooxigenasa** en las plaquetas y disminuye el TXA_2.
  - Las plaquetas carecen de ADN, por lo que no pueden volver a sintetizar la ciclooxigenasa.
- **Clopidogrel**: suspender 7 días antes de la cirugía; antagonista del receptor de ADP.
  - Tx de las **hemorragias**: plaquetas.
  - Endoprótesis (*stent*) coronaria; se debe suspender el clopidogrel en caso de cirugía programada. Tx: puente con eptifibatida (inhibidor del GpIIb/IIIa).
- **Warfarina**: suspender 7 días antes de la cirugía, considere la posibilidad de comenzar el Tx con heparina mientras el efecto de la warfarina desaparece.
  - Tx de las **hemorragias**: **CCP** (el de acción más rápida) o **PFC**; vitamina K si hay tiempo.
- **Plaquetas**: el objetivo es de > 50 000 antes de la cirugía y de > 20 000 en el postoperatorio.
- **Cirugía de próstata**: puede liberar **urocinasa**, activa el plasminógeno → trombólisis.
- Tx: ácido **ε-aminocaproico** (inhibe la fibrinólisis).
- **A/EF**: la mejor forma de predecir el riesgo de hemorragia.
- **Circuncisión normal**: no descarta los trastornos hemorrágicos; aún puede contar con los factores de coagulación de la madre.
- **Hemorragias atípicas con la extracción de dientes o la amigdalectomía**: detecta al 99% de los pacientes con trastornos hemorrágicos.
- **Epistaxis**: habitual en la deficiencia del FvW y en los trastornos plaquetarios.
- **Menorragia**: frecuente en los trastornos hemorrágicos.

TRASTORNOS DE HIPERCOAGULABILIDAD

- Se presentan como trombosis/embolias venosas o arteriales (p. ej., TVP, TEP y ACV).
- **Mutación del factor V de Leiden**: representa el 30% de las trombosis venosas espontáneas.
  - *Trastorno congénito de hipercoagulabilidad más frecuente*.
  - Produce una **resistencia a la proteína C activada**; el defecto se encuentra en el **factor V**.
  - Tx: heparina y warfarina.

- **Hiperhomocisteinemia.** Tx: ácido fólico y vitamina B_{12}.
- **Defecto del gen de la protrombina G20210 A.** Tx: heparina y warfarina.
- **Deficiencia de la proteína C o S.** Tx: heparina y warfarina.
- **Deficiencia de antitrombina III:**
  - En estos pacientes, la *heparina no desempeña sus funciones*.
  - Se puede desarrollar tras una exposición previa a la heparina.
  - Tx: concentrado de AT-III recombinante o PFC (concentración máxima de AT-III) seguido de heparina y, luego, warfarina.
- **Disfibrinogenemia y displasminogenemia.** Tx: heparina y warfarina.
- **Policitemia vera:** causada por la hiperproducción de médula ósea; se puede producir **trombosis**.
  - El hematócrito se mantienen en < 48 y las plaquetas en < 400 antes de la cirugía.
  - Tx: flebotomía, AAS e hidroxicarbamida.
- **Síndrome de Ac antifosfolípidos:**
  - Sx: TVP/TEP, aborto, puede tener Sx de lupus.
  - No todos estos pacientes tienen LES.
  - **Procoagulante** (los pacientes tienen TTP prolongado, pero presentan **hipercoagulabilidad**).
  - Causado por los **Ac** contra los fosfolípidos, incluida la **cardiolipina** (mitocondria) y el **anticoagulante lúpico** (membrana celular).
  - Dx: **TTP prolongado** (no corregido con PFC), tiempo de veneno de la víbora de Russell positivo y prueba RPR de sífilis falsa positiva.
  - Tx: heparina y warfarina.
- **Hipercoagulabilidad adquirida: tabaco** (factor más frecuente), neoplasias malignas, estados inflamatorios, enfermedad intestinal inflamatoria, infecciones, anticonceptivos orales, embarazo, artritis reumatoide, pacientes en postoperatorio y trastornos mieloproliferativos.
- **Circulación extracorpórea:** factor XII (factor Hageman) activado; conduce a una coagulopatía por consumo.
  - Tx: heparina para prevenir.
- **Necrosis cutánea inducida por warfarina:**
  - Ocurre cuando se administra warfarina sin heparinizar antes.
  - Es consecuencia de la semivida corta de las proteínas C y S, las cuales son las primeras en disminuir sus concentraciones en comparación con los factores procoagulantes; da lugar a un estado hipertrombótico relativo.
  - *Los pacientes con* **deficiencia de la proteína C** *son particularmente propensos.*
  - Tx: si ocurre, administrar heparina; se previene con la prescripción de heparina antes de iniciar el Tx con warfarina.
- **Elementos clave en el desarrollo de la trombosis venosa** (tríada de Virchow): estasis, lesión endotelial e hipercoagulabilidad.
- **Elemento clave en el desarrollo de la trombosis arterial:** lesión endotelial.

TROMBOSIS VENOSA PROFUNDA

- La estasis, la lesión venosa y la hipercoagulabilidad (tríada de Virchow) son factores de riesgo.
- La mayoría de los pacientes adultos ingresados por cirugía deben recibir profilaxis para la TVP.
- **Duración de la anticoagulación para TVP/TEP:**
  - **3 meses** para la primera TVP en la pantorrilla o una TVP/TEP provocada (p. ej., paciente en el postoperatorio).
  - **De por vida** para la 2.ª TVP en la pantorrilla, la TVP/TEP proximal no provocada, el CA (hasta su curación) o el estado hipercoagulable.
- **Filtros de la VCI** (algunos son extraíbles); indicados en los pacientes con:
  1. Contraindicaciones para la anticoagulación.
  2. TEP mientras recibe Tx de anticoagulación.
  3. TVP en VCI flotante, iliofemoral o femoral profunda (controvertido).
  4. Embolectomía pulmonar reciente:
     - Colocar la VCI *por debajo* de las venas renales (en dirección caudal a estas últimas).
     - TEP con filtro colocado: origen probable en la VCS (miembros superiores), la VCI por encima del filtro o en las venas gonadales.

TROMBOEMBOLIA PULMONAR (TEP)

- Si la sospecha clínica es alta, <u>no</u> espere los resultados de la TC, **administre un bolo de heparina**, excepto si hay contraindicaciones.
- Si el paciente está en choque a pesar del uso abundante de inotrópicos y vasopresores, pasar a quirófano para realizar una extirpación abierta o una angiografía para el Tx con catéter de aspiración; en el caso contrario, administrar heparina (los trombolíticos no han mostrado una mejoría de la supervivencia) o llevar a cabo una intervención mediante catéter de aspiración.
- Su origen más frecuente es en la región **iliofemoral**.

FÁRMACOS HEMÁTICOS

- **Fármacos procoagulantes** (antifibrinolíticos):
  - Ácido ε-**aminocaproico**:
    - Impide la fibrinólisis al inhibir la **plasmina**.
  - Se utiliza en caso de CID, hemorragias persistentes después de la circulación extracorpórea y **sobredosis de trombolíticos**.
- **Fármacos anticoagulantes:**
  - **Warfarina:** inhibe el gen *VKORC* (esto <u>impide la descarboxilación de los residuos glutámicos</u> en los factores dependientes de la vitamina K); es necesario evaluar el valor de INR.
    - Semivida: **40 h**.
    - *Contraindicada* en el embarazo.
  - **Dabigatrán, apixabán y rivaroxabán:** nuevos anticoagulantes orales que no usan los valores de INR; se emplean en los pacientes con **fibrilación auricular** que no fue consecuencia de un problema en una válvula cardíaca y en los pacientes con **TVP** o **TEP**.
    - El dabigatrán es un **inhibidor directo de la trombina**.
    - **Semivida** y **fármacos de reversión**:
      - Dabigatrán (semivida **12 h**): **idarucizumab** (Ac monoclonal que se une al fármaco) y diálisis.
      - Apixabán (semivida **12 h**) y rivaroxabán (semivida **6 h**): **andexanet α** (receptor señuelo para el apixabán/rivaroxabán).
      - El CCP puede realizar la reversión de manera parcial.
  - **Dispositivos de compresión secuencial**: mejoran el retorno venoso pero, con la compresión, también ocasionan la fibrinólisis (liberación del activador tisular del plasminógeno [tPA] del endotelio).
  - **Heparina:**
    - Se une y activa la **antitrombina III** (1000 veces más de actividad); aumenta la neutralización de los factores IIa (protrombina) y Xa.
    - Se revierte con **protamina** (se une a la heparina).
    - Semivida: **60-90 min** (TTP objetivo de <u>60-90 s</u>).
    - Es eliminada por el **sistema reticuloendotelial** (bazo y macrófagos).
    - **Heparina a largo plazo**: osteoporosis y alopecia.
    - La heparina <u>no</u> atraviesa la barrera placentaria (se puede utilizar durante el embarazo) → la warfarina sí atraviesa la barrera placentaria (no se usa en el embarazo).
    - **Protamina**: reacciona de forma cruzada con la insulina NPH o con la exposición previa a la protamina; el 1% presenta una reacción a este fármaco (hipotensión, bradicardia y disminución de la función cardíaca).
  - **Heparina de bajo peso molecular** (HBPM; p. ej., enoxaparina): menor riesgo de TIH en comparación con la heparina no fraccionada; se une a la antitrombina III y la activa, pero solo inhibe el factor **Xa**.
    - Se puede revertir *levemente* con el uso de protamina.
    - Es posible comprobar las **concentraciones de antifactor Xa** (prueba de HBPM) para determinar la eficacia.
    - Semivida: **6 h**.
  - **Argatrobán**: inhibidor directo de la trombina; se metaboliza en el **hígado**, su semivida es de 50 min; a menudo se emplea en los pacientes con **TTIH**.
  - **Bivalirudina**: inhibidor directo de la trombina; es metabolizado por las **enzimas proteinasas** de la sangre y su semivida es de 25 min; se puede usar en los pacientes con **TTIH**.

- **Hirudina** (Hirulog; origen en las sanguijuelas): inhibidor directo de la trombina; es metabolizado por los **riñones** y su semivida es de 40 min; es el inhibidor directo <u>más potente</u> de la trombina; alto riesgo de complicaciones hemorrágicas.
- **Trombolíticos**: se suelen utilizar para la trombosis; se administran con heparina.
  - **tPA** (más frecuente; activador tisular del plasminógeno) y **estreptocinasa** (tiene capacidad antigénica alta).
  - Ambos activan el **plasminógeno**, el cual degrada el **fibrinógeno**.
  - Es necesario tener un seguimiento de las **concentraciones de fibrinógeno**: cuando es < 100, se asocia a un mayor riesgo y gravedad de la hemorragia.
  - *Tx para sobredosis de trombolíticos*: ácido *ε-aminocaproico*.

Contraindicaciones para el uso de trombolíticos (urocinasa, estreptocinasa y tPA)	
Grado	**Contraindicaciones**
Absoluta	Hemorragia interna activa; ACV o neurocirugía recientes (< 3 meses); enfermedad intracraneal y hemorragia GI reciente
Alta	Cirugía reciente (< 10 días), biopsia de órgano o parto obstétrico; trombo cardíaco izquierdo; úlcera péptica activa; traumatismo mayor reciente; hipertensión no controlada y cirugía ocular reciente
Menor	Cirugía menor; RCP reciente; fibrilación auricular con valvulopatía mitral; endocarditis bacteriana; defectos hemostáticos (es decir, enfermedad renal o hepática); retinopatía hemorrágica diabética; embarazo

3 Hemoderivados

INTRODUCCIÓN

- Todos los hemoderivados conllevan el riesgo de diseminar el VIH y la hepatitis, excepto la **albúmina** y las **globulinas séricas** (estas se tratan térmicamente).
- La sangre donada se analiza para detectar VIH, hepatitis B y C, VHLT, sífilis y virus del Nilo Occidental.
- **Sangre con CMV negativo**: se utiliza en recién nacidos de bajo peso, pacientes con trasplante de médula ósea y otros individuos receptores de trasplantes.
- **Sangre del grupo O**: donante universal; no contiene antígenos.
- **Sangre del grupo AB**: contiene antígenos A y B.
- Las **mujeres** en edad fértil deben recibir sangre Rh negativa.
- La **sangre almacenada** es baja en 2,3-DPG → produce desviación a la izquierda (mayor afinidad por el oxígeno).
- **Tipo y compatibilidad cruzada**: determinan la compatibilidad ABO.
- **Tipo y cribado**: determinan la compatibilidad ABO y buscan los Ac preformados contra los antígenos menores.
- Una unidad de **CE** debería elevar la Hb en 1 (hematócrito 3-5).
- Un paquete de 6 unidades de **plaquetas** debe aumentar el recuento plaquetario en 50 000 unidades.

REACCIONES HEMOLÍTICAS

- **Hemólisis aguda**: producida por la **incompatibilidad ABO**; mediada por Ac (hipersensibilidad de tipo II).
  - Sx: dolor de espalda, escalofríos, taquicardia, fiebre y hemoglobinuria.
  - Puede producir NTA, CID y choque.
  - **Haptoglobina < 50 mg/dL** (se une a la Hb y luego se degrada), **hemoglobina libre > 5 g/dL**, incremento de la **bilirrubina indirecta**.
  - Tx: líquidos, diuréticos, HCO_3^- y vasopresores.
  - En los pacientes anestesiados, las reacciones transfusionales se pueden presentar como **hemorragias difusas**.
- **Hemólisis tardía** (ictericia leve): mediada por los Ac contra los antígenos menores del donante.
  - Tx: observación expectante si el paciente está estable.
- **Hemólisis no inmunitaria**: producida por la sangre comprimida.
  - Tx: líquidos y diuréticos.

OTRAS REACCIONES

- **Reacción transfusional febril no hemolítica**: *la reacción transfusional más frecuente*.
  - Por lo general es la **reacción de los Ac** del receptor contra los **leucocitos del donante** (liberación de citocinas).
  - Tx: interrumpir la transfusión si el paciente ha recibido transfusiones previas o si se produce poco después del comienzo de una.
  - Se utilizan filtros de leucocitos para las transfusiones posteriores.
- **Urticaria** (exantema): generalmente no es hemolítica.
  - Por lo regular son los **Ac del receptor** contra las **proteínas plasmáticas del donante** (p. ej., maní) o es **IgA** en un paciente con deficiencia de esta inmunoglobulina.
  - Tx: antihistamínicos (difenhidramina) y terapia de apoyo.
- **Anafilaxia**: broncoespasmo, hipotensión, angioedema y urticaria.
  - Por lo general, son los **Ac del receptor** contra la **IgA del donante** en un receptor con deficiencia de IgA.
  - Puede tratarse de una **urgencia de la vía aérea**.
  - Tx: **epinefrina**, líquidos, vasoconstrictores, corticoides y antihistamínicos (difenhidramina).
- **Lesión pulmonar aguda por transfusión**: poco frecuente.
  - Causada por los **Ac del donante** contra los leucocitos **del receptor**; coágulo en los capilares pulmonares.

- Conduce al edema pulmonar no cardiógeno en < 6 h (SDRA).
- *Causa más frecuente de muerte por reacción transfusional.*

OTROS PROBLEMAS DE TRANSFUSIÓN

- **Frío**: la **coagulación insuficiente** puede ser causada por productos fríos o por una temperatura corporal baja (coagulopatía debida a la ralentización de las reacciones enzimáticas); el paciente debe estar caliente para coagular de manera correcta.
- Tanto la **trombocitopenia por dilución** como la dilución de los **factores de coagulación** se producen con la transfusión masiva.
- **Hipocalcemia**: puede causar coagulación insuficiente; ocurre con las transfusiones masivas; el Ca es necesario para la cascada de coagulación; esta alteración también puede causar hipotensión.
- El **citrato** empleado en la sangre almacenada se une al Ca después de la transfusión y causa hipocalcemia.
- Contaminación bacteriana más frecuente: **BGN** (por lo regular *E. coli*).
- Fuente de contaminación más habitual de los hemoderivados: las **plaquetas** (no refrigeradas).
- **Enfermedad de Chagas**: se puede transmitir por transfusión de sangre.

4 Inmunología

LINFOCITOS T (TIMO): INMUNIDAD CELULAR

- **Linfocitos T cooperadores** (CD4$^+$):
  - Liberan **IL-2**, que principalmente conduce a la maduración de los **linfocitos T citotóxicos**.
  - Liberan **IL-4**, la cual causa principalmente la maduración de los **linfocitos B** en los **plasmocitos**.
  - Liberan **IFN-γ**, que activa los **macrófagos**.
  - Están implicados en la **hipersensibilidad de tipo retardado** (de tipo IV; atraen a las células inflamatorias mediante la secreción de quimiocinas).
- **Linfocitos T supresores** (CD8$^+$): regulan los linfocitos CD4$^+$ y CD8$^+$.
- **Linfocitos T citotóxicos** (CD8$^+$): reconocen y atacan a los antígenos exógenos unidos a los **receptores del MHC de clase I** (p. ej., los productos génicos virales); son responsables de la mayoría de las lesiones hepáticas causadas por la hepatitis B.
- La inmunidad celular <u>no</u> requiere Ac.
- Células efectoras en la inmunidad celular: macrófagos, linfocitos T citotóxicos y linfocitos NK.
- **Prueba cutánea intradérmica** (es decir, prueba cutánea de la TB): se emplea para comprobar la inmunidad celular; tarda de 2 a 3 días.
- *Infecciones asociadas a defectos de la inmunidad celular: patógenos intracelulares (TB y virus).*

LINFOCITOS B (ÓSEOS): INMUNIDAD MEDIADA POR ANTICUERPOS (HUMORAL)

- La IL-4 de los linfocitos T cooperadores estimula los linfocitos B para que se conviertan en plasmocitos (secretores de Ac).
- El 10% se convierte en linfocitos B de memoria que se pueden reactivar.
- La IgG (a diferencia de la IgM) se secreta con la reinfección.

CLASES DEL COMPLEJO MAYOR DE HISTOCOMPATIBILIDAD (MHC)

- **MHC de clase I** (A, B y C):
  - Activación de los linfocitos **CD8$^+$**.
  - Presente en **todas las células nucleadas**.
  - Monocatenario con cinco dominios.
  - *Diana de los linfocitos T citotóxicos (se unen al receptor de linfocitos T).*
- **MHC de clase II** (DR, DP y DQ):
  - Activación de los linfocitos **CD4$^+$**.
  - Presente en las **células presentadoras de antígenos** (CPA; p. ej., dendritas [las más importantes] y monocitos).
  - Bicatenario con cuatro dominios en cada cadena.
  - *Las CPA activan los linfocitos T cooperadores (se unen al receptor de los linfocitos T) al pasar por los ganglios linfáticos.*
  - *Estimula la formación de Ac después de la interacción con los linfocitos B.*

Infección viral: se producen proteínas virales endógenas que se unen al MHC de clase I, se trasladan a la superficie celular y son reconocidas por los linfocitos T CD8$^+$ citotóxicos.

Infección bacteriana: endocitosis; las proteínas se unen a las moléculas del MHC de clase II, se trasladan a la superficie celular y son reconocidas por los linfocitos T CD4$^+$ cooperadores → los linfocitos B que ya se han unido al antígeno son activados por los linfocitos T CD4$^+$ cooperadores; entonces producen Ac contra dicho antígeno y se transforman en plasmocitos y en linfocitos B de memoria.

LINFOCITOS CITOLÍTICOS NATURALES (NK, *NATURAL KILLER*)

- No están restringidos por el MHC y no requieren exposición previa ni presentación de antígeno.
- No se consideran linfocitos T ni B.
- *Reconocen las células que **carecen de MHC propio**.*
- Forman parte de la inmunovigilancia natural contra el CA.
- También atacan a las células con Ac unidos (cuentan con el receptor Fc).

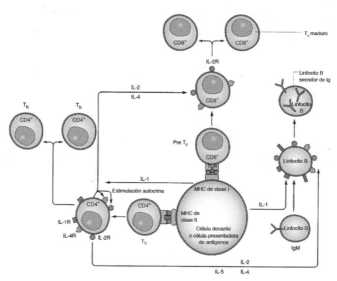

Activación de los linfocitos T y B. Se necesitan dos señales. En la primera señal, el aloantígeno se une a los receptores específicos del antígeno: el TCR (receptor de linfocitos T) o la IgM de la superficie (linfocitos B). La segunda, llamada *coestimuladora,* proviene de la IL-1 liberada por la CPA. Los linfocitos T CD4+ cooperadores (T_h, *T helper*) liberan IL-2 e IL-4, las cuales ofrecen ayuda a los linfocitos T CD8 (T_c, *cytotoxic T*) y a la activación de los linfocitos B.

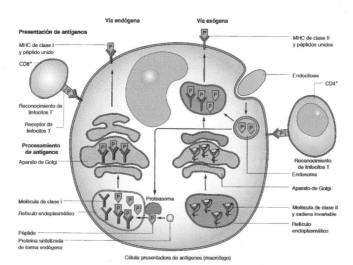

Procesamiento y presentación de antígenos. Las proteínas sintetizadas de forma endógena o intracelular se degradan en los péptidos que se transportan al retículo endoplasmático. Estos péptidos se unen a moléculas del **MHC de clase I** y son transportados a la superficie de las CPA. Los linfocitos CD8+ reconocen el péptido exógeno unido al MHC de clase I a través del complejo del TCR. En los endosomas, el antígeno exógeno es endocitado y degradado en fragmentos peptídicos. Las moléculas del **MHC de clase II** son transportadas al endosoma, se unen al péptido y se dirigen a la superficie de la CPA, donde son reconocidas por las células CD4+.

ANTICUERPOS

- **IgM**: Ac inicial secretado después de la exposición al antígeno (respuesta inmunitaria **primaria**). Es el Ac más grande, con cinco dominios (10 sitios de unión); es el más frecuente en el bazo.
- **IgG**: Ac más abundante en el cuerpo humano. Responsable de la respuesta inmunitaria **secundaria**. Puede atravesar la placenta y brinda protección durante el período neonatal. En general, es el Ac más frecuente.
- **IgA**: se encuentra en las secreciones, las placas de Peyer del intestino y la leche materna (fuente adicional de inmunidad en los recién nacidos); ayuda a prevenir la adherencia y la invasión microbiana en el intestino.
- **IgD**: receptor unido a la membrana en los linfocitos B (sirve como receptor de antígenos).
- **IgE**: reacciones alérgicas e infecciones parasitarias (reacciones de hipersensibilidad de tipo I, *véase* más adelante).
- La **IgM** y la **IgG** son **opsoninas**.
- La **IgM** y la **IgG** fijan el **complemento** (requiere dos IgG o una IgM).
- Todos los Ac tienen **dos sitios** de unión al antígeno, excepto la **IgM** (la cual tiene 10 sitios de unión).
- **Región variable**: reconocimiento de antígenos.
- **Región constante**: reconocida por los PMN, los macrófagos y los linfocitos citolíticos naturales.
  - El fragmento Fc carece de una región variable.
- Los **Ac policlonales** tienen diversos sitios de unión al antígeno en varios epítopos.
- Los **Ac monoclonales** solo tienen un sitio de unión al antígeno en un epítopo.
- **Basófilos**: principal fuente de histamina en la sangre.
- **Mastocitos**: principal fuente de histamina en los tejidos; tipo celular más importante para la hipersensibilidad de tipo I.
- **Órganos linfáticos primarios**: hígado, hueso y timo.
- **Órganos linfáticos secundarios**: bazo y ganglios linfáticos.
- **Quimera inmunitaria**: dos estirpes celulares diferentes en un mismo individuo (p. ej., pacientes con trasplante de médula ósea).

Reacciones de hipersensibilidad

Tipo	Descripción	Ejemplos
I	**Reacción de hipersensibilidad inmediata** (reacción alérgica; anafilaxia): los receptores de **IgE** de los **mastocitos** y los **basófilos** reaccionan con el antígeno y ocasionan la liberación de **histamina**, serotonina y bradicinina.	Picaduras de abeja, maníes, rinitis y tinte azul de isosulfano; Sx: urticaria, hipotensión, broncoconstricción y angioedema; Tx: epinefrina y manejo de la vía aérea.
II	La **IgG** o la **IgM** reaccionan con el antígeno unido a las células.	Incompatibilidad sanguínea ABO, rechazo hiperagudo y miastenia grave.
III	Depósito de inmunocomplejos.	Enfermedad del suero y LES.
IV	**Hipersensibilidad de tipo retardado**: las CPA presentan el antígeno a los linfocitos T cooperadores, los cuales activan los macrófagos con el fin de destruir el antígeno; es la única reacción de hipersensibilidad en la que no intervienen los Ac (inmunidad celular).	Prueba cutánea de TB y dermatitis de contacto. Por lo general, tarda de 2 a 3 días.

INTERLEUCINA (IL) 2

- Convierte los linfocitos en **linfocitos citolíticos activados por linfocinas**, lo cual mejora su respuesta inmunitaria frente al tumor.
- También convierte los linfocitos en **linfocitos infiltrantes de tumores**.
- Ha mostrado cierto éxito contra el melanoma.

TÉTANOS

- **Heridas no propensas al tétanos**: se administra **toxoide tetánico** solo si el paciente ha recibido < 3 dosis, se desconoce el estado tetánico o > 10 años desde el refuerzo.
- **Heridas propensas al tétanos** (sucedieron hace > 6 h; contaminación evidente y tejido desvitalizado; aplastamiento, quemadura, congelamiento o lesiones por proyectil): siempre administrar **toxoide tetánico**, a menos que el paciente haya recibido ≥ 3 dosis y hayan pasado < 5 años desde el último refuerzo.
- **Inmunoglobulina antitetánica** (administrada por vía i.m. cerca del lugar de la herida): proporcionar solo en caso de heridas propensas al tétanos en los pacientes no inmunizados o si se desconoce el estado de inmunización.

5 Infecciones

INTRODUCCIÓN

Desnutrición: inmunodeficiencia más frecuente; produce infecciones.

MICROBIOTA

- Estómago: prácticamente aséptico; algunos cocos grampositivos (CGP) y ciertas levaduras.
- Intestino delgado proximal: 10^5 bacterias; en su mayoría son CGP.
- Intestino delgado distal: 10^7 bacterias; CGP, bacilos gramnegativos (BGN) y grampositivos (BGP).
- Colon: 10^{11} bacterias; casi todas son anaerobias, algunos bacilos gramnegativos y grampositivos.
- **Anaerobios** (bacterias anaerobias):
  - Microorganismos más frecuentes en el tubo digestivo.
  - Más abundantes que las bacterias aerobias en el colon (1000:1).
  - Necesitan un ambiente con poco oxígeno (carecen de superóxido-dismutasa y superóxido-catalasa, lo cual las vuelve vulnerables a los radicales de oxígeno).
  - *Bacteroides fragilis*: anaerobio más frecuente en el colon.
- *Escherichia coli*: bacteria aerobia más abundante en el colon.

FIEBRE

- Origen de fiebre más frecuente **dentro de las 48 h**: **atelectasia**.
- Origen de fiebre más frecuente desde las 48 h hasta los **5 días**: **infección de las vías urinarias**.
- Origen de fiebre más frecuente **después de 5 días**: **infección de heridas**.
- **Origen de la fiebre** (de manera secuencial): atelectasia, infección urinaria, neumonía, TVP, infección de heridas y absceso intraabdominal.

SEPSIS POR GRAMNEGATIVOS

- *E. coli* es la causa más frecuente.
- Se liberan **endotoxinas** (**lípido A** de los lipopolisacáridos).
- Las endotoxinas desencadenan la liberación del **TNF-α** (el estímulo más potente; es liberado por los macrófagos y desencadena la inflamación) y activan el complemento y la cascada de coagulación.
- Sepsis temprana por gramnegativos: ↓ insulina, ↑ glucosa (uso deteriorado).
- Sepsis tardía por gramnegativos: ↑ insulina, ↑ glucosa secundaria a la resistencia a la insulina.
- **Hiperglucemia**: a menudo se produce justo antes de que aparezca la septicemia sintomática.
- **Concentración óptima de glucosa en un paciente con septicemia**: < 180 mg/dL.

COLITIS POR *CLOSTRIDIUM DIFFICILE* (COLITIS SEUDOMEMBRANOSA)

- Sx: diarrea fétida; ocurre en pacientes en residencias para adultos mayores o en la UCI.
- Dx: ELISA para la **toxina A**; leucocitos elevados (a menudo en el rango de 30-40).
- Tx. **Oral**: vancomicina o metronidazol; **i.v.**: metronidazol; los lactobacilos también pueden ayudar.
- Embarazo: vancomicina oral (sin absorción sistémica).
- Reposición de líquidos; suspender otros Abx o cambiarlos.
- Colitis seudomembranosa fulminante (p. ej., septicemia grave y perforación). Tx: colectomía abdominal total con ileostomía.

ABSCESOS

- El 90% de los abscesos abdominales presentan anaerobios.
- El 80% de los abscesos abdominales presentan bacterias tanto anaerobias como aerobias.
- Los abscesos se tratan mediante **drenaje** (por lo general, percutáneo).
- Suelen aparecer entre **7 y 10 días** después de la cirugía.
- Los abscesos requieren Abx en los pacientes con diabetes, celulitis, signos clínicos de septicemia, fiebre o aquellos que tengan material bioprotésico (p. ej., válvulas mecánicas o prótesis de cadera).

INFECCIÓN DE HERIDAS (INFECCIÓN DEL SITIO QUIRÚRGICO)

- **Limpia** (hernia): 2%.
- **Limpia contaminada** (resección programada de colon con intestino preparado): 3% a 5%.
- **Contaminada** (herida de bala en el colon con reparación): 5% a 10%.
- **Contaminación macroscópica** (absceso): 30%.
- Se administran **Abx profilácticos** para **prevenir las infecciones del sitio quirúrgico.**
  - Los Abx deben administrarse dentro de la hora después de la incisión.
  - Se suspenden **en un plazo de 24 h** a partir del momento de finalización de la cirugía, excepto en el caso de los procedimientos cardíacos, en donde se suspenden a las 48 h a partir del momento de finalización.
- *Staphylococcus aureus*: coagulasa positiva.
  - En general es el **microorganismo más frecuente** en las infecciones del sitio quirúrgico.
- *Staphylococcus epidermidis*: coagulasa negativa.
- La **biopelícula** liberada por las especies de estafilococos es una **matriz de exopolisacáridos.**
- *E. coli*: **BGN** más frecuente en las infecciones de heridas quirúrgicas.
- *B. fragilis*: **anaerobio** más habitual en las infecciones de heridas quirúrgicas.
  - Si se aísla en el tejido, indica necrosis o absceso (esta bacteria solo crece en un estado bajo de rédox).
  - También apunta a la translocación desde el intestino.
- Se necesitan $\geq 10^5$ bacterias para infectar una herida; se necesitan menos si hay un cuerpo extraño.
- **Factores de riesgo en las infecciones de heridas**: cirugías largas, formación de hematomas o seromas, edad avanzada, enfermedades crónicas (p. ej., EPOC, insuficiencia renal, insuficiencia hepática o diabetes mellitus), desnutrición y fármacos inmunosupresores.
- **Tx de las infecciones de heridas** (eritema, calor y dolor a la palpación): Abx, puede ser necesario abrir la herida si existe un absceso (obtener ECO si no se sabe con certeza).
- Infecciones quirúrgicas en las 48 h siguientes a la intervención:
  - **Lesión intestinal** con fuga.
  - **Infección invasiva de los tejidos blandos**: *Clostridium perfringens* y estreptococos β-hemolíticos se pueden presentar en las primeras horas del postoperatorio (producen exotoxinas).
- Infección más frecuente en los pacientes operados: **infección urinaria.**
  - Mayor factor de riesgo: **sondas urinarias**; con más frecuencia *E. coli* (BGN).
  - Tx: retirar la sonda urinaria y Abx.
- Principal causa de muerte por infección tras cirugía: **neumonía nosocomial.**
  - Está relacionada con la duración de la ventilación; se cree que está implicada la aspiración desde el duodeno.
  - Microorganismos más frecuentes en la neumonía de la UCI: **1.° S. aureus**, 2.° *Pseudomonas* y 3.° *E. coli*.
  - Los BGN se sitúan en el primer lugar de microorganismos hallados en la neumonía de la UCI.

INFECCIONES EN CATÉTERES Y SONDAS

- **1.° S. epidermidis**, 2.° *S. aureus* y 3.° levaduras.
- Las **vías femorales** presentan mayor riesgo de infección que las subclavias e intrayugulares; las subclavias cuentan con el menor riesgo.
- Con Abx, la tasa de rescate de las vías es del 50% (importante para los pacientes que requieren acceso central a largo plazo; 2 semanas de Abx); mucho menos probable con infecciones por levaduras.
- **Sospecha de infección en las vías** (vía temporal) → moverla a un nuevo sitio o retirar la vía central y, si esta última no es necesaria, colocar vías periféricas.

INFECCIONES NECROSANTES DE TEJIDOS BLANDOS

- *Streptococcus* β-hemolíticos (grupo A), *C. perfringens* o varios microorganismos.
- Suele ocurrir en pacientes inmunodeprimidos (p. ej., con diabetes mellitus o sida) o con una irrigación insuficiente.
- Se puede presentar con mucha rapidez tras una lesión o una intervención quirúrgica (en cuestión de horas).

- Sx: dolor desproporcionado con respecto a los signos cutáneos (la infección comienza en la profundidad de la piel), cambios en el estado mental, leucocitos > 20, secreción gris diluida y fétida; se pueden producir ampollas/necrosis cutánea, induración y edema; crepitación o gas en los tejidos blandos en la radiografía y puede ser séptica.
- **Fascitis necrosante**: por lo general, **estreptococos β-hemolíticos del grupo A o SARM**.
  - Al principio, la piel subyacente puede verse normal (se disemina en los planos fasciales).
  - La piel subyacente evoluciona de rojo pálido a púrpura junto con ampollas o vesículas.
  - Secreción diluida, gris y fétida; crepitación.
  - CGP sin PMN.
  - Los estreptococos β-hemolíticos del grupo A y los SARM tienen **exotoxinas**.
  - Tx: **desbridamiento temprano** y dosis altas de penicilina; esta puede ser de amplio espectro si se sospecha que la infección es por varios microorganismos.
- **Infecciones por *C. perfringens***:
  - El **tejido necrótico** disminuye el potencial de oxidación-reducción, lo cual crea un ambiente para *C. perfringens*.
  - *C. perfringens* tiene **toxina α** (principal fuente de morbilidad).
  - Sx: dolor desproporcionado a la exploración; puede no haber signos de celulitis cutánea (infección profunda).
  - La tinción de Gram muestra BGP sin leucocitos.
  - **Mionecrosis** y **gangrena gaseosa**: presentaciones frecuentes.
  - Es posible que ocurra con lesiones por actividades agrícolas (heridas sucias).
  - Tx: **desbridamiento temprano** y dosis altas de penicilina.
- **Gangrena de Fournier**:
  - Infección grave en la región perineal y escrotal.
  - Factores de riesgo: diabetes mellitus y estado inmunodeficiente.
  - Causada por diversos microorganismos (CGP, BGN y anaerobios).
  - Tx: **desbridamiento temprano**; si es posible, se intenta conservar los testículos; Abx.

INFECCIÓN MICÓTICA

- Se requiere cobertura micótica en caso de hemocultivos positivos, dos sitios distintos de infección de la sangre, un sitio con síntomas graves, endoftalmitis o pacientes en Tx con Abx bacterianos prolongados sin mejoría.
- *Actinomyces* (no son eumicetos): los Sx pulmonares son los más frecuentes; puede producir abscesos complejos en áreas cervicales, torácicas y abdominales; gránulos de azufre amarillos característicos presentes en la tinción de Gram.
  - Tx: **drenaje** y **penicilina G**.
- *Nocardia* (no son eumicetos): los Sx más frecuentes son pulmonares y del SNC.
  - Tx: **drenaje** y **sulfonamidas** (trimetoprima-sulfametoxazol).
- *Candida*: a menudo se halla en las vías respiratorias; causa más frecuente de muerte por fungemia.
  - Tx: **fluconazol** (algunas *Candida* son resistentes) y **anidulafungina** para infecciones graves.
  - Candiduria. Tx: solo retirar la sonda urinaria (no es necesario un antimicótico).
- **Aspergilosis**:
  - Tx: **voriconazol** para las infecciones graves.
- **Histoplasmosis**: los Sx pulmonares son frecuentes; se da en los valles de los ríos Misisipi y Ohio.
  - Tx: **anfotericina liposomal** para las infecciones graves.
- *Cryptococcus*: los Sx del SNC son los más habituales; suele producirse en los pacientes con sida.
  - Tx: **anfotericina liposomal** para las infecciones graves.
- **Coccidioidomicosis**: Sx pulmonares; suroeste de los EE.UU.
  - Tx: **anfotericina liposomal** para las infecciones graves.
- **Mucormicosis**: los pacientes en riesgo tienen quemaduras extensas o traumatismos generalizados; la zona se vuelve negra.
  - Tx: desbridamiento; **anfotericina liposomal**.

PERITONITIS BACTERIANA ESPONTÁNEA (PRIMARIA)

- Sx: cambios en el estado mental, fiebre y dolor abdominal en pacientes con cirrosis.
- Factor de riesgo: una concentración **baja de proteínas** (< 1 g/dL) en el líquido peritoneal.
- **Monobacteriana** (*E. coli* 50%, *Streptococcus* 30% y *Klebsiella* 10%).

- Secundaria a una disminución de las defensas del hospedero (derivación intrahepática y actividad bactericida alterada en la ascitis); <u>no</u> es consecuencia de la migración transmucosa.
- En muchos casos, los cultivos de líquidos son negativos.
- Dx: **líquido peritoneal con PMN > 250 o cultivos positivos**.
- Tx: **ceftriaxona** u otra cefalosporina de tercera generación.
- Si el paciente no mejora con Abx o si los cultivos son polimicrobianos, es necesario descartar un origen intraabdominal (p. ej., perforación intestinal).
- El trasplante de hígado no es una opción si hay una infección activa.
- Las **fluoroquinolonas** semanales son útiles para la **profilaxis** para la PBE (norfloxacino; indicado para la **ascitis** con proteínas totales < 1 g/dL o pacientes con antecedentes de PBE).
- Los individuos con cirrosis que tengan **hemorragias activas en el tubo digestivo superior** deben recibir Abx (p. ej., norfloxacino) durante **7 días**.

PERITONITIS BACTERIANA SECUNDARIA

- Origen intraabdominal (implica víscera perforada).
- Polimicrobiana: los microorganismos causales más frecuentes son *B. fragilis*, *E. coli* y *Enterococcus*.
- Tx: suele ser necesario realizar una laparotomía para encontrar el origen.

VIH

- Sida: pérdida de la inmunidad celular (disminución de los linfocitos CD4$^+$), la cual produce infecciones oportunistas.
- Virus de ARN con transcriptasa inversa.
- **Riesgo de exposición**:
  - Transfusión sanguínea del VIH: 70%.
  - Lactante de madre positiva: 30%.
  - Pinchazo de aguja de paciente positivo: 0.3%.
  - Exposición de las mucosas: 0.1%.
  - La seroconversión se produce en un lapso de 6 a 12 semanas.
  - La **zidovudina** (AZT, inhibidor de la transcriptasa inversa) y el **ritonavir** (inhibidor de la proteasa) pueden ayudar a disminuir la seroconversión después de la exposición.
  - Los antivirales se deben administrar en las 1 a 2 h siguientes a la exposición.
- **Infecciones oportunistas**: indicación más frecuente de laparotomía en los pacientes con VIH (la infección por CMV es la más habitual).
  - Enfermedad neoplásica: segundo motivo más frecuente de laparotomía (el linfoma es el más habitual).
- **Colitis por CMV**: es la manifestación intestinal más frecuente del sida (se puede presentar con dolor, hemorragia o perforación).
- **Sarcoma de Kaposi**: neoplasia más habitual en los pacientes con sida (aunque rara vez es necesaria una cirugía).
- **Linfoma en pacientes con VIH**: el sitio más frecuente es el <u>estómago</u>, seguido del recto.
  - Neoplasia maligna más frecuente que requiere laparotomía.
  - En su mayoría son linfomas no hodgkinianos (linfocitos B).
  - Tx: quimioterapia habitual; en caso de hemorragia considerable o perforación, puede ser necesario realizar una cirugía.
- **Hemorragias digestivas**: en los pacientes con VIH, las **hemorragias digestivas inferiores** son más habituales que las superiores.
  - **Hemorragias digestivas superiores**: <u>sarcoma de Kaposi</u> o linfoma.
  - **Hemorragias digestivas inferiores**: por <u>CMV</u>, bacterias o virus del herpes simple.
- **Recuento de CD4$^+$**: normal 800-1200; enfermedad sintomática 300-400; infecciones oportunistas < 200.

HEPATITIS C

- En la actualidad, se transmite muy rara vez con transfusiones de sangre (0.0001%/unidad).
- El 1% a 2% de la población está infectada.
- La insuficiencia hepática fulminante es <u>infrecuente</u>.
- <u>Infección crónica en el 60%; cirrosis en el 15%; carcinoma hepatocelular en el 1% a 5%.</u>
- <u>Indicación más frecuente para el trasplante hepático.</u>
- <u>Ahora curable con sofosbuvir en combinación con ribavirina.</u>

INFECCIÓN POR CITOMEGALOVIRUS

- Transmisión por los **leucocitos**.
- Infección más habitual en los pacientes con trasplantes.
- Manifestación más frecuente: **mononucleosis febril** (dolor de garganta y adenopatías).
- Forma más mortal: **neumonitis por CMV**.
- Dx con Bx: muestra **cuerpos de inclusión celulares** característicos; pruebas serológicas de CMV.
- Tx: **ganciclovir; inmunoglobulina contra CMV**, indicada para las infecciones graves o los pacientes con CMV negativo que reciben un órgano con CMV positivo.

OTRAS INFECCIONES

- **Neumonía por aspiración**: se observa más en el segmento superior del lóbulo inferior derecho.
  - Los microorganismos más habituales son los causantes de la neumonía estreptocócica; también es necesario cubrir los anaerobios.
- Prueba de mayor sensibilidad para la **osteomielitis**: RM (evitar Bx ósea).
- **Picaduras de araña reclusa parda**. Tx: al inicio, **dapsona** oral; evitar cirugía temprana; más adelante pueden requerirse la resección del área y el injerto de piel para las úlceras grandes.
- **Artritis séptica aguda**: gonococos, estafilococos, *Haemophilus influenzae* y estreptococos.
  - Tx: **drenaje**, cefalosporina de tercera generación y vancomicina hasta que los cultivos muestren el microorganismo.
- **Infecciones del pie diabético**: varios estafilococos, estreptococos, BGN y anaerobios.
  - Tx: Abx de amplio espectro (ampicilina-sulbactam y piperacilina-tazobactam).
- **Mordeduras de gatos, perros o humanos**: la infección polimicrobiana es habitual (más frecuente: *Streptococcus pyogenes*).
  - *Eikenella* solo se ve en mordeduras humanas; puede causar lesiones articulares permanentes.
  - *Pasteurella multocida* se encuentra en las mordeduras de perros y gatos.
  - Tx: Abx de amplio espectro (amoxicilina/ácido clavulánico).
- **Impétigo, erisipela, celulitis** y **foliculitis**: estafilococos (los más frecuentes) y estreptococos.
- **Furúnculo**: diviesos; por lo general, *S. epidermidis* o *S. aureus*. Tx: drenaje ± Abx.
- **Ántrax**: furúnculo multiloculado.
- **Infecciones del catéter de diálisis peritoneal**:
  - Sx: líquido turbio, dolor abdominal y fiebre; por lo regular, monobacterianas.
  - *S. epidermidis* (1.°), *S. aureus* y *Pseudomonas* son los microorganismos más frecuentes.
  - Infecciones micóticas difíciles de tratar.
  - Tx: vancomicina y gentamicina intraperitoneal; el incremento del tiempo de permanencia y la heparina intraperitoneal pueden ayudar; los Abx por vía i.v. no son tan eficaces como los intraperitoneales.
  - Extracción del catéter por una peritonitis que dura 4 a 5 días.
  - La peritonitis fecal requiere laparotomía con el fin de encontrar la perforación.
  - Algunos autores mencionan que es necesario retirar el catéter de diálisis peritoneal para todas las infecciones micóticas, tuberculosas y por *Pseudomonas*.
- **Sinusitis**:
  - **Factores de riesgo**: sondas nasoentéricas, intubación y pacientes con fracturas faciales graves.
  - Por lo general es polimicrobiana.
  - La TC craneal muestra niveles hidroaéreos en el seno.
  - Tx: Abx de amplio espectro; es infrecuente tener que puncionar el seno por vía percutánea por una enfermedad sistémica.
- **Prevención de las infecciones intrahospitalarias** (infecciones adquiridas en el hospital):
  - Lavado de manos: la mejor estrategia de prevención.
  - Pacientes de alto riesgo: individuos con quemaduras.
  - Si el paciente está en aislamiento, los guantes y la bata se dejan en la habitación.
- **Prevención de las infecciones del sitio quirúrgico**:
  - Se emplean **afeitadoras eléctricas** de manera preoperatoria en lugar de navajas para afeitar.
  - La glucosa se mantiene entre 80 y 120.
  - La PO_2 se mantiene elevada (administrar oxígeno al 100%).
  - Mantener al paciente caliente (mantener el quirófano a 21 °C; la conducción de aire caliente [equipo Bair Hugger®] es el mejor sistema para calentar a los pacientes).
  - Preparación con clorhexidina y campos impregnados de yodo.

6 Antibióticos

INTRODUCCIÓN

- **Antisépticos**: matan e inhiben los microorganismos en el cuerpo.
- **Desinfectantes**: matan e inhiben los microorganismos en objetos inanimados.
- **Esterilización**: eliminación de todos los microorganismos.
- **Antisépticos de uso frecuente en cirugía**:
  - **Yodóforos** (povidona yodada): útil contra los cocos grampositivos (CGP) y los bacilos gramnegativos (BGN); insuficientes para hongos.
  - **Gluconato de clorhexidina**: útil contra CGP, BGN y hongos.

MECANISMOS DE ACCIÓN DE LOS ANTIBIÓTICOS

- **Inhibidores de la síntesis de la pared celular**: penicilinas, cefalosporinas, carbapenémicos, monobactámicos y vancomicina.
- **Inhibidores de la s30 ribosómica y de la síntesis de proteínas**: tetraciclina y aminoglucósidos (tobramicina y gentamicina).
- **Inhibidores de la s50 ribosómica y de la síntesis de proteínas**: eritromicina, clindamicina, dalfopristina, quinupristina y linezolid.
- **Inhibidor de la ADN-helicasa** (ADN-girasa): quinolonas.
- **Inhibidor de la ARN-polimerasa**: rifampicina.
- El **metronidazol** produce **radicales de oxígeno** que **rompen el ADN**.
- **Sulfonamidas**: análogas del APAB, inhiben la síntesis de purinas.
- **Trimetoprima**: inhibe la dihidrofolato-reductasa, la cual inhibe la síntesis de purinas.
- **Antibióticos bacteriostáticos**: tetraciclina, clindamicina, eritromicina (todos tienen una unión ribosomal reversible) y trimetoprima-sulfametoxazol.
- **Aminoglucósidos**: se unen de forma irreversible al ribosoma y se consideran **bactericidas**.

MECANISMOS DE RESISTENCIA A LOS ANTIBIÓTICOS

- **Resistencia a la penicilina**: se debe a los plásmidos para la betalactamasa (p. ej., *Staphylococcus aureus*).
- **Transferencia de plásmidos**: el método más frecuente de resistencia a los antibióticos.
- *S. aureus* resistente a la meticilina (SARM): resistencia causada por una **mutación en la proteína de unión a la pared celular**.
- *Enterococcus* resistente a la vancomicina (ERV): resistencia provocada por una **mutación en la proteína de unión a la pared celular**.
- **Resistencia a la gentamicina**: resistencia producida por las enzimas modificadoras, la cual conduce a una **disminución del transporte activo de la gentamicina** en las bacterias.

CONCENTRACIONES ADECUADAS DE LOS FÁRMACOS

- **Vancomicina**: valor máximo 20-40 µg/mL; valor mínimo 5-10 µg/mL.
- **Gentamicina**: valor máximo 6-10 µg/mL; valor mínimo < 1 µg/mL.
- **Valor máximo demasiado alto** → disminuir la cantidad de cada dosis.
- **Valor mínimo demasiado alto** → reducir la frecuencia de las dosis (incrementar el intervalo entre cada una).

ANTIBIÓTICOS ESPECÍFICOS

- **Penicilina**:
  - **CGP**: estreptococos, sífilis, *Neisseria meningitidis* (bacilos grampositivos), *Clostridium perfringens* (GPR), *Streptococcus* β-hemolíticos y carbunco.
  - Ineficaz contra *Staphylococcus* y *Enterococcus*.
- **Oxacilina, meticilina** y **nafcilina**:
  - Penicilinas **antiestafilocócicas** (solo estafilococos).

- **Ampicilina y amoxicilina:**
  - Igual que la penicilina, pero también actúa sobre los <u>enterococos</u>.
- **Ampicilina-sulbactam y amoxicilina-ácido clavulánico:**
  - De amplio espectro: actúa sobre **CGP** (estafilococos y estreptococos), **BGN** y cuenta con ± cobertura anaerobia.
  - Eficaz contra enterococos; <u>ineficaz</u> contra *Pseudomonas*, *Acinetobacter* o *Serratia*.
  - La **ampicilina-sulbactam** y el **ácido clavulánico** son inhibidores de la betalactamasa.
- **Ticarcilina y piperacilina** (penicilinas antiseudomónicas):
  - **BGN:** del intestino, *Pseudomonas*, *Acinetobacter* y *Serratia*.
  - Reacción adversa: **inhibe las plaquetas**; alta carga de sodio.
- **Ticarcilina-ácido clavulánico y piperacilina-tazobactam:**
  - De amplio espectro: actúa sobre **CGP** (estafilococos y estreptococos), **BGN** y **anaerobios**.
  - Eficaces contra enterococos, así como contra *Pseudomonas*, *Acinetobacter* y *Serratia*.
  - Reacción adversa: **inhibe las plaquetas**; alta carga de sodio.
  - **Piperacilina-tazobactam** tiene una **dosificación c/6 h.**
- **Cefalosporinas de primera generación** (cefazolina y cefalexina):
  - **CGP:** estafilococos y estreptococos.
  - <u>Ineficaces</u> contra *Enterococcus*; no atraviesa el SNC.
  - La cefazolina tiene la semivida más larga → es la mejor para la profilaxis.
- **Cefalosporinas de segunda generación** (cefoxitina y cefotetán):
  - **CGP, BGN** y cuenta con ± cobertura anaerobia; pérdida de cierta actividad estafilocócica.
  - <u>Ineficaces</u> contra *Enterococcus*, *Pseudomonas*, *Acinetobacter* o *Serratia*.
  - Solo son eficaces contra los BGN extrahospitalarios.
  - El cefotetán tiene la semivida más larga → es el mejor con fines de profilaxis.
- **Cefalosporinas de tercera generación** (ceftriaxona y cefepima):
  - En su mayoría **BGN** y cuenta con ± cobertura anaeróbica.
  - <u>Ineficaz</u> contra *Enterococcus*; eficaz contra *Pseudomonas*, *Acinetobacter* y *Serratia*.
  - Reacciones adversas: **ictericia colestásica** y barro biliar (ceftriaxona).
- **Aztreonam:**
  - **BGN**; actúa sobre *Pseudomonas*, *Acinetobacter* y *Serratia*.
- **Carbapenémicos** (meropenem e imipenem): se administran con cilastatina.
  - De amplio espectro: **CGP, BGN** y **anaerobios**.
  - <u>Ineficaz</u> contra **SEP: SARM**, *Enterococcus* y *Proteus*.
  - **Cilastatina:** impide la hidrólisis renal de los fármacos e incrementa su semivida.
  - Reacción adversa: **convulsiones**.
- **Trimetoprima-sulfametoxazol:**
  - **BGN** ± CGP.
  - <u>Ineficaz</u> contra *Enterococcus*, *Pseudomonas*, *Acinetobacter* y *Serratia*.
  - Reacciones adversas (numerosas): teratógeno, reacciones alérgicas, daño renal, síndrome de Stevens-Johnson (eritema multiforme) y hemólisis en los pacientes con deficiencia de G6PD.
- **Quinolonas** (ciprofloxacino, levofloxacino y norfloxacino):
  - Algunas **CGP**, sobre todo **BGN**.
  - <u>Ineficaz</u> contra *Enterococcus*; actúa sobre *Pseudomonas*, *Acinetobacter* y *Serratia*.
  - Sensible al 40% de SARM; misma eficacia por v.o. y por vía i.v.
  - El **ciprofloxacino** tiene una dosificación de **c/12 h**; el **levofloxacino** tiene una dosificación de **c/24 h.**
  - Reacción adversa: **rotura de tendones**.
- **Aminoglucósidos** (gentamicina y tobramicina):
  - **BGN**.
  - Útiles contra *Pseudomonas*, *Acinetobacter* y *Serratia*; ineficaces contra anaerobios (necesitan O_2).
  - Resistencia producida por las **enzimas modificadoras**, la cual conduce a una **disminución del transporte activo**.
  - Sinérgicos con la ampicilina contra *Enterococcus*.
  - Los betalactámicos (ampicilina y amoxicilina) facilitan el ingreso de los aminoglucósidos.
  - Reacciones adversas: **nefrotoxicidad** reversible y **ototoxicidad** irreversible.

- **Eritromicina** (macrólidos):
  - **CGP**; es mejor para la neumonía adquirida en la comunidad y las neumonías atípicas.
  - Reacciones adversas: **náuseas** (por v.o.) y **colestasis** (por vía i.v.).
  - También se une al receptor de motilina y es **procinético** para el intestino.
- **Vancomicina** (glucopéptidos):
  - **CGP**, *Enterococcus*, *Clostridium difficile* (con toma de v.o.) y SARM.
  - Se une a las proteínas de la pared celular.
  - La resistencia se desarrolla a partir de un **cambio en la proteína de unión a la pared celular**.
  - Reacciones adversas: HTN, **síndrome del hombre rojo** (liberación de histamina), nefrotoxicidad y ototoxicidad.
- **Dalfopristina y quinupristina** (estreptogramina-dalfopristina-quinupristina):
  - **CGP**; incluyen SARM y ERV.
- **Linezolid** (oxazolidinonas):
  - **CGP**; incluyen SARM y ERV.
- **Tetraciclina**:
  - **CGP, BGN** y **sífilis**.
  - Reacción adversa: cambio de color de los dientes en los niños.
- **Clindamicina**:
  - **Anaerobios** y ciertos CGP.
  - Útil para la neumonía por aspiración.
  - Se puede utilizar para tratar *C. perfringens*.
  - Reacción adversa: colitis seudomembranosa.
- **Metronidazol**:
  - **Anaerobios**.
  - Reacciones adversas: reacción similar al disulfiram y **neuropatía periférica** (con uso prolongado).
- **Fármacos antimicóticos**:
  - **Anfotericina**: se une al **ergosterol** de la pared y altera la permeabilidad de la membrana.
    - Reacciones adversas: **nefrotóxico**, fiebre, hipocalemia, hipotensión y anemia.
    - El tipo liposomal tiene menos reacciones adversas.
  - **Voriconazol**: inhibe la síntesis de ergosterol (necesario para la pared celular).
  - **Anidulafungina**, micafungina, caspofungina: inhiben la síntesis del **glucano de la pared celular**.
  - **Abx de amplio espectro prolongados** ± fiebre → **anidulafungina** (u otro fármaco antimicótico).
  - **Aspergilosis invasora** → **voriconazol**.
  - **Candidemia** → **anidulafungina** (u otro fármaco antimicótico).
  - **Septicemia micótica** distinta de *Candida* y *Aspergillus* → **anfotericina liposomal**.
- **Fármacos antituberculosos**:
  - **Isoniazida**: inhibe los ácidos micólicos (administrar con piridoxina).
    - Reacciones adversas: hepatotoxicidad y **deficiencia de vitamina B$_6$**.
  - **Rifampicina**: inhibe la ARN-polimerasa.
    - Reacciones adversas: hepatotoxicidad; síntomas gastrointestinales; tasa alta de resistencia.
  - **Pirazinamida**:
    - Reacción adversa: hepatotoxicidad.
  - **Etambutol**:
    - Reacción adversa: **neuritis retrobulbar**.
- **Fármacos antivirales**:
  - **Aciclovir**: inhibe la ADN-polimerasa viral; se emplea para las infecciones por **VHS** y VEB.
  - **Ganciclovir**: inhibe la ADN-polimerasa viral; se utiliza para las infecciones por **CMV**.
    - Reacciones adversas: deterioro de la médula ósea y toxicidad en el SNC.
- Los antibióticos de amplio espectro pueden causar una **sobreinfección**.
- **Eficaz contra *Enterococcus***: ampicilina-amoxicilina, vancomicina y ticarcilina-ácido clavulánico y piperacilina-tazobactam.
  - *Las especies de* Enterococcus *son resistentes a todas las cefalosporinas.*
- **Eficaz contra los ERV**: dalfopristina y quinupristina, así como linezolid.

- **Eficaz contra *Pseudomonas*, *Acinetobacter* y *Serratia*:** ticarcilina-piperacilina, ticarcilina-ácido clavulánico y piperacilina-tazobactam, cefalosporinas de tercera generación, aminoglucósidos (gentamicina y tobramicina), meropenem-imipenem o fluoroquinolonas.
- **Eficaz contra SARM:** vancomicina, dalfopristina y quinupristina, así como linezolid.
- ***Pseudomonas* de doble cobertura:**
  - Tienen una biocapa mucoide de alginato; pueden colonizar sondas y vías.

7 Medicamentos y farmacología

INTRODUCCIÓN

- **Fármacos sublinguales** y **rectales**: no pasan primero por el hígado (carecen de metabolismo de primer paso); tienen mayor biodisponibilidad en comparación con los fármacos orales.
- **Absorción cutánea**: con base en la solubilidad lipídica a través de la epidermis.
- **Absorción en LCR**: restringida a fármacos no ionizados y solubles en lípidos.
- **Albúmina**: en gran medida responsable de la unión de los fármacos (penicilina y warfarina unidos al 90%).
- **Sulfonamidas**: desplazarán la bilirrubina indirecta de la albúmina en los recién nacidos (evitar en estos últimos; pueden causar kernícterus [daña el cerebro]).
- **Tetraciclina** y **metales pesados**: almacenados en el hueso.
- **Cinética de orden cero**: sin importar la dosis, se elimina una cantidad constante del fármaco.
- **Cinética de primer orden**: el fármaco eliminado es proporcional a la dosis.
- Un fármaco **tarda cinco semividas** en alcanzar el estado estacionario.
- **Volumen de distribución** = cantidad del fármaco en el organismo dividida por su cantidad en el plasma o la sangre.
  - Los fármacos con volumen de distribución elevado tienen concentraciones más altas en el **compartimento extravascular** (p. ej., tejido adiposo) respecto a las concentraciones intravasculares.
- **Biodisponibilidad**: fracción inalterada del fármaco que llega a la circulación general.
  - Se supone que es del 100% para los fármacos intravenosos, menor para otras vías (p. ej., oral).
- **DE_{50}**: concentración del fármaco en la que se produce el efecto deseado en el 50% de los pacientes.
- **DL_{50}**: concentración del fármaco que provoca la muerte en el 50% de los pacientes.
- **Tolerancia**: disminución de la potencia con el consumo prolongado.
- **Hiperactividad**: efecto a una dosis inusualmente baja.
- **Taquifilaxia**: tolerancia tras pocas dosis.
- **Potencia**: dosis necesaria para que haga efecto.
- **Eficacia**: capacidad para lograr un resultado sin reacciones adversas.
- **Metabolismo de los fármacos** (retículo endoplasmático liso de los hepatocitos, sistema P-450):
  - **Fase I**: reacciones de desmetilación, oxidación, reducción e hidrólisis (oxidasas con varias funciones, requieren NADPH/oxígeno).
  - **Fase II**: ácido glucurónico (**1.º**) y sulfatos unidos (forma **metabolito hidrosoluble**); por lo general, inactivo y listo para la excreción. Con la reabsorción, los fármacos excretados por la vía biliar se pueden desconjugar en los intestinos, algunos de forma activa (lo cual se denomina *recirculación enterohepática*; p. ej., ciclosporina).
  - **Inhibidores del P-450**: cimetidina, isoniazida, ketoconazol, eritromicina, ciprofloxacino, metronidazol, alopurinol, verapamilo, amiodarona, IMAO y disulfiram.
  - **Inductores de P-450**: vegetales crucíferos, EtOH, humo de cigarrillo, fenobarbital (barbitúricos), fenitoína sódica, teofilina y warfarina.
- **Riñón**: órgano más importante para eliminar la mayoría de los fármacos (filtración glomerular y secreción tubular); el segundo es el sistema biliar.
- **Fármacos polares** (ionizados): hidrosolubles; es más probable que se eliminen de forma inalterada.
- **Fármacos apolares** (no ionizados): liposolubles; es más probable que se metabolicen antes de su excreción.
- **Gota**: causada por concentraciones elevadas de **ácido úrico** en la sangre (cristales con birrefringencia negativa); es el producto final del metabolismo de las purinas; causa dolor intenso, edema y eritema.
  - **Podagra**: cuando la gota afecta el espacio articular del dedo gordo (1.ª articulación MTF); zona más frecuentemente afectada (50% de los casos).
  - **Colchicina**: antiinflamatoria; se une a la **tubulina**/inhibe la migración (quimiotaxis) de leucocitos.
  - **Indometacina**: AINE; inhibe la síntesis de las prostaglandinas (inhibidor reversible de la ciclooxigenasa).
  - **Alopurinol**: inhibidor de la xantina-oxidasa, bloquea la formación del ácido úrico a partir de la xantina.
  - **Probenecid**: incrementa la secreción renal de ácido úrico.

- **Fármacos hipolipemiantes**:
  - **Colestiramina**: se une a los ácidos biliares en el intestino, lo cual obliga al organismo a resintetizar dichos ácidos a partir del colesterol y, por lo tanto, disminuye la concentración de este último en el cuerpo; se puede unir a la vitamina K y producir diátesis hemorrágica.
  - **Inhibidores de la HMG-CoA-reductasa** (estatinas): pueden causar disfunción hepática y rabdomiólisis.
  - **Niacina** (inhibe la síntesis de colesterol): puede ocasionar rubor. Tx: **AAS**.
- **Fármacos gastrointestinales**:
  - **Metoclopramida** (procinético): **inhibe los receptores de dopamina**; es posible usarlo para incrementar la motilidad gástrica e intestinal.
  - **Eritromicina** (procinético): se une y activa el receptor de la motilina.
  - **Alvimopán** (procinético): **antagonista del receptor opioide μ**; se utiliza para el íleo postoperatorio y para mejorar la recuperación intestinal.
  - **Loperamida**: ralentiza la motilidad intestinal; agonista de los **receptores opioides μ**.
  - **Clorhidrato de loperamida** (difenoxilato-atropina): ralentiza el intestino; agonista de los **receptores opioides**.
  - **Prometazina** (antiemético): **inhibe los receptores de dopamina**. RA: **discinesia tardía** (Tx: **difenhidramina**).
  - **Ondansetrón** (antiemético): **inhibidor de los receptores de serotonina** de acción central.
  - **Omeprazol**: inhibidor de la bomba de protones; **bloquea la H/K-ATPasa** en las células parietales del estómago.
  - **Cimetidina-ranitidina**: bloqueadores de los receptores H_2 **de la histamina; disminuyen el ácido en el estómago**.
  - **Octreotida**: **análogo de la somatostatina** de acción prolongada; disminuye las secreciones intestinales.
- **Fármacos cardíacos**:
  - **Digoxina**:
    - **Inhibe la Na/K-ATPasa** e incrementa el **calcio** miocárdico.
    - **Ralentiza la conducción auriculoventricular**.
    - También actúa como un **inótropo**.
    - Disminuye el **flujo sanguíneo** a los intestinos: se ha implicado en la **isquemia mesentérica**.
    - La **hipocalemia** incrementa la sensibilidad del corazón a los digitálicos; puede desencadenar arritmias o bloqueo AV.
    - **No se elimina con diálisis**.
    - Otras reacciones adversas: cambios visuales (tono amarillo), fatiga y arritmias.
  - **Amiodarona**: útil para las arritmias agudas tanto auriculares como ventriculares.
    - RA: **fibrosis pulmonar** con el uso prolongado; también puede causar **hipo- e hipertiroidismo**.
  - **Magnesio**: se utiliza para tratar la taquicardia ventricular (*torsades de pointes*).
  - **Adenosina**: ocasiona la interrupción transitoria del nodo AV.
  - **Inhibidores de la enzima convertidora de angiotensina**: captopril.
    - El mejor fármaco de uso individual para mejorar la supervivencia de los pacientes con ICC.
    - Puede prevenir la ICC tras un IM.
    - Puede prevenir la progresión de la disfunción renal en los pacientes con hipertensión y DM.
    - Puede desencadenar la insuficiencia renal en los individuos con estenosis de la arteria renal.
  - **Bloqueadores β**: pueden prolongar la vida de los pacientes con insuficiencia ventricular izquierda grave.
    - Reducen el riesgo de **IM** y de **fibrilación auricular** en el postoperatorio.
    - El mejor fármaco de uso individual para mejorar la supervivencia después de un IM.
  - **Atropina**: antagonista de la acetilcolina; incrementa la frecuencia cardíaca.
- **Metirapona y aminoglutetimida**: inhiben la síntesis de corticoides.
  - Se usa en pacientes con CA corticosuprarrenal.
- **Leuprolida**: análogo de la GnRH y la LHRH.
  - Inhibe la liberación de la LH y la FSH de la hipófisis cuando se administra de manera continua (efecto paradójico); se emplea en pacientes con CA de próstata metastásico.

- **Tamsulosina**: antagonista de los receptores adrenérgicos α utilizado para la HBP.
- **AINE**: inhibidores no selectivos de la COX (indometacina e ibuprofeno).
  - Inhiben la síntesis de las prostaglandinas y producen ↓ secreción de moco y del HCO_3^- y ↑ producción de ácido (mecanismo de **gastritis, formación de úlceras** y **hemorragias GI**).
  - La disminución de la síntesis de las prostaglandinas también ocasiona la constricción de las arteriolas aferentes renales, lo cual conduce a la **insuficiencia renal**.
- **AINE**: inhibidores selectivos de la COX-2 (celecoxib).
  - Solo se une a la COX-2 inducible.
  - Menos reacciones adversas GI en comparación con los fármacos no selectivos.
  - Mayor riesgo de episodios cardiovasculares (ACV e IM).
- **Misoprostol**: derivado de la PgE_1, una **prostaglandina protectora** utilizada para prevenir la úlcera péptica; su uso se considera en los pacientes tratados crónicamente con AINE.
- **Haloperidol**: antipsicótico; inhibe los receptores de dopamina.
  - Puede producir manifestaciones **extrapiramidales** (discinesia tardía; Tx: difenhidramina).
  - Puede causar **síndrome de QT prolongado** y **taquicardia ventricular** (Tx: amiodarona o, si el paciente está inestable, cardioversión con corriente directa).
- **Furosemida**: diurético de asa.
  - Reacciones adversas (sobrediuresis): alcalosis metabólica, hipocalemia y ototoxicidad.
- **Espironolactona**: inhibe la aldosterona.
  - Reacciones adversas (sobrediuresis): acidosis metabólica e hipercalemia.
- **Infliximab**: Ac contra el TNF-α (administrado por vía i.v.).
  - Se emplea en la enfermedad intestinal inflamatoria.
  - La complicación más importante es el riesgo de infección (reactivación de la TB o una infección nueva).
  - También es posible que ocasione ICC.
  - No se debe usar en los pacientes con una infección activa.
- **Intoxicación por AAS**: acúfenos, cefaleas, náuseas y vómitos.
  - 1.°: alcalosis respiratoria.
  - 2.°: acidosis metabólica.
- **Gadolinio**. Reacción adversa más frecuente: náuseas.
  - No utilizar en caso de insuficiencia renal; puede producir lesiones renales agudas y fibrosis sistémica nefrogénica.
- **Contraste yodado**:
  - Reacción adversa más frecuente: **náuseas**.
  - Reacción adversa más frecuente que requiere Tx médico: **disnea**.
- **Sobredosis de paracetamol**. Tx: *N*-acetilcisteína.

8 Anestesia

INDUCCIÓN DE LA ANESTESIA

- Conduce a la pérdida del conocimiento, la falta de sensibilidad y la anestesia.
- Se puede usar un fármaco inhalado (más frecuente: sevoflurano) o intravenoso (más frecuente: propofol).

FÁRMACOS DE INDUCCIÓN INHALATORIA

- **Concentración alveolar mínima** (CAM) = concentración más pequeña del fármaco inhalado a la cual el 50% de los pacientes no se moverán con la incisión.
  - CAM pequeña → más liposoluble = más potente.
  - La velocidad de inducción es inversamente proporcional a la solubilidad.
  - El óxido nitroso es el más rápido pero tiene una CAM alta (potencia baja).
- Los fármacos inhalados causan pérdida del conocimiento, amnesia y cierta analgesia (alivio del dolor).
- Reducción del estímulo hipóxico.
- La mayoría tiene cierta **depresión miocárdica**, ↑ flujo sanguíneo cerebral y ↓ flujo sanguíneo renal.
- **Óxido nitroso** (NO_2): rápido, depresión miocárdica mínima; temblores durante la inducción.
  - Se disemina en espacios cerrados (evitar su uso en los pacientes con obstrucción del intestino delgado o neumotórax).
- **Halotano**: aparición y desaparición lenta, mayor grado de depresión cardíaca y arritmias; menor intensidad, lo cual es útil para los niños.
  - Hepatitis por halotano. Sx: fiebre, eosinofilia, ictericia y ↑ PFH.
- **Sevoflurano**: rápido, menos laringoespasmos y menor intensidad; útil en la inducción con mascarilla.
- **Isoflurano**: útil en la neurocirugía (reduce el consumo de O_2 cerebral; no aumenta la PIC).
  - Mayor intensidad (no se emplea para la inducción).
- **Enflurano**: puede producir convulsiones.
- Causa más frecuente de muerte por **bradicardia** intraoperatoria: anestesia inhalada (Tx: atropina).

FÁRMACOS DE INDUCCIÓN INTRAVENOSA

- **Propofol**: distribución y activación/inactivación muy rápidas; brinda tanto anestesia como amnesia; sedante.
  - Reacciones adversas: hipotensión, depresión respiratoria, acidosis metabólica (evitar el uso prolongado en niños).
  - **No es un analgésico**.
  - No utilizar en individuos con alergia al huevo, pacientes embarazadas o personas con Parkinson.
  - Se metaboliza en el hígado por medio de las colinesterasas plasmáticas.
- **Ketamina**: disociación de los sistemas talámico/límbico; lleva al paciente a estado de catalepsia (amnesia y analgesia).
  - Sin depresión respiratoria.
  - Reacciones adversas: **alucinaciones**, liberación de catecolaminas (↑ CO_2, taquicardia e HTN) y ↑ secreciones de las vías respiratorias.
  - _Se considera seguro_ para el **traumatismo craneoencefálico**.
  - Útil para los **niños**.
- **Etomidato**: menos cambios hemodinámicos; de acción rápida.
  - Menos reacciones adversas cardíacas (útil para los pacientes con ICC o angina de pecho).
  - No es un analgésico.
  - Las infusiones continuas pueden ocasionar una supresión corticosuprarrenal.
- **Secuencia de intubación rápida**: puede estar indicada en caso de ingesta oral reciente, ERGE, retraso del vaciado gástrico, embarazo, obstrucción intestinal (secuencia típica de preoxigenación, etomidato, succinilcolina) y presión cricoidea.

- **Dexmedetomidina**: fármaco sedante para pacientes intubados (no es un fármaco de inducción).
  - Ofrece **anestesia** y **analgesia** sin reducir el estímulo hipóxico.
  - Útil para los protocolos de extubación temprana (p. ej., cirugía cardíaca).
  - Su uso no se recomienda durante más de 24 h.
  - Es un agonista de los receptores α_2 del SNC.

RELAJANTES MUSCULARES (PARALIZANTES)

- **Diafragma**: último músculo en relajarse y primer músculo en recuperarse de los paralizantes.
- **Músculos de cuello/cara**: los primeros en relajarse y los últimos en recuperarse de los paralizantes.
- **Fármacos despolarizantes**: el único es la **succinilcolina**; despolariza la unión neuromuscular.
- **Succinilcolina**: rápida y de acción corta; produce fasciculaciones y ↑ PIC; es degradada por las seudocolinesterasas plasmáticas (no se puede revertir); tiene muchas reacciones adversas →
  - **Hipertermia maligna**:
    - Causada por un defecto en el metabolismo del calcio.
    - El calcio liberado del retículo sarcoplasmático causa **excitación muscular: síndrome de contracción** (defecto del receptor de rianodina).
    - Reacciones adversas: el primer signo es un ↑ del CO_2 **teleespiratorio**, luego fiebre, taquicardia, rigidez, acidosis, hipercalemia y rabdomiólisis.
    - Tx: **dantroleno** (10 mg/kg), inhibe la liberación de Ca y desvincula el complejo de excitación; mantas hipotérmicas, HCO_3^-, glucosa y cuidados de apoyo.
  - **Hipercalemia**: la despolarización libera K.
    - **No utilizar** en pacientes con quemaduras graves, lesiones neurológicas, trastornos neuromusculares, lesiones de la médula espinal, traumatismos catastróficos o lesión renal aguda (todos presentan un aumento de los receptores de acetilcolina, los cuales pueden liberar cantidades considerables de K).
  - Es posible que el **glaucoma de ángulo abierto** se convierta en uno de ángulo cerrado.
  - **Seudocolinesterasas atípicas**: causan parálisis prolongada (asiáticos).
- **Fármacos no despolarizantes**:
  - Inhiben la unión neuromuscular al competir con la acetilcolina.
  - Con la miastenia grave puede haber prolongación de estos fármacos.
  - **Cisatracurio**: experimenta la **eliminación de Hoffman**.
    - Es posible emplearlo para la **insuficiencia hepática** y **renal** (el fármaco se degrada en la sangre).
    - Liberación de histamina (hipotensión).
  - **Rocuronio**: el más rápido y de duración intermedia; metabolismo hepático.
  - **Vecuronio**: rápido y de duración intermedia; metabolismo hepático.
  - **Pancuronio**: de acción lenta y de larga duración; metabolismo renal.
    - Reacción adversa más frecuente: *taquicardia* (*sin hipotensión*).
  - **Fármacos de reversión para agentes no despolarizantes**:
    - **Sugammadex**: relajante selectivo (se une al fármaco paralizante).
      - Solo se emplea para revertir el rocuronio y el vecuronio.
      - No requiere glucopirrolato ni atropina (aunque se administra atropina si se produce bradicardia).
    - **Neostigmina**: bloquea la **acetilcolinesterasa**, lo cual incrementa la acetilcolina.
    - **Edrofonio**: bloquea la **acetilcolinesterasa**, lo cual aumenta la acetilcolina.
    - El **glucopirrolato** o la **atropina** se deben administrar con neostigmina o edrofonio para contrarrestar los efectos de la sobredosis generalizada de acetilcolina.

ANESTÉSICOS LOCALES

- Actúan al **incrementar el umbral del potencial de acción**, lo cual impide la afluencia de Na.
- Bloqueo sensorial > bloqueo motor.
- Se pueden emplear 0.5 cc/kg de lidocaína al 1%.
- Dosificación máxima:
  - **Lidocaína**: 4 mg/kg (7 mg/kg con epinefrina).
  - **Bupivacaína**: 2 mg/kg (3 mg/kg con epinefrina).
- Se puede volver a administrar después de 2 h.

- Los **tejidos infectados** son difíciles de anestesiar por la **acidosis**.
- **Duración de la acción**: bupivacaína > lidocaína > procaína.
- Reacciones adversas: parestesias peribucales (1.er signo), temblores, convulsiones, acúfenos y arritmias (los Sx del SNC aparecen antes que los cardíacos).
- La **epinefrina** permite usar dosis más elevadas y se mantiene a nivel local.
  - **Sin epinefrina**: arritmias, angina inestable, hipertensión no controlada, colaterales deficientes (pene y oreja) e insuficiencia uteroplacentaria.
- **Amidas** (todas tienen una «i» en la primera parte del nombre): lidocaína, bupivacaína y mepivacaína; en raras ocasiones producen reacciones alérgicas.
- **Ésteres**: tetracaína, procaína y cocaína; ↑ reacciones alérgicas por efecto del análogo del APAB.

OPIÁCEOS

- Morfina, fentanilo, meperidina, codeína e hidromorfona.
- Todos son **agonistas de los receptores opioides μ** del SNC.
- Analgesia profunda, depresión respiratoria (↓ estímulo de CO_2), sin efectos cardíacos y respuesta simpática reducida. Sobredosis: pupilas puntiformes y somnolencia.
- Metabolizados por el hígado y excretados por el riñón.
- Tx de la sobredosis: **naloxona** (funciona para todos; antagonista de los receptores opioides μ).
- Evitar el uso de opiáceos (en especial la meperidina) en los pacientes bajo Tx con **IMAO** → puede causar **coma hiperpiréxico** (síndrome de liberación de serotonina: fiebre, taquicardia, convulsiones y coma).
- **Morfina**: analgesia, euforia, depresión respiratoria, miosis, estreñimiento, liberación de histamina (produce hipotensión) y ↓ tos.
- **Meperidina**: analgesia, euforia, depresión respiratoria, miosis, temblores, fasciculaciones y convulsiones.
  - **Sin liberación de histamina**.
  - Puede causar **convulsiones** (acumulación de análogos de **normeperidina**): se *evita en los pacientes con insuficiencia renal* y se presta atención a la cantidad total administrada a otros pacientes.
- **Metadona**: simula la morfina, menos euforia; agonista del receptor opioide μ del SNC.
- **Fentanilo**: de acción rápida; 80 veces la fuerza de la **morfina** (no presenta una reacción cruzada en los pacientes alérgicos a la morfina); no libera histamina.
- **Sufentanilo** y **remifentanilo**: opiáceos de acción *muy* rápida y de semivida corta.
- Opiáceo más potente: *sufentanilo*.
- Cuidado con combinar opiáceos y benzodiazepinas (efecto sinérgico).

BENZODIAZEPINAS

- Fármacos anticonvulsivos, amnésicos, ansiolíticos y causan **depresión respiratoria**; no son analgésicos; metabolismo hepático.
- Agonistas del receptor GABA en el SNC (receptor cerebral inhibidor más abundante).
- **Midazolam**: de acción corta; contraindicado en el embarazo, atraviesa la placenta.
- **Diazepam**: de acción prolongada.
- **Lorazepam**: de acción prolongada.
- Sobredosis de estos fármacos. Tx: **flumazenil** (inhibidor competitivo; puede causar convulsiones y arritmias; contraindicado en pacientes con PIC elevada o en estado epiléptico).

ANESTESIA EPIDURAL Y ESPINAL

- **Anestesia epidural**: permite la analgesia mediante la **denervación simpática** (bloqueo sensorial); vasodilatación.
  - Se ha constatado que disminuye las complicaciones respiratorias y los episodios cardíacos; no hay cambios en la mortalidad.
  - La **morfina** por vía epidural puede causar **depresión respiratoria** (se usa clorhidrato de hidromorfona para evitarla).
  - La **lidocaína** en la epidural puede producir una **disminución** en la **frecuencia cardíaca** y en la **presión arterial**.
  - Las concentraciones diluidas permiten preservar la función motora.
  - Tx para **hipotensión aguda** y **bradicardia**: revertir la epidural; líquidos, fenilefrina y atropina.

- La epidural en T5 puede afectar los nervios aceleradores cardíacos.
- La epidural está contraindicada en caso de miocardiopatía hipertrófica o cardiopatía cianótica → la **denervación simpática** produce una disminución de la poscarga, lo cual empeora estas enfermedades.
- Nivel de inserción en caso de **toracotomía**: T6-T9.
- Nivel de inserción en caso de **laparotomía**: T8-T10.
- **Anestesia espinal**: inyección en el espacio subaracnoideo; su extensión se determina por la baricidad y la posición del paciente.
  - Se inyecta por debajo de L2 para evitar pinchar la médula espinal.
  - Es posible realizar cualquier cirugía por debajo del ombligo solo con anestesia espinal.
  - El bloqueo neurológico es superior al bloqueo motor.
  - Contraindicado en caso de miocardiopatía hipertrófica y cianótica.
- **Bloqueo caudal**: a través del sacro; útil para las hernias pediátricas y la cirugía perianal.
- **Cx epidurales y espinales**: hipotensión, cefalea, retención urinaria (complicación más frecuente; en estos pacientes es necesaria una sonda urinaria), formación de abscesos/hematomas y depresión respiratoria (con la anestesia espinal alta).
- **Cefaleas espinales**: debidas a fuga de LCR tras epidural/espinal; el dolor empeora al sentarse. Tx: reposo, líquidos, cafeína y analgésicos; si persiste > 24 h, inyectar **parche hemático** en el sitio.

COMPLICACIONES PERIOPERATORIAS

- **Insuficiencia renal** (1.ª) e **ICC** pre-Qx: asociadas a la mayoría de las **muertes** hospitalarias post-Qx.
- **IM postoperatorio**: los pacientes pueden no presentar dolor torácico; existe la posibilidad de arritmias, ↑ presiones de llenado, oliguria y bradicardia; es posible que ocurra de forma intraoperatoria o postoperatoria (por lo general, 2-3 días después de la cirugía).
  - **Dx**: ECG y prueba de troponina (la mejor).
  - Tx inicial (BMOAN): bloqueadores β, morfina, oxígeno, AAS y nitratos sublinguales.
  - **IM con elevación del segmento ST**: Se acude urgentemente al laboratorio de hemodinámica para una intervención coronaria percutánea.
- **Pacientes que necesitan pruebas de diagnóstico cardiológicas preoperatorias**: estenosis aórtica, angina de pecho, IM previo, disnea, ICC, caminatas de < 2 cuadras por dificultad respiratoria o dolor torácico, FEV_1 previsto < 70%, valvulopatía grave, CVP > 5/min, bloqueo cardíaco de alto grado, edad > 70 años, DM, insuficiencia renal e individuos sometidos a cirugía vascular mayor (periférica y aórtica).

Clases de estado físico (EF) de la American Society of Anesthesiologists

Clase	Descripción
1	Saludable
2	Enfermedad leve sin limitación (hipertensión controlada, obesidad, diabetes mellitus, antecedentes considerables de hábito tabáquico y edad avanzada)
3	Enfermedad grave (angina de pecho, IM previo, hipertensión mal controlada, diabetes mellitus con Cx y EPOC moderada)
4	Amenaza grave y constante para la vida (angina inestable, ICC, insuficiencia renal, insuficiencia hepática y EPOC grave)
5	Moribundo (rotura de AAA y embolia pulmonar «en silla de montar»)
6	Donante
E	Emergencia

- La mayoría de las **cirugías vasculares aórticas** y **periféricas** se consideran de alto riesgo.
- La **endarterectomía carotídea** (EAC) se considera una cirugía de riesgo moderado.
- **Mayores factores de riesgo de IM post-Qx**: ICC no compensada (#1, galope ventricular e ingurgitación yugular), IM reciente, edad > 70, DM, IM previo, angina inestable, Cr > 2 y ACV/AIT.
- Bloqueador β: el fármaco más eficaz para prevenir los episodios cardiovasculares intra- y postoperatorios.
- Se espera un lapso de **6 a 8 semanas** tras el IM antes de llevar a cabo una cirugía electiva.
- El mejor determinante para distinguir si se debe usar la intubación esofágica frente a la traqueal es el **CO_2 teleespiratorio** ($ETCO_2$).

Estratificación del riesgo[a] cardíaco en los procedimientos quirúrgicos extracardíacos

Alto (riesgo cardíaco > 5%): operaciones urgentes (en especial en adultos mayores); cirugía aórtica, periférica y otras cirugías vasculares mayores (*excepto* EAC); operación larga con grandes desplazamientos de líquidos.

Intermedio (riesgo cardíaco < 5%): EAC; cirugía de cabeza y cuello; cirugía intraperitoneal e intratorácica; cirugía ortopédica; cirugía prostática.

Bajo[b] (riesgo cardíaco < 1%): procedimientos endoscópicos; procedimientos superficiales; cirugía de cataratas; cirugía de mama.

[a]Incidencia combinada de muerte cardíaca e infarto de miocardio no mortal.
[b]Por lo general, no requieren más pruebas cardíacas preoperatorias.

- Paciente intubado sometido a cirugía con **incremento** repentino y transitorio del $ETCO_2$:
  - Dx: probablemente **hipoventilación**.
  - Tx: ↑ V_c o ↑ FR.
  - También podría ser consecuencia de **un émbolo de CO_2** (habría hipotensión asociada, seguida de un descenso masivo del **$ETCO_2$** debido a la falta de flujo sanguíneo a los pulmones).
  - Igualmente, podría ser debido a una **hipertermia maligna**.
  - Del mismo modo, podría ser a causa de un **capnotórax**.
- **Capnotórax** (neumotórax [NTX] por CO_2):
  - Por laparoscopia digestiva alta (p. ej., de Nissen) con neumotórax por CO_2 como consecuencia de un **desgarro pleural**.
  - Causa **dificultad en la ventilación**; es posible observar un **diafragma abultado**; $ETCO_2$ **elevado**.
  - Si el paciente está **hipotenso**, es probable que se trate de **capnotórax a tensión**: se amplía el desgarro pleural para hacer la descompresión.
  - Tx: **detener la insuflación** y añadir **PEEP** (por lo general, se resuelve en 30 min).
    - Si no se resuelve: **toracocentesis** para retirar el CO_2.
    - Si se resuelve, se reanuda el procedimiento con una **insuflación menor**.
    - Si el **pulmón** se dañó al atravesar la pleura, colocar **sonda pleural** al final del procedimiento.
  - Se observa **NTX pequeño** después de Nissen laparoscópica (< 2 cm): vigilar (repetir RxT en 8 h).
- Paciente intubado con **descenso** repentino del $ETCO_2$: probablemente se **desconectó de la ventilación**.
  - También podría ser por embolia pulmonar, embolia gaseosa, paro cardíaco o cualquier otro descenso extremo del gasto cardíaco (el paciente también presentaría **hipotensión**).
- **Embolia gaseosa**:
  - Es más frecuente por la aspiración de aire a través de una vía central o un sitio de vía central.
  - Se puede producir un émbolo de CO_2 con las intervenciones laparoscópicas.
  - Sx: descenso repentino del **$ETCO_2$**, hipotensión, taquicardia, soplo «en rueda de molino» (el bloqueo de aire impide el retorno venoso).
  - Tx: en caso de procedimiento laparoscópico, detener la insuflación de CO_2.
    - Posición de Trendelenburg (cabeza hacia abajo) y decúbito lateral izquierdo (mantiene el aire en el ventrículo derecho).
    - Se hiperventila con oxígeno al 100% (ayuda a reabsorber rápidamente el émbolo de aire).
    - Si hay una vía central, esta se aspira (intentar eliminar el aire).
    - Vasopresores e inotrópicos.
    - RCP prolongada.
- **Tubo endotraqueal**: se debe colocar 2 cm por encima de la carina.
- **Complicación más frecuente en la unidad de reanimación postanestésica**: *náuseas* y *vómitos*.
- Causa más frecuente de muerte por **hipoxemia** post-Qx: **atelectasia** (hipoventilación alveolar).
- Causa más frecuente de muerte por **hipercapnia** post-Qx: **volumen minuto insuficiente** (es necesario realizar respiraciones más profundas o incrementar el volumen corriente).
- **Recurso quirúrgico más seguro**: cauterio bipolar (solo afecta la zona entre circuitos).
- **Control satisfactorio del dolor**: 3/10 o menos.
  - Signos de control insuficiente del dolor: taquicardia, diaforesis, rigidez muscular antiálgica e hipertensión.
- Tx del **dolor visceral**: opiáceos.
- Tx del **dolor somático**: AINE y opiáceos.
- Los **hospitales de mayor volumen** se asocian a una mortalidad menor durante la reparación de aneurismas de la aorta abdominal y la resección pancreática.

9 Líquidos y electrólitos

AGUA CORPORAL TOTAL

- Aproximadamente ⅔ del peso corporal total es agua (en los hombres).
- Los **lactantes** tienen un poco más de agua corporal; las **mujeres**, un poco menos.
- ⅔ del peso del agua son intracelulares (sobre todo en los músculos).
- ⅓ del peso del agua es extracelular.
  - ⅔ del agua extracelular son intersticiales.
  - ⅓ del agua extracelular es intravascular.
- El líquido del tercer espacio es **líquido intersticial**.
- **Proteínas**: determinan la presión oncótica del compartimento plasmático/intersticial.
- **Na**: determina la presión osmótica intracelular/extracelular.
- **Sobrecarga de volumen**: la causa más frecuente es iatrógena; primer signo: **aumento** de peso.
- **Catabolismo celular**: puede liberar una cantidad considerable de H_2O.
- **Solución salina normal (SSN) al 0.9%**: Na 154 y Cl 154; **SSN al 3%**: Na 513 y Cl 513.
- **Lactato de Ringer** (LR; composición iónica del plasma): Na 130, K 4, Ca 2.7, Cl 109 y lactato 28 (en el cuerpo este último se convierte en HCO_3^-).
- **Osmolalidad sérica**: $(2 \times Na) + (glucosa/18) + (BUN/2.8)$.
  - Normal: 280-295.
- El **agua** se desplaza de una zona de baja concentración de solutos (osmolaridad baja) a una de alta (osmolaridad alta) para alcanzar el **equilibrio osmótico**.

MANTENIMIENTO CON LÍQUIDOS I.V.

- 4 cc/kg por hora para los primeros 10 kg.
- 2 cc/kg por hora para los siguientes 10 kg.
- 1 cc/kg por hora por cada kilogramo posterior.
- **Mantenimiento con líquidos i.v.** en adultos después de una **cirugía gastrointestinal mayor**:
  - Se utiliza el **LR** durante la intervención y las primeras 24 h.
  - Después de 24 h, cambiar a **D5 en SSN al 0.45% con 20 mEq de K⁺**.
    - La glucosa al 5% (D5) estimulará la **liberación de insulina** y **evitará la degradación de las proteínas** (impide el catabolismo proteínico).
    - D5 en SSN al 0.45% a 125/h brinda 150 g de glucosa al día (525 kcal/día).
- Durante las cirugías abdominales abiertas, la pérdida de líquidos es de **0.5-1.0 L/h**, a menos que haya pérdidas de sangre cuantificables.
- Por lo general no hay que reponer la sangre perdida, a menos que sea > **500 cc**.
- El mejor indicador de una volemia adecuada es la **diuresis**.
- **Diuresis**: se debe mantener al menos en 0.5 cc/kg por hora; no se debe reponer, suele ser un signo de diuresis postoperatoria normal.
- **Pérdidas imperceptibles de líquidos**: 10 cc/kg al día; 75% en la **piel** (primera; sudor), 25% respiratorio, agua pura.
  - ↑ pérdidas imperceptibles: fiebre, quemaduras, heridas abiertas grandes y pacientes ventilados.

REANIMACIÓN CON LÍQUIDOS (POR DESHIDRATACIÓN CONSIDERABLE)

- Pérdida de **sudor** (p. ej., maratonistas). Tx: SSN.
- Pérdida de **líquidos gástricos** (p. ej., obstrucción de la salida gástrica). Tx: SSN.
- Pérdida de **líquidos pancreáticos**, **biliares** o **del intestino delgado**. Tx: LR (puede ser necesario HCO_3^- adicional).
- Pérdida de **líquidos del intestino grueso** (p. ej., gran cantidad de diarrea). Tx: LR (puede ser necesario K⁺ adicional).
- En general, las **pérdidas de líquidos GI** se deben reponer **cc/cc**.
- *Evitar* la albúmina a menos que ocurran circunstancias particulares, como la reposición de paracentesis de gran volumen o el síndrome hepatorrenal.
  - Debe haber preocupación por la **filtración de coloide** al espacio intersticial como consecuencia del **aumento en la permeabilidad capilar**, la cual ocasiona **edema intersticial o pulmonar**.

SECRECIÓN DE LÍQUIDOS GASTROINTESTINALES

- Estómago: 1-2 L/día.
- Aparato biliar: 500-1000 mL/día.
- Páncreas: 500-1000 mL/día.
- Duodeno: 500-1000 mL/día.

PÉRDIDAS GASTROINTESTINALES DE ELECTRÓLITOS

- Sudor: hipotónico (concentración de Na 35-65).
- Saliva: K^+ (*mayor concentración de K^+ en el cuerpo*).
- Estómago: H^+ y Cl^-.
- Páncreas: HCO_3^-.
- Bilis: HCO_3^-.
- Intestino delgado: HCO_3^- y cierto K^+.
- Intestino grueso: K^+.
- La diálisis puede eliminar K, Ca, Mg, PO_4, urea y creatinina.
- **Requisitos corporales normales de K^+**: 0.5-1.0 mEq/kg al día.
- **Requisitos corporales normales de Na^+**: 1-2 mEq/kg al día.

POTASIO (NORMAL: 3.5-5.0)

- **Hipercalemia**: ondas T puntiagudas en el ECG (arritmias); a menudo con **insuficiencia renal**.
  - Tx: **gluconato cálcico** (1.er fármaco a administrar; estabilizador de membrana para el corazón).
  - **Bicarbonato de sodio** (produce alcalosis, el K entra en la célula a cambio del H).
  - **10 U de insulina** y **1 ampolla de D50** (el K es llevado a las células junto con la glucosa).
  - **Sulfonato de poliestireno sódico.**
  - **Furosemida.**
  - **Salbutamol.**
  - **Diálisis** si es resistente.
- **Hipocalemia**: las ondas T desaparecen (generalmente por **exceso de diuresis** [p. ej., demasiada furosemida]).
  - También se puede presentar con **diarrea**.
  - Sx: fatiga, debilidad, así como calambres y fasciculaciones musculares.
  - Posiblemente sea necesario reemplazar el Mg^+ antes de corregir el K^+.
- **Seudohipercalemia**: hemólisis de la muestra de sangre.

SODIO (NORMAL: 135-145)

- **Hipernatremia**: por lo general se debe a la **ingesta insuficiente de líquidos** (orina concentrada).
  - Sx: agitación, irritabilidad y convulsiones.
  - Si el paciente está deshidratado, reponga la hipovolemia con **D5 en SSN al 0.45%**.
  - Si se emplea **D5 en agua**, se administra con lentitud a fin de evitar el **edema cerebral**.
- **Hiponatremia**: por lo general se debe a la **hipervolemia** (orina diluida).
  - Sx: cefaleas, náuseas, vómitos y convulsiones.
  - La **restricción de agua** es el Tx de primera línea para la hiponatremia por hipervolemia y, después, la **diuresis**.
  - Corrección lenta del Na a fin de evitar la **mielinólisis central pontina** (no más de 1 mEq/h).
  - La **hiperglucemia** (p. ej., CAD) y la **hiperlipidemia** (p. ej., por pancreatitis aguda) pueden causar **seudohiponatremia**.
  - La hiponatremia puede presentarse por la **pérdida de líquidos isotónicos** (por lo general del tubo digestivo) compensada por la retención de agua. Tx: líquidos isotónicos (LR si el pH es normal/acidótico o SSN si el pH es alcalótico).
- **Diabetes insípida** (ADH baja): **hipernatremia** e **incremento de la diuresis** (baja densidad relativa de la orina [orina diluida]); osmolalidad sérica elevada.
  - Puede ocurrir con el consumo de ETOH y los traumatismos craneoencefálicos.
  - Tx de primera línea: **agua libre**.
  - Tx si es resistente y grave: **DDAVP** (análogo sintético de la ADH).

- **SIADH** (ADH elevada): **hiponatremia** y **diuresis baja** (osmolalidad elevada de la orina [orina concentrada]); osmolalidad sérica baja.
  - Puede ocurrir con un traumatismo craneoencefálico.
  - Tx de primera línea: **restricción de líquidos** y **diuresis** (lentamente).
  - Tx si es resistente y grave: **conivaptán** y **tolvaptán** (antagonista competitivo del receptor V2 renal).

CALCIO (NORMAL: 8.5-10.0; CA IONIZADO NORMAL: 1.0-1.5)

- **Hipercalcemia** (por lo general Ca > 13 para que haya Sx).
  - La hipercalcemia aguda causa un estado letárgico, N/V e hipotensión.
  - La causa maligna más frecuente es el **CA de mama**.
  - La causa benigna más frecuente es el **hiperparatiroidismo** (también es la causa más frecuente en general).
  - **Causa más frecuente de crisis hipercalcémica**: hiperparatiroidismo sin Dx y con factor estresante (p. ej., Qx); como grupo, es probable que la **hipercalcemia por malignidad** sea la 1.ª causa.
  - No LR (contiene Ca^{2+}).
  - No diuréticos tiazídicos (retienen Ca^{2+}).
  - Tx: **líquidos** (SSN 200-300 cc/h) y **furosemida** (se inicia cuando el paciente está euvolémico).
  - Para las **neoplasias malignas** → calcitonina y ácido alendrónico (bisfosfonatos; inhiben los osteoclastos), glucocorticoides y diálisis.
- **Hipocalcemia** (por lo general, Ca < 8 o Ca ionizado < 1 para que haya Sx): parestesias peribucales (1.er Sx), hiperreflexia, signo de Chvostek (al golpear suavemente el nervio facial → fasciculaciones), signo de Trousseau (espasmo carpopedio con manguito de tensión arterial) e intervalo QT prolongado.
  - Puede ocurrir tras una **paratiroidectomía**.
  - Puede haber la necesidad de sustituir el Mg^+ antes de corregir el Ca.
  - **Ca corregido en función de la albúmina**: por cada 1 g/dL de disminución de la albúmina (normal: 4 g/dL), se añaden 0.8 a Ca.
  - **Causa más frecuente**: tiroidectomía previa (lesión de las glándulas paratiroides durante la cirugía).

MAGNESIO (NORMAL: 2.0-2.7)

- **Hipermagnesemia**: causa un estado letárgico; se suele presentar en pacientes con **insuficiencia renal**, los cuales consumen productos que contienen magnesio (laxantes y antiácidos). Tx: **Ca**.
- **Hipomagnesemia**: causa irritabilidad, confusión, hiperreflexia y convulsiones; se suele presentar con **diuresis a gran escala**, **APT crónica** sin sustitución de Mg o **abuso de ETOH**; signos similares a los de la hipocalcemia.

FOSFATO (NORMAL: 2.5-4.5)

- **Hiperfosfatemia**: se asocia con mayor frecuencia a la **insuficiencia renal**.
  - Tx: clorhidrato de sevelámero, dieta baja en fosfatos (evitar lácteos) y diálisis.
- **Hipofosfatemia**: se asocia con mayor frecuencia al **síndrome de realimentación**; suele tener origen en el desplazamiento extracelular a intracelular del PO_4.
  - Sx: incapacidad para retirar del ventilador, debilidad muscular y confusión.
  - Tx: **fosfato de potasio**.

ACIDOSIS RESPIRATORIA

- CO_2 **alto** por bajos volúmenes corrientes (V_c) o baja FR (p. ej., sobredosis de opiáceos).
- Tx: incremento de la ventilación minuto (naloxona si es por una sobredosis).

ALCALOSIS RESPIRATORIA

- CO_2 **bajo** por hiperventilación (V_c alto y FR alta; p. ej., ansiedad y altitudes elevadas).
- Tx: reducción de la ventilación minuto; se puede usar acetazolamida para el mal de altura.

ACIDOSIS METABÓLICA

- **Brecha aniónica** = $Na - (HCO_3 + Cl)$; normal: < 10-15.
- **Acidosis con brecha aniónica alta**: producción excesiva de ácidos fijos; «MUDPILES» = metanol, uremia, cetoacidosis diabética, paraldehído, isoniazida, acidosis láctica, etilenglicol y salicilatos.
- **Acidosis con brecha aniónica normal**: por lo general, es la pérdida de Na/HCO_3^- (ileostomías, fístulas de intestino delgado y lactulosa), infusión rápida de líquidos con deficiencia de HCO_3^-, hiperparatiroidismo primario, diarrea, acetato de mafenida (inhibe la anhidrasa carbónica) y acetazolamida (inhibe la anhidrasa carbónica).
- Tx: tratar la causa subyacente; mantener pH > 7.20 con bicarbonato; un pH gravemente ↓ puede afectar la contractilidad miocárdica.
- La corrección de la acidosis puede producir **hipocalemia**.

ALCALOSIS METABÓLICA

- Por lo general, se trata de una alcalosis por contracción (pérdida de líquido [p. ej., aspiración de la sonda nasogástrica y sobrediuresis con furosemida]).
  - **Aspiración nasogástrica**: produce **hipocloremia, hipocalemia, alcalosis metabólica** y **aciduria paradójica** →
  - Pérdida de iones Cl^- y H^+ del estómago secundaria a la sonda nasogástrica (hipocloremia y alcalosis).
  - La pérdida de agua hace que el riñón reabsorba Na^+ a cambio de K^+ (Na/K-ATPasa) y por consiguiente se pierde K^+ (hipocalemia).
  - Se activa el intercambiador Na^+/H^- en un esfuerzo por reabsorber el agua, junto con el intercambiador K^+/H^- en un intento de reabsorber K^+ → tiene como resultado la aciduria paradójica.
  - Tx: **SSN** (la más importante para corregir el déficit de Cl^-).
- La **compensación respiratoria** (regulación del CO_2) de la acidosis/alcalosis tarda **minutos**.
- La **compensación renal** (regulación del HCO_3^-) de la acidosis/alcalosis tarda de **horas a días**.

Equilibrio ácido-base			
Enfermedad	pH (7.4)	CO_2 (40)	HCO_3 (24)
Acidosis respiratoria	↓	↑	↑
Alcalosis respiratoria	↑	↓	↓
Acidosis metabólica	↓	↓	↓
Alcalosis metabólica	↑	↑	↑

LESIÓN RENAL AGUDA

- **FeNa** = (Na/Cr en orina)/(Na/Cr en plasma) – excreción fraccional de Na; la *mejor prueba para diagnosticar la azoemia*.
- **Prerrenal**: FeNa < 1%, Na en orina < 20, cociente BUN/Cr > 20 y osmolalidad de la orina > 500 mOsm.
  - El 70% de la masa renal debe estar dañada antes de ↑ Cr y BUN.
- **Tinciones para contraste**: la prehidratación es la mejor manera de prevenir el daño renal; HCO_3^- y N-acetilcisteína.
- **Mioglobina**: se convierte en ferrihemoglobina en un ambiente ácido, el cual es tóxico para las células renales; Tx: hidratación y alcalinización de la orina.

SÍNDROME DE LISIS TUMORAL

- La liberación de purinas y pirimidinas conduce al ↑ de PO_4, **K** y **ácido úrico** y también al ↓ de Ca.
- Puede ↑ el BUN y el Cr (por daño renal; es posible que ocasione una lesión renal aguda) y cambios en el ECG.
- Factores de riesgo: leucemias y linfomas.
- Tx: **hidratación** (*el mejor*), rasburicasa (convierte el ácido úrico en alantoína, un metabolito inactivo), alopurinol (↓ la producción de ácido úrico), diuréticos y alcalinización de la orina.

VITAMINA D (COLECALCIFEROL)

- Se produce en la piel (la luz UV solar convierte el 7-dehidrocolesterol en colecalciferol).
- Se dirige al **hígado** para recibir **(25-OH)** y luego al **riñón** para recibir **(1-OH)**. Esto crea la forma activa de la vitamina D.
- **Forma activa de la vitamina D**: incrementa la **proteína fijadora de Ca**, lo que conduce a una mayor **absorción intestinal del Ca**.

INSUFICIENCIA RENAL CRÓNICA

- ↑ K, Mg, PO_4, BUN y creatinina.
- ↓ Na y Ca.
- ↓ **Vitamina D activa** (↓ 1-OH hidroxilación) → ↓ reabsorción de Ca desde el intestino (↓ proteína de unión al Ca).
- **Anemia**: por eritropoyetina baja.

Transferrina: transportador de hierro.
Ferritina: forma de almacenamiento del hierro.

10 Nutrición

INTRODUCCIÓN

- **Necesidad calórica**: aproximadamente 20-25 calorías/kg al día.
- **Calorías**:

Grasas (lípidos)	9 calorías/g
Proteínas	4 calorías/g
Hidratos de carbono por vía oral	4 calorías/g
Dextrosa	3.4 calorías/g

- **Necesidades nutricionales de un hombre adulto sano promedio (70 kg)**:
  - **20% de calorías a partir de proteínas** (1 g de proteínas/kg al día; el 20% deben ser aminoácidos esenciales).
  - **20% de calorías a partir de grasas**: importante para los ácidos grasos esenciales.
  - **60% de calorías a partir de hidratos de carbono**.
  - 1500-1700 calorías/día.
- El estrés por **traumatismo, cirugía o septicemia** puede incrementar las necesidades de kilocalorías entre un 20% y un 40%.
- El **embarazo** incrementa las necesidades de kilocalorías en 300 kcal/día.
- La **lactancia** aumenta las necesidades de kilocalorías en 500 kcal/día.
- Las **necesidades de proteínas** también crecen por estos dos estados.
- **Quemaduras**:
  - Calorías: 25 kcal/kg al día + (30 kcal/día × % de quemadura).
  - Proteínas: 1-1.5 g/kg al día + (3 g/día × % de quemadura).
  - No se superan las 3000 kcal/día.
- Gran parte del **gasto calórico** se destina a la **producción de calor**.
- La **fiebre** aumenta el **metabolismo basal** (10% por cada grado por encima de 38.0 °C).
- Si el paciente tiene sobrepeso y se intenta calcular la necesidad calórica, se emplea la siguiente ecuación: peso = ([peso real – peso ideal] × 0.25) + peso ideal.
- La **ecuación de Harris-Benedict** calcula el gasto calórico basal en función del **peso**, la **estatura**, la **edad** y el **sexo**.
- **APT por vía central**: a base de glucosa; administración máxima –3 g/kg por hora.
- **Alimentación parenteral periférica**: a base de grasas.
- **Ácidos grasos de cadena corta** (p. ej., ácido butírico): fuente de energía para los **colonocitos**.
- **Glutamina**: fuente de energía para los **enterocitos del intestino delgado**.
  - Aminoácido más abundante en el **torrente sanguíneo** y en los **tejidos**.
  - Aminoácido más frecuentemente liberado de los **músculos** mediante el **catabolismo**.
  - Libera NH_4 en el riñón, lo que por consiguiente contribuye a la **excreción de nitrógeno**.
  - Se puede usar para la **gluconeogénesis** como **fuente de energía**, o en el ciclo de la **urea**.
  - Mejora la **función inmunitaria** al inhibir la degradación de la mucosa del intestino delgado y al impedir la translocación bacteriana.
- **Fuente principal de energía para la mayoría de las células neoplásicas**: glutamina.

EVALUACIÓN NUTRICIONAL PREOPERATORIA

- **Semividas aproximadas**:
  - Albúmina: 18 días.
  - Transferrina: 8 días.
  - Prealbúmina: 2 días.
- Valor normal de **proteínas**: 6.0-8.5.
- Valor normal de **albúmina**: 3.5- 5.5.
- Valor normal de **prealbúmina**: 15-35.
- **Indicadores agudos del estado nutricional**: prealbúmina (1.°), proteína de unión a retinol y transferrina.
- **Peso ideal**:
  - Hombres = 106 lb + 6 lb por cada pulgada por encima de 5 pies.
  - Mujeres = 100 lb + 5 lb por cada pulgada por encima de 5 pies.

- **Signos preoperatorios de desnutrición grave**:
  - Adelgazamiento agudo > 20% en 3 meses.
  - Albúmina < 3.0.
  - Transferrina < 200.
  - Anergia a los antígenos cutáneos.
- **Albúmina baja** (< 3.0): importante factor de riesgo de **morbilidad** y **mortalidad** tras la cirugía.
- La **nutrición preoperatoria** *solo* está indicada para pacientes con **desnutrición grave** que se someterán a **intervenciones abdominales o torácicas mayores**.
- La **alimentación enteral temprana** aumenta la supervivencia en caso de **septicemia, pancreatitis** y **quemaduras**.

COCIENTE RESPIRATORIO (CR; CARRO METABÓLICO/CALORIMETRÍA INDIRECTA)

- Cociente del CO_2 producido/O_2 consumido: es una medida del gasto calórico.
- **CR > 1** = lipogénesis (sobrealimentación).
  - Tx: ↓ hidratos de carbono e ingesta calórica.
  - La ingesta elevada de hidratos de carbono puede causar la acumulación de CO_2 y dificultar el retiro del ventilador.
  - El CO_2 se produce cuando el exceso de hidratos de carbono se convierte en grasas.
  - El exceso de **hidratos de carbono** también puede causar **hiperglucemia** e **inmunosupresión**.
  - Ingerir demasiadas **calorías a partir de la grasa** puede ocasionar una **inflamación** excesiva (los ácidos grasos omega 3 (ω-3) [p. ej., ácido linolénico] causan menos inflamación).
- **CR < 0.7** = cetosis y oxidación de grasas (inanición).
  - Tx: ↑ hidratos de carbono e ingesta calórica.
- **Utilización de grasas** puras: CR = 0.7.
- **Utilización de proteínas** puras: CR = 0.8.
- **Utilización de hidratos de carbono** puros: CR = 1.0.
- Alimentación equilibrada: CR = 0.825.

FASES POSTOPERATORIAS

- **Fase diurética**: días postoperatorios 2 a 5.
- **Fase catabólica**: días postoperatorios 0 a 3 (balance de nitrógeno negativo).
- **Fase anabólica**: días postoperatorios 3 a 6 (balance de nitrógeno positivo).

INANICIÓN O ESTRÉS GRAVE (CIRUGÍA, TRAUMATISMO Y ENFERMEDAD SISTÉMICA)

Diferencias metabólicas entre las respuestas a la inanición simple y a las lesiones		
	Inanición	Lesiones
Metabolismo basal	−	+ +
Presencia de mediadores (p. ej., TNF-α e IL-1)	−	+ + +
Fuente de energía principal oxidada	Grasas	Mixto (grasas y proteínas)
Producción de cuerpos cetónicos	+ + +	±
Gluconeogénesis	+	+ + +
Metabolismo de las proteínas	+	+ + +
Balance de nitrógeno negativo	+	+ + +
Ureagénesis hepática	+	+ + +
Proteólisis muscular	+	+ + +
Síntesis proteínica hepática	+	+ + +

- La magnitud de la respuesta metabólica es proporcional al grado de lesión.
- **Depósitos de glucógeno**:
  - Se agotan tras **24 a 36 h** de inanición ($2/3$ en el **músculo esquelético** y $1/3$ en el hígado) → entonces el organismo cambia a las **grasas**.
  - El músculo esquelético carece de **glucosa-6-fosfatasa** (solo se encuentra en el **hígado**).
  - La glucosa-6-fosfato permanece en el músculo tras degradarse el glucógeno y se usa en dicho sitio.
  - El **hígado** es la fuente de glucosa sistémica en momentos de estrés o inanición.

- **Precursores de la gluconeogénesis**: aminoácidos (en especial la **alanina, 1.ª**), lactato, piruvato y glicerol; se producen en el **hígado**.
  - La **alanina** es el precursor de aminoácidos más simple de la gluconeogénesis.
    - Es el **sustrato principal** de la gluconeogénesis.
  - **Alanina** y **fenilalanina**: los únicos aminoácidos que aumentan en momentos de estrés.
  - **Inanición tardía**: la gluconeogénesis se produce en el riñón.
- **Inanición**:
  - Los mecanismos de conservación de las proteínas **no se activan después** un traumatismo (o cirugía) secundario a las catecolaminas y al cortisol.
  - Los mecanismos de conservación de proteínas se producen con la **inanición**.
  - Las **grasas** (cetonas) son la principal fuente de energía durante la **inanición** y los **traumatismos**; sin embargo, en estos últimos la fuente de energía es más heterogénea (grasas y proteínas).
  - La grasa es la mayor fuente potencial de energía del organismo.
  - La mayoría de los pacientes pueden tolerar un adelgazamiento del 15% sin Cx considerables.
  - Se inicia la **alimentación enteral** en las **24 a 48 h** siguientes al episodio (tras la reanimación y estabilización) en los **pacientes gravemente enfermos** (p. ej., traumatismos y pancreatitis).
  - Los pacientes pueden tolerar de **5 a 7 días** sin comer; en ese momento **se inicia la APT** si no es posible iniciar la alimentación enteral.
  - Se _prefiere_ la alimentación enteral para evitar la **translocación bacteriana** (hiperproliferación bacteriana, incremento de la permeabilidad como consecuencia de la inanición de los enterocitos y bacteriemia) y evitar las **Cx** de la **APT**.
  - **Sonda GEP**: se considera cuando la alimentación regular no es posible (p. ej., ACV) o se prevé que no se pueda lleve a cabo durante > **4 semanas**.
  - **Alimentación por sonda**:
    - **Diarrea**: ritmo lento, añadir fibra y alimentos menos concentrados.
    - **Residuos gástricos altos**. Tx: metoclopramida y eritromicina.
    - **Formulación renal:** contiene concentraciones bajas de K, PO_4 y proteínas.
  - **Cerebro**: emplea las cetonas con la inanición progresiva (normalmente usa la **glucosa**).
  - Los **nervios periféricos**, la **médula suprarrenal**, los **eritrocitos** y los **leucocitos consumen glucosa de forma estricta**.
  - **Síndrome de realimentación**:
    - Ocurre cuando se alimenta a un paciente después de una inanición/desnutrición prolongada.
    - Con frecuencia hay **abuso de ETOH**.
    - Cambio del metabolismo de las grasas al de los hidratos de carbono.
    - Tras la realimentación, los Sx suelen aparecer al **cuarto día**.
    - Disminución de **K, Mg** y **PO_4**; causa disfunción cardíaca, debilidad profunda, encefalopatía, ICC e incapacidad para retirar el ventilador.
    - El problema más importante es la disminución del ATP.
    - Esto se previene comenzando la realimentación a un **ritmo bajo** (10-15 kcal/kg al día).
  - **Caquexia**: anorexia, adelgazamiento y emaciación.
    - Se cree que está mediada por el **TNF-α**.
    - Degradación del glucógeno, lipólisis y catabolismo proteínico.
  - **Kwashiorkor**: deficiencia de proteínas.
  - **Marasmo**: inanición.
- **Estrés grave**:
  - Causa un incremento de las **catecolaminas**, el **cortisol** y las **citocinas** (p. ej., TNF-α e IL-1).
  - Tiene como resultado una considerable **degradación de proteínas** (balance de nitrógeno negativo).
  - La **formación de urea hepática** se produce a concentraciones elevadas.

BALANCE DE NITRÓGENO

- Con base en la obtención de nitrógeno en la orina durante 24 h.
- **6.25 g de proteínas** contienen **1 g de nitrógeno**.
- Balance de N = (N ingerido − N eliminado) = ([proteínas/6.25] = [N en orina durante 24 h + 4 g]).
  - **Balance de N positivo**: más proteína ingerida que la eliminada (anabolismo).
  - **Balance de N negativo**: más proteína eliminada que la ingerida (catabolismo).

- La síntesis proteínica total de un hombre sano promedio de 70 kg es de **250 g/día**.
- **Hígado**:
  - Responsable de la producción y degradación de los aminoácidos.
  - La mayor parte de la degradación de las proteínas del músculo esquelético son **tanto la glutamina** (1.ª) como la **alanina**.
  - La **producción de urea** sirve para eliminar el **amoníaco** (NH_3) procedente de la degradación de los aminoácidos.
- **Ciclo de la urea**: la **glutamina** es el donante principal de NH_3; las reacciones ocurren en el **hígado** y la urea es eliminada por el **riñón**; representa el 90% de todas las pérdidas de N.

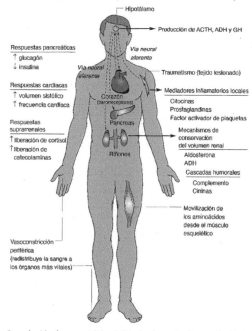

Regulación homeostática iniciada después de una lesión.

DIGESTIÓN DE GRASAS

- **Triglicéridos** (TG), **colesterol** y **lípidos**.
  - La lipasa pancreática, la colesterol-esterasa y la fosfolipasa llevan a cabo su degradación en micelas y ácidos grasos libres.
  - **Micelas**: conjuntos de sales biliares, **ácidos grasos libres de cadena larga** y monoglicéridos.
    - Entran en el enterocito al fusionarse con la membrana.
    - **Sales biliares**: aumentan el área de absorción de las grasas, lo cual ayuda a la formación de **micelas**.
    - **Colesterol**: utilizado para sintetizar las sales biliares.
    - **Vitaminas liposolubles** (A, D, E, K): se absorben en las micelas.
  - **Ácidos grasos de cadena media y corta**: entran en el enterocito mediante difusión simple.
- **Las micelas y otros ácidos grasos entran en los enterocitos**:
  - Se forman **quilomicrones** (90% TG y 10% fosfolípidos/proteínas/colesterol), los cuales entran en los **vasos linfáticos** (conducto torácico).
  - **Ácidos grasos de cadena larga**: entran en los **vasos linfáticos** (vasos quilíferos vellosos terminales) junto con los quilomicrones.
  - **Ácidos grasos de cadena media y corta**: entran en el **sistema porta** (al igual que los aminoácidos y los hidratos de carbono).
- **Lipoproteína-lipasa**: se encuentra en el endotelio del hígado y en el tejido adiposo; elimina los quilomicrones y los TG de la sangre al degradarlos en ácidos grasos y glicerol.

- **Proteína de unión a ácidos grasos libres**: se encuentra en el endotelio del hígado y en el tejido adiposo; se une a los ácidos grasos de cadena corta y media.
- **Ácidos grasos saturados**: son empleados como **fuente de energía** por los **músculos cardíacos y esqueléticos**.
  - **Ácidos grasos** (cetonas: acetoacetato e hidroxibutirato β). Fuente preferida de energía para los **colonocitos**, el **hígado**, el **corazón** y el **músculo esquelético**.
- **Ácidos grasos insaturados**: son usados como **componentes estructurales** de las células.
- **Lipasa sensible a las hormonas** (LSH): situada en los adipocitos; degrada los **TG** (forma de almacenamiento de la **grasa**) en **ácidos grasos** y **glicerol**, los cuales se liberan en el torrente sanguíneo (la LSH es sensible a la hormona del crecimiento, las catecolaminas y los glucocorticoides).
- **Ácidos grasos esenciales**: linolénico y linoleico.
  - Necesarios para la síntesis de prostaglandinas (ácidos grasos de cadena larga).
  - Importantes para las células inmunitarias.

DIGESTIÓN DE LOS HIDRATOS DE CARBONO

- Comienza con la **amilasa salival** y continúa con la amilasa pancreática y las disacaridasas.
- **Glucosa** y **galactosa**: son absorbidas por el transporte activo secundario (gradiente de Na formado por la ATPasa); son liberadas en la **vena porta**.
- **Fructosa**: difusión facilitada; es liberada en la **vena porta**.
- **Sacarosa** = fructosa + glucosa.
- **Lactosa** = galactosa + glucosa.
- **Maltosa** = glucosa + glucosa.
- Los hidratos de carbono son la principal fuente de energía del organismo.
- La glucosa comienza la glucólisis o se almacena como glucógeno.

DIGESTIÓN DE PROTEÍNAS

- Inicia con la **pepsina gástrica** y continúa con la tripsina, la quimotripsina y la carboxipeptidasa.
- **Tripsinógeno**: es excretado del páncreas y activado por las **enterocinasas**, las cuales se liberan del duodeno.
  - Después, la tripsina activa otras enzimas proteínicas del páncreas.
  - Más tarde, la tripsina también puede activar por sí misma otras moléculas de tripsinógeno.
- Las proteasas degradan las **proteínas** en aminoácidos, dipéptidos y tripéptidos.
- El transporte activo secundario las absorbe; se liberan como aminoácidos libres en la vena porta.
- Bajo los efectos de la insulina, las células absorben los aminoácidos.
- Durante el estrés, los aminoácidos se desvían al **hígado** para la **gluconeogénesis**.
- En los pacientes con **insuficiencia hepática** e **insuficiencia renal** se limita la ingesta de proteínas para **evitar la acumulación de amoníaco** y **urea** (respectivamente) y el posible deterioro de la encefalopatía.
- **Aminoácidos de cadena ramificada**: leucina, isoleucina y valina («LIV»).
  - Son metabolizados en el **músculo**.
  - Posible fuente importante de proteínas en los pacientes con insuficiencia hepática.
  - Son **aminoácidos esenciales**.
- **Aminoácidos esenciales**: leucina, isoleucina, valina, histidina, lisina, metionina, fenilalanina, treonina y triptófano.
- **Aminoácidos no esenciales**: los que comienzan con A, G o C, además de la serina, la tirosina y la prolina.

APT VENOSA CENTRAL (COMPOSICIÓN GENERAL)

- **Solución de aminoácidos al 10%.**
- **Solución de glucosa al 25%.**
- **Electrólitos**: (Na [se necesitan 2 mg/kg al día], Cl, K [se necesitan 1 mg/kg al día], Ca, Mg, PO_4 y acetatos).
- **Minerales y vitaminas.**
- Se prepara una solución de 2-3 L, que se administrará a 100 a 150 cc/h.
- **Lípidos**: se administran por separado de la APT.
  - La solución de lípidos al 10% contiene 1.1 kcal/cc; la solución al 20% contiene 2 kcal/cc.

- **Acetatos**: amortiguador para incrementar el pH de la solución.
- Es necesario añadir la **vitamina K** por separado.
- Abuso de ETOH: añadir tiamina, folato y multivitamínicos.
- Cx por APT a largo plazo: cirrosis.
- Cx por APT a corto plazo: problemas con la vía (neumotórax o infección).

Deficiencia de minerales y vitaminas	
Deficiencia	**Efecto**
Cromo	Hiperglucemia, encefalopatía y neuropatía
Selenio	Miocardiopatía y debilidad
Cobre	Pancitopenia
Zinc	Cicatrización deficiente de heridas; alopecia y erupciones cutáneas
Fosfato	Debilidad (incapacidad para retirar el ventilador), encefalopatía y disminución de la fagocitosis
Tiamina (B_1)	Encefalopatía de Wernicke y miocardiopatía (beriberi)
Piridoxina (B_6)	Anemia sideroblástica, glositis y neuropatía periférica
Cobalamina (B_{12})	Anemia megaloblástica, neuropatía periférica y glositis
Folato	Anemia megaloblástica y glositis
Ácido ascórbico (C)	Escorbuto y cicatrización insuficiente de heridas
Niacina	Pelagra (diarrea, dermatitis y demencia)
Ácidos grasos esenciales	Dermatitis, caída del cabello y trombocitopenia
Vitamina A	Ceguera nocturna
Vitamina K	Coagulopatía
Vitamina D	Raquitismo, osteomalacia y osteoporosis
Vitamina E	Neuropatía

CICLO DE CORI

- La glucosa se utiliza y, en el músculo, se convierte en **lactato**.
- Más tarde, el lactato se dirige al **hígado** y se convierte de nuevo en **piruvato** y, por último, en **glucosa** a través de la gluconeogénesis.
- Luego, la glucosa se regresa al músculo.

SÍNDROME METABÓLICO (SE NECESITAN TRES)

- Perímetro abdominal (> 101 cm en hombres y > 88 cm las mujeres).
- Resistencia a la insulina (glucosa en ayunas > 100).
- TG altos (> 150).
- Lipoproteínas de alta densidad bajas (< 40 en hombres y < 50 en mujeres).
- Hipertensión (> 130/85).

11 Oncología

INTRODUCCIÓN

- El CA es la segunda causa de muerte en los Estados Unidos.
- **CA más frecuente en las mujeres**: CA de mama.
- **Causa más frecuente de muerte relacionada con el CA en las mujeres**: CA de pulmón.
- **CA más frecuente en los hombres**: CA de próstata.
- **Causa más frecuente de muerte relacionada con el CA en los hombres**: CA de pulmón.
- El indicador pronóstico más importante para el **CA de pulmón** y el **CA de mama** sin metástasis sistémica es el **estado ganglionar**.
- El indicador pronóstico más importante para el **sarcoma** sin metástasis sistémica es el **grado del tumor**.
- **Tomografía por emisión de positrones**: se utiliza para identificar la **metástasis**; detecta las moléculas de **fluorodesoxiglucosa** (FDG).
  - **Falsos positivos** (5-10%): **enfermedad inflamatoria** (p. ej., histoplasmosis, TB y sarcoidosis).
  - **Falsos negativos** (5-10%): **tumores de crecimiento lento** (carcinoides y CA broncoalveolar de pulmón).
  - La precisión es baja en el cráneo debido a la mayor captación de glucosa por el cerebro.
  - Es posible que la prueba no funcione correctamente en los pacientes con diabetes (la glucosa compite) o con hiperinsulinemia (la insulina conduce la FDG a las células sanas).
- Los **linfocitos T citotóxicos** necesitan el MHC para atacar el tumor.
- Los **linfocitos citolíticos naturales** pueden atacar las células tumorales de manera independiente.
- Los antígenos tumorales son aleatorios a menos que se trate de un tumor ocasionado por un virus.
- **Hiperplasia**: incremento del número de células.
- **Metaplasia**: sustitución de un tejido por otro (el epitelio escamoso del esófago en la ERGE se transforma en tejido cilíndrico gástrico; p. ej., esófago de Barrett).
- **Displasia**: alteración del tamaño, la forma y la organización (p. ej., displasia de Barrett).
- **Biopsia por punción con aguja gruesa**: permite estudiar la estructura.
- **Aspiración con aguja fina**: ofrece el citodiagnóstico (solo células).

MARCADORES TUMORALES

- CEA: CA de colon.
- AFP: CA de hígado.
- CA 19-9: CA de páncreas.
- CA 125: CA de ovario.
- hCG-β: CA de testículo y coriocarcinoma.
- PSA: CA de próstata (se cree que es el marcador tumoral con **mayor sensibilidad**, aunque su especificidad es baja).
- NSE: CA de pulmón de las células pequeñas y neuroblastoma.
- *BRCA* I y II: CA de mama.
- Cromogranina A: tumor carcinoide.
- Oncogén *RET*: CA medular de tiroides.
- **Semividas**. CEA: 18 días; PSA: 18 días; AFP: 5 días.

ONCOGÉNESIS

- **Transformación del CA**:
  1. Alteración hereditaria en el genoma *y*;
  2. Pérdida de la regulación del crecimiento.
- **Período de latencia**: tiempo transcurrido entre la exposición y la formación de un tumor clínicamente detectable.
  - **Inicio**: el carcinógeno interactúa con el ADN.
  - Entonces se produce la **estimulación** de las células cancerosas.
  - **Progresión** de las células cancerosas a un tumor clínicamente detectable.

- Las neoplasias pueden surgir por **carcinogénesis** (p. ej., hábito tabáquico), **virus** (p. ej., VEB) o **inmunodeficiencia** (p. ej., VIH).
- Los **retrovirus** contienen **oncogenes**.
  - Virus de Epstein-Barr: asociado al linfoma de Burkitt (translocación 8:14) y al CA de nasofaringe (c-myc).
- Los **protooncogenes** son **genes humanos** con **potencial maligno**.

Malignidad	Agente infeccioso asociado
Cáncer cervicouterino	Virus del papiloma humano
Cáncer de estómago	*Helicobacter pylori*
Carcinoma hepatocelular	Virus de la hepatitis B y C
Carcinoma de nasofaringe	VEB
Linfoma de Burkitt	VEB
Varios linfomas	VIH

VEB: virus de Epstein-Barr; VIH: virus de la inmunodeficiencia humana.

RADIOTERAPIA

- **Fase M** (mitosis): etapa más vulnerable del ciclo celular para la radioterapia (RT).
- La mayor parte del daño se produce por la formación de **radicales de oxígeno** → efecto máximo con **altos niveles de oxígeno**.
- La diana principal es el **ADN**: los radicales de oxígeno y la propia RT dañan el ADN y otras moléculas.
- La **radiación de mayor energía** tiene **un efecto de conservación de la piel** (el potencial ionizante máximo no se alcanza hasta las estructuras más profundas).
- **Dosis de RT fraccionada**:
  - Permiten llevar a cabo la **reparación** de las células sanas.
  - Permiten la **reoxigenación** del tumor.
  - Permiten la **redistribución** de las células tumorales en el ciclo celular.
- Tumores muy radiosensibles (alta tasa mitótica): **seminomas** y **linfomas**.
- Tumores muy radiorresistentes (baja tasa mitótica): **del epitelio** y **sarcomas**.
- **Tumores grandes**: responden menos a la radioterapia debido a la falta de oxígeno en el tumor.
- La RT se puede emplear para las metástasis óseas dolorosas.
- **Braquiterapia**: fuente de radiación en el tumor o junto a él (Au-198 y I-128); administra dosis altas y concentradas de radiación.
- **Bisturí gamma**: RT con cobalto.

FÁRMACOS QUIMIOTERÁPICOS

- **Fármacos específicos del ciclo celular** (5-fluorouracilo [5FU] y metotrexato): presentan una meseta en la capacidad de destrucción celular.
- **Fármacos inespecíficos del ciclo celular**: respuesta lineal a la destrucción celular.
- **Tamoxifeno** (bloquea el receptor de estrógenos): disminuye el riesgo a corto plazo (5 años) de CA de mama en un 45% (1% de riesgo de coágulos sanguíneos y 0.1% de riesgo de CA de endometrio).
- **Docetaxel**: favorece la formación y la estabilización de los microtúbulos que no pueden degradarse; las células se destruyen. Reacciones adversas: neuropatía periférica.
- **Bleomicina y busulfano**: pueden causar fibrosis pulmonar.
- **Cisplatino** (fármaco alquilante derivado del platino): nefrotóxico, neurotóxico y ototóxico.
- **Carboplatino** (fármaco alquilante derivado del platino): (mielo)supresión **ósea** (*bone*).
- **Vincristina** (inhibidor de los microtúbulos): neuropatía periférica y neurotóxico.
- **Vinblastina** (inhibidor de los microtúbulos): (mielo)supresión **ósea** (*bone*).
- **Fármacos alquilantes**: transfieren los grupos alquilo; forman enlaces covalentes con el ADN.
  - **Ciclofosfamida**: el metabolito activo es la **acroleína**.
    - Reacciones adversas: disfunción gonadal, SIADH y cistitis hemorrágica.
    - **Mesna**: puede ayudar a tratar la cistitis hemorrágica.

- **Levamisol: fármaco antihelmíntico**, se cree que estimula el sistema inmunitario contra el CA.
- **Metotrexato**: inhibe la <u>dihidrofolato-reductasa</u>, la cual impide la síntesis de purinas y de ADN.
  - Reacciones adversas: toxicidad renal y reacción de recuerdo de la radiación.
  - **Profilaxis anticitotóxica con ácido folínico**: revierte los efectos del metotrexato mediante el reabastecimiento del folato.
- **5FU**: inhibe la <u>timidilato-sintasa</u>, la cual impide la síntesis de purinas y de ADN.
  - **Ácido folínico**: incrementa la toxicidad del 5FU.
- **Doxorrubicina**: intercalador del ADN y forma de radicales de O_2.
  - **Miocardiopatía: toxicidad cardíaca** secundaria a los **radicales** de O_2 a dosis totales > 500 mg/m^2.
- **Etopósido** (VP-16): inhibe la topoisomerasa (que por lo general desenrolla el ADN).
- **Mielosupresión mínima**: bleomicina, vincristina, busulfano y cisplatino.
- **Factor estimulante de las colonias de granulocitos** (G-CSF): usado para la **recuperación de los neutrófilos** después de la quimioterapia; reacciones adversas: **síndrome de Sweet** (dermatosis neutrofílica febril aguda).

OTROS TEMAS

- Tres grupos principales de CA: tumores epiteliales (ectodermo), sarcomas (mesodermo) y adenocarcinoma (endodermo).
- **Resección de un órgano sano para prevenir el CA**:
  - Mama: *BRCA* I o II con fuertes antecedentes familiares.
  - Tiroides: protooncogén *RET* con antecedentes familiares de CA de tiroides.
- **Genes supresores de tumores** (por lo general, inhiben el ciclo celular o inducen la apoptosis):
  - **Retinoblastoma** (*Rb1*): cromosoma 13. Está implicado en la regulación del **ciclo celular**.
  - *p53*: cromosoma 17. Interviene en el **ciclo celular** (un gen normal induce la detención del ciclo celular y la **apoptosis**, un gen atípico permite el crecimiento celular descontrolado).
  - *APC*: cromosoma 5. Está involucrado en la regulación y el movimiento del **ciclo celular**.
  - *DCC*: cromosoma 18. Está implicado en la **adhesión celular**.
  - *bcl*: participa en la **apoptosis** (muerte celular programada).
  - *BRCA*: interviene en el daño/reparación del ADN; también lo hace en la regulación del ciclo celular.
- **Protooncogenes**:
  - Protooncogén *ras*: defecto de la proteína G (GTPasa).
  - Protooncogén *src*: defecto de la tirosina-cinasa.
  - Protooncogén *sis*: defecto del receptor del factor de crecimiento derivado de las plaquetas.
  - Protooncogén *erb B*: defecto del receptor del factor de crecimiento epidérmico.
  - Protooncogenes *myc* (*c-myc*, *n-myc* y *l-myc*): factores de transcripción.
- **Síndrome de Li-Fraumeni**: defecto del gen *p53* → los pacientes contraen sarcomas infantiles, CA de mama, tumores cerebrales, leucemia y CA de glándulas suprarrenales.
- **Síndrome de Cowden**: defecto del gen *PTEN*; se producen **hamartomas** <u>benignos</u> (piel, membranas mucosas y tubo digestivo); mayor riesgo de CA (por lo general, CA de tiroides, mama y endometrio).
- **CA gástrico difuso hereditario**: defecto del gen *CDH1*; también se corre el riesgo de contraer otros CA (de mama, colorrectal, tiroides y ovario).
- **CA de colon**:
  - Entre los genes implicados en su desarrollo se encuentran *APC*, *p53*, *DCC* y *K-ras*.
  - Se cree que el *APC* es el **paso inicial** en la evolución del CA colorrectal.
  - **El CA de colon no suele invadir el hueso**.
- **Carcinógenos**:
  - **Alquitrán de hulla**: CA de laringe, piel y bronquios.
  - **Naftilamina β**: CA de vías urinarias (CA de vejiga).
  - **Benceno**: leucemia.
  - **Asbesto (amianto)**: mesotelioma.

- **Propagación del CA:**
  - Ganglios supraclaviculares sospechosos: cuello, mama, pulmón, estómago (ganglios de Virchow) y páncreas.
  - Ganglio axilar sospechoso: **linfoma** (1.°), mama o melanoma.
  - Ganglio periumbilical sospechoso: páncreas (nódulo de sor María José).
  - Metástasis ováricas: estómago (tumor de Krukenberg) y colon.
  - Metástasis óseas: **mama** (1.ª) y próstata.
  - Metástasis cutáneas: mama y melanoma.
  - Metástasis en el intestino delgado: **melanoma** (1.ª).
- **Ensayos clínicos:**
  - Fase I: ¿es **seguro** y a qué dosis? (se evalúan las reacciones adversas).
  - Fase II: ¿es **eficaz** y a qué dosis?
  - Fase III: ¿es **mejor** que la terapia actual? (ensayo controlado aleatorizado).
  - Fase IV: se estudia la eficacia y las reacciones adversas a **largo plazo**.
- **Tipos de terapia:**
  - **De inducción:** Tx inicial.
  - **Primario** (neoadyuvante): administración de un fármaco antes de otro Tx principal. (p. ej., primero se administra la quimio-RT, seguida de cirugía).
  - **Adyuvante:** combinada con otra modalidad; se administra después de utilizar otro Tx.
  - **De rescate:** para tumores que no responden a la quimioterapia inicial.
- Los **ganglios linfáticos** desempeñan una función insuficiente como barreras → es mejor si se consideran signos de **metástasis probable**.
- En algunos tumores se puede intentar la **resección multiorgánica «en bloque»** (p. ej., colon y útero, glándulas suprarrenales e hígado, y estómago y bazo); la invasividad local agresiva es distinta de la enfermedad metastásica.
- **Cirugía paliativa:** tumores de víscera hueca que causan obstrucción o hemorragia (CA de colon) y CA de mama con afectación de la piel o de la pared torácica.
- **Biopsia del ganglio linfático centinela:** no tiene papel en los pacientes con ganglios clínicamente palpables; es necesario buscar y tomar muestras de estos ganglios.
- **Metástasis de colon en el hígado:** 35% de supervivencia a 5 años si se realiza la resección con éxito.
- **Indicadores pronósticos de supervivencia tras la resección de metástasis colorrectales hepáticas:** intervalo libre de enfermedad > 12 meses, número de tumores < 3, CEA < 200, tamaño < 5 cm, ganglios negativos.
- **Metástasis curadas mediante cirugía con mayor éxito:** tumor de células germinales (seminoma más frecuente; supervivencia a 5 años del 75%).
- **CA de ovario:** uno de los pocos tumores en los que la **citorreducción quirúrgica** mejora la quimioterapia (no se observa con otros tumores).
- **Tumores sólidos curables solo con quimioterapia:** linfomas de Hodgkin y no hodgkinianos.
- **Linfomas de linfocitos T:** VHLT-1 (lesiones cutáneas) y micosis fungoide (células de Sézary).
- **Neoplasias malignas relacionadas con el VIH:** sarcoma de Kaposi y linfomas no hodgkinianos.
- **Factor de crecimiento epidérmico vascular:** produce angiogénesis; interviene en la metástasis tumoral.

12 Trasplantes

INMUNOLOGÍA DE LOS TRASPLANTES

- **Antígeno leucocitario humano (HLA,** *human leukocyte antigen***)** -A, -B y -DR: los más importantes para la compatibilidad receptor/donante.
  - **HLA-DR**: el más importante en general.
  - El HLA es el complejo mayor de histocompatibilidad (MHC, *major histocompatibility complex*) en los humanos.
- El tiempo de espera y la compatibilidad por HLA son los determinantes principales de asignación de órganos en los Estados Unidos.
- **Compatibilidad sanguínea ABO**: por lo general, es necesaria para todos los trasplantes (excepto el de hígado).
  - **Tipo O**: donante universal.
  - **Tipo AB**: receptor universal.
- **Prueba cruzada**: detecta los **Ac preformados del receptor** contra el órgano del donante mezclando el suero del receptor con los linfocitos del donante → si estos Ac están presentes, se denomina *prueba cruzada positiva* y es probable que se produzca **rechazo hiperagudo** al trasplante.
- **Ac reactivos al panel** (ARP):
  - Técnica idéntica a la prueba cruzada; detecta los Ac preformados del receptor por medio de un panel de células de tipificación del HLA.
  - Se obtiene el porcentaje de células con las que reacciona el suero del receptor → los **ARP altos** (> 50%) suelen ser contraindicación del trasplante (mayor riesgo de rechazo hiperagudo).
  - Las transfusiones, el embarazo, un trasplante previo y las enfermedades autoinmunitarias pueden incrementar los ARP.
- **Rechazo leve**: Tx con pulso de corticoides.
- **Rechazo grave**: corticoides y Tx con Ac (globulina antitimocito [ATG] o timoglobulina).
- **CA de piel**: neoplasia maligna más frecuente tras cualquier trasplante (el CA más frecuente es el escamocelular).
- **Enfermedad linfoproliferativa postrasplante** (ELPT): es la segunda neoplasia maligna más frecuente tras cualquier trasplante (relacionada con el **virus de Epstein-Barr**).
  - Sx: obstrucción de intestino delgado, masa tumoral y adenopatías.
  - Factores de riesgo: fármacos citolíticos.
  - Tx: se interrumpe la inmunosupresión; rituximab (anti-CD20; disminuye los linfocitos B); puede haber la necesidad de quimioterapia y RT para un tumor invasor.
- Riesgos por la inmunosupresión a largo plazo: CA, enfermedad cardiovascular, infecciones y osteopenia.
- Los donantes con hepatitis o VIH pueden ser pareados con receptores que tengan la misma enfermedad.

FÁRMACOS

- **Micofenolato de mofetilo**:
  - Impide la síntesis *de novo* de las purinas, lo cual **inhibe el crecimiento de los linfocitos T**.
  - Reacciones adversas: intolerancia GI (1.ª, N/V/D) y mielosupresión.
  - Es necesario mantener los leucocitos > 3.
  - Se emplea como Tx de mantenimiento para prevenir el rechazo.
  - La azatioprina actúa de manera similar.
- **Corticoides** (prednisona y metilprednisolona): **inhiben** las **células inflamatorias** (macrófagos) y los **genes de la síntesis de citocinas** (la IL-2 es la más importante); se utilizan para la inducción después del trasplante, el mantenimiento y los episodios de rechazo agudo.
- **Ciclosporina A** (CSA):
  - Se une a las **proteínas ciclofilinas**; después, el complejo CSA-ciclofilina inhibe la **calcineurina**, lo cual conduce a la disminución de la **síntesis de citocinas** (la **IL-2** es la más importante); se usa para el Tx de mantenimiento.
  - Reacciones adversas: nefrotoxicidad, hepatotoxicidad, temblores, convulsiones y síndrome urémico hemolítico.

- Es necesario mantener el valor mínimo en 200 a 300.
- Experimenta tanto el **metabolismo hepático** como la **excreción biliar** (se reabsorbe en el intestino y su recirculación es enterohepática).
- Tacrólimus (FK-506):
  - Se une a las **proteínas de unión a FK**; actúa de forma similar a la CSA, pero es más potente.
  - Reacciones adversas: más nefrotoxicidad, Sx GI, cambios del estado de ánimo y diabetes que la CSA; mucha menos recirculación enterohepática en comparación con la CSA.
  - Menos episodios de rechazo en los trasplantes renales con FK-506 en comparación con CSA.
  - Es necesario mantener el valor mínimo en 10 a 15.
- Sirólimus:
  - Se fija a la proteína de unión a FK, como el FK-506, pero **inhibe la diana de la rapamicina en los mamíferos**; como resultado, **inhibe la respuesta de los linfocitos T y B a la IL-2.**
  - Se utiliza como Tx de mantenimiento.
  - No es nefrotóxico (a diferencia de la CSA y el FK-506).
  - Reacción adversa: enfermedad pulmonar intersticial.
- ATG:
  - **Ac policlonales** equinos o de conejo contra los antígenos de los linfocitos T (CD2, CD3 y CD4).
  - Se usa para la inducción y los episodios de rechazo agudo.
  - Es **citolítica** (depende del complemento).
  - Es necesario mantener los leucocitos en > 3.
  - Reacciones adversas: **síndrome de liberación de citocinas** (fiebre, escalofríos, edema pulmonar y choque): corticoides y difenhidramina administrados antes de este fármaco para tratar de evitar las RA; ELPT; mielosupresión.

TIPOS DE RECHAZO

- **Rechazo hiperagudo** (se produce en cuestión de minutos u horas):
  - Causado por los **Ac preformados** que deberían haber sido detectados por la prueba cruzada (reacción de hipersensibilidad de tipo II).
  - Causa más frecuente: incompatibilidad ABO.
  - Activa la cascada del **complemento** y causa trombosis de los vasos.
  - Tx: **retrasplante urgente** (o, si es renal, solo la extirpación del órgano).
- **Rechazo acelerado** (se produce en < 1 semana):
  - Causado por los **linfocitos T** sensibilizados al HLA del donante.
  - Tx: ↑ inmunosupresión, pulso de corticoides y posiblemente con Ac.
- **Rechazo celular agudo** (se produce después de la primera semana):
  - Causado por los **linfocitos T** (citotóxicos y cooperadores; mediado por células) contra los HLA.
  - Tx: ↑ inmunosupresión, pulso de corticoides y posiblemente con Ac.
- **Rechazo humoral agudo** (se produce después de la primera semana):
  - Causado por los Ac contra antígenos del donante.
  - Tx: pulso de corticoides, con Ac y plasmaféresis.
- **Rechazo crónico** (se produce meses o años después del trasplante):
  - Hasta cierto punto es una reacción de hipersensibilidad de tipo IV (**linfocitos T** sensibilizados).
  - También está implicada la **formación de Ac**.
  - Conduce a la fibrosis del injerto.
  - Factores de riesgo: incremento del número de episodios de rechazo agudo.
  - Causa más frecuente: incompatibilidad por HLA.
  - Tx: ↑ inmunosupresión. Ningún Tx es realmente eficaz; retrasplante.

TRASPLANTE RENAL

- Es posible almacenar riñones durante 48 h.
- Se necesita compatibilidad con el tipo ABO y realizar pruebas cruzadas.
- **Infección de las vías urinarias**: todavía es posible utilizar el riñón.
- ↑ **agudo de la creatinina** (1.0-3.0): todavía es posible utilizar el riñón.

- El VIH <u>no</u> es una contraindicación.
- La mortalidad es sobre todo por **ACV** e **IM**.
- Se une a los **vasos ilíacos**.
- **Cx**:
  - **Fuga de orina** (1.ª). Tx: drenaje y el mejor es la colocación de una endoprótesis (*stent*).
  - **Estenosis de las arterias renales**: el Dx se lleva a cabo mediante una ECO (se produce una aceleración del flujo a nivel de la estenosis).
    - Tx: APTL con endoprótesis.
  - **Linfocele**: causa más frecuente de compresión externa del uréter.
    - El más habitual se produce **3 semanas** después del trasplante (disminución tardía de la diuresis con hidronefrosis y acumulación de líquidos).
    - Tx: primero se intenta realizar un **drenaje percutáneo**; si falla, entonces es necesario crear una **ventana peritoneal** (se hace un agujero en el peritoneo, el líquido linfático se drena en este último y se reabsorbe; éxito del 95%).
  - **Oliguria postoperatoria**: por lo general es causada por la **NTA** (las características anatomopatológicas muestran cambios hidrófobos [dilatación y pérdida de túbulos]).
  - **Diuresis postoperatoria**: por lo general, causada por la **urea** y la **glucosa**.
  - **Proteinuria nueva**: indicativa de **trombosis de la vena renal**.
  - **Diabetes postoperatoria**: reacción adversa a la CSA, la FK y los corticoides.
  - **Infecciones virales**. CMV, Tx: ganciclovir; **VHS**, Tx: aciclovir.
  - **Rechazo agudo**: se suele producir en los primeros 6 meses; las características anatomopatológicas incluyen tubulitis (vasculitis con la forma más grave).
  - **Pruebas diagnósticas de rechazo renal**: por lo general se llevan a cabo por un ↑ en la Cr o por una diuresis insuficiente.
    - **ECO venosa doble** (para descartar problemas vasculares y obstrucción ureteral) y **Bx**.
    - **Disminución empírica de la CSA o la FK** (pueden ser nefrotóxicos).
    - **Pulso de corticoides** empírico.
    - Reto empírico de **líquido/furosemida**.
  - **Rechazo crónico**: por lo general, no se produce hasta después de 1 año; no hay un Tx útil.
  - **Supervivencia general del injerto tras 5 años**: 70% (procedente de cadáver: 65%, donante vivo: 75%).
  - Prolonga la vida por **15 años**.
  - **Causa más frecuente de muerte**: IM.
- **Donantes vivos de riñón**:
  - El doble sistema colector no es una contraindicación.
  - Cx más frecuente: infección de la herida (1%).
  - Causa más frecuente de muerte: TEP mortal.
  - El riñón restante se hipertrofia.

TRASPLANTE DE HÍGADO

- Es posible almacenar un hígado durante 24 h.
- Contraindicaciones para el trasplante de hígado: **abuso actual de ETOH y colitis ulcerosa aguda**.
- **Hepatitis C** crónica: la causa más frecuente de trasplante de hígado en los adultos.
- La **puntuación MELD** usa la **Cr**, el **INR** y la **bilirrubina** para predecir si los pacientes con cirrosis se beneficiarán más del trasplante de hígado que del Tx médico (si MELD > 15, se beneficiarán de este trasplante).
- Criterio para **trasplante urgente**: insuficiencia hepática fulminante (**encefalopatía**: estupor y coma).
- Los pacientes con antigenemia por hepatitis B pueden ser tratados con inmunoglobulina contra la hepatitis B (**HBIg**, *hepatitis B immunoglobulin*) y **lamivudina** (inhibidor de la proteasa) después del trasplante para ayudar a prevenir la reinfección.
- **Hepatitis B**: la tasa de reinfección se reduce al 20% con el uso de HBIg y lamivudina.
- **Hepatitis C**: enfermedad con mayor probabilidad de recidiva en el nuevo aloinjerto de hígado; básicamente reinfecta todos los injertos.
- **CA hepatocelular**: se puede considerar el trasplante si no hay invasión vascular, diseminación extrahepática o metástasis (<u>no</u> si hay colangiocarcinoma).

- **Antes del trasplante, el paciente** suele recibir quimioterapia neoadyuvante **junto con ablación tumoral** o **quimioembolización transarterial** (*véase* cap. 31: «Hígado»).
- CA de hígado resecable y **clase Child A**: se procede con la resección.
- CA de hígado resecable y **clase Child B/C**: evaluación del trasplante de hígado.
- **Trombosis de la vena porta**: no es una contraindicación para el trasplante.
- **ETOH**: el 20% de los pacientes volverán a beber (reincidencia).
- **Macroesteatosis**: glóbulos extracelulares de grasa en el aloinjerto hepático.
  - Factor de riesgo de **falta de función primaria**: si el 50% de la sección transversal presenta macroesteatosis en el hígado de un donante potencial, hay un 50% de probabilidades de ausencia de función primaria.
- Se realiza una anastomosis ductal terminoterminal.
  - Hepatoyeyunostomía en niños.
- Se colocan drenajes subhepático derecho y subdiafragmático derecho e izquierdo.
- El **sistema biliar** (vías, etc.) depende de la irrigación de la **arteria hepática**.
- Anomalía arterial más frecuente: **artería hepática derecha que sale de la AMS**.
- **Problemas hepáticos postoperatorios**: se realiza una ECO dúplex hepática con Bx.
- **Cx**:
  - **Filtración de bilis** (1.ª). Tx: se coloca un **drenaje**, luego se lleva a cabo una **CPRE con endoprótesis** a través de la fuga.
  - **Falta de función primaria**:
    - **Primeras 24 h**: bilirrubina total > 10, secreción de bilis < 20 cc/12 h, así como TP y TTP elevados. **Después de 96 h**: cambios en el estado mental, ↑ PFH e insuficiencia renal y respiratoria.
    - El **retrasplante** suele ser necesario.
  - **Estenosis de la arteria hepática**: colocar endoprótesis.
  - Trombosis **temprana de la arteria hepática**:
    - **Causa más frecuente: Cx vascular temprana**.
    - → PFH, ↓ secreción de bilis e **insuficiencia hepática fulminante**.
    - Tx: la mayoría de los pacientes necesitarán un **retrasplante urgente** por la insuficiencia hepática fulminante resultante (se puede intentar colocar una endoprótesis o remodelar la anastomosis).
  - Trombosis **tardía de la arteria hepática**:
    - Ocasionan tanto estenosis como abscesos biliares (sin insuficiencia hepática fulminante).
  - **Abscesos**: con frecuencia son causados por la trombosis **tardía (crónica) de la arteria hepática**.
  - **Estenosis/trombosis de la VCI** (infrecuente): edema, ascitis e insuficiencia renal. Tx: trombolíticos y endoprótesis de la VCI; heparina.
  - **Trombosis de la vena porta** (infrecuente). Temprana: dolor abdominal; tardía: hemorragia GI superior, ascitis y es posible que sea asintomática. Tx: si es temprana, **nueva trombectomía y remodelar la anastomosis**.
  - **Colangitis**: obtener **PMN** alrededor de la tríada portal (sin infiltrado mixto).
  - **Rechazo agudo**: mediado por los linfocitos T contra los vasos sanguíneos.
    - Dx clínico: fiebre, ictericia y ↓ secreción de bilis.
    - Dx de laboratorio: leucocitosis, eosinofilia, ↑ PFH, ↑ bilirrubina total y ↑ TP.
    - Características anatomopatológicas: muestra **linfocitosis de la tríada portal, endotelitis** (infiltrado mixto) y **lesión de las vías biliares**.
    - Se suele producir en los primeros 2 meses.
    - **Rechazo crónico**: después del trasplante de hígado; pérdida de vías biliares (Ac y ataque celular en las vías biliares); con el paso del tiempo, se presenta la obstrucción de las vías con ↑ de la fosfatasa alcalina y fibrosis portal.
- **Tasa de retrasplantes**: 20%.
- **Tasa de supervivencia a 5 años**: 70%.
- **Donantes vivos de hígado**:
  - Para el trasplante en **adultos**: se toma el **lóbulo derecho**.
  - Para el trasplante **infantil**: se toma el **lóbulo lateral izquierdo** (segmentos 2 + 3).
  - El hígado se regenera al 100% en 6-8 semanas.

TRASPLANTE DE PÁNCREAS

- Indicación más frecuente: DM con insuficiencia renal.
- Se requieren la **arteria celíaca** y la **AMS** del **donante** para la irrigación arterial.
- Es necesaria la **vena porta del donante** para el drenaje venoso.
- Se unen a los vasos ilíacos.
- La mayoría de los cirujanos emplean el **drenaje entérico** para el conducto pancreático. Se toma la segunda porción de duodeno del donante junto con la ampolla de Vater y el páncreas; después, se lleva a cabo la anastomosis del duodeno al intestino del receptor.
- El **trasplante exitoso de páncreas/riñón** conduce a la estabilización de la retinopatía, ↓ neuropatía, ↑ velocidad de conducción nerviosa, ↓ distonía neurovegetativa (gastroparesia) y ↓ hipotensión ortostática.
  - _Sin reversión de la enfermedad vascular._
- **Cx**:
  - **Trombosis venosa** (1.ª): difícil de tratar.
  - **Rechazo**: difícil de diagnosticar si el paciente también carece de trasplante de riñón.
    - Es posible observar un ↑ de la glucosa o la amilasa, fiebre y leucocitosis.

TRASPLANTE DE CORAZÓN

- Es posible almacenar un corazón durante 6 h.
- Se necesita compatibilidad con el tipo ABO y realizar pruebas cruzadas.
- Indicado en los pacientes con esperanza de vida < 1 año.
- **Hipertensión pulmonar** persistente tras un trasplante de corazón:
  - Asociado a una mortalidad temprana tras el trasplante.
  - Tx: óxido nítrico inhalado y ECMO si es grave.
- Las Bx rutinarias del ventrículo derecho (para comprobar si hay rechazo) se efectúan a intervalos fijos.
- **Rechazo agudo**: muestra un infiltrado linfocítico perivascular con grados variables de inflamación de los miocitos y necrosis.
- **Causa más frecuente de muerte temprana**: infección.
- _Vasculopatía crónica del aloinjerto_ (ateroesclerosis coronaria difusa progresiva): causa más frecuente de muerte tardía y de muerte en general después de un trasplante de corazón.
- Mediana de supervivencia: 10 años.

TRASPLANTE DE PULMÓN

- Es posible almacenar los pulmones durante 6 h.
- Se necesita compatibilidad con el tipo ABO y realizar pruebas cruzadas.
- Indicado en los pacientes con esperanza de vida < 1 año.
- Primera causa de muerte temprana: **lesión por reperfusión** (Tx: similar al SDRA).
- Indicación para el trasplante doble de pulmón: **fibrosis quística**.
- Criterios de exclusión para el uso de pulmones: aspiración, contusión moderada a grande, infiltrado, esputo purulento, PO_2 < 350 con FIO_2 al 100% y PEEP 5.
- **Rechazo agudo**: linfocitosis perivascular.
- **Rechazo crónico**: _bronquiolitis obliterante_; causa más frecuente de muerte tardía y muerte en general después del trasplante de pulmón.
- Mediana de supervivencia: 5 años.

INFECCIONES OPORTUNISTAS

- **Virales**: CMV, VHS y VVZ.
- **Micóticas**: neumonía por _Pneumocystis jiroveci_ (motivo de profilaxis con **trimetoprima-sulfametoxazol**), _Aspergillus_, _Candida_ y _Cryptococcus_.

Jerarquía para la autorización de la donación de órganos por parte de los parientes más próximos: 1) cónyuge, 2) hijo o hija mayor de edad, 3) cualquiera de los progenitores, 4) hermano o hermana mayor de edad, 5) tutor, 6) cualquier otra persona autorizada para manejar el cuerpo.

FASES DE LA INFLAMACIÓN

- **Lesiones**: causan la exposición del <u>colágeno</u> y la liberación del <u>factor activador de plaquetas</u> y del <u>factor tisular</u> del endotelio.
- **Las plaquetas unen el colágeno**: liberan factores de crecimiento (factor de crecimiento derivado de plaquetas [<u>PDGF</u>, *platelet-derived growth factor*]); llevan al reclutamiento de PMN y macrófagos.
- **Macrófagos**: *papel dominante en la cicatrización de las heridas*; liberan importantes **factores de crecimiento** (PDGF) y **citocinas** (IL-1 y factor de necrosis tumoral [TNF, *tumor necrosis factor*] α).

FACTORES DE CRECIMIENTO Y ACTIVADORES

- **PDGF**:
  - *Factor de crecimiento clave en la cicatrización de las heridas.*
  - Es quimiotáctico y activa las **células inflamatorias** (PMN y macrófagos).
  - Es quimiotáctico y activa los **fibroblastos** → colágeno y proteínas de matriz extracelular.
  - **Angiogénesis.**
  - **Epitelización.**
  - Es quimiotáctico para las células musculares lisas.
  - Se ha constatado que acelera la cicatrización de las heridas.
- **Factor de crecimiento epidérmico** (EGF, *epidermal growth factor*):
  - Es quimiotáctico y activa los **fibroblastos**.
  - **Angiogénesis.**
  - **Epitelización.**
- **Factor de crecimiento fibroblástico** (FGF, *fibroblastic growth factor*):
  - Es quimiotáctico y activa los **fibroblastos** → colágeno y proteínas de matriz extracelular.
  - **Angiogénesis.**
  - **Epitelización.**
- **Factor activador de plaquetas** (PAF, *platelet-activating factor*): carece de almacenamiento y se genera mediante las **fosfolipasas** en el endotelio; es un **fosfolípido**.
  - Es quimiotáctico para las células inflamatorias; ↑ las moléculas de adhesión.
  - Activa las plaquetas.
- **Factores quimiotácticos**:
  - Para las células inflamatorias: PDGF, IL-8, LTB-4, C5a y C3a, así como PAF; TNF-α e IL-1.
  - Para los fibroblastos: PDGF, EGF y FGF.
- **Factores angiogénicos**: hipoxia (1.er), PDGF, EGF, FGF e IL-8.
- **Factores de epitelización**: PDGF, EGF y FGF.
- **PMN**: duran de 1 a 2 días en los tejidos (7 días en la sangre).
- **Plaquetas**: duran de 7 a 10 días.
- **Linfocitos**: están implicados en la inflamación crónica (linfocitos T) y en la producción de Ac (linfocitos B).
- **TXA$_2$ y PGI$_2$**: *véase* el capítulo 2, «Hematología».
- **TGF-β**: inmunosupresor.

REACCIONES DE HIPERSENSIBILIDAD DE TIPO I

- **Mastocitos**: células primarias en las **reacciones de hipersensibilidad de tipo I**.
  - Principal fuente de <u>histamina</u> en los **tejidos**.
- **Basófilos**:
  - Principal fuente de <u>histamina</u> en la **sangre**; no se encuentran en los tejidos.
- **Histamina**: vasodilatación, edema tisular e hiperpermeabilidad poscapilar.
  - Efector primario en las **reacciones de hipersensibilidad de tipo I** (<u>reacciones alérgicas</u>).

- **Bradicinina:** vasodilatación periférica, incremento de la permeabilidad, dolor, vasoconstricción pulmonar y broncoconstricción; está implicada en el **angioedema**.
  - **Enzima convertidora de angiotensina:** inactiva la bradicinina; está localizada en los **pulmones**.

ÓXIDO NÍTRICO

- Tiene precursor de **arginina** (sustrato de óxido nítrico-sintasa).
- El óxido nítrico (NO, *nitric oxide*) activa la **guanilato-ciclasa** e incrementa el **cGMP**, lo cual tiene como resultado la **dilatación** del músculo liso vascular.
- También se denomina *factor relajante derivado del endotelio.*
- **Endotelina:** lleva a la **constricción** del músculo liso vascular (efecto contrario al NO).

CITOCINAS IMPORTANTES

- La principal respuesta inicial de las citocinas a las lesiones y las infecciones es la liberación del **TNF-α** y la **IL-1**.
- Inician la cascada inflamatoria.
- **TNF-α:**
  - **Macrófagos:** los mayores productores de TNF.
  - Incrementa las moléculas de adhesión.
  - En general, es un procoagulante.
  - Produce caquexia en los pacientes con CA.
  - Activa los neutrófilos y los macrófagos → ↑ producción de citocinas y reclutamiento celular.
  - Las concentraciones elevadas de TNF-α pueden causar el síndrome de respuesta inflamatoria sistémica, choque e insuficiencia orgánica multisistémica.
- **IL-1:**
  - Sus productores principales también son los macrófagos; tiene efectos similares al TNF-α y lo sinergiza.
  - Responsable de la **fiebre** (PgE_2 mediada en el hipotálamo).
    - Incrementa el punto térmico establecido, lo cual ocasiona fiebre.
    - Los **AINE** disminuyen la fiebre al reducir la síntesis de PgE_2.
  - **Macrófagos alveolares:** causan fiebre con **atelectasia** al liberar **IL-1**.
- **IL-6:** incrementa las **proteínas de la fase aguda hepática** (proteína C reactiva y amiloide A).
- **IL-8:** quimiotaxis de PMN y angiogénesis.
- **IL-10:** disminuye la respuesta inflamatoria.

INTERFERONES

- Liberados por los **linfocitos** en respuesta a una infección viral u otros estimulantes.
- Activan macrófagos, linfocitos citolíticos naturales y linfocitos T citotóxicos.
- **Inhiben la replicación viral.**

PROTEÍNAS DE RESPUESTA DE LA FASE AGUDA HEPÁTICA

- **IL-6:** estímulo más potente.
- *Aumento* de proteína C **reactiva** (una opsonina, activa el complemento), **amiloide A** y P, fibrinógeno, haptoglobina, ceruloplasmina, antitripsina $α_1$ y C3 (complemento).
- *Disminución* de **albúmina, transtirretina** y **transferrina**.

MOLÉCULAS DE ADHESIÓN CELULAR

- **Selectinas:** las selectinas L, situadas en los leucocitos, se unen a las selectinas E (endoteliales) y P (plaquetarias); **adhesión por rodamiento**.
- **Integrinas $β_2$** (moléculas CD 11/18): situadas en los leucocitos; se unen a las ICAM, etc., **anclando la adhesión**.
- **ICAM, VCAM, PECAM, ELAM:** situadas en las células endoteliales; se unen a moléculas de las integrinas $β_2$ localizadas en los leucocitos y las plaquetas. También están implicadas en la **migración transendotelial** (diapédesis).

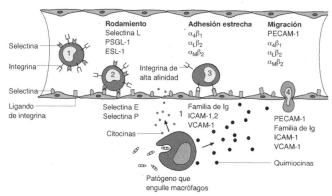

Reclutamiento de leucocitos. *1*) Los leucocitos circulantes expresan las integrinas en una conformación de baja afinidad. *2*) La exposición al endotelio activado causa el rodamiento, el cual está mediado por la selectina L y P en el neutrófilo y por la E en el endotelio. *3*) La exposición de los leucocitos a las citocinas liberadas por los macrófagos que fagocitan patógenos induce una conformación de integrina de alta afinidad. La adhesión estrecha leucocito-endotelio implica la interacción de la integrina con el contraligando expresado en el endotelio. 4) La exposición posterior a las quimiocinas conduce a la diapédesis, la cual también está mediada por la familia de las integrinas β_1 y β_2.

COMPLEMENTO

- **Vía clásica** (IgG o IgM): se activa el complejo antígeno-Ac.
  - **Factores C1, C2** y **C4**: solo se encuentran en la vía clásica.
- **Vía alterna**: la activan las endotoxinas, las bacterias y otros estímulos.
  - **Factores B, D** y **P** (properdina): solo se encuentran en la vía alterna.
- **C3**: es abundante y representa el punto de convergencia entre ambas vías.
- **Mg**: es necesario para ambas vías.
- **Anafilotoxinas**: C3a, C4a y C5a; ↑ la permeabilidad vascular y la broncoconstricción; activan los mastocitos y los basófilos.
- **Complejo de ataque a la membrana**: C5b, C6b, C7b, C8b y C9b; causa la **lisis celular** (por lo general, bacterias) al crear un agujero en la membrana celular.
- **Opsonización** (se dirige al antígeno para la respuesta inmunitaria): **C3b** y C4b.
- **Quimiotaxis** de las células inflamatorias: **C3a** y C5a.

PROSTAGLANDINAS

- Vía de la ciclooxigenasa (plaquetas y la derivada del endotelio).
- Producidas a partir de los precursores araquidónicos.
- **PgI₂** y **PgE₂**: vasodilatación, broncodilatación y ↑ permeabilidad; inhiben las plaquetas.
- **AINE**: inhiben la ciclooxigenasa (reversible).
- **Ácido acetilsalicílico**: inhibe la ciclooxigenasa (irreversible) y la adhesión plaquetaria al disminuir el TXA₂.
- **Corticoides**: inhiben la fosfolipasa, la cual convierte los fosfolípidos en ácido araquidónico → inhiben la inflamación.

LEUCOTRIENOS

- Vía de la lipooxigenasa (derivada de los leucocitos).
- Producidos a partir de los precursores araquidónicos.
- **LTC₄, LTD₄** y **LTE₄**: sustancias de reacción lenta de la anafilaxia; broncoconstricción y vasoconstricción seguida de incremento de la permeabilidad (roncha y eritema).
- **LTB₄**: es quimiotáctico para las células inflamatorias.

CATECOLAMINAS

- Pico de **24 a 48 h** tras la lesión.
- Las neuronas posganglionares simpáticas liberan noradrenalina.
- La médula suprarrenal libera tanto adrenalina como noradrenalina (respuesta neuronal a la lesión).

OTROS TEMAS

- **Respuesta neuroendocrina a la lesión**: los nervios aferentes del sitio de la lesión estimulan la liberación de CRF, ACTH, ADH, hormona del crecimiento, adrenalina y noradrenalina.
- **Hormona tiroidea**: _no_ desempeña un papel importante en las lesiones o en la inflamación.
- **Quimiocinas CXC**: quimiotaxis, angiogénesis y cicatrización de las heridas.
  - La **IL-8** y el **factor plaquetario 4** son quimiocinas CXC.
  - C = cisteína; X = otro aminoácido.
- Oxidantes generados en la inflamación (oxidantes/productores principales de oxidasa):

  Radical de anión superóxido (O_2^-)   NADPH-oxidasa
  Peróxido de hidrógeno (H_2O_2)   Xantina-oxidasa
- Defensas celulares contra las especies oxidativas (oxidantes/defensas):

  Radical de anión superóxido   _Superóxido-dismutasa_
  Peróxido de hidrógeno   _Glutatión-peroxidasa_ y _-catalasa_
- **Lesión por reperfusión**: los **PMN** son el principal mediador.
- **Enfermedad granulomatosa crónica**: defecto enzimático del sistema NADPH-oxidasa en los PMN.
  - Tiene como consecuencia la menor formación de radicales de superóxido (O_2^-).
- Mecanismo principal de lesión de los radicales de oxígeno: daño al ADN.
- Estallido respiratorio (macrófagos y PMN): liberación de anión superóxido y peróxido de hidrógeno.

14 Cicatrización de heridas

CICATRIZACIÓN DE HERIDAS

- **Inflamación** (días 1 a 10). PMN y macrófagos: TNF-α, IL-1 y factor de crecimiento derivado de plaquetas (PDGF, *platelet-derived growth factor*).
- **Proliferación** (5 días a 3 semanas): fibroblastos (depositan **colágeno**), neovascularización y formación de **tejido de granulación**; el colágeno de tipo III es sustituido por el de tipo I; **epitelización** (1-2 mm/día); PDGF, FGF y EGF.
- **Remodelado** (3 semanas a 1 año): disminución de la vascularidad.
  - La cantidad neta de colágeno no cambia con el remodelado, aunque hay una producción y degradación considerable.
  - Se produce la **reticulación** del colágeno.
- Los **nervios periféricos** se regeneran a un ritmo de **1 mm/día**.
- **Orden de llegada de las células a la herida:**
  - **Plaquetas**
  - **PMN**
  - **Macrófagos**
  - **Linfocitos** (algunos estudios recientes muestran que llegan antes que los fibroblastos)
  - **Fibroblastos**

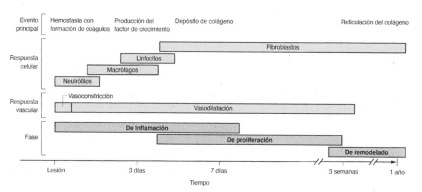

Desarrollo cronológico de las fases de cicatrización de las heridas con los tipos celulares dominantes y los principales acontecimientos fisiológicos.

- *Los **macrófagos** son esenciales para la cicatrización de las heridas (liberan factores de crecimiento, citocinas, etc.).*
- **Fibronectina:** es producida por los fibroblastos; es quimiotáctica para los macrófagos; fija los fibroblastos.
- **Matriz provisional:** está compuesta principalmente por fibronectina y por **ácido hialurónico**.
- **Fibroblastos:** sustituyen la fibronectina-fibrina por **colágeno**.
- **Tipo predominante de célula por día:**
  - **Días 0 a 2:** PMN.
  - **Días 3 a 4:** macrófagos.
  - A partir del **día 5:** fibroblastos.
- **Tapón plaquetario:** plaquetas y fibrina.
- **Cicatrización acelerada de las heridas:** la reapertura de una herida permite una cicatrización más rápida la segunda vez (puesto que las células cicatrizantes ya están presentes).

- **Integridad epitelial**: factor más importante en la cicatrización de las **heridas abiertas** (intención secundaria).
  - Migración desde los **folículos pilosos** (1.er sitio), los bordes de las heridas y las glándulas sudoríparas.
  - Depende del **tejido de granulación** de la herida.
  - Las heridas sin epitelización pierden suero y proteínas, lo cual favorece la proliferación bacteriana.
- **Fuerza tensil**: factor más importante en la cicatrización de las **incisiones cerradas** (intención primaria).
  - Depende del depósito y de la reticulación del colágeno.
- **Retiro de suturas**:
  - Cara: 1 semana.
  - Otras zonas: 2 semanas.
- **Cierre primario retardado**: se cree que previene la infección de la herida; riesgo de formación de abscesos tras el cierre.
- **Submucosa**: capa de resistencia del intestino.
  - Momento más débil para la anastomosis del intestino delgado: 3 a 5 días.
- **Miofibroblastos** (fibroblastos de las células musculares lisas; se comunican mediante las **uniones intercelulares comunicantes**):
  - Están implicadas en la **contracción** y la cicatrización de las heridas por **segunda intención**.
  - El perineo tiene mejor contracción de heridas que las piernas.

Subtipos de colágeno

Tipo	Descripción
I	Tipo de colágeno más abundante: **piel**, **huesos** y **tendones**. Colágeno principal en una **herida cicatrizada**.
II	**Cartílago.**
III	Se encuentra en concentraciones altas durante la **cicatrización de las heridas**; también en los **vasos sanguíneos** y la **piel**.
IV	**Membranas basales.**
V	Generalizado, sobre todo en la **córnea**.

- El **cetoglutarato α**, la **vitamina C**, el **oxígeno** y el **hierro** son necesarios para la síntesis de colágeno; esta incluye la hidroxilación (prolil-hidroxilasa) y la posterior **reticulación de los residuos de prolina** en el colágeno.
  - El colágeno tiene prolina cada tres aminoácidos.
  - La reticulación de la prolina mejora la **resistencia a la tracción de la herida**.
- **Escorbuto**: deficiencia de vitamina C.
- **Zinc**: es importante para muchas reacciones enzimáticas implicadas en la cicatrización de las heridas.
- **La resistencia a la tracción nunca es la misma que existía antes de que se produjera la herida** (80%):
  - **Colágeno de tipo III**: tipo de colágeno predominante durante la proliferación.
  - **Colágeno de tipo I**: tipo de colágeno predominante durante el remodelado.
  - A las 3 semanas, el colágeno de tipo I reemplaza al de tipo III.
    - **A las 8 semanas**, la herida alcanza su máxima resistencia a la tracción, la cual es el 80% de su resistencia original.
    - A las 3 semanas se produce la acumulación máxima de colágeno → después esta cantidad permanece igual, pero la **reticulación** constante mejora la resistencia.
    - **D-penicilamina**: inhibe la reticulación del colágeno.
- **Fundamentos de la cicatrización de heridas**:
  - Ambiente **húmedo** (se evita la desecación).
  - **Suministro de oxígeno**: optimizar los líquidos, dejar de fumar, controlar el dolor, revascularización arterial y oxígeno suplementario.
    - La medición transcutánea de oxígeno diana es de > 25 mmHg.
  - **Se evita el edema** mediante la elevación de las piernas.
  - **Se extirpa el tejido necrótico**.

- **Impedimentos para la cicatrización de las heridas:**
  - **Bacterias > 10^5/cm²**: ↓ contenido de oxígeno, lisis del colágeno e inflamación prolongada.
  - **Tejido desvitalizado y cuerpos extraños**: retrasan la formación de tejido de granulación y la cicatrización de las heridas.
  - **Fármacos citotóxicos**: 5FU, metotrexato, ciclosporina, FK-506, etcétera, pueden afectar la cicatrización de las heridas en los primeros 14 días tras la lesión.
  - **Diabetes**: puede contribuir a la mala cicatrización de las heridas al impedir la respuesta inflamatoria durante la fase inicial (la hiperglucemia causa quimiotaxis leucocitaria insuficiente).
  - **Albúmina < 3.0**: factor de riesgo de una mala cicatrización de las heridas.
  - **Corticoides**: impiden la cicatrización al inhibir los macrófagos, los PMN y la síntesis de colágeno por medio de los fibroblastos; también ↓ la resistencia a la tracción de la herida.
  - **Vitamina A** (25 000 UI c/24 h): contrarresta los efectos de los corticoides en la cicatrización de las heridas.
  - **Isquemia de la herida** (hipoxia): puede ser causada por fibrosis, presión (úlcera sacra por decúbito o por presión), flujo arterial insuficiente (ateroesclerosis), flujo venoso insuficiente (estasis venosa), hábito tabáquico, radiación, edema o vasculitis.
- **Enfermedades asociadas a la cicatrización atípica de las heridas:**
  - **Osteogénesis imperfecta**: defecto del colágeno de tipo I.
  - **Síndrome de Ehlers-Danlos**: 10 tipos identificados, todos son trastornos del colágeno.
  - **Síndrome de Marfan**: defecto de la fibrilina (proteína del tejido conjuntivo).
  - **Epidermólisis ampollosa**: exceso de fibroblastos. Tx: fenitoína.
  - **Escorbuto**: deficiencia de vitamina C.
  - **Piodermia gangrenosa**. Tx: corticoides.
- **Dehiscencia de heridas**: fugas de grandes cantidades de líquido rosa de «color salmón» por la herida; si no se trata, puede ocasionar evisceración.
  - **Factores de riesgo**: infección profunda de la herida (1.er), desnutrición, EPOC, DM y tos.
  - Tx: colocación de suturas de retención.
- **Úlceras del pie diabético**: por lo general en la **articulación de Charcot** (2.ª articulación MTF); secundarias a una **neuropatía** (los pacientes no sienten los pies y, cuando caminan, la presión produce isquemia); también en el **talón**.
- **Úlceras de las piernas**: el 90% son causadas por **insuficiencia venosa**; Tx: bota Unna® (vendaje elástico), **pentoxifilina** y **AAS**.
- **Cicatrices**: contienen altas concentraciones de proteoglucanos, **ácido hialurónico** y agua.
  - **Revisión de cicatrices**: se espera 1 año para su maduración; puede mejorar con la edad.
  - Los **lactantes** cicatrizan con **poca o ninguna retracción cicatricial**.
- **Cartílago**: no contiene vasos sanguíneos (obtiene sus nutrientes y oxígeno mediante **difusión**).
- **Denervación**: no tiene efecto en la cicatrización de las heridas.
- **Quimioterapia**: no tiene efecto en la cicatrización de las heridas después de 14 días.
- **Queloides**: autosómico dominante; en piel morena.
  - El **colágeno** <u>sobrepasa la cicatriz original</u>; se debe a un fallo en la degradación del colágeno.
  - Tx: **inyección de corticoides en la lesión**; silicona, prendas de compresión y radioterapia.
- **Tejido cicatricial hipertrófico**: en piel morena y en las **superficies de flexión** del torso superior.
  - El **colágeno** <u>permanece dentro de los límites</u> de la cicatriz original.
  - Con frecuencia se produce en las quemaduras o en las heridas que tardan mucho en curar.
  - Tx: **inyección de corticoides**, silicona y prendas de compresión.

GRÁNULOS PLAQUETARIOS

- **Gránulos:**
  - **Factor plaquetario 4**: agregación.
  - **Factores de la coagulación V y VIII.**
  - **FvW.**
  - **Fibrinógeno.**
  - **Trombomodulina β**: une la trombina.
  - **PDGF**: quimiotaxina.
  - Factor de crecimiento transformante β: modula las respuestas anteriores.
- **Gránulos densos**: contienen **adenosina**, **serotonina** y **calcio**.
- Factores de agregación plaquetaria: **TXA_2**, **trombina** y **factor plaquetario 4**.

15 Traumatismos

ESTADÍSTICAS Y PROBLEMAS TEMPRANOS DE LOS TRAUMATISMOS

- **1.er pico** de muertes por traumatismos (0-30 min): muertes ocasionadas por laceraciones del corazón, la aorta, el cerebro, el tronco encefálico o la médula espinal; realmente no se puede salvar a estos pacientes; la muerte es muy rápida.
- **2.° pico** de muertes por traumatismos (30 min a 4 h): muertes ocasionadas por traumatismos craneoencefálicos (#1) y hemorragias (#2); es posible salvar a estos pacientes si se realiza una evaluación rápida (la «hora de oro»).
- **3.er pico** de muertes por traumatismos (días a semanas): muertes por insuficiencia orgánica multisistémica y septicemia.
- **Lesiones contusas**: el 80% de todos los traumatismos; el hígado es el órgano que se lesiona con mayor frecuencia (algunos textos mencionan que es el bazo).
  - Energía cinética = ½ MV^2, donde M = masa y V = velocidad.
  - **Caídas**: la edad y la orientación del cuerpo son los principales factores de supervivencia. La DL_{50} es de cuatro pisos.
- Tras la llegada del paciente se inicia la **evaluación primaria** (ABCDE).
- **Herida penetrante**: el intestino delgado es el órgano que se lesiona con mayor frecuencia (algunos textos dicen que es el hígado).
- **Traumatismo craneoencefálico**: causa más habitual de muerte tras llegar con vida a urgencias.
- **Infección**: causa más frecuente de muerte a largo plazo.
- **Lengua**: causa más habitual de obstrucción de las vías respiratorias superiores → se empuja la mandíbula a manera de Tx.
- **Signo del cinturón de seguridad**: debe llevar a sospechar perforaciones del intestino delgado, lesión del páncreas, así como fracturas de la columna lumbar y del esternón.
- **Vena safena** en el tobillo: mejor sitio de incisión para el acceso venoso si no es posible un acceso i.v. de gran calibre o un acceso central.
- **Canulación intraósea de la tibia proximal**: vía alternativa preferente en los niños < 6 años.
- **Hemorragia**: causa más frecuente de muerte durante la primera hora.
  - La **presión arterial** suele estar bien hasta que se pierde el 30% del volumen total de la sangre.
  - Se reanima con **2 L de LR** y luego se cambia por **sangre**.
- **Choque hemorrágico**. Primeros signos: **taquicardia** (FC > 100) y **presión de pulso estrecha**.
  - PAS < 90; el paciente está pálido, temblando, frío, sudoroso, ansioso y tiene una diuresis insuficiente (< 0.5 mL/kg por hora).
- **Un solo paciente con hemorragia de origen visible**: se aplica presión local (dedo/mano enguantados) hasta el Tx definitivo.
- **Gran cantidad de civiles heridos con hemorragia de origen visible**: se aplican torniquetes hasta el Tx definitivo (un médico puede tratar a varios pacientes).
- **Coagulopatía traumática aguda/reanimación hemostática**:
  - Pueden presentarse **coagulopatías** en los pacientes con **traumatismos graves** antes de la reanimación y de su llegada al hospital; también puede haber **hipotermia** y **acidosis**.
    - Puede conducir a **transfusiones masivas**; incrementa la morbilidad y la mortalidad.
    - La **reanimación hemostática** está indicada para los pacientes que reciban ≥ **4 unidades** de CE en la 1.ª hora o ≥ **10 unidades de CE** en las 1.as 24 h (indicaciones aproximadas).
  - **Reanimación hemostática**: se administran **CE:PFC:plaquetas** a un cociente de **1:1:1**.
  - También se realiza la corrección temprana en caso de **hipotermia/acidosis/hipocalcemia**.
  - Se plantea el **ácido tranexámico** (↓ fibrinólisis y hemorragia; 1 g de carga y luego 1 g c/8 h).
- **Cirugía de control de daños** (para los pacientes con traumatismos graves):
  - Control temprano de la **hemorragia** (quirúrgico e intervencionista) y de la **contaminación** con un retraso de la cirugía definitiva hasta que el paciente esté estable.
  - Se administran **hemoderivados** (reanimación hemostática) para asegurar la oxigenación y corregir la coagulopatía (no administrar de forma ininterrumpida el LR).
  - Se restringen las soluciones cristaloides para evitar la hemodilución (solo los 2 L iniciales de LR).
  - **Hipotensión permisiva** (PAS > 80) hasta controlar la hemorragia (luego, PAS objetivo > 90).
  - Excepciones: pacientes con traumatismo craneoencefálico (en un inicio, PAS objetivo > 90).

- Cirugía abdominal prolongada, varias transfusiones o se vuelve coagulopática con hipotermia y acidosis. Tx: se hace el taponamiento de las hemorragias, cierre abdominal temporal, derivar a UCI para la reanimación, calentamiento y corrección de la coagulopatía.
- **Lavado peritoneal diagnóstico** (LPD; por lo general, **ya no** se utiliza).
  - Se emplea en los pacientes con hipotensión arterial (PAS < 90) con traumatismo contuso.
  - Es positivo en caso de > 10 mL de sangre, > 100 000 eritrocitos/mL, partículas de alimentos, bilis, bacterias y > 500 leucocitos/mL.
  - Si el LPD es positivo, es necesario efectuar una laparotomía.
  - El LPD debe ser supraumbilical si hay fractura de pelvis.
  - **Fallo en el LPD**: hemorragias retroperitoneales y hematomas contenidos.
- **Estudios de evaluación enfocada con ecografía en los traumatismos** (FAST, *focused assessment with sonography*):
  - Se utiliza la ecografía en lugar del LPD.
  - Se comprueba la presencia de **líquidos** (sangre, orina y líquidos) en la fosa perihepática, la fosa periesplénica, la pelvis y el pericardio.
  - Depende del médico; menor sensibilidad/especificidad en comparación con la TC.
  - La obesidad puede obstaculizar la visibilidad.
  - Es posible que no detecte el líquido libre si es < 50-80 mL.
  - Si la exploración FAST es positiva, se necesita llevar a cabo una laparotomía.
  - **Fallo en los estudios FAST** (falsos negativos): hemorragia retroperitoneal, lesión de las vísceras huecas y del páncreas.
- En los pacientes con hipotensión arterial con un **estudio FAST negativo** (o un LPD negativo), es necesario encontrar el origen de la hemorragia (**fractura de pelvis, tórax o extremidad**).
- **Se requiere una TC abdominal con contraste después de un traumatismo contuso en los pacientes** con dolor abdominal, necesidad de anestesia general, traumatismo craneoencefálico contuso, intoxicación, paraplejía, lesión distractora y hematuria.
  - Los pacientes que obtengan un resultado negativo en un LPD necesitarán realizar una TC abdominal.
  - **Fallo en la TC**: lesión de las vísceras huecas y del diafragma.
- **Es necesario hacer una laparotomía exploradora** cuando hay peritonitis, evisceración, LPD positivo, hemorragia visceral descontrolada (paciente inestable), aire libre, lesión del diafragma, lesión de la vejiga intraperitoneal, extravasación de contraste de las vísceras huecas, determinadas lesiones renales, pancreáticas, biliares, esplénicas y hepáticas, así como un estudio FAST positivo.
- **Heridas penetrantes por arma de fuego en el abdomen**: es necesario efectuar una laparotomía exploradora.
  - Cualquier herida de entrada o salida por debajo del pezón que se considere que afecta el abdomen (incluye el flanco).

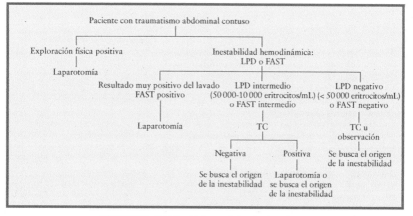

Diagnóstico del traumatismo abdominal contuso.

- **Heridas por arma blanca en el abdomen anterior**:
  - Si paciente está **inestable**: laparotomía.
  - Si el paciente está **estable**: es necesario hacer una exploración local en el servicio de urgencias para analizar la **fascia** (vaina del recto anterior o fascia abdominal oblicua superior).
    - Si la fascia <u>no</u> tiene afectación, el paciente se puede mantener en **observación** y darle el **alta** del servicio de urgencias.
    - Si la fascia está afectada, se lleva a cabo una **laparoscopia diagnóstica** para ver si ha entrado al peritoneo (algunos autores sugieren TC y exámenes seriados).
- **Heridas de arma blanca en el flanco**: posible lesión del **contenido retroperitoneal** (p. ej., colon, riñón y uréter).
  - Dx: TC abdominal con contraste oral, rectal e intravenoso (de triple contraste).
- **Heridas toracoabdominales por arma blanca**: dificultad para diagnosticar una **lesión en el diafragma**, incluso con una TC.
  - Dx: laparoscopia diagnóstica.

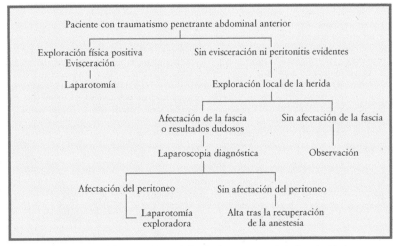

Diagnóstico del traumatismo abdominal penetrante de baja velocidad.

- **Síndrome compartimental abdominal**:
  - Sx: hipotensión, distensión abdominal, diuresis baja, incremento de la presión en las vías respiratorias y tiempo de traslado prolongado.
  - Se produce tras una **reposición masiva de líquidos** durante una laparotomía prolongada.
  - Una **presión en la vejiga** > 25-30 indica síndrome compartimental.
  - La **compresión de la VCI** es la última vía en común de *disminución del gasto cardíaco*.
  - Es causado por un **contenido abdominal inflamado**.
  - El gasto cardíaco bajo causa la **mala perfusión visceral** y **renal** (↓ gasto urinario).
  - El desplazamiento ascendente del diafragma causa hipoxia.
  - Tx: laparotomía descompresiva.
    - Para los **pacientes con quemaduras**: colocar un drenaje peritoneal para la ascitis.
- **Prenda neumática antichoque**: su uso es controvertido; se utiliza en pacientes con PAS < 50 y sin lesión torácica. Después de llegar al SU, de uno en uno, se liberan los compartimentos.
- **Indicaciones para la toracotomía de reanimación** (toracotomía de urgencia):
  - **Traumatismo penetrante** (la toracotomía de reanimación está indicada en *cualquiera* de los siguientes casos):
    1. La RCP se inició en los **15 min** siguientes a una lesión **torácica** penetrante.
    2. La RCP se inició en los **5 min** siguientes a una lesión penetrante **extratorácica** (p. ej., traumatismo abdominal penetrante).
    3. El paciente tenía **signos vitales** y perdió el pulso o la presión (PAS < 60) de camino a urgencias o **en urgencias**.

- **Traumatismo contuso**: toracotomía de reanimación solo si el paciente pierde la presión o el pulso **en urgencias** (RCP iniciada dentro de los 5 min).
- Tx: toracotomía anterolateral, separador costal, abrir el pericardio anterior al nervio frénico, controlar cualquier lesión cardíaca (compresión digital), pinzamiento cruzado de la aorta (vigilar el esófago anterior a la aorta; palpar la sonda nasogástrica), controlar el origen de la hemorragia si todavía no se ha identificado, masaje cardíaco y reanimación.
- **Catecolaminas**: valor máximo a las 24 a 48 h después de la lesión.
- **ADH, ACTH** y **glucagón**: también ↑ luego de un traumatismo (respuesta de lucha o huida).
- La hormona tiroidea <u>no</u> está implicada.

TRANSFUSIONES SANGUÍNEAS

- <u>Sangre de tipo O</u> (donante universal): carece de antígenos A o B; los hombres pueden recibir sangre Rh positivo; las mujeres prepúberes o en edad fértil deben recibir sangre Rh negativo.
- <u>Sangre de tipo específico</u> (sin evaluación y sin compatibilidad): se puede administrar de manera relativamente segura, pero puede haber reacciones de los Ac contra antígenos menores del HLA en la sangre donada.

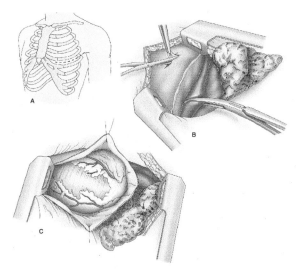

(**A**) Las toracotomías de urgencia se realizan a través de los espacios intercostales cuarto y quinto mediante un abordaje anterolateral. (**B**) Si la toracotomía se lleva a cabo por una lesión abdominal, la aorta torácica descendente se pinza. Si la presión arterial mejora a > 70 mmHg, se transporta al paciente al quirófano para efectuar la laparotomía. Para los pacientes en los que la presión arterial no llega a los 70 mmHg, el Tx adicional es inútil. Si la toracotomía se practica por una lesión cardíaca, el pericardio se abre longitudinalmente y por delante del nervio frénico. (**C**) Después, el corazón se puede rotar fuera del pericardio para su reparación.

TRAUMATISMOS CRANEOENCEFÁLICOS

- **Escala de coma de Glasgow (EG)**:
  - **Motor**:
    - **6**: obedece las órdenes.
    - **5**: localiza el dolor.
    - **4**: retirada y flexión por el dolor.

- **3**: flexión atípica con dolor (rigidez de decorticación).
- **2**: extensión con dolor (rigidez de descerebración).
- **1**: ninguna respuesta.
- **Verbal**:
  - **5**: orientado.
  - **4**: desorientado.
  - **3**: palabras inapropiadas.
  - **2**: sonidos incomprensibles.
  - **1**: ninguna respuesta.
- **Ocular**:
  - **4**: apertura espontánea.
  - **3**: se abre con una orden verbal.
  - **2**: se abre con el dolor.
  - **1**: ninguna respuesta.
- **Puntuación de la EG**: ≤ **14**: TC craneal; ≤ **8**: intubación y (con traumatismo craneoencefálico) uso de un monitor de la PIC.
- Indicador pronóstico más importante: **puntuación motora**.

Indicaciones para la TC craneal:

- Sospecha de penetración de un cuerpo extraño en el cráneo
- Secreción de líquido cefalorraquídeo (LCR), sangre o ambos por la nariz
- Hemotímpano o secreción de sangre o LCR por el oído
- Traumatismo craneoencefálico con intoxicación por drogas o alcohol
- Alteración del estado de consciencia en el momento de la exploración clínica
- Signos o síntomas neurológicos focales
- Cualquier situación que impida una vigilancia adecuada (p. ej., ir al quirófano)
- Traumatismo craneoencefálico más otro traumatismo adicional
- Pérdida de la consciencia en cualquier momento

- Las **heridas penetrantes** tienen la peor supervivencia de todas las lesiones craneales.
- Los pacientes intubados reciben una puntuación de 1T para el parámetro verbal.
- El daño neurológico en los traumatismos puede ser causado por el **golpe inicial**, el **hematoma** subsiguiente y el **edema cerebral** posterior.
- **Hematoma epidural**: por lo general, es ocasionado por una hemorragia en la **arteria meníngea media**.
  - TC craneal: muestra una deformidad lenticular (con forma de lente).
  - Los pacientes suelen experimentar pérdida de la consciencia (PC) → luego un intervalo lúcido (despiertos) → después un deterioro repentino (vómitos, agitación y PC).
  - Craneotomía por un deterioro neurológico considerable o un desplazamiento > 5 mm.
- **Hematoma subdural**: se suele presentar por el desgarro del **plexo venoso** (venas emisarias) que cruza entre la duramadre y la capa aracnoidea.
  - **TC craneal**: muestra una deformidad con forma de media luna.
  - Craneotomía por un deterioro neurológico considerable o desplazamiento > 5 mm.
  - **Hematomas subdurales crónicos**: por lo general se presentan en los adultos mayores después de una caída leve o en las personas con alcoholismo grave; el estado mental se deteriora durante días o semanas a medida que se forma el hematoma.
- **Hematoma intracerebral** (hemorragia intraparenquimatosa): regularmente es **frontal** o temporal.
  - Lesión cerebral más frecuente en los traumatismos (ocurre con los traumatismos contusos).
  - Puede ocasionar un efecto de masa considerable que requiere cirugía.
- **Contusiones cerebrales**: pueden ser golpes o contragolpes.
- **Hemorragia intraventricular traumática**: si causa hidrocefalia, se necesita realizar una **ventriculostomía**.
- **Lesión axonal difusa (LAD)**: se observa mejor en la **RM** que en la TC.
  - **RM**: borramiento en la sustancia gris y blanca; varias hemorragias puntiformes pequeñas.
  - Tx de apoyo; puede ser necesaria una craniectomía si se mantiene la elevación de la PIC.
  - Muy mal pronóstico.

- **Presión de perfusión cerebral** (PPC = PAM – PIC; indica el flujo sanguíneo cerebral):
  - **PPC** = PAM *menos* PIC.
  - **Signos de PIC elevada**: ↓ tamaño ventricular, pérdida de surcos y de cisternas.
  - La disminución de la PPC ocasiona **lesiones traumáticas secundarias del cráneo**.
  - **Monitores de PIC** (tornillo intraparenquimatoso): indicados para la EG ≤ 8 con traumatismo craneoencefálico, sospecha de PIC ↑ o en los pacientes con traumatismo moderado a grave e incapacidad para continuar con la exploración clínica (p. ej., el individuo está intubado).
- **Tx de apoyo para la PIC elevada**:
  - La PIC habitual es de 10; si es > 20, necesita Tx (la PIC objetivo es < 20).
  - La PPC objetivo es > 60 (administrar volumen y vasopresores [p. ej., fenilefrina] para mejorar la PAM).
  - **Sedación** y **parálisis** (disminución de la actividad cerebral y de la necesidad de oxígeno).
  - **Elevar la cabecera de la cama** (disminuye la PIC).
  - **Hiperventilación relativa** para una vasoconstricción cerebral moderada (mantener el CO_2 en 30-35); no se busca hiperventilar en exceso y causar una isquemia cerebral por tener demasiada vasoconstricción.
  - Se mantiene el **Na en 140 a 150** y la **osmolalidad sérica en 295 a 310**; a veces puede ser necesario emplear una solución salina hipertónica (extrae líquido del cerebro).
  - **Manitol**: dosis de 1 g/kg, después administrar 0.25 mg/kg c/4 h (extrae líquido del cerebro).
  - Se considera **retirar el collarín en «C»** (mejora la perfusión cerebral).
  - **Coma por barbitúricos**: se considera si lo anterior no funciona.
  - **Ventriculostomía con drenaje de LCR** (mantiene la PIC < 20).
  - **Craneotomía descompresiva**: se realiza si no se consigue disminuir la PIC de forma clínica (también es posible hacer una trepanación).
  - **Fosfenitoína** o **levetiracetam** (durante 1 semana): se administran de forma profiláctica para prevenir las convulsiones en caso de traumatismo craneoencefálico moderado a grave.
  - **Valor máximo de la PIC** (inflamación cerebral máxima): se produce entre **48 y 72 h** después de la lesión.
  - **Reflejo de Cushing** (tríada): bradicardia, HTN y respiraciones bajas o alteradas (respiración de Cheyne-Stokes); signo tardío que indica una herniación cerebral inminente.
  - **Lesión cerebral secundaria**: por hipotensión e hipoxia (se intenta evitarlo).
- **Pupilas dilatadas**:
  - Posible presión del **lóbulo temporal ipsilateral** sobre el **NC III** (oculomotor).
  - Pupilas dilatadas y paciente **estable**: se obtiene una TC de cráneo (el paciente puede tener anisocoria inicial).
  - Pupilas dilatadas y paciente **inestable**: se aborda la hipotensión antes de realizar la TC de cráneo (p. ej., ir al quirófano si hay una hemorragia abdominal pronunciada; angiografía en caso de una hemorragia pélvica notable); si no es posible llevar a cabo la TC durante un tiempo, se considera la posibilidad de hacer una trepanación.
- **Fracturas de la base del cráneo**:
  - *Ojos de mapache* (equimosis periorbitaria): fractura de la fosa anterior.
  - **Signo de Battle** (equimosis mastoidea): fractura de la fosa media; puede lesionar el **nervio facial** (NC VII).
    - Si hay una lesión aguda del nervio facial, se necesita hacer una exploración y su reparación.
    - Si está diferido, probablemente sea secundario a un edema y no es necesaria la exploración.
  - También puede haber hemotímpano y rinorrea/otorrea de LCR con las fracturas de la base del cráneo.
  - En estos pacientes *se evita* la intubación nasotraqueal.
- **Fracturas temporales de cráneo**: pueden lesionar los NC VII y VIII (nervio vestibulococlear).
  - Sitio más frecuente de **lesión del nervio facial**: *ganglio geniculado*.
  - Las fracturas temporales se asocian con mayor frecuencia a los golpes laterales del cráneo o de la órbita.
- **La mayoría de las fracturas de cráneo no necesitan Tx quirúrgico**.
  - Se efectúa una cirugía en caso de **hundimiento considerable** (> 1 cm), está **contaminada** (fractura expuesta) o hay una **filtración constante de LCR** que no responde al Tx de conservación (cierre de la duramadre).
- **Filtración de LCR** tras una fractura de cráneo: Tx expectante; se puede usar un **drenaje lumbar de LCR** si persiste.

- Coagulopatía con **lesión cerebral traumática**: ocasionada por la liberación de **tromboplastina tisular**.
- **Traumatismo craneal durante Tx con warfarina sódica/nuevos anticoagulantes orales (NOAC)**:
  - Si la TC de cráneo es **atípica**, se revierte con un concentrado de complejo de protrombina o con un fármaco de reversión de NOAC.
  - Si la TC de cráneo es **habitual**, repetirla en 8 h (puede haber hemorragias tardías).
- **El choque hipovolémico no se puede producir solo por una hemorragia intracraneal**: se tiene que buscar otro origen o el paciente tiene un choque neurógeno.

TRAUMATISMOS ESPINALES

- Cuanto más arriba esté la lesión de la columna vertebral, mayor la morbilidad y la mortalidad.
- Identificación sistemática de las lesiones en la columna vertebral: TC.
- Traumatismo craneoencefálico considerable: se tiene que evaluar la columna cervical.
- Indicación de mayor utilidad para los corticoides en caso de lesión de la columna vertebral: déficits que empeoran.
- **Columna cervical** (lesión de la columna vertebral más frecuente):
  - **Estallido de C1** (fractura de Jefferson): causado por compresión axial.
    - Tx: collarín rígido.
  - **Fractura del ahorcado de C2**: ocasionada por la distracción y la extensión del cuello.
    - Tx: tracción y halo.
  - **Fractura de la apófisis odontoides de C2**:
    - De tipo I: sobre la base, estable.
    - De tipo II: en la base, inestable (se necesitará fusión o halo).
    - De tipo III: se extiende al cuerpo vertebral (se necesitará fusión o halo).
  - Fracturas o luxaciones de las **carillas**: pueden producir lesiones en la médula espinal; con frecuencia se asocian a la hiperextensión y la rotación con disrupción ligamentosa.
  - **Apófisis odontoides = proceso odontoideo**.
  - **Alta médica para traumatismos de la columna cervical**: no deben existir otras lesiones, EG 15, no está intoxicado, sin dolor a la palpación en el cuello ni déficits neurológicos.
- **Columna vertebral toracolumbar**:
  - Tres columnas de la columna vertebral toracolumbar:
    - Anterior: ligamento longitudinal anterior y ½ anterior del cuerpo vertebral.
    - Media: ½ posterior del cuerpo vertebral y ligamento longitudinal posterior.
    - Posterior: articulaciones cigapofisarias, láminas, apófisis espinosas y ligamento interespinoso.
  - Si hay **más de una columna** afectada, se considera que la columna vertebral está **inestable** y se requiere **fijación quirúrgica**.
    - Las **fracturas por compresión** (en cuña) suelen afectar solamente la columna anterior y se consideran estables (Tx: ortesis toracolumbosacra).
    - Las **fracturas por estallido** se consideran inestables (anterior y media; > 1 columna) y se requiere la fusión espinal.
  - **Caída en posición vertical**: riesgo de fracturas del calcáneo, lumbares y de la muñeca o el antebrazo.
- Se necesita realizar una RM en caso de déficit neurológico sin lesión ósea con el fin de comprobar si hay una lesión ligamentosa.
- También está indicada en caso de inflamación de tejidos blandos prevertebrales sin lesión ósea.
- **Indicaciones de la descompresión quirúrgica urgente de la columna vertebral**:
  - Fractura o luxación no reducible con separación.
  - Fracturas expuestas.
  - Compresión ósea o de los tejidos blandos en la médula espinal.
  - Disfunción neurológica progresiva.
- **Choque espinal**: se refiere a los déficits sensitivos o motores (_no_ es hipotensión).

TRAUMATISMOS MAXILOFACIALES

- La fractura del **hueso temporal** es la causa más frecuente de lesión del nervio facial (a nivel del ganglio geniculado).
- Se procura conservar la piel y no cortar los bordes mediante laceraciones faciales.

Clasificación de Le Fort de para las fracturas faciales

Tipo	Descripción	Tx
I	Fractura maxilar recta (−).	Reducción, estabilización, fijación intramaxilar ± alambre de cerclaje circuncigomático y del borde orbitario.
II	Lateral al hueso nasal, debajo de los ojos, diagonal hacia el maxilar superior. (/ \)	Igual que Le Fort I.
III	Paredes laterales de la órbita (- -).	Alambre de cerclaje al hueso frontal estable; posiblemente requiera fijación externa.

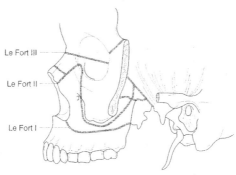

Sistema de clasificación de Le Fort para las fracturas maxilofaciales.

- **Fracturas orbitarias nasoetmoidales**: el 70% presenta filtración de LCR (proteína tau).
  - Tx conservador durante un máximo de **2 semanas**.
  - Se puede intentar colocar un catéter epidural para ↓ la presión del LCR y ayudar a cerrar la fuga de este último.
  - Posiblemente se requiera del cierre quirúrgico de la **duramadre** con el objetivo de detener la filtración.
- **Hemorragias nasales**:
  - **Anterior**: taponamiento.
  - **Posterior**: puede ser difícil de tratar; primero se intenta hacer un taponamiento con balón.
    - Puede ser necesaria la angioembolización de la **arteria maxilar interna** o de la arteria etmoidal.
- **Fractura por estallido orbitario**: los pacientes con alteración de la mirada hacia arriba o diplopía cuando ven hacia arriba necesitan reparación; se lleva a cabo la restauración del piso orbitario con fragmentos o injertos óseos.
- **Lesión mandibular**: la mala oclusión es el primer indicador de esta lesión.
  - Dx: TC facial de corte fino con reconstrucción para evaluar la lesión.
  - La mayoría de los casos se reparan con fijación intramaxilar (barras metálicas en arco para los arcos dentales superiores e inferiores, de 6 a 8 semanas) o con reducción abierta con fijación interna (RAFI).
- **Fractura en trípode** (del hueso cigomático): RAFI para conseguir una prótesis estética.
- Los pacientes con fracturas maxilofaciales corren un alto riesgo de **experimentar lesiones en la columna cervical**.
- **Laceraciones del cuero cabelludo**: por lo general, no se necesita la depilación.

TRAUMATISMOS CERVICALES

- **Contuso asintomático**: ATC de cuello (incluye la evaluación de la columna cervical).
- **Penetrante asintomático**: ATC de cuello; se necesita realizar una **EGD** o una **esofagografía** para las lesiones de las zonas I y II; para las lesiones de zona I se incluye el **tórax** en la ATC de cuello.

Zonas del cuello

Zona	Abordaje quirúrgico
I	De la clavícula al cartílago cricoides: se requiere una **esternotomía media** para acceder a estas lesiones.
II	Del cricoides al ángulo de la mandíbula: **incisión lateral del cuello**.
III	Del ángulo de la mandíbula a la base del cráneo: **incisión lateral del cuello**; posiblemente sea necesaria la subluxación de la mandíbula, la liberación de los músculos digástricos y esternocleidomastoideos, así como la resección del seno mastoideo para acceder a las lesiones vasculares en este sitio.

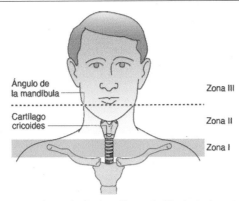

Ángulo de la mandíbula — Zona III

Cartílago cricoides — Zona II

Zona I

Zonas del cuello. La zona I abarca desde el cartílago cricoides hasta la parte superior de las clavículas. La consecuencia más importante de una lesión en la zona I es la mayor probabilidad de una lesión en los grandes vasos intratorácicos.

- **Traumatismos contusos/penetrantes sintomáticos del cuello** (Sx: choque, hemorragia, hematoma en expansión, vía aérea en proceso de pérdida o ya perdida, enfisema subcutáneo, estridor, disfagia, hemoptisis y déficit neurológico) → ***todos necesitan exploración*** (*se emplean los abordajes indicados con anterioridad*).
- **Lesiones cerebrovasculares contusas** (tienen un umbral bajo para realizar estudios por imagen): se necesita una **ATC de cuello** ante cualquier lesión contusa considerable de cabeza/cuello (p. ej., Le Fort II y III, fractura de la base del cráneo, LAD y fractura de la columna vertebral cervical), cualquier mecanismo de hiperflexión/hiperextensión/rotación (p. ej., intento de ahorcamiento), hallazgos neurológicos no explicados por las imágenes cerebrales, epistaxis de origen arterial sospechoso o ante una EG < 8 con traumatismo craneoencefálico.
  - El signo del cinturón de seguridad aislado en la piel del cuello (sin lesión de los tejidos blandos) _no_ se considera un factor de riesgo.
  - La **arteria carótida interna distal** es el sitio de afección más frecuente (puede presentar disección, sección transversal, fístula arteriovenosa o seudoaneurisma).
  - Tx para una carótida **completamente ocluida: clopidogrel** o **heparina** para evitar la propagación del coágulo.
  - Tx para una carótida **parcialmente ocluida** y **sintomática: endoprótesis** (*stent*) **recubierta** (si falla, reparación abierta).
  - Tx para una carótida **parcialmente ocluida** y **asintomática: clopidogrel** o **heparina**; se vuelve a hacer la ATC antes del alta.
  - Tx para la **fístula** carotídea **arteriovenosa**, el **seudoaneurisma** o la **disección sintomática parcialmente ocluida: endoprótesis cubierta**.
  - El signo del cinturón de seguridad aislado en el cuello sin Sx _no_ es suficiente para justificar una ATC de cuello.
- **Lesión esofágica:**
  - ***Lesión de cuello más difícil de encontrar***.
  - **Esofagoscopia** y **esofagografía**: la mejor modalidad combinada (cuando se emplean ambos métodos básicamente encuentran el 95% de las lesiones).
  - Las **lesiones contenidas** se pueden mantener en observación.

- **Lesiones no contenidas**:
  - Si la lesión es **pequeña** y la **contaminación es mínima** → cierre primario (*véase* el capítulo 29, «Esófago»).
  - Si la lesión es **extensa** o la **contaminación** es considerable (es decir, no se puede reparar) →
    - Lesiones esofágicas en el **cuello**: basta con colocar drenajes para obtener un drenaje amplio (se curará por sí sola; también se utilizan si no es posible encontrar la lesión).
    - Lesiones esofágicas **torácicas**: sondas pleurales para drenar la lesión y colocar una fístula salival en el cuello (con el tiempo será necesaria una esofagectomía).
  - Siempre se drenan las reparaciones esofágicas e hipofaríngeas: la tasa de filtración es del 20%.
  - Abordaje para las lesiones esofágicas:
    - Cuello: **lado izquierdo**.
    - ½ superior del esófago torácico: **toracotomía derecha** (se evita la aorta).
    - ⅓ inferior del esófago torácico: **toracotomía izquierda** (tratamiento del lado izquierdo).
- **Fractura de la laringe** y **lesiones traqueales**:
  - Son **urgencias de la vía aérea** (se resuelven en la **evaluación primaria**).
  - Sx: **crepitación, estridor** y **deterioro respiratorio**.
  - Es necesario **asegurar la vía aérea con urgencia** (Tx: cricotiroidotomía).
  - Tx: reparación primaria, se puede usar el músculo pretiroideo para el apoyo de la vía aérea; en la mayoría de los pacientes se necesita realizar la traqueostomía con el fin de permitir que el edema disminuya y comprobar si hay estenosis (es necesario convertir la cricotiroidotomía en traqueostomía).
- **Lesiones de la glándula tiroides**: se controla la hemorragia (sutura y ligadura) y se drena (no hacer una tiroidectomía).
- **Lesión del nervio laríngeo recurrente**: se puede intentar reparar o se puede volver a implantar en el músculo cricoaritenoideo (Sx: disfonía).
- **Heridas por escopeta en el cuello**: es necesario hacer una angiografía y una TC de cuello; se evalúan el esófago y la tráquea.
- **Hemorragia de la arteria vertebral** (hemorragia de la arteria posterior del cuello): se puede embolizar o ligar (la mayoría de los pacientes no tienen secuelas).
- **Hemorragias de la arteria carótida común/interna**: en el 20% de los individuos, la ligadura ocasionará un ACV.
- **Arteria carótida externa**: se puede ligar en caso de hemorragia extensa por una fractura facial.
- **Hematoma del cuello en expansión**: puede dañar las vías respiratorias.
- **Cricotiroidotomía**: indicada si no se puede llevar a cabo la intubación habitual (p. ej., traumatismo maxilofacial grave, cuerpo extraño en las vías respiratorias o laringoespasmo grave) y si el paciente presenta una amenaza de pérdida de la vía aérea.

TRAUMATISMOS TORÁCICOS

- **Colocación de sonda pleural** (para el hemotórax):
  - > 1500 mL después de la inserción inicial, > 200 mL/h durante 4 h, > 2500 mL/24 h o hemorragia con inestabilidad → todas son indicaciones para **toracotomía en el quirófano** (anterolateral en el lado de la lesión; se mantiene al paciente en decúbito supino).
  - Es necesario drenar toda la sangre (en < 48 h) para prevenir el fibrotórax, la compresión pulmonar, el hemotórax infectado y el empiema.
  - **Hemotórax sin resolver** (hemotórax retenido) tras dos sondas pleurales bien colocadas → Tx: drenaje mediante cirugía torácica videoasistida.
  - Factor de riesgo más importante para el empiema: **hemotórax retenido**.
- **Neumotórax constante** a pesar de dos sondas pleurales bien colocadas. Dx: broncoscopia (se busca un tapón mucoso o una lesión traqueobronquial).
- **Diversas fracturas costales dolorosas**: se toma en consideración el bloqueo nervioso local y la epidural torácica para evitar la rigidez muscular antiálgica y la hipoxia (sobre todo en los adultos mayores; también previene la atelectasia y la neumonía).
- **Herida aspirativa del tórax** (neumotórax abierto):
  - Para que sea de importancia, tiene que representar al menos ⅔ del diámetro de la tráquea.
  - Se cubre la herida con un apósito con un apósito en tres lados → previene el desarrollo de neumotórax a tensión y, al mismo tiempo, permite que el pulmón se expanda con la inspiración.
- **Tórax inestable**: ≥ 2 costillas consecutivas rotas en ≥ 2 sitios → causa movimiento paradójico.

- **Contusión pulmonar** subyacente: mayor afectación pulmonar (causa de la hipoxia).
- Tx: control del dolor (se considerar la epidural), presión positiva binivel (intubación si es grave) y se toma en cuenta la estabilización de las costillas.
- **Contusión pulmonar**: muy sensible a la sobrecarga de líquidos; se requiere uso prudente de líquidos/diuréticos luego del período de reanimación para prevenir una mayor disfunción pulmonar.
  - El deterioro de la gasometría y de las opacidades pulmonares se puede producir hasta 48 h después del traumatismo inicial.
- **Lesión traqueobronquial**:
  - Más frecuente con un traumatismo contuso.
  - Sx: fuga grande y continua de aire; neumomediastino grande, neumotórax persistente y enfisema subcutáneo.
  - El paciente puede tener una oxigenación peor tras la colocación de la sonda pleural.
  - Es uno de los pocos casos donde puede estar indicado pinzar la sonda pleural.
  - Las lesiones bronquiales son más frecuentes en el lado **derecho**.
  - Puede ser necesario **intubar** al paciente por el lado sin afectación.
  - Dx: broncoscopia (el 90% se encuentran a menos de 1 cm de la carina).
  - Tx: se repara si hay fuga grande de aire y deterioro respiratorio, después de 2 semanas de filtración de aire persistente, si no se puede insuflar el pulmón o si la lesión es > ⅓ del diámetro de la tráquea.
  - Se intuba al paciente con una sonda larga de una sola luz hacia el lado sin afectación (se evita la sonda de doble luz, ya que puede empeorar la lesión).
  - **Toracotomía derecha** para las lesiones del tronco principal derecho, la tráquea y las que están proximales al tronco principal izquierdo (se evita la aorta).
  - **Toracotomía izquierda** para las lesiones distales del tronco principal izquierdo (lesión rara).
  - Si se observan **burbujas** en el corazón después de una toracotomía, es probable que sea una **embolia gaseosa** a través de las **venas pulmonares**.
    - También podría ser aire en un catéter intravenoso con un foramen oval permeable.
- **Lesión esofágica**: *véase* la sección «Traumatismos cervicales»; las lesiones esofágicas son las más difíciles de diagnosticar.
- **Diafragma**:
  - Es más probable que las lesiones se produzcan en el lado **izquierdo** y que sean consecuencia de un **traumatismo contuso**.
  - RxT: a través del orificio se observa el **nivel hidroaéreo** en el tórax por la herniación del estómago (el Dx básicamente se puede hacer con la RxT).
  - Abordaje **transabdominal** si es < **1 semana**.
  - Abordaje **torácico** si es > **1 semana** (hay que disecar adherencias en el tórax).
  - Puede ser necesaria una malla de PTFE (Gore-Tex®).

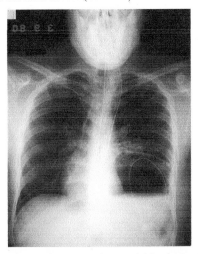

Radiografía torácica que muestra una sonda nasogástrica dentro del tórax izquierdo.

- **Sección transversal de la aorta** (lesión contusa de la aorta):
  - **Signos**: ensanchamiento del mediastino ($\geq$ 8 cm), fracturas de la 1.ª o 2.ª costilla, casquete apical, pérdida de la ventana aortopulmonar y del contorno aórtico, hemotórax izquierdo, desviación de la tráquea y de la sonda nasogástrica hacia la derecha, fractura del esternón o de la escápula, hematoma del plexo torácico y fractura de la columna torácica.
  - Con frecuencia, el **desgarro** se produce en la **aorta torácica descendente proximal** a nivel del **ligamento arterioso** (justo distal al origen de la arteria subclavia izquierda).
    - Otras zonas: cerca de la válvula aórtica y en el sitio donde la aorta atraviesa el diafragma.
  - Debida al cizallamiento por **desaceleración abrupta** (p. ej., accidente de tránsito o caída).
  - Si el paciente llega vivo al hospital, la **adventicia** contuvo la hemorragia (hematoma; se considera sección transversal parcial), aunque esta se puede romper, lo que lleva al desangramiento.
  - La RxT es normal en el 5% de los pacientes con desgarros aórticos (se necesita tener un alto índice de sospecha): se hace una evaluación de la aorta si el mecanismo patogénico es considerable (p. ej., un golpe en la cabeza durante un accidente de tránsito a más de 72 km/h, una caída a más de 4.5 m u otras lesiones graves por desaceleración).
  - Dx: angiografía por TC de tórax.
  - Tx inicial: se mantiene la presión arterial entre **100 y 120 mmHg** (administrar esmolol en caso de hipertensión; después, nitroprusiato de sodio) hasta la reparación definitiva.
  - **Es importante que primero se identifiquen y se traten _otras_ lesiones potencialmente mortales** → (p. ej., paciente con LPD positivo, fractura de pelvis con choque o hemorragia craneal considerable); todo esto se aborda _antes_ que la sección transversal de la aorta.
  - Abordaje quirúrgico: se coloca un **endoinjerto recubierto** (solo en las secciones transversales distales); si falla, **se requiere una toracotomía izquierda y la reparación abierta** mediante derivación (_bypass_) parcial del hemicardio izquierdo.
  - La hemorragia intracerebral considerable es una contraindicación para la reparación abierta.
  - **Isquemia de la mano izquierda** tras la colocación de un endoinjerto (es decir, el injerto cubría la arteria subclavia izquierda). Tx: **derivación de la carótida a la subclavia.**
- **Abordaje de lesiones específicas:**
  - **Esternotomía media**: en caso de lesión de aorta ascendente, tronco braquiocefálico, arteria subclavia derecha proximal, vena braquiocefálica, carótida común izquierda proximal, arteria subclavia izquierda proximal (se practica la incisión en trampilla a través del 2.° espacio intercostal izquierdo).
    - La **vena braquiocefálica** cubre el origen del arco vascular.
  - **Toracotomía izquierda**: para lesiones de arteria subclavia izquierda distal y aorta descendente.
  - **Arteria subclavia derecha distal**: incisión medioclavicular y resección de la clavícula medial.
- **Contusión miocárdica** (lesión cardíaca contusa). Mayor factor de riesgo: **fractura del esternón.**
  - La taquicardia y la fibrilación ventricular son las causas más frecuentes de muerte; el riesgo es mayor durante las primeras 24 h.
  - Dx: ECG y troponinas.
  - **Taquicardia supraventricular** (TSV; taquicardia sinusal): es la arritmia más frecuente en estos pacientes.
  - Un **ECG normal** y una **troponina sin alteraciones** descartan la lesión.
  - Si hay **anomalías electrocardiográficas**, la **troponina es atípica** o el **paciente está inestable** a pesar de las pruebas diagnósticas de traumatología, se requiere una **ecocardiografía.**
  - La **telemonitorización** es necesaria durante 24 a 48 h.
- **Broncoaspiración**: puede que la RxT no arroje hallazgos de forma inmediata.
- **Lesión torácica penetrante**: si el paciente está **estable**, se comienza con una **RxT** (se coloca una sonda pleural en el lado de la lesión para detectar un posible neumotórax o hemotórax).
  - **Lesiones penetrantes de la «caja cardíaca»**: los bordes son las clavículas, la xifoides y los pezones.
  - Se requiere ventana pericárdica, broncoscopia, esofagoscopia y trago de bario.
  - Posible angiografía en caso de lesiones torácicas superiores o de la zona I baja del cuello.
  - **Herida torácica penetrante fuera de la «caja cardíaca»** sin neumotórax ni hemotórax:
    - Si el paciente requiere intubación, es necesario colocar una sonda pleural.
    - Si no, se continúa con las RxT sucesivas del paciente.
  - **Ventana pericárdica**: si se encuentra sangre, se necesita realizar una **esternotomía media** para solucionar una posible lesión del corazón o los grandes vasos; se coloca un drenaje pericárdico.

- **Lesiones penetrantes anteromediales a la línea axilar media y por debajo de los pezones**:
  - Se requiere una laparotomía o una laparoscopia.
  - Según el sitio exacto, también puede ser necesario hacer la evaluación de una **lesión penetrante en la «caja cardíaca»**.
- Algunos autores están usando los estudios FAST del pericardio en lugar de la ventana pericárdica para las lesiones en la «caja cardíaca».
- **Causas traumáticas de choque cardiógeno**: taponamiento cardíaco, contusión cardíaca y neumotórax a tensión.
- **Neumotórax a tensión** (el efecto unidireccional de la válvula ocasiona el ingreso de aire y la acumulación de presión):
  - Sx: hipotensión, taquicardia, ↑ de la presión en las vías respiratorias, ↓ ruidos respiratorios, venas abultadas en el cuello y desplazamiento traqueal.
  - Con la intubación, la presión arterial puede empeorar.
  - Durante la laparotomía es posible observar el diafragma abultado.
  - Daño cardíaco secundario a ↓ del retorno venoso a la aurícula derecha (compresión de la VCI y la VCS).
  - Tx: sonda pleural (si no se dispone de una, como alternativa, se lleva a cabo la descompresión con aguja a través del 2.º espacio intercostal).
- **Fracturas de esternón**: estos pacientes tienen un alto riesgo de **contusión cardíaca**.
- **Fracturas de la 1.ª y la 2.ª costillas**: alto riesgo de sección transversal de la aorta.

TRAUMATISMOS PÉLVICOS

- Las fracturas de la pelvis pueden ser una fuente importante de **pérdida de sangre**.
- Si el paciente está hemodinámicamente inestable con una fractura de pelvis, tanto el LPD como la RxT son negativos y carece de otros signos de pérdida de sangre o motivos de choque →
  - Se estabiliza la pelvis (fijador en «C», fijador externo o inmovilización con sábana) y se deriva a angiografía para **embolización**.
  - Si el paciente está inestable, algunos grupos van al quirófano para un **taponamiento preperitoneal** y, después, a angiografía.
- Estos pacientes tienen un alto riesgo de **lesiones genitourinarias** y **rectales**.
- **Fracturas anteriores de pelvis**: mayor probabilidad de hemorragia venosa; origen más frecuente de hemorragia (plexo venoso pélvico); la fijación de la pelvis permitirá el taponamiento de la mayor parte de la hemorragia venosa pélvica.
- **Fracturas posteriores de pelvis**: mayor probabilidad de hemorragia arterial.
- Posiblemente se requiera una **colostomía de derivación** en las fracturas de pelvis expuestas con desgarros rectales y en las laceraciones perineales.
- Existe la posibilidad de que la reparación de la fractura de pelvis en sí se tenga que retrasar hasta que se reparen otras lesiones asociadas.
- **Hematomas pélvicos por lesiones penetrantes intraoperatorias**: se abren (para estos casos, algunos autores sugieren derivar a angiografía).

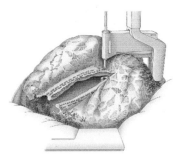

Tractotomía pulmonar. La división del parénquima pulmonar entre las líneas de grapas adyacentes permite un rápido acceso directo a los vasos o a los bronquios lesionados a lo largo del trayecto de una lesión penetrante.

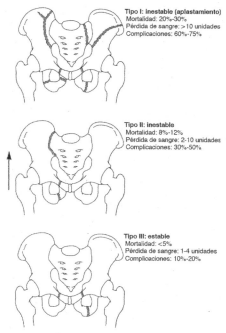

Tipo I: inestable (aplastamiento)
Mortalidad: 20%-30%
Pérdida de sangre: >10 unidades
Complicaciones: 60%-75%

Tipo II: inestable
Mortalidad: 8%-12%
Pérdida de sangre: 2-10 unidades
Complicaciones: 30%-50%

Tipo III: estable
Mortalidad: <5%
Pérdida de sangre: 1-4 unidades
Complicaciones: 10%-20%

Clasificación de las fracturas de pelvis con estabilidad relativa, tasas de mortalidad y pérdida de sangre.

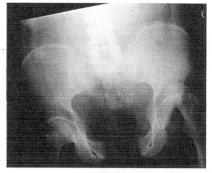

Diástasis púbica amplia, característica de la pelvis horizontalmente inestable en «libro abierto» (de tipo B), con fractura de cabeza femoral y luxación de cadera asociadas.

- **Hematomas pélvicos por lesión contusa intraoperatoria**: no se tratan; si se extienden o el paciente está inestable → estabilizar la fractura de pelvis, taponar la pelvis si están en quirófano y derivar a angiografía para **embolización**; si se realiza empaquetamiento, se desempaqueta al paciente tras 24 a 48 h una vez que está estable.
- Los traumatismos de pelvis graves exigen una rectoscopia y una cistouretrografía retrógrada para buscar lesiones; en las mujeres también es necesario un tacto vaginal.
- Fractura aislada del anillo pélvico anterior con desplazamiento mínimo del sacroilíaco. Tx: carga del peso corporal según la tolerancia.
- Lesión que se asocia con más frecuencia a la fractura de la pelvis: **traumatismo craneoencefálico**.

TRAUMATISMOS DUODENALES

- Por lo regular son causados por un traumatismo contuso (aplastamiento o lesión por desaceleración).
- Los niños pueden presentar un hematoma duodenal por un traumatismo causado por el manubrio de la bicicleta.
- **2.ª porción del duodeno** (porción descendente, cerca de la ampolla de Vater): sitio más frecuente de lesión.
- También se pueden producir desgarros cerca del ligamento de Treitz.
- El 80% de las lesiones que exigen cirugía se pueden tratar con **desbridamiento** y **cierre primario** (o anastomosis primaria); la circunferencia intestinal residual debe ser ≥ 50% de lo habitual.
- La **resección de segmentos** con cierre primario terminoterminal es posible con **todos los segmentos** *excepto* con la **segunda porción del duodeno**.
- Estos pacientes tienen un 25% de mortalidad por **choque** asociado.
- Las **fístulas** son la principal fuente de morbilidad.
- **Hematomas duodenales intraoperatorios** (≥ 2 cm se consideran de importancia; por lo general, situados en la tercera porción del duodeno que recubre la columna vertebral en las lesiones contusas): es necesario abrirlos tanto en las lesiones contusas como en las penetrantes.
- **Hematomas duodenales en la TC** (o no detectados en la TC inicial):
  - Se pueden presentar con la **obstrucción alta del intestino delgado** de 12 a 72 h después de la lesión.
  - El estudio GI superior mostrará un aspecto de «**monedas apiladas**» o de «**resorte**» (se verifica que no hay extravasación de contraste).
  - Tx: **conservador** (sonda nasogástrica y alimentación parenteral total [APT]). Se resuelve al 90% en 2 a 3 semanas (el hematoma se reabsorbe).

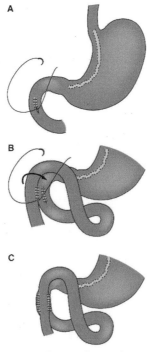

Parche seroso yeyunal.

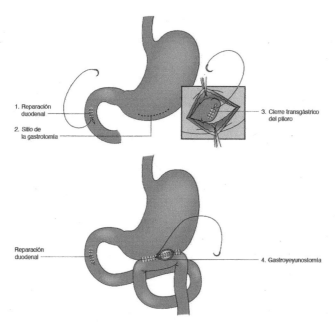

1. Reparación duodenal
2. Sitio de la gastrotomía
3. Cierre transgástrico del píloro
Reparación duodenal
4. Gastroyeyunostomía

Gastroyeyunostomía y exclusión del píloro para una lesión duodenal compleja.

- Si durante la laparotomía se sospecha una lesión duodenal, del aparato biliar o del páncreas, se efectúa la **maniobra de Kocher** y **se abre la transcavidad de los epiplones** a través del epiplón; se verifica si hay <u>hematoma</u>, <u>bilis</u>, <u>jugos gástricos</u> y <u>esteatonecrosis</u> → de ser así, es necesario inspeccionar todo el duodeno (también hay que ver si hay lesión del páncreas/aparato biliar).
- **Dx ante la sospecha de lesión duodenal**: en un principio, TC abdominal con contraste. El mejor es la serie esofagogastroduodenal con contraste. La TC puede mostrar engrosamiento de la pared intestinal, hematoma, aire libre, fuga de contraste o líquido/aire retroperitoneal.
  - Si la TC lleva a sospechar una lesión, pero no permite hacer un diagnóstico, se puede repetir en 8 a 12 h para ver si los signos empeoran.
  - **Aire libre intraperitoneal** o **fuga de contraste**. Tx: dirigirse al quirófano.
- Tx: se procura la **reparación primaria** o la **anastomosis**; puede ser necesario practicar una derivación mediante <u>exclusión del píloro</u> y <u>gastroyeyunostomía</u> para permitir la cicatrización. Se coloca una yeyunostomía de alimentación distal y, posiblemente, una sonda de yeyunostomía de drenaje proximal que se inserte de nuevo en el sitio de la lesión duodenal. **Se colocan drenajes**.
  - Si la lesión está en la **segunda porción del duodeno** y no se puede hacer la reparación primaria:
    - Se coloca un **parche seroso yeyunal** sobre el orificio; posiblemente se requiera un procedimiento de Whipple en el futuro.
    - Son necesarias la exclusión del píloro y la gastroyeyunostomía.
    - Se considera la yeyunostomía de alimentación y de drenaje; se mantienen los drenajes.
    - El procedimiento de Whipple traumatológico rara vez, o nunca, está indicado (mortalidad muy elevada).
  - **Drenajes**: se retiran cuando el paciente tolere la dieta sin que aumente el gasto.
  - **Fístulas**: a menudo se cierran con el tiempo; Tx: reposo intestinal, APT, octreotida y Tx conservador durante 4 a 6 semanas.

TRAUMATISMOS DEL INTESTINO DELGADO

- Órgano lesionado con mayor frecuencia con heridas penetrantes (algunas publicaciones dicen que es el hígado).
- Si se asocian a un traumatismo contuso, estas lesiones pueden ser difíciles de diagnosticar de forma temprana.

- **Líquido libre** y <u>ninguna</u> lesión en los órganos sólidos: se considera una lesión de las vísceras huecas hasta que se demuestre lo contrario.
- **Lesiones inadvertidas del intestino delgado:**
  - La TC abdominal que muestra **líquido intraabdominal no asociado a una lesión de los órganos sólidos, engrosamiento de la pared intestinal** o **hematoma mesentérico** es indicativa de una lesión.
  - **Se necesita una observación estrecha y, posiblemente, repetir la TC abdominal** después de un plazo aproximado de 8 a 12 h para verificar que los signos no están empeorando.
  - Es necesario verificar que los pacientes con estos signos no concluyentes pueden **tolerar la dieta antes del alta.**
- **Laceraciones pequeñas** → se reparan **de manera transversal** (se evita la **estenosis**).
- **Laceraciones grandes** (> **50% de la circunferencia intestinal** o diámetro luminal < ⅓ de lo habitual) o si el intestino está desvascularizado → se efectúa la resección y la anastomosis.
- **Varias laceraciones cercanas:** solo se reseca ese segmento.
- **Hematomas mesentéricos** intraoperatorios: se abren si se expanden o son grandes (> 2 cm).
- **Si se hace una cirugía de control de daños:** solo engrapar y resecar el intestino _sin_ anastomosis.

TRAUMATISMOS COLÓNICOS (EN ESTE CASO EL COLON SIGMOIDE SE CONSIDERA COLON IZQUIERDO)

- Están más asociados a las lesiones **penetrantes.**
- Lesiones de **colon derecho** y **transverso.** Tx: _1)_ reparación primaria _o 2)_ resección y anastomosis (para <u>lesiones destructivas</u> [es decir, > 50% de circunferencia o asociadas a desvascularización considerable del colon]); básicamente todas se tratan como lesiones del intestino delgado.
  - La derivación _no es necesaria para las lesiones de colon derecho y transverso._
- **Colon izquierdo:** _realizar la **reparación primaria <u>sin derivación</u>** para todas las lesiones si afectan < 50% de la circunferencia y no se asocian a devascularización del colon (Tx para <u>la mayoría</u> de los casos)._
  - Si se efectúa una **colectomía izquierda** (es decir, para las lesiones <u>destructivas</u> [> 50% de circunferencia o con desvascularización del colon]), la _ileostomía deritavita_ está indicada para tratar la **contaminación macroscópica** (p. ej., peritonitis), cuando han transcurrido ≥ **6 h** entre la lesión y la reparación, hay **enfermedades asociadas** considerables _o_ se han administrado ≥ **6 unidades de CE.**
  - Si el paciente está en **estado de choque** y no se puede realizar la reparación primaria → solo se realiza la **colostomía terminal** y se deja la **bolsa de Hartmann** después de la resección (se evita la anastomosis del lado izquierdo en un paciente enfermo y se derivan las heces).
- **Hematomas paracolónicos** <u>intraoperatorios</u>: <u>se abren</u> tanto los contusos como los penetrantes.

TRAUMATISMOS RECTALES

- Están más asociados a las lesiones **penetrantes.**
- Lesiones **intraperitoneales:**
  - _Se hace la reparación primaria <u>sin derivación</u> para todas las lesiones si no son destructivas (< 50% de circunferencia y <u>no</u> se asocian a desvascularización). Tx para <u>la mayoría</u>._
  - Si se efectúa la **resección anterior baja** (RAB) (es decir, para lesiones destructivas [> 50% de circunferencia o con desvascularización rectal]), _<u>siempre está indicada</u>_ una colostomía _derivativa en asa (diferente de la mencionada antes)_; si el paciente se encuentra en **estado de choque,** solo madure la _colostomía terminal._
- Lesiones **extraperitoneales:**
  - _Rectal **alta** (⅓ proximal): la **reparación primaria** es habitual (**laparotomía** y movilización del recto); si se necesita una RAB, se coloca una colostomía derivativa en asa (se sigue la vía RAB)._
  - _Rectal **media** (⅓ medio): a menudo es inaccesible dada su ubicación (muy baja para la laparotomía y muy alta para la reparación transanal); si la reparación no es viable con facilidad, hay un daño extenso o si no se puede encontrar → **<u>solo se realiza colostomía terminal</u>** (<u>no</u> RAB); esta área cicatriza después de 6 a 8 semanas, momento en el que se desmantela la colostomía._
  - _Rectal **baja** (⅓ distal): la mayoría se repara **de forma primaria** con un **abordaje transanal;** si la reparación no es viable con facilidad, hay daño extenso o si no se puede encontrar → **<u>solo se madura una colostomía terminal</u>** (<u>no</u> RAB)._
- En general, <u>no</u> se recomiendan los drenajes presacros ni el lavado rectal.

TRAUMATISMOS HEPÁTICOS

- Lesión de órgano más frecuente en los casos de traumatismos abdominales cerrados (algunos textos mencionan que es el bazo).
- Rara vez es necesaria una lobectomía.
- **Arteria hepática común**: se puede ligar con las arterias colaterales a través de la arteria gastro-duodenal.
- La **maniobra de Pringle** (pinzamiento de la **tríada portal**) no detiene la hemorragia de las **venas hepáticas** o de la **VCI retrohepática**.
- **Empaquetamiento perihepático de control de daños**: si el paciente se vuelve inestable en el quiró-fano y la lesión no es fácil de reparar, es posible empaquetar las lesiones hepáticas penetrantes graves (p. ej., lesión retrohepática de la VCI). Se deriva al paciente a la UCI y se le reanima y estabiliza. Vivir para luchar otro día.
- **Derivación atriocava**: para las lesiones retrohepáticas de la VCI, permite su control mientras se realiza la reparación.
- **Hematomas intraoperatorios de la tríada portal**: se deben explorar.
- **Hematomas subcapsulares intraoperatorios contenidos**: no se tratan.
- **Lesión del colédoco** (maniobra de Kocher y disección de la tríada portal):
  - < 50% de la circunferencia: **reparación sobre la endoprótesis**.
  - > 50% de la circunferencia o lesión compleja: se realiza una **coledocoyeyunostomía**.
  - Posiblemente se requiera una colangiografía intraoperatoria para caracterizar la lesión de forma adecuada.
  - El 10% de las anastomosis del colédoco tienen fuga, por lo que se colocan drenajes intraoperatorios.
- **Lesión de la vena porta**: se requiere su reparación (venorrafia lateral).
  - Puede ser necesario atravesar el páncreas para llegar a la lesión en la vena porta.
  - Con esa maniobra se necesitará realizar una **pancreatectomía distal**.
  - La ligadura de la vena porta se asocia a una mortalidad del 50%.
- **Injerto de epiplón**: se puede colocar durante una laceración hepática para evitar la hemorragia e impedir la filtración biliar.
- Se mantienen los **drenajes** con las **lesiones hepáticas**.
- Los **pacientes inestables** (PAS < 90 a pesar de 2 L de LR) con lesiones hepáticas contusas deben **ir al quirófano** (es posible que más tarde necesiten una angioembolización).

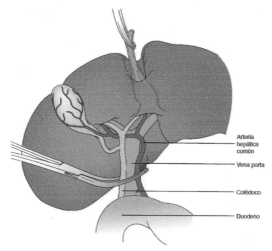

Arteria
hepática
común

Vena porta

Colédoco

Duodeno

Maniobra de Pringle con compresión de las estructuras de la tríada portal mediante una pinza vascular atraumática para el control del flujo de entrada hepático. Si es posible, los tiempos de pinzamiento se deben limitar a intervalos de 15 a 20 min.

- **Tx no quirúrgico** de las lesiones **contusas del hígado** (solo en los pacientes **estables**):
  - Si el paciente se vuelve **inestable** (PAS < 90) o **responde de forma transitoria** a pesar de una reanimación intensiva que incluya ≥ **4 unidades** de CE o si necesita ≥ **4 unidades** de CE para mantener el Hto > 25 → **ir al quirófano** (si está inestable) *o* llevar a cabo la **angioembolización** (si responde de manera transitoria).
  - **Extravasación activa de contraste** (fuga) o **seudoaneurisma** en la TC y el paciente está **estable o responde de forma transitoria** → **angioembolización**.
  - El Tx no quirúrgico exige que el paciente esté en reposo en cama durante **5 días**.
  - Cuanto más alto sea el grado de la lesión, mayor será la necesidad de cirugía (el más alto es el **grado VI**: avulsión hepática, probablemente incompatible con la vida).

TRAUMATISMOS ESPLÉNICOS

- Cicatrización total después de 6 semanas.
- Mayor riesgo de septicemia tras la esplenectomía a los **2 años**.
- Se necesita aplicar las vacunas contra neumococo, meningococo y *H. influenzae* 2 semanas después de la esplenectomía.
- El umbral para la esplenectomía en los **niños** es alto (es infrecuente tener que extirpar el bazo en estos pacientes).
- El rescate del bazo se asocia a un incremento de las transfusiones.
- **Hematomas subcapsulares intraoperatorios**: no se tratan.
- **Pacientes inestables** (PAS < 90 a pesar de 2 L de LR) con lesiones contusas del bazo → **derivar a quirófano para una esplenectomía**.
- **Tx no quirúrgico** de las lesiones **contusas del bazo** (solo en **pacientes estables**):
  - Si el paciente se vuelve **inestable** (PAS < 90) o **responde de forma transitoria** a pesar de una reanimación intensiva que incluya ≥ **2 unidades** de CE o si necesita ≥ **2 unidades** de CE para mantener el Hto > 25 → **derivar al quirófano** (si está inestable) *o* llevar a cabo la **angioembolización** (si responde de manera transitoria).
  - **Extravasación activa de contraste** (fuga), **seudoaneurisma** o **fístula arteriovenosa** en la TC y el paciente está **estable** o **responde de forma transitoria** → **angioembolización**.
  - El Tx no quirúrgico exige que el paciente esté en reposo en cama durante **5 días**.
  - Cuanto más alto sea el grado de la lesión, mayor será la necesidad de una cirugía (el más alto es el **grado V**: bazo totalmente destrozado o alteración hiliar completa, la cual desvasculariza el bazo).

TRAUMATISMOS PANCREÁTICOS

- **Lesión penetrante**: representa el 80% de todas las lesiones de páncreas.
- **Lesión contusa**: puede producir fracturas del conducto pancreático, que por lo general son perpendiculares al conducto.
  - Son las **lesiones no detectadas** más frecuentes en los traumatismos contusos.
- Por lo regular, el edema o la necrosis de la grasa peripancreática son indicativos de lesión.
- Puede haber una lesión asociada del duodeno.
- **Contusión del páncreas**: no se trata si el paciente está estable; se colocan drenajes si está en el quirófano.
- El 80% de las lesiones se tratan solo con drenaje.
- La preocupación principal es averiguar si el **conducto pancreático** está afectado.
- **Lesión del conducto pancreático distal**: pancreatectomía distal; puede abarcar hasta el 80% de la glándula.
- **Lesión del conducto de la cabeza del páncreas que no es reparable**: solo se colocan drenajes (*no* realizar el procedimiento de Whipple traumatológico).
  - Puede ser necesario realizar un procedimiento de Whipple tardío o una posible CPRE con endoprótesis.
- Pancreatectomía de Whipple frente a pancreatectomía distal según la lesión del conducto en relación con la vena mesentérica superior.
- La maniobra de Kocher ayuda a evaluar el páncreas de manera quirúrgica.
- **Se mantienen los drenajes** en caso de lesión del páncreas.

- **Hematoma pancreático** intraoperatorio: se deben abrir tanto los penetrantes como los contusos.
- La **amilasa** constante o en aumento puede indicar una lesión de páncreas no detectada.
- En un principio, la TC no diagnostica correctamente las lesiones de páncreas.
  - Signos tardíos: líquido, edema y necrosis.
- La **CPRE** es útil para detectar las lesiones en los conductos y se puede tratar con una endopró-tesis temporal.

TRAUMATISMOS VASCULARES

- La **reparación vascular** (o derivación vascular) se lleva a cabo _antes_ que la **reparación ortopédica**.
- Pulso deficitario o isquemia distal con una lesión ortopédica → primero se reduce la fractura o la luxación, luego se vuelve a evaluar el pulso y el índice tobillo-brazo (ITB).
- **Signos mayores** de lesión vascular de las extremidades (signos duros):
  - Hemorragia activa
  - Pulso deficitario
  - Hematoma en expansión o pulsátil
  - Isquemia distal
  - Soplo o frémito
    - → **Acudir a quirófano para la exploración por cualquiera de los anteriores** (puede ser nece-saria una angiografía en quirófano para describir la lesión).
- **Signos menores** de lesión vascular de las extremidades (signos blandos):
  - Antecedentes de hemorragia.
  - Hematoma estable/no pulsátil grande.
  - ITB < 0.9.
  - Pulsos desiguales.
    - → **Obtener una angiografía por TC para cualquiera de los anteriores** (angiografía formal si se encuentra una lesión vascular).
- **Lesiones arteriales**: será necesario un injerto invertido de la vena safena si le faltan > **2 cm** al segmento arterial.
  - Se usa la vena de la pierna contralateral al reparar las lesiones arteriales de los miembros inferiores.
  - Se debe considerar la fasciotomía profiláctica para las lesiones de la arteria femoral superfi-cial o poplítea.
  - Sección transversal de una sola arteria en la pantorrilla en un paciente por lo demás sano → ligadura.
- **Lesiones de las venas** que exigen una **reparación** primaria: vena cava, femoral, poplítea, bra-quiocefálica, subclavia y axilar.
  - Si no se puede hacer la reparación o realizar una cirugía de control de daños: simplemente se puede ligar (se considera la **fasciotomía profiláctica** para la ligadura de la vena ilíaca, femoral o poplítea).
  - Cuanto más cerca esté la ligadura de la VCI suprarrenal, mayor será la morbilidad.
  - _Se debe evitar_ la ligadura de la VCI suprarrenal (alto riesgo de insuficiencia renal).
- Se cubre el sitio de la anastomosis con tejido y músculo viables.
- Se plantea la **fasciotomía profiláctica** para cualquier isquemia de más de 4 a 6 h (previene el síndrome compartimental).
- **Síndrome compartimental**: se analiza si la presión compartimental es > 20 mmHg o si la explo-ración clínica sugiere una presión elevada (_véase_ el capítulo 27, «Vascular»).
  - Dolor con la movilización pasiva → parestesias → poiquilotermia → palidez → parálisis → ausencia de pulso (hallazgo tardío).
  - Ocurre con mayor frecuencia después de las fracturas supracondíleas de húmero, fracturas de la tibia, lesiones por aplastamiento, luxaciones de rodilla u otras lesiones que ocasionan una interrupción y el posterior restablecimiento del flujo sanguíneo al cabo de 4 a 6 h.
  - El síndrome compartimental puede causar **rabdomiólisis** e **insuficiencia renal** posterior.
  - Tx: **fasciotomía**.
  - También se puede producir en los pacientes que se encuentran «**colapsados**» debido a una lesión por aplastamiento muscular.

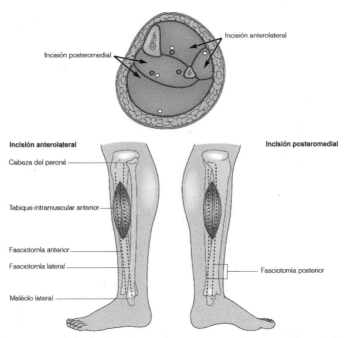

Abordaje quirúrgico de las fasciotomías para los cuatro compartimentos mediante incisiones en las caras mediales y laterales de la pantorrilla.

- **VCI**: reparación primaria si la estenosis residual es < 50% del diámetro de la VCI; en el caso contrario, colocar la vena safena o un injerto sintético.
  - La hemorragia de la VCI se controla mejor con presión proximal y distal, <u>no</u> con pinzas → puede desgarrarla.
  - Se repara la lesión de la pared posterior a través de la pared anterior (puede ser necesario cortar a través de la VCI anterior para llegar a las lesiones de la VCI posterior).
  - Se puede considerar la ligadura en el contexto del control de daños.

TRAUMATISMOS ORTOPÉDICOS

- Puede haber una pérdida de > **2 L de sangre** por **fractura de fémur**.
- Urgencias ortopédicas: fracturas de pelvis en pacientes inestables, lesiones de columna con déficit, fracturas expuestas, luxaciones o fracturas con afectación vascular y síndrome compartimental.
- Fracturas del cuello femoral y luxaciones de cadera: alto riesgo de **necrosis avascular**.
- Fractura de huesos largos o luxaciones con pérdida de pulso (o pulso débil) → reducción urgente de la fractura o la luxación y reevaluación del pulso:
  - Si el paciente no recupera el pulso → llevar al quirófano para una derivación vascular o una reparación (puede ser necesaria la angiografía para caracterizar la lesión).
  - Si el pulso es débil → angiografía por TC.
  - Excepción: en *todas* las *luxaciones de rodilla* se debe realizar una **angiografía formal**, a menos que no haya pulso, en cuyo caso solo habría que ir al quirófano (puede ser necesario hacer una **angiografía** en el quirófano para evaluar la lesión).
  - Las **caídas en posición vertical** se asocian a fracturas del **calcáneo**, **lumbares** y **del antebrazo en su parte distal** (radial o cubital).

Traumatismo ortopédico	Lesión nerviosa/arterial concomitante
MIEMBROS SUPERIORES	
Luxación anterior del hombro	Nervio axilar
Luxación posterior del hombro	Arteria axilar
Fractura proximal del húmero	Nervio axilar
Fractura del tercio medio diafisario del húmero (o fractura en espiral del húmero)	Nervio radial
Fractura distal (supracondílea) del húmero	Arteria humeral
Luxación del codo	Arteria humeral
Fractura distal del radio	Nervio mediano
MIEMBROS INFERIORES	
Luxación anterior de la cadera	Arteria femoral
Luxación posterior de la cadera	Nervio ciático
Fractura distal (supracondílea) del fémur	Arteria poplítea
Luxación posterior de la rodilla	Arteria poplítea
Fractura de cuello del peroné	Nervio ciático poplíteo externo
OTRAS FRACTURAS	
Fractura de hueso temporal o parietal	Hematoma epidural; nervio facial
Fractura maxilofacial	Fractura de columna cervical
Fractura de esternón	Contusión cardíaca
Fractura de la primera o segunda costilla	Sección transversal de la aorta
Fractura de escápula	Contusión pulmonar; sección transversal de la aorta
Fracturas de costillas (lado izquierdo, 8-12)	Laceración del bazo
Fracturas de costillas (lado derecho, 8-12)	Laceración del hígado
Fractura de pelvis	Rotura de vejiga; sección transversal de la uretra

TRAUMATISMOS RENALES

- Causa más frecuente de muerte: traumatismo contuso (a menudo asociado a las fracturas de las costillas inferiores).
- La **hematuria** es el mejor indicador de traumatismo renal.
- Todos los pacientes con hematuria necesitan una TC del abdomen.
- La pielografía i.v. (PIV) puede ser útil si se va inmediatamente al quirófano sin hacer una TC abdominal → identificará la presencia del riñón contralateral funcional, lo cual podría afectar la toma de decisiones intraoperatorias.
- **Vena renal izquierda:** se puede ligar cerca de la VCI; tiene venas **colaterales suprarrenales** y **gonadales**; la vena renal derecha <u>no</u> tiene estas colaterales.
- Estructuras **anteriores → posteriores** del hilio renal: **vena, arteria** y **pelvis** (VAP).
- El 95% de las lesiones se tratan sin cirugía.
- No todas las lesiones por extravasación urinaria exigen una cirugía.
- **Lesiones corticales del riñón.** Tx: reparación primaria.
- **Indicaciones para la cirugía:**
  - **Fase aguda:** hemorragia persistente con inestabilidad.
  - **Después de la fase aguda:** alteración considerable del sistema colector, extravasación urinaria que no se resuelve y hematuria grave.
- Con la exploración, primero se intenta controlar el **hilio vascular**.
- Se colocan **drenajes** intraoperatorios, en especial si el sistema colector está lesionado.
- Se puede usar el **azul de metileno** (administrado por vía i.v.) al final de la intervención para comprobar si hay fuga.
- **Cuando se lleva a cabo una exploración por otra lesión contusa o traumatismo penetrante:**
  - **Lesión renal contusa con hematoma:** no se trata, a menos que la TC o la PIV preoperatorias muestren ausencia de función o extravasación urinaria considerable.
  - **Lesión renal penetrante con hematoma:** se hace una incisión, a menos que la TC o la PIV preoperatorias muestren una buena función sin extravasación urinaria considerable.
- **Traumatismo en el flanco y la PIV (o la TC) no muestra captación en paciente estable.** Tx: angiografía; se puede colocar una endoprótesis si hay un colgajo.

TRAUMATISMOS VESICALES

- La **hematuria** es el mejor indicador de traumatismo de vejiga.
- Sangre en el meato o hematoma en escroto o sacro: sospecha de lesión de la vejiga o la uretra.
- > 95% asociado a **fracturas de la pelvis** (traumatismo contuso).
- Signos y Sx: sangre en el meato, hematoma en el sacro o el escroto.
- Dx: **cistografía** (incluir las imágenes obtenidas después de la evacuación).
- **Rotura extraperitoneal de vejiga**: la cistografía muestra imagen con patrón de estallido de estrella.
  - Tx: Foley durante 7 a 14 días.
- **Rotura intraperitoneal de vejiga**: más probable en niños; la cistografía muestra fuga.
  - Tx: cirugía y reparación del defecto, seguido de sondaje con Foley.

TRAUMATISMOS URETERALES

- Causa más frecuente: lesión penetrante.
- La hematuria es poco fiable → **PIV** de varios disparos y **uretrografía retrógrada** (UGR) son las mejores pruebas.
- Si falta **un gran segmento de la uretra** (> 2 cm) y no se puede llevar a cabo la repermeabilización quirúrgica:
  - **Lesiones del ⅓ superior** y **⅓ medio que no llegan a la vejiga** (por encima del borde pélvico):
    - Se temporizan con **nefrostomía percutánea** (se atan ambos extremos del uréter); más tarde puede venir acompañada de interposición ileal o ureterostomía transuretral.
  - **Lesiones del ⅓ inferior**: reimplantación en la vejiga; se puede necesitar un procedimiento de fijación de la vejiga al psoas.
- Si falta **un pequeño segmento de la uretra** (< 2 cm):
  - **Lesiones del ⅓ superior** y **⅓ medio**: se movilizan los extremos del uréter y se efectúa la **reparación primaria** sobre el catéter de doble «J» (sutura fina y absorbible).
  - **Lesiones del ⅓ inferior**: reimplantación en la vejiga (la anastomosis es más fácil que la reparación primaria).
- La PIV de una sola toma no evalúa los uréteres de forma adecuada.
- Es posible emplear índigo carmín o azul de metileno, ambos por vía i.v., para comprobar si hay fugas.
- La irrigación es medial en los ⅔ superiores del uréter y lateral en el ⅓ inferior.
- **Se mantienen los drenajes** para todas las lesiones ureterales.

TRAUMATISMOS URETRALES

- **Los signos principales son hematuria o sangre en el meato**; próstata flotante (con elevación); hematoma en el escroto o el sacro; por lo general se asocia a las fracturas de la pelvis (traumatismo contuso).
- No realizar sondaje con Foley si se sospecha esta lesión.
- La UGR es la mejor prueba.
- La porción membranosa está en riesgo de una sección transversal.
- **Desgarros importantes**. Tx: **cistostomía suprapúbica** y reparación en 2 a 3 meses (*método más seguro; alta tasa de estenosis e impotencia si se repara de manera temprana*).
- **Pequeños desgarros parciales**. Tx: se puede pasar una sonda uretral a través del sitio del desgarro y se repara en 2 a 3 meses.
- **Traumatismo genital**: se puede producir una fractura en los cuerpos eréctiles por tener relaciones sexuales vigorosas.
  - Es necesario reparar la túnica albugínea y la fascia de Buck.
- **Traumatismo testicular**: se hace una ecografía para ver si la túnica albugínea está afectada y se repara si es necesario.

TRAUMATISMOS DURANTE EL EMBARAZO

- A toda costa, **salvar a la madre** (seguir la vía de reanimación).
- Se gira a la paciente hacia la **izquierda** para quitar la presión de la VCI.
- Las pacientes embarazadas pueden tener una pérdida de volumen sanguíneo total de hasta la tercera parte sin mostrar signos.

- Se determina el estado del embarazo según la **altura uterina** (20 cm = 20 semanas = ombligo).
- Se coloca un **monitor fetal** si el embarazo tiene ≥ **24 semanas** de gestación.
- Se intenta evitar realizar una TC en los primeros meses de embarazo. Si hay un riesgo potencialmente mortal y si es necesario, se lleva a cabo la TC.
- La ecografía (estudio FAST) tiene un papel en las pacientes embarazadas.
- Se comprueba si hay flujo vaginal: sangre y amnios; se verifica si hay borramiento, dilatación y la posición fetal.
- **Indicadores de madurez fetal.** Cociente lecitina:esfingomielina > 2:1; **fosfatidilcolina** positiva en el líquido amniótico.
- **Desprendimiento de la placenta**: > 50% tiene como resultado una tasa de mortalidad fetal de alrededor del 100%.
    - > 50% de los desprendimientos de placenta traumáticos ocasionan la muerte del feto.
    - Signos de desprendimiento: sensibilidad uterina, contracciones y FC del feto < 120.
    - Puede ser causado por un **choque** (mecanismo más frecuente) o por **fuerzas mecánicas**.
    - **Prueba de Kleihauer-Betke**: busca células sanguíneas fetales en la circulación materna (hemorragia fetomaterna); si es positiva, administrar **vacuna de inmunoglobulina humana anti-D** si la madre es Rh negativa.
- **Rotura uterina**: se produce con mayor frecuencia en el fondo posterior.
    - Si ocurre después del parto, la reanimación intensiva, incluso en caso de choque, conduce al mejor resultado. El útero acabará cerrándose después del parto; hasta ese momento, solo se hace una reanimación intensiva (líquidos y sangre).
- **Indicaciones para la cesárea durante la laparotomía exploradora por traumatismo**:
    - Choque materno constante o lesiones graves y embarazo próximo a término (> 34 semanas).
    - Embarazo que pone en peligro la vida de la madre (hemorragia o CID).
    - Limitación mecánica en una lesión vascular potencialmente mortal.
    - El riesgo de sufrimiento fetal supera el riesgo de inmadurez.
    - Traumatismo intrauterino directo.

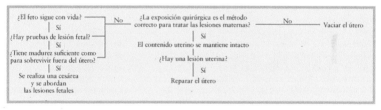

Evaluación del útero gestante durante la laparotomía.

Tratamiento de los hematomas intraoperatorios		
Hematoma (≥ 2 cm se considera importante)	**Traumatismo penetrante**	**Traumatismo contuso**
Pélvico	Abrir	No se trata
Mesocólico	Abrir	Abrir
Tríada portal	Abrir	Abrir
Retrohepático	No se trata si está estable	No se trata
De la línea media supramesocólica	Abrir	Abrir
De la línea media inframesocólica	Abrir	Abrir
Pericolónico	Abrir	Abrir
Perirrenal	Abrir[a]	No se trata[b]

[a] A menos que la TC o la PIV preoperatorias no muestren una lesión.
[b] A menos que la TC o la PIV preoperatorias muestren una lesión.

Zonas retroperitoneales y gestión intraoperatoria		
Zona	Sitio	Lesiones asociadas
1	Retroperitoneo central	Lesión vascular pancreatoduodenal o abdominal considerable (los hematomas se abren en estas zonas para los traumatismos tanto penetrantes como contusos).
2	Flanco o zona perirrenal	Lesiones de las vías genitourinarias o del colon (los hematomas se abren si es un traumatismo penetrante; por lo general, no se tratan si es uno contuso, a menos que sea un hematoma en expansión o pulsátil).
3	Pelvis	Fracturas de pelvis, lesiones de los vasos ilíacos, rectales o urológicas (los hematomas se abren si es un traumatismo penetrante; no se tratan si es uno contuso: la angioembolización puede ser necesaria).

OTROS TEMAS

- Los pacientes con heridas penetrantes necesitan una vacuna antitetánica.
- **Drenajes**: los drenajes se mantienen con lesiones del páncreas, hígado, sistema biliar, urinarias y duodenales.
- **Mordeduras de serpiente** (los Sx dependen de la especie): pueden ocasionar choque, bradicardia y arritmias. Tx: se estabiliza al paciente, antitoxinas (diferentes tipos para cada especie; p. ej., víbora de cascabel o coralillo) y vacuna antitetánica.
- **Picaduras de abejas**: en los EE.UU. matan a muchas más personas que las mordeduras de serpiente debido a la anafilaxia; Sx: sibilancias, exantema e hipotensión (choque vasomotor); Tx para la anafilaxia: epinefrina (EpiPen®).
- **Picaduras de araña viuda negra**. Sx: náuseas, vómitos y calambres musculares; Tx: gluconato de calcio por vía i.v. y relajantes musculares.
- **Picaduras de araña reclusa parda**. Sx: úlceras cutáneas con centro necrótico y eritema circundante; Tx: dapsona; puede ser necesario un injerto de piel, pero se espera al menos una semana para ver el alcance total del daño.
- **Mordeduras de animales silvestres**: se necesita realizar la profilaxis antirrábica a menos que el animal se pueda encontrar y matar para analizar su cerebro.
- **Mordeduras humanas**: pueden requerir irrigación y desbridamiento exhaustivos.
- **Hipotermia**. Mejor Tx inicial: conducción de aire caliente (equipo Bair Hugger®); también se administran líquidos calientes por vía i.v.; no se detiene la RCP hasta que esté caliente o muerto.
- **Lesiones por electricidad**: riesgo de rabdomiólisis y síndrome compartimental.
  - Todas necesitan reanimación por volumen.
  - Otras lesiones: fractura de los órganos sólidos, rotura de las vísceras huecas, tetraplejía y cataratas.
  - Causa más frecuente de muerte inmediata: **paro cardíaco** por la fibrilación ventricular.

16 Cuidados intensivos

SISTEMA CARDIOVASCULAR

Valores habituales

Parámetro	Valor
Gasto cardíaco (GC) (L/min)	4-8
Índice cardíaco (IC) (L/min)	2.5-4
Resistencia vascular sistémica (RVS; poscarga)	1100 ± 300
Presión capilar pulmonar (presión de enclavamiento)	11 ± 4
Presión venosa central (PVC)	7 ± 2
Presión arterial pulmonar (PAP)	$25/10 \pm 5$
Saturación venosa mixta de oxígeno (SvO_2)	75 ± 5

- GC = volumen sistólico × frecuencia cardíaca.
- PAM = GC × RVS; IC = GC/superficie corporal.
- El riñón recibe el 25% del GC, el cerebro el 15% y el corazón el 5%.
- El **rendimiento cardíaco** (ventrículo izquierdo) está determinado por la **precarga**, la **poscarga**, la **contractilidad** y la **FC**.
- **Precarga**: relacionada de manera lineal con la presión diastólica final del ventrículo izquierdo (PDFVI); **presión de enclavamiento** = **precarga** = **PDFVI** (la PDFVI es un sustituto del **volumen** diastólico final del VI).

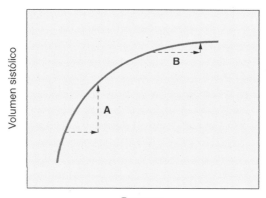

Precarga

Se muestra el concepto de volumen sistólico reclutable por la precarga. Si el ventrículo se encuentra en la parte empinada de la curva de Starling (**A**), un incremento de la precarga ocasionará un aumento considerable del volumen sistólico. Por el contrario, en la parte más plana de la curva (**B**), el volumen sistólico se eleva muy poco, si es que lo hace, con el mismo incremento en la precarga. Los índices dinámicos del volumen sistólico reclutable por precarga son más precisos que los índices estables para la identificación del punto en el que se encuentra el paciente en esta curva en cualquier momento.

- **Poscarga**: resistencia a la contracción de los ventrículos (**RVS**).
- **Contractilidad**: fuerza de contracción.
- El **volumen sistólico** está determinado por el volumen diastólico final del ventrículo izquierdo (VDFVI), la contractilidad y la poscarga.
  - Volumen sistólico = VDFVI – volumen sistólico final del ventrículo izquierdo.

- **Fracción de eyección** = volumen sistólico/VDFVI.
- **Volumen telediastólico** (VTD): está determinado por la precarga y la distensibilidad del ventrículo.
- **Volumen telesistólico** (VTS): está determinado por la contractilidad y la poscarga.
- El GC se incrementa con la FC hasta 120 a 150 latidos/min; después, empieza a descender debido a la **disminución del tiempo de llenado diastólico**.
- **Sístole o «patada» auricular**: representa el 20% del VDFVI.
- **Efecto de Anrep**: incremento automático de la **contractilidad** secundario al ↑ de la **poscarga**.
- **Efecto de Bowditch**: incremento automático de la **contractilidad** secundario al ↑ de la **FC**.
- **Contenido arterial de O_2** (CaO_2) = Hb × 1.34 × saturación de O_2 + (Po_2 × 0.003).
- **Suministro de O_2** = GC × contenido arterial de O_2 (CaO_2) × 10.
- **Consumo de O_2** (VO_2) = GC × (CaO_2 – CvO_2); CvO_2 = contenido venoso de O_2.
  - El cociente habitual entre el suministro y el consumo de O_2 es de 4:1. El GC se incrementa con el fin de mantener constante este cociente.
  - El consumo de O_2 suele ser <u>independiente del suministro</u> (el consumo no cambia hasta que se alcanzan cantidades bajas de suministro).
- Causas de la **desviación a la derecha** de la **curva de disociación oxígeno-Hb** (incremento de la descarga de O_2): ↑ CO_2 (efecto de Bohr), ↑ temperatura, ↑ producción de ATP, ↑ producción de 2,3-DPG o ↓ pH.
  - Lo contrario ocasiona una desviación a la izquierda (incremento de la fijación de O_2).
  - P50 habitual (O_2 al que se satura el 50% de los receptores de O_2) = 27 mmHg.
- ↑ **Svo2** (saturación de la sangre venosa, por lo general del 75% ± 5%; se utiliza en algunos catéteres de Swan-Ganz): se presenta con ↑ derivación de la sangre o ↓ extracción de O_2 (p. ej., septicemia, cirrosis, toxicidad por cianuro, O_2 hiperbárico, hipotermia, parálisis y coma).
- ↓ **Svo2**: se produce ante ↑ extracción de O_2 (p. ej., hipertermia maligna, fiebre y convulsiones) o ↓ administración de O_2 (p. ej., ↓ saturación de O_2, ↓ GC y ↓ Hb).
- **Presión de enclavamiento**: es posible que se vea afectada por la hipertensión pulmonar, la estenosis mitral, la regurgitación mitral, la PEEP elevada y la mala distensibilidad del VI.
- **Catéter de Swan-Ganz**: se debe colocar en la **zona III** (pulmón inferior; tiene menos influencia respiratoria en la presión de enclavamiento).
  - **Hemoptisis después de limpiar el catéter de Swan-Ganz**: se incrementa la PEEP, lo que creará el taponamiento de la hemorragia de la arteria pulmonar y se intuba el tronco principal del lado sin afectación; se puede intentar colocar un catéter de embolectomía de Fogarty en el tronco principal del lado afectado.
    - Tx definitivo: **angioembolización**; si esta fracasa, pueden ser necesarias una toracotomía y una lobectomía.
  - Contraindicaciones absolutas: válvula mecánica en el lado derecho (poco frecuente).
  - **Contraindicaciones relativas**: neumonectomía previa, bloqueo de la rama izquierda del haz de His, marcapasos reciente y endocarditis derecha.
  - **Distancias aproximadas del catéter de Swan-Ganz al enclavamiento: SC derecha** 45 cm, **YI derecha** 50 cm, **SC izquierda** 55 cm y **YI izquierda** 60 cm.
  - La **resistencia vascular pulmonar** (RVP) solo se puede medir mediante un **catéter de Swan-Ganz** (la ecografía no mide la RVP).
  - La medición de la **presión de enclavamiento** se debe efectuar al **final de la espiración** (tanto en los pacientes ventilados como en los no ventilados).
- ↑ **tensión de la pared ventricular** (no. 1) y la **FC** son los principales determinantes del consumo miocárdico de O_2 → puede ocasionar isquemia miocárdica.
- **Sangre bronquial insaturada**: desemboca en las venas pulmonares; por lo tanto, la sangre del VI es 5 mmHg (Po_2) inferior a la de los capilares pulmonares.
- **Gradiente alveoloarterial**: es de 10-15 mmHg en un paciente sano sin ventilación.
- Sangre con la saturación venosa **más baja** → **sangre del seno coronario** (30%).
- Sangre con la saturación venosa **más alta** → **venas renales** (80%).

CHOQUE

- **Choque**: perfusión/oxigenación tisular insuficiente (definición más básica).
  - La **taquipnea** y los cambios en el **estado mental** se presentan con el choque progresivo.
  - La sangre es derivada al **corazón** y al **cerebro**.

● **Insuficiencia suprarrenal**:
- Causa más frecuente: abstinencia de corticoides exógenos.
- **Aguda**: colapso cardiovascular; es característico que **sea resistente a los líquidos** y a los **vasopresores**; náuseas y vómitos, dolor abdominal, fiebre, letargia, ↓ glucosa y ↑ K.
- Dx: por lo general, se utiliza un umbral < 25 de cortisol aleatorio.
- Tx: **hidrocortisona** (se administra de forma empírica si se sospecha insuficiencia suprarrenal; no interfiere con la exploración).
- **Potencia de los corticoides**:
  - 1×: cortisona e hidrocortisona.
  - 5×: prednisona, prednisolona y metilprednisolona.
  - 30×: dexametasona.
● **Choque neurógeno** (choque angiógeno): pérdida del tono simpático (↓ RVS).
- Causas: columna alta o traumatismo craneal; reacción anafiláctica (p. ej., picaduras de abeja).
- Por lo general, los pacientes tienen ↓ FC, ↓ PA, así como piel rosada y caliente.
- Tx: primero se repone la volemia y, tras la reanimación, se administra **fenilefrina**.
● **Choque hemorrágico**: la alteración inicial es ↑ **presión diastólica** y **taquicardia** seguida de una **disminución de la presión sistólica**.
● **Choque cardiógeno** (p. ej., IM masivo o exacerbación grave de la ICC). Tx: dobutamina y BCPIA.
● **Taponamiento cardíaco** (ocasiona un tipo de choque cardiógeno):
- El mecanismo de hipotensión es la **disminución del llenado ventricular** como consecuencia de la presencia de líquido en el saco pericárdico que rodea el corazón.
- Tríada de Beck: hipotensión, distensión de las venas del cuello y ruidos cardíacos amortiguados.
- En los pacientes **que recién se sometieron a una cirugía cardíaca** se puede presentar como una **disminución súbita del gasto de la sonda pleural** seguida de **hipotensión** y **elevación del enclavamiento/PVC** o como **actividad eléctrica sin pulso**.
  - En caso de reanimación, se abre el esternón en la **UCI** (cortar cables, separador torácico).
  - Si el paciente todavía tiene PA y FC, se debe volver al quirófano para su reingreso.
- También puede aparecer tras un **traumatismo penetrante torácico** (*véase* cap. 15, «Traumatismos») o como un **derrame pericárdico maligno** (el más común es el CA de pulmón).
- En un principio, la ecocardiografía muestra una **alteración del llenado diastólico de la aurícula derecha** (primer signo de taponamiento cardíaco).
- La sangre de la pericardiocentesis no forma un coágulo.
- Tx: reposición de líquidos para aliviar la situación; se requiere una **ventana pericárdica** o una **pericardiocentesis**.

Tipos de choque

Choque	PVC y PECP	GC	RVS
Hemorrágico (hipovolémico)	↓	↓	↑
Séptico (hiperdinámico)[a]	↓ (generalmente)	↑	↓
Cardiógeno (p. ej., IM y taponamiento cardíaco)	↑	↓	↑
Neurógeno (p. ej., lesión craneal o espinal)	↓	↓	↓
Insuficiencia suprarrenal	↓ (generalmente)	↓	↓

[a] El choque séptico grave que cause disfunción cardíaca puede producir un estado hipodinámico que lleve a ↓ GC y ↑ IRVS (PECP: presión de enclavamiento capilar pulmonar; IRVS: índice de resistencia vascular pulmonar).

● **Septicemia**:
- **Tríada de la septicemia temprana**: hiperventilación, confusión e hipotensión.
- **Septicemia temprana por gramnegativos**: ↓ insulina y ↑ **glucosa** (utilización afectada).
- **Septicemia tardía por gramnegativos**: ↑ insulina y ↑ **glucosa** (secundaria a resistencia a insulina).
- **Hiperglucemia**: a menudo aparece justo antes de que el paciente tenga septicemia sintomática.
- **Procalcitonina**: está elevada en los pacientes con septicemia, pero no es específica (mayor sensibilidad, menor especificidad); es útil para descartar la septicemia y para suspender los antibióticos cuando se regulariza.
- Se usa **ácido láctico** en serie para guiar la **reposición de volumen** (lactato diana < 2.0).
- **1,3-β-D-glucano**: análisis de sangre para **hongos** invasores.
- **Antígeno/Ac de mañano**: análisis de sangre en busca de **cándida** invasora.
- Tx: **reposición de la volemia** y **envío** de cultivos; **antibióticos** después del envío.
  - **Norepinefrina** (primario) y **vasopresina** (secundario) para el **choque séptico**.
  - **Glucosa** diana: < **180**.

- **Respuesta neurohormonal** a la **hipovolemia**:
  - **Rápida**: liberación de **adrenalina** y **noradrenalina** (liberación adrenérgica; ocasiona vaso-constricción e incremento de la actividad cardíaca).
  - **Continua**: **renina** (del riñón; se activa la vía renina-angiotensina, lo cual produce vasocons-tricción y reabsorción de agua), **ADH** (de la hipófisis; reabsorción de agua) y liberación de **ACTH** (de la hipófisis; incrementa el cortisol).

ÉMBOLOS

- **Émbolos de grasa**: petequia, hipoxia y confusión (también se pueden presentar de forma simi-lar a la tromboembolia pulmonar [TEP]).
  - La **tinción con rojo de Sudán** puede mostrar grasa en el esputo y la orina.
  - Son más frecuentes en las fracturas de los miembros inferiores (cadera y fémur) y en los pro-cedimientos ortopédicos.
  - En la RxT, se puede convertir en SDRA con hipoxemia e infiltrados bilaterales dispersos.
  - Tx de apoyo (ventilación mecánica).
- **TEP**: dolor torácico y disnea; $\downarrow$ Po_2 y Pco_2; alcalosis respiratoria; $\uparrow$ FC y $\uparrow$ FR; ansiedad y diafo-resis; si es masiva, hipotensión y choque.
  - Los pacientes intubados pueden presentar una **disminución en el ETCO$_2$** e **hipotensión**.
  - Hallazgo más frecuente en el ECG: **taquicardia**.
  - Dx: **angiografía por TC** (*el mejor método*).
  - **Ecocardiografía**: muestra deformación y dilatación del VD.
  - **Dímero D**: alta sensibilidad y baja especificidad; si es normal, es muy poco probable que el paciente tenga TEP.
  - La mayoría de las TEP se originan en la **región iliofemoral**.
  - Tx: bolo intravenoso de **heparina** seguido de infusión intravenosa (TTP 60-90); se plantea una **embolectomía** con **tPA** o percutánea (catéter de aspiración) si el paciente está en es-tado de choque a pesar del uso extensivo de vasopresores e inótropos; ECMO si al paciente se le aplican/aplicaron las medidas de reanimación; warfarina a largo plazo.
- **Embolia gaseosa**: se produce con frecuencia cuando la vena central está expuesta al aire (p. ej., colocación/extracción de una vía central o biopsias nodulares supraclaviculares).
  - **Tx**: RCP; colocar al paciente con la cabeza hacia abajo y girarla hacia la izquierda (mantiene el aire en el VD y la AD), luego aspirar el aire con una vía central o catéter AP hacia AD/VD.
  - **Prevención**: se usa la posición de Trendelenburg al ingresar en las venas del cuello.

BALÓN DE CONTRAPULSACIÓN INTRAAÓRTICO (BCPIA)

- Se infla en la **onda T** (diástole); se desinfla en **onda P** (sístole).
- Coloque la punta del catéter justo distal a la subclavia izquierda (1-2 cm por debajo de la parte superior del cayado).
- Se emplea para el **choque cardiógeno** (tras una revascularización coronaria o un IM); en los pa-cientes con **angina resistente** en espera de revascularización, con alto riesgo preoperatorio e insu-ficiencia mitral aguda; y para las roturas del tabique ventricular.
- **Disminuye la poscarga** (desinsuflación durante la sístole ventricular).
- **Mejora la PA diastólica** (insuflación durante la diástole ventricular), lo cual **ofrece una mejoría** en la perfusión coronaria diastólica.
- Contraindicaciones absolutas: disección aórtica, enfermedad aortoilíaca grave o regurgitación aórtica.
- Contraindicaciones relativas: injertos vasculares o aneurismas aórticos.

RECEPTORES

- **α-1**: constricción del músculo liso vascular.
- **α-2**: constricción del músculo liso venoso.
- **β-1**: contracción y frecuencia miocárdicos.
- **β-2**: relaja el músculo liso bronquial y el músculo liso vascular; incrementa la renina.
- **Receptores de dopamina**: relajan el músculo liso renal y esplácnico.

FÁRMACOS CARDIOVASCULARES

- **Dopamina** (en un principio, 2-5 µg/kg por minuto):
  - 2-5 µg/kg por minuto: <u>receptores de dopamina</u> (renales).
  - 6-10 µg/kg por minuto: <u>adrenérgicos β</u> (contractilidad y frecuencia cardíaca).
  - > 10 µg/kg por minuto: <u>adrenérgicos α</u> (vasoconstricción y ↑ PA).
- **Dobutamina** (en un principio, 3 µg/kg por minuto):
  - <u>β-1</u> (sobre todo ↑ contractilidad, taquicardia con dosis más altas).
- **Milrinona**:
  - **Inhibidor de la fosfodiesterasa** (↑ cAMP).
  - Causa ↑ flujo de Ca y ↑ contractilidad miocárdica.
  - También produce relajación del músculo liso vascular y **vasodilatación pulmonar**; en ocasiones, **vasodilatación sistémica** (hipotensión).
  - <u>No</u> está sujeta a la disminución de los receptores (es útil para el Tx a largo plazo, p. ej., ICC).
- **Fenilefrina** (en un principio, 10 µg/min):
  - α-1; vasoconstricción.
- **Norepinefrina** (en un principio, 5 µg/min):
  - α-1 y α-2; algo de β-1.
  - Potente vasoconstrictor esplácnico.
- **Epinefrina** (en un principio, 1-2 µg/min):
  - <u>Dosis bajas</u>: β-1 y β-2 (↑ contractilidad y vasodilatación).
    - A dosis bajas es capaz de ↓ la PA.
  - <u>Dosis altas</u>: α-1 y α-2 (vasoconstricción).
    - ↑ la actividad del marcapasos ectópico cardíaco y la necesidad miocárdica de O_2.
- **Isoprenalina** (1-2 µg/min):
  - β-1 y β-2; ↑ la FC y la contractilidad; produce vasodilatación.
  - Reacciones adversas: extremadamente arritmógeno; ↑ la necesidad metabólica cardíaca (muy rara vez se usa); en realidad puede ↓ la PA.
- **Vasopresina**:
  - Receptores V-1: vasoconstricción arterial.
  - Receptores V-2 (intrarrenales): reabsorción de agua en los conductos colectores.
  - Receptores V-2 (extrarrenales): median la liberación del factor VIII y del factor de von Willebrand.
- **Nitroprusiato de sodio**: vasodilatador arterial.
  - **Toxicidad por cianuro** a dosis > 3 µg/kg por minuto durante 72 h; es posible verificar las **concentraciones de tiocianato** y los signos de acidosis metabólica.
  - **Tx de la toxicidad por cianuro**: nitrito de amilo y, después, nitrito de sodio.
- **Nitroglicerina**: sobre todo venodilatación con ↓ tensión de la pared miocárdica por ↓ precarga; es un vasodilatador coronario moderado.
- **Hidralazina**: bloqueador α; disminuye la PA.

APARATO PULMONAR

- **Distensibilidad**: (cambio de volumen)/(cambio de presión).
  - <u>Una alta distensibilidad pulmonar</u> significa que los pulmones se pueden ventilar con facilidad (p. ej., EPOC grave).
  - La distensibilidad pulmonar *disminuye* en los pacientes con SDRA, enfermedades pulmonares fibróticas, lesión por reperfusión, edema pulmonar y atelectasia.
- **Envejecimiento**: ↓ VEF_1 y capacidad vital, ↑ capacidad residual funcional (CRF).
- **Cociente ventilación/perfusión** (cociente V/Q): mayor en los lóbulos superiores, menor en los inferiores.
- **Ventilador**:
  - ↑ <u>PEEP</u> para mejorar la oxigenación (reclutamiento de alvéolos) → **mejora la CRF**.
    - También puede ↑ <u>FiO_2</u> o ↑ <u>presión media de las vías respiratorias</u> para mejorar la oxigenación.
  - ↑ <u>FR</u> o <u>V_c</u> para ↓ CO_2 (mejora la ventilación).
  - **Parámetros habituales para retirar el ventilador**: índice de taquipnea superficial (FR/V_c) < 100 (*es el mejor factor pronóstico del éxito de la extubación*); fuerza inspiratoria negativa

(se necesita una pausa espiratoria para medirla) > 20; $FiO_2 \leq 40\%$; PEEP = (fisiológica); presión de soporte de 5; FR < 24/min; FC < 120 latidos/min; Po_2 > 60 mmHg; Pco_2 < 50 mmHg; pH 7.35-7.45; saturaciones > 93%; sin vasopresores; sigue órdenes; es posible asegurar la vía aérea.

- Cuando el paciente tiene un ventilador, con frecuencia es necesario realizar una prueba de despertar espontáneo (**SAT**, *spontaneous awakening trial*) y una prueba de respiración espontánea (**SBT**, *spontaneous breathing trial*) al menos una vez al día.
- **Lesión pulmonar inducida por el ventilador:** ocasionada por los radicales de oxígeno (FiO_2 alta) y barotraumatismos (presión alta).
- Se procura mantener la $FiO_2 \leq 60\%$: previene la toxicidad de los radicales de O_2 en los pulmones.
- **Presión máxima:** indica la presión de las **vías respiratorias grandes** (normal < 40).
- **Presión meseta** (se necesita una pausa inspiratoria para medirla): indica la **presión alveolar** (normal < 20).
- **Obstrucción de las vías respiratorias** (p. ej., broncoespasmo o tapón mucoso): presión máxima elevada y presión meseta normal (Tx: salbutamol; se extrae cualquier obstrucción mecánica).
- **SDRA** (p. ej., enfermedad pulmonar alveolar): presión máxima y meseta elevadas.
  - La **presión meseta** es el mejor indicador de un **posible barotraumatismo**.
  - Si la presión meseta es > 30 → es necesario reducir el V_c; se considera la ventilación con control de la presión.
- **PEEP:** *mejora la CRF* y la distensibilidad al mantener los alvéolos abiertos → mejor forma de optimizar la oxigenación.
- **Cx por PEEP excesiva:** ↓ del llenado auricular derecho (principal causa de ↓ de GC de urgencia), ↓ PA, ↓ flujo sanguíneo renal (↑ renina de urgencia), ↓ gasto urinario, ↑ presión de enclavamiento y ↑ resistencia vascular pulmonar.
- **Modos del ventilador:**
  - **Control de asistencia** (ventilación mecánica continua [VMC]):
    - La **FR** y el **V_c** están preestablecidos.
    - Cada respiración (ya sea iniciada por el paciente o por el ventilador) es asistida por el ventilador.
    - Puede ocasionar **barotraumatismos** por el V_c preestablecido (brinda volumen de aire independientemente de la presión).
    - Si la FR del paciente es muy alta, puede causar **hiperventilación** (cada respiración es asistida).
  - **Ventilación obligatoria intermitente sincronizada** (VOIS):
    - La **FR** y el **V_c** están preestablecidos.
    - La ventilación se intenta sincronizar con la FR del propio paciente y aportar la FR y el V_c preestablecidos.
    - Permite la respiración espontánea sin asistencia si supera la FR preestablecida (previene la hiperventilación).
    - Todavía se puede producir un **barotraumatismo**.
    - Se usa con frecuencia cuando se intenta retirar el **ventilador** (es más cómodo), aunque los pacientes se pueden cansar de las respiraciones sin asistencia (es decir, tener que respirar por sí mismos).
    - A menudo se añade **presión de soporte** para facilitar las respiraciones espontáneas del paciente (*véase* más adelante).
  - **Ventilación controlada por presión** (VCP):
    - La **FR** y la **presión inspiratoria** (presión máxima) están preestablecidas (se obtienen V_c variables).
    - Limita el barotraumatismo.
    - Puede causar **hipoventilación** por V_c bajo (p. ej., si el paciente tose o se resiste a ser ventilado puede incrementar la presión de las vías respiratorias, lo cual conduce a la disminución del V_c).
    - A veces se emplea para el **SDRA** y la **hipercapnia** permisiva.
  - **Presión de soporte** (distinto a la VCP anterior):
    - La **presión inspiratoria** (presión máxima) está preestablecida (se obtienen V_c variables); *sin* FR.

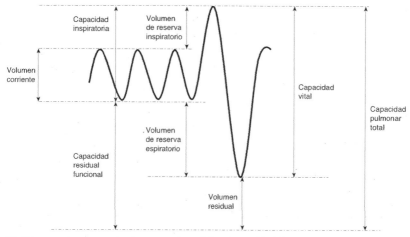

Mediciones pulmonares: el *volumen corriente* (V_c) es la cantidad de gas que se mueve durante una inspiración y una espiración normales. La *capacidad residual funcional* (CRF) representa el volumen de gas que queda en el pulmón tras una espiración normal. La *capacidad inspiratoria* es el volumen máximo de aire que se puede inspirar tras una espiración normal. El *volumen de reserva inspiratorio* es la cantidad adicional de aire que se puede inspirar tras una inspiración normal. El *volumen de reserva espiratorio* es la cantidad adicional de aire que se puede espirar tras una espiración normal. El *volumen residual* es el volumen pulmonar mínimo posible, es decir, el aire que permanece en el pulmón tras la espiración máxima. La *capacidad vital* es la cantidad máxima de aire que se puede mover en la inspiración máxima tras una espiración máxima. La *capacidad pulmonar total* es la cantidad total de volumen presente en el pulmón.

- Es posible utilizarla junto con la **VOIS** (se añade presión de soporte a las respiraciones sin asistencia) o como un modo de ventilación independiente (ventilación con presión de soporte).
- Disminuye el trabajo respiratorio (la presión inspiratoria preestablecida se mantiene constante hasta que se alcanza el volumen mínimo).
- Si el paciente no respira lo suficiente, puede causar **hipoventilación**.
- **Ventilación de alta frecuencia**: se utiliza mucho en los niños; fístula traqueoesofágica y broncopleural.
- **Medición de la función pulmonar**:
  - **Capacidad pulmonar total** (CPT): volumen pulmonar tras la inspiración máxima.
    - CPT = CVF + VR.
  - **Capacidad vital forzada** (CVF): espiración máxima tras la inhalación máxima.
  - **Volumen residual** (VR): volumen pulmonar tras la espiración máxima (20% de la CPT).
  - **Volumen corriente** (V_c): volumen de aire con una inspiración y una espiración normales.
  - **Capacidad residual funcional** (CRF): volumen pulmonar tras una espiración normal.
    - CRF = VRE + VR.
    - Cirugía (atelectasia), septicemia (SDRA) y traumatismos (contusión, atelectasia y SDRA): todos ↓ la CRF.
    - La **PEEP** ↑ la CRF.
  - **Volumen de reserva espiratorio** (VRE): volumen de aire que se puede espirar con fuerza tras una espiración normal.
  - **Capacidad inspiratoria**: aire máximo inspirado desde la CRF.
  - **VEF₁**: volumen espiratorio forzado en 1 segundo (tras la inhalación máxima).
  - **Ventilación minuto** = V_c + FR.
  - **Enfermedad pulmonar restrictiva**: ↓ CPT, ↓ VR y ↓ CVF.
    - El VEF₁ puede ser normal o ↑.
  - **Enfermedad pulmonar obstructiva**: ↑ CPT, ↑ VR y ↓ VEF₁.
    - La CVF puede ser normal o ↓.
- **EPOC**: ↑ trabajo respiratorio ocasionado por la **prolongación de la fase espiratoria**.

- **Espacio muerto:**
  - Parte del pulmón ventilada pero <u>no</u> perfundida.
  - Por lo regular, el espacio muerto son las vías respiratorias a nivel del bronquiolo (consta de 150 mL; vías respiratorias conductoras).
    - **Causa más frecuente de incremento del espacio muerto** (cociente V/Q elevado): **PEEP excesiva** (producida por la compresión capilar); otras: ↓ de GC de urgencia (colapso capilar), TEP e hipertensión pulmonar.
  - El *incremento* **del espacio muerto** conduce al *aumento* de la Pco_2.
- **Cortocircuito** (mala ventilación pero buena perfusión):
  - **Causa más frecuente de incremento del cortocircuito** (bajo cociente V/Q): **atelectasia** *(hipoventilación alveolar)*; otras: tapón mucoso y SDRA (alvéolos llenos de edema).
  - El **cortocircuito** ocasiona **hipoxia** (*disminución* de la Po_2).
- **SDRA**: inflamación pulmonar de inicio agudo (< 1 semana), está mediada sobre todo por los PMN.
  - Se obtiene ↑ material proteináceo, ↑ gradiente A-a y ↑ derivación pulmonar.
  - La causa más frecuente es la **neumonía**; otras: septicemia, politraumatismos, quemaduras graves, pancreatitis, broncoaspiración y CID.
  - Puede causar SIRS, choque e IMO.
  - **Cociente PaO_2/FiO_2:** 200-300 (leve), 100-200 (moderado) y < 100 (grave).
  - Tx: disminuir el barotraumatismo al posibilitar una **hipercapnia permisiva** (hipercarbia).
    - Se emplea un V_c **bajo** (4-6 cc/kg) para mantener la presión estable en < 30; **PEEP 10-15.**
    - **Se incrementa el tiempo inspiratorio** para mejorar la oxigenación.
    - Se mantiene el **pH** en **> 7.20** (se ajusta la ventilación y se considera HCO_3^-).
    - Es útil **paralizar** y **colocar en decúbito prono** al paciente; se plantea el NO inhalado.
- Aspiración: pH < 2.5 y volumen > 0.4 cc/kg se asocian a un ↑ grado de daño.
  - **Síndrome de Mendelson: neumonitis química** por la **aspiración de secreciones gástricas.**
  - La localización más frecuente es el **segmento superior del lóbulo inferior derecho.**
- **Atelectasia**: colapso de los alvéolos que reduce la oxigenación; con frecuencia es ocasionada por una mala inspiración postoperatoria.
  - Es la causa más habitual de **fiebre** en las primeras 48 h tras la cirugía.
  - Mediada por los macrófagos alveolares que liberan IL-1 (actúa en el hipotálamo).

Criterios del síndrome de dificultad respiratoria aguda
Inicio agudo
Infiltrados pulmonares bilaterales
$Pao_2/Fio_2 \leq 300$
Ausencia de insuficiencia cardíaca (enclavamiento < 18 mmHg)

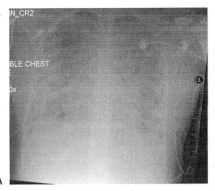
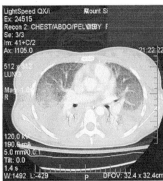

RxT **(A)** y TC **(B)** características en un paciente con SDRA grave tras varios traumatismos.

- Es la causa más frecuente de hipoxia en el postoperatorio temprano.
- Sx: fiebre, taquicardia e hipoxia.
- Tiene un incremento en los pacientes con EPOC, cirugía abdominal superior y obesidad.
- Tx: espirómetro de incentivo, control del dolor y deambulación.
- Muchas cosas pueden alterar un pulsioxímetro → esmalte de uñas, piel morena, estados de bajo flujo, luz ambiental, anemia o colorante vital.
- **Vasodilatación pulmonar**: PgE_1, prostaciclina (PgI_2), NO inhalado y sildenafilo.
- **Vasoconstricción pulmonar**: **hipoxia** (#1), acidosis, histamina, serotonina y TXA_2.
- **Alcalosis**: vasodilatador pulmonar.
- **Acidosis**: vasoconstrictor pulmonar.
- **Cortocircuito pulmonar** (causa hipoxia): se produce con nitroprusiato de sodio, nitroglicerina y nifedipino.

APARATO RENAL

- La hipovolemia es la causa más frecuente de diuresis insuficiente en el postoperatorio temprano (Tx: administrar líquidos).
- **Hipotensión intraoperatoria**: la causa más habitual de insuficiencia renal postoperatoria.
- Para que se produzca la insuficiencia renal, se necesita que el 70% de las nefronas estén dañadas.
- Se analizan los electrólitos en el suero y la orina; se comprueba si la sonda urinaria está obstruida.
- Fe_{Na} (excreción fraccionada de sodio) = (Na/Cr en la orina)/(Na/Cr en el plasma) → *mejor prueba para la azoemia*.

Criterio de medidas para el diagnóstico de la insuficiencia renal		
Prueba	Prerrenal	Parénquima
Osmolaridad de la orina (mOsm)	> 500	250-350
Osmolalidad orina/plasma	> 1.5	< 1.1
Relación BUN:creatinina	> 20	< 10
Sodio en la orina	< 20	> 40
FE_{Na}	< 1%	> 3%

FE_{Na}: fracción de sodio excretado.

- **Oliguria**:
  - 1°: se verifica que el paciente tiene el suficiente volumen (PVC 11-15 mmHg).
  - 2°: prueba con diuréticos → furosemida.
  - 3°: diálisis si es necesaria.
- Oliguria/LRA **prerrenal**. Tx: **volumen de líquido**.
- Oliguria/LRA **renal** (p. ej., necrosis tubular aguda [NTA]). Tx: prueba con diuréticos (se busca que el paciente no sea oligúrico).
  - Causa más frecuente de NTA renal: hipotensión intraoperatoria.
- Oliguria/insuficiencia **posrenal** aguda (uropatía obstructiva; p. ej., obstrucción ureteral/HBP grave):
  - Dx: ECO (muestra hidronefrosis).
  - Tx: aliviar la obstrucción.
- **Indicaciones para la diálisis**: sobrecarga de líquidos, ↑ K, acidosis metabólica, encefalopatía urémica, coagulopatía urémica e intoxicación.
- **Hemodiálisis**: rápida, puede causar grandes cambios de volumen; el Hto aumenta en cerca de 5 por cada litro extraído.
- **Hemodiálisis venovenosa continua (HVVC)**: más lenta, es útil para pacientes enfermos que no pueden tolerar los cambios de volumen (choque séptico, etc.); el Hto aumenta entre 5 y 8 por cada litro extraído con diálisis.
- **Renina** (liberada desde los riñones):
  - Se libera en respuesta a la ↓ presión detectada por el **aparato yuxtaglomerular** en los riñones.
  - También es liberada en respuesta a ↑ concentraciones de Na detectadas por la **mácula densa**.
  - La estimulación adrenérgica β y la hipercalemia también dan lugar a su liberación.
  - Convierte el angiotensinógeno (sintetizado en el hígado) en angiotensina I.

- **Enzima convertidora de angiotensina** (en el pulmón): convierte la angiotensina I en angiotensina II.
- **Corteza suprarrenal**: libera aldosterona en respuesta a la angiotensina II.
- La **aldosterona** actúa en el **túbulo contorneado distal** para **reabsorber agua**, lo cual incrementa la **Na/K-ATPasa** en la membrana (Na reabsorbido, K secretado).
- **Angiotensina II**: también es un vasoconstrictor e inhibe la liberación de renina.
- **Péptido (o factor) natriurético auricular**:
  - Es liberado de la **pared auricular** mediante la distensión auricular (p. ej., ICC).
  - **Inhibe la reabsorción del Na y el agua** en los conductos colectores.
  - También es un **vasodilatador**.
- **Hormona antidiurética** (ADH, *antidiuretic hormone*; vasopresina):
  - Es liberada por la **hipófisis posterior** cuando la osmolalidad es alta.
  - Actúa en los conductos colectores para la **reabsorción de agua**.
  - También es un **vasoconstrictor**.
- Las **arteriolas eferentes** del riñón controlan la **TFG**.
- **Fármacos nefrotóxicos**:
  - **AINE**: causan daño renal al **inhibir la síntesis de prostaglandinas**, lo cual produce vasoconstricción de la arteriola renal.
  - **Aminoglucósidos**: lesión tubular directa.
  - **Mioglobina**: lesión tubular directa; Tx: hidratación (el mejor) y se alcaliniza la orina.
  - **Tinciones para contraste**: lesión tubular directa; Tx: la **hidratación** antes de la exposición al contraste es mejor para los pacientes con creatinina elevada; HCO_3^- y *N*-acetilcisteína.

SÍNDROME DE RESPUESTA INFLAMATORIA SISTÉMICA

- Es mediada por la **liberación** masiva de **IL-1** y **TNF-α**.
- **Causas**: choque, infección (causa más frecuente: neumonía), quemaduras, varios traumatismos, pancreatitis y SDRA.
  - **Endotoxina** (lipopolisacárido: **lípido A**) es el estímulo más potente del síndrome de respuesta inflamatoria sistémica (**SRIS**).
  - El lípido A es un estimulador muy potente de la **liberación de TNF**.
- **Mecanismo**: la respuesta inflamatoria se activa de forma sistemática (**TNF-α** e IL-1 son los componentes principales) y puede ocasionar choque y, por último, una IMO.
  - Conduce a filtraciones capilares, trombos microvasculares, choque y, finalmente, disfunción de órganos en específico.
- Es necesario tratar la causa subyacente.
- **Septicemia = SRIS + infección**.
- **Choque séptico = septicemia + hipotensión**.

Definiciones de síndrome de respuesta inflamatoria sistémica, choque e insuficiencia multiorgánica sistémica		
SRIS →	Choque →	IMO
SRIS		
Temperatura > 38 °C o < 36 °C		
Frecuencia cardíaca > 90 latidos/min		
Frecuencia respiratoria > 20/min o $Paco_2 < 32$		
Recuento de leucocitos > 12000/mL o < 4000/mL		
Choque		
Hipotensión arterial a pesar de una reposición adecuada de la volemia (oxigenación tisular insuficiente)		
IMO		
Disfunción progresiva pero reversible de dos o más órganos derivada de una alteración aguda de la homeostasis habitual		

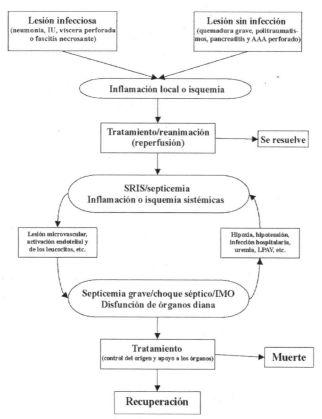

Fisiopatología de la insuficiencia multiorgánica (IMO). AAA: aneurisma aórtico anómalo; IU: infección urinaria; LPAV: lesión pulmonar asociada al ventilador; SRIS: síndrome de respuesta inflamatoria sistémica.

MUERTE CEREBRAL

- **Imposibilita el Dx**: temperatura < 32 °C, PA < 90 mmHg, fármacos (p. ej., fenobarbital, pentobarbital y ETOH), trastornos metabólicos (hiperglucemia y uremia) y desaturación con prueba de apnea.
- **Los siguientes signos deben de estar presentes durante 6 a 12 h** → ausencia de respuesta al dolor, de reflejos oculovestibulares calóricos fríos, de reflejos oculocefálicos (no hay seguimiento visual), de respiraciones espontáneas, de reflejo corneal, de reflejo nauseoso, pupilas fijas y dilatadas, así como prueba de apnea positiva.
- **EEG**: muestra silencio eléctrico; **ARM**: mostrará que no hay flujo de sangre al cerebro.
- **Prueba de apnea**: se preoxigena al paciente y se coloca en la carina un catéter que suministra O_2 a 8 L/min a través del tubo endotraqueal; el CO_2 debe ser normal antes del inicio de la prueba.
  - Se desconecta al paciente del ventilador durante 10 min.
  - Un CO_2 > **60 mmHg** o **un incremento de CO_2 de 20 mmHg** al finalizar la prueba es un resultado positivo de apnea (cumple los criterios de muerte cerebral).
  - Si la PA es baja (< 90 mmHg), el paciente se desatura (< 85% en el pulsioxímetro) o se produce respiración espontánea, se da por finalizada la prueba (resultado negativo de apnea) → se vuelve a colocar en el ventilador (no se puede declarar la muerte cerebral).

- **Donación de órganos**: en los Estados Unidos, la United Network for Organ Sharing debe discutir la donación con la familia y no con el médico tratante.
- *Todavía puede haber reflejos profundos con la muerte cerebral.*

OTRAS ALTERACIONES

- **Monóxido de carbono**:
  - Puede ↑ falsamente la lectura de la **saturación de oxígeno** en el oxímetro de pulso.
  - Se une de manera directa a la Hb (crea **carboxihemoglobina**: cefalea, náuseas, confusión, coma y muerte); el CO tiene 250 veces mayor afinidad por la Hb que el oxígeno.
  - Causa la **desviación a la izquierda** en la curva de disociación oxígeno-Hb.
  - Por lo general, se puede corregir con **oxígeno al 100% en el ventilador** (desplaza el monóxido de carbono); rara vez se necesita O_2 hiperbárico.
  - Carboxihemoglobina atípica > 10%; en fumadores > 20%.
- **Metahemoglobinemia** (por nitritos como el aerosol Hurricaine® y los fertilizantes; los nitritos se unen a la Hb): la saturación de O_2 **es del 85%**.
  - Tx: azul de metileno.
- **Toxicidad por cianuro**: interrumpe la cadena de transporte de electrones; no es posible usar el oxígeno; se produce una derivación de izquierda a derecha; **Tx**: nitrito de amilo y, después, nitrito de sodio; hidroxocobalamina.
- **Polineuropatía por enfermedad crítica**: neuropatía motora > sensitiva; se presenta con la sepsis; puede conducir a un fallo al retirar la ventilación.
- **Xantina-oxidasa**: en las células endoteliales; forma **radicales de oxígeno** tóxicos con la reperfusión; está implicada en la **lesión por reperfusión**.
  - También interviene en el metabolismo de las purinas para el **ácido úrico**.
- Los **PMN** son los mediadores más importantes de la **lesión por reperfusión**.
- **CAD**: náuseas y vómitos, sed, poliuria, ↑ glucosa, ↑ cetonas, ↓ Na y ↑ K.
  - Tx: en un principio, **solución salina normal** e **insulina**.
  - Luego del Tx con insulina, se puede producir hipocalemia, ya que el K es devuelto a las células junto con la glucosa (Tx: cloruro potásico).
- **Abstinencia de ETOH**: HTN, taquicardia, delírium y convulsiones después de 48 h.
  - Tx: tiamina, folato, vitamina B_{12}, Mg, K y, cuando sea necesario, lorazepam.
- **Psicosis** de la **UCI** (o el hospital): suele aparecer después del tercer día postoperatorio y por lo general viene precedida por un intervalo lúcido.
  - Es necesario descartar causas metabólicas (hipoglucemia, CAD, hipoxia, hipercapnia y desequilibrio hidroelectrolítico) y orgánicas (IM y ACV).
- **Fibrilación auricular**: causa más frecuente de alta tardía tras una cirugía cardíaca.
- **Mg**: se puede utilizar para tratar la fibrilación ventricular (*torsades de pointes*).

17 Quemaduras

INTRODUCCIÓN

Clasificación de las quemaduras

Grado	Descripción
1.er 2.do	Eritema solar (epidermis)
Dermis <u>superficial</u> (papilar)	Dolor al tacto; vesículas o ampollas; folículos pilosos intactos; palidez (no es necesario un injerto de piel)
Dermis <u>profunda</u> (reticular)	Disminución de la sensibilidad; *pérdida de folículos pilosos* (es necesario un injerto de piel)
3.er	Coriácea (piel apergaminada carbonizada); llega hasta la grasa subcutánea
4.to	Llega hasta el hueso; tejido adiposo o muscular adyacentes

- Las quemaduras de 1.er y 2.do grado superficiales se tratan mediante **epitelización** (por lo regular de los **folículos pilosos**).
- Las **quemaduras extremadamente profundas**, las **eléctricas** o el **síndrome compartimental** pueden causar **rabdomiólisis** con **mioglobinuria** (Tx: hidratación y alcalinización de la orina).

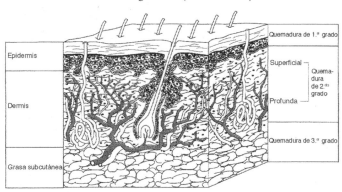

Esquema de la piel.

CRITERIOS DE ADMISIÓN[1]

- Quemaduras de 2.do y 3.er grado > 10% del área de superficie corporal (ASC) en los pacientes de < 10 años o > 50 años.
- Quemaduras de 2.do y 3.er grado > 20% de la ASC en todos los demás pacientes.
- Quemaduras de 2.do y 3.er grado en porciones considerables de las manos, la cara, los pies, los genitales, el perineo o la piel que recubre las articulaciones principales.
- Quemaduras de 3.er grado > 5% en cualquier grupo etario.
- Quemaduras eléctricas y químicas.
- Lesiones concomitantes por inhalación, traumatismos mecánicos y enfermedades preexistentes.
- Lesiones en pacientes con necesidades especiales de rehabilitación social, emocional o a largo plazo.
- Sospecha de maltrato y abandono de menores.

[1]Modificada con autorización de Feliciano DV, Moore EE, Mattox KL. *Trauma*. 3rd ed. Appleton & Lange; 1996:937.

EVALUACIÓN DE LAS QUEMADURAS

- Las muertes son más frecuentes en los niños y los adultos mayores (problemas para escapar).
- Quemaduras por escaldadura: las más frecuentes.
- Quemaduras por fuego: es más probable que los pacientes acudan al hospital y sean ingresados.
- **Se evalúa el porcentaje de superficie corporal con quemaduras** (regla de los 9).
  - Cabeza = 9, brazos = 18, tórax = 18, espalda = 18, piernas = 36 y perineo = 1.
  - También se puede utilizar la palma del paciente para estimar la lesión (palma = 1%).
- **Fórmula de Parkland**:
  - Solo se emplea para las **quemaduras ≥ 20%** de la ASC (≥ 2.do grado; límite 50% de la ASC): se administran 4 mL/kg × % de quemadura en las primeras 24 h; administrar ½ volumen en las primeras 8 h.
- Se emplea solución de **lactato de Ringer** (LR) en las primeras 24 h.
  - La **diuresis** es la mejor medida de reanimación (> 0.5 mL/kg por hora en adultos, > 1 mL/kg por hora en niños, > 2 mL/kg por hora en lactantes < 6 meses).
- La fórmula de Parkland puede subestimar demasiado las necesidades de volumen en caso de lesión por inhalación, ETOH, lesión eléctrica y postescarotomía.
- En las primeras 24 h, los coloides (albúmina) causan ↑ Cx pulmonares/respiratorias → es posible usar coloides después de 24 h.

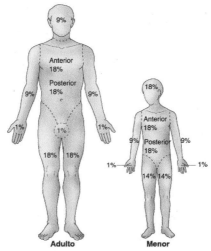

La estimación precisa del tamaño de la quemadura es fundamental para el cuidado del paciente con quemaduras. La regla de los 9 ofrece un algoritmo sencillo para calcular la superficie quemada.

- **Indicaciones para una escarotomía** (llevar a cabo dentro de las 4 a 6 h):
  - Quemaduras profundas circunferenciales (pueden cortar la irrigación sanguínea de la extremidad).
  - Temperatura baja, pulso débil, ↓ llenado capilar, ↓ sensación de dolor o ↓ función neurológica en la extremidad.
  - Problemas para ventilar al paciente con quemaduras torácicas considerables.
  - Posiblemente sea necesaria una fasciotomía si hay sospecha del síndrome compartimental tras una escarotomía.
- **Factores de riesgo de las lesiones por quemaduras**: consumo de alcohol o drogas, edad (muy joven/muy mayor), hábito tabáquico, bajo nivel socioeconómico, violencia y epilepsia.

MALTRATO DE MENORES

- Representa el 15% de las lesiones por quemaduras en los niños.
- Antecedentes y hallazgos en la exploración que sugieren abuso:
  - **Antecedentes**: solicitud de atención tardía, antecedentes contradictorios y lesiones previas.
  - **Exploración**: bordes bien delimitados, profundidad uniforme, ausencia de marcas de salpicaduras, patrones de medias o guantes, conservación de los flexores, localización dorsal en las manos, lesión de contacto localizada muy profunda; quemaduras por escaldadura.

LESIONES PULMONARES Y DE LAS VÍAS RESPIRATORIAS

- Causadas sobre todo por la inhalación de **materiales carbonosos** y de **humo**, no por calor.
- **Factores de riesgo de las lesiones**: ETOH, traumatismos, espacios cerrados, combustión rápida, extremos de la edad y extracción tardía.
- **Signos y Sx de posibles lesiones**: quemaduras faciales, sibilancias y esputo carbonoso (hollín).
- Dx: **broncoscopia** con fibra óptica.
- **Indicaciones para la intubación**: estridor u obstrucción de las vías respiratorias superiores, empeoramiento de la hipoxemia y reposición masiva de la volemia (puede empeorar los Sx).
- **Neumonía**: infección más frecuente en los pacientes con quemaduras > 30% de la ASC; también la causa más frecuente de **muerte** después de las quemaduras de más del 30% de la ASC; en los pacientes con quemaduras, el primer factor de riesgo de neumonía es la lesión por inhalación.

QUEMADURAS INFRECUENTES

- **Quemaduras ácidas y alcalinas**: irrigación abundante con agua lo antes posible.
  - Los álcalis (p. ej., destapacaños) producen quemaduras más profundas que el ácido debido a la necrosis por fluidificación.
  - Las quemaduras ácidas (ácido de batería) ocasionan necrosis por coagulación.
- **Quemaduras por ácido fluorhídrico**: se esparce **calcio** sobre la herida.
- **Quemaduras por pólvora**: se limpian antes de irrigar.
- **Quemaduras por alquitrán**: se enfrían y se limpian con **disolvente lipófilo** (glicerol; p. ej., eliminador de adhesivos).
- **Quemaduras eléctricas**: se requiere monitorización cardíaca; la lesión es siempre más profunda y peor que lo que indican los hallazgos cutáneos.
  - Pueden causar rabdomiólisis y síndrome compartimental.
  - Otras Cx: polineuritis (desmielinización), tetraplejía, mielitis transversa, cataratas, necrosis del hígado o del páncreas, perforación intestinal o de la vesícula biliar, luxaciones posteriores del hombro y fracturas del cuerpo vertebral.
- **Rayos**: paro cardiorrespiratorio secundario a la fibrilación ventricular.

PRIMERA SEMANA: RESECCIÓN TEMPRANA DE LOS SITIOS CON QUEMADURAS E INICIO DE LA ALIMENTACIÓN

- **Necesidad calórica**: 25 kcal/kg al día + (30 kcal × % de quemadura).
  - **Glucosa**: la mejor fuente de calorías no proteínicas en los pacientes con quemaduras.
  - Heridas por quemaduras: uso obligatorio de glucosa.
  - **Sonda de alimentación** en los pacientes con quemaduras de una parte considerable de la ASC.
- **Necesidad proteínica**: 1 g/kg al día + (3 g × % de quemadura).
  - Las heridas por quemadura de gran tamaño necesitan una cantidad considerable de **proteínas** para su cicatrización.
- **Resección de las heridas por quemadura** en < 72 h (pero no hasta después de una reposición adecuada de líquidos).
  - Se emplea para las quemaduras **profundas de 2.do, 3.er** y algunas de **4.to** grado.
  - La viabilidad se basa en la **hemorragia puntiforme** (#1), el color y la textura después de la extirpación (se usa un dermatomo).
  - Se puede considerar la **resección** y el **injerto tempranos** (primer día de la quemadura) en los pacientes estables con **quemaduras limitadas** (< 20%) que claramente son de **3.er grado** (ahorra costos; reduce al mínimo el dolor, el sufrimiento y las Cx).
- Las heridas en la **cara, palmas, plantas** y **genitales** se **aplazan** durante la primera semana.

- **Por cada resección de las heridas por quemaduras** se necesitan < 1 L de pérdida de sangre, $< 20\%$ de piel extirpada y < 2 h en el quirófano.
  - Los pacientes se pueden enfermar de gravedad si pasan mucho tiempo en el quirófano.
- Los **injertos de piel están contraindicados** si el cultivo es positivo para **estreptococos β-hemolíticos** o si los recuentos **bacterianos** son $> 10^5$.
- **Autoinjertos** (de espesor parcial [TEP] o total [ET]): mejores para...
  - ↓ infección, desecación, dolor y pérdida de proteínas, agua, calor y eritrocitos en comparación con los sustitutos dérmicos.
  - En los autoinjertos de TEP, el sitio de piel donante se regenera a partir de los **folículos pilosos** y los **bordes de la piel**.
  - **Imbibición** (osmótica): irrigación sanguínea al injerto de piel durante los días 0 a 3.
  - **Neovascularización**: comienza alrededor del día 3.
  - Es improbable que los lechos poco vascularizados sean compatibles con injertos de piel → incluye los tendones, el hueso sin periostio y los sitios de RT.
  - Los **injertos de TEP** son de 0.12 a 0.15 mm (incluyen la epidermis y una parte de la dermis).
- **Homoinjertos** (aloinjertos; piel de cadáver): no son tan útiles como los autoinjertos.
  - Pueden ser un buen material provisional; duran 4 semanas.
  - Los aloinjertos se vascularizan y, con el tiempo, son rechazados, momento en el cual se deben sustituir.
- **Xenoinjertos** (porcinos): no son tan útiles como los homoinjertos; duran 2 semanas; no se vascularizan.
- **Sustitutos dérmicos**: no son tan útiles como los homoinjertos o los xenoinjertos.
- **Injertos de malla**: se utilizan para la espalda, los flancos, el tronco, los brazos y las piernas.
  - **Razones para retrasar el autoinjerto**: infección, no hay suficientes sitios donantes de piel, el paciente tiene sepsis o está inestable, no se busca crear más sitios donantes con pérdida de sangre al mismo tiempo.
  - **Motivo más frecuente de pérdida del injerto de piel**: formación de seroma o hematoma debajo del injerto (impide la fijación).
    - Es necesario aplicar un vendaje compresivo (bolas de algodón) sobre el injerto de piel para evitar la formación de seromas y hematomas debajo del injerto.
  - Los **autoinjertos de TEP** tienen más probabilidades de persistir: el injerto no es tan grueso, por lo que es más fácil que se produzca la **imbibición** y la revascularización posterior.
  - Los **autoinjertos de ET** presentan una menor contracción de la herida: son adecuados para sitios como las palmas y el dorso de las manos.
- La **hipopigmentación** y las **irregularidades** de las cicatrices de quemaduras se pueden mejorar con injertos de grosor fino divididos mediante dermoabrasión.

SEGUNDA A QUINTA SEMANAS: SE TRATAN ÁREAS ESPECIALIZADAS Y SE SUSTITUYE EL ALOINJERTO POR UN AUTOINJERTO

- **Cara**: antibióticos tópicos durante la primera semana; **autoinjertos de ET** para los sitios no cicatrizados (sin malla).
- **Manos**:
  - **Superficial**: ejercicios de amplitud de movimiento; férula en extensión si hay mucho edema.
  - **Profunda**: inmovilizar en extensión durante 7 días después del injerto de piel (son necesarios los **autoinjertos de ET**), luego fisioterapia. Puede ser necesario fijar las articulaciones con alambre si están inestables o expuestas.
- **Palmas**: se intenta mantener la aponeurosis especializada de las palmas. Manos con férulas en extensión durante 7 días después de los **autoinjertos de ET**.
- **Genitales**: se pueden utilizar **autoinjertos de TEP** (con malla).

INFECCIONES DE LAS HERIDAS POR QUEMADURAS

- Cuanto mayor sea la quemadura, mayor será el riesgo.
- No son necesarios los antibióticos profilácticos intravenosos.
- *Pseudomonas* es el organismo más frecuente en las infecciones de las heridas por quemaduras (algunos textos mencionan estafilococos, pero *Pseudomonas* es la respuesta clásica), seguido de *Staphylococcus*, *E. coli* y *Enterobacter*.

- Son más habituales en las quemaduras de > **30% de la ASC.**
- Los fármacos tópicos han ↓ la incidencia de infecciones bacterianas en las heridas por quemaduras.
- Las infecciones por *Candida* han incrementado su incidencia secundario a los antimicrobianos tópicos.
- *La quimiotaxis granulocítica y la inmunidad celular están alteradas en los pacientes con quemaduras.*
- **Sulfadiazina argéntica:** puede ocasionar **neutropenia** y **trombocitopenia.**
  - Fármaco tópico habitualmente empleado para las quemaduras.
  - No se usa en los pacientes con alergia a las sulfamidas.
  - Tiene una penetración limitada de la escara; puede inhibir la epitelización.
  - Es ineficaz contra algunas *Pseudomonas*; eficaz contra *Candida.*
- **Nitrato de plata:** puede causar **desequilibrios hidroelectrolíticos** (hiponatremia, hipocloremia, hipocalcemia e hipocalemia).
  - Cambio de color.
  - Tiene una penetración limitada de la escara.
  - Ineficaz contra algunas especies de *Pseudomonas* y CGP.
  - Puede ocasionar **metahemoglobinemia:** está contraindicado en los pacientes con deficiencia de G6PD (produce hemólisis).
- **Mafenida de sodio:** aplicación <u>dolorosa</u>.
  - Puede causar **acidosis metabólica** por la inhibición de la anhidrasa carbónica (↓ conversión renal de $H_2CO_3 \rightarrow H_2O + CO_2$).
  - Tiene **buena penetración de la escara** (útil para las quemaduras profundas); sirve para quemaduras sobre el **cartílago.**
  - Cuenta con el espectro más amplio contra *Pseudomonas* y BGN.
- **Ungüento antibiótico triple:** útil para las quemaduras cerca de los ojos (la sulfadiazina argéntica es irritante).
- **Mupirocina:** útil contra SARM; costo muy elevado.
- **Signos de infección de las heridas por quemaduras:** edema periférico, conversión de quemadura de 2.do a 3.er grado, hemorragia en la cicatriz, eritema gangrenoso, tejido adiposo verde, piel negra alrededor de la herida, rápida separación de la escara y cambio de color localizado.
- **Septicemia de la herida por quemadura:** generalmente causada por *Pseudomonas.*
- **VHS:** infección vírica más frecuente en las heridas por quemaduras.
- **< 10^5 microorganismos:** <u>no</u> es una infección en la herida.
- La mejor manera de detectar la infección (y diferenciarla de la colonización) es la **biopsia.**
- Tx de la infección:
  - Resección de la herida con colocación de aloinjerto (<u>no</u> autoinjerto).
  - Antibióticos sistémicos.
  - Si solo hay celulitis alrededor de la herida, no se hace la resección y únicamente se administran antibióticos por vía i.v.

COMPLICACIONES TRAS LAS QUEMADURAS

- **Profilaxis antitetánica:** es necesaria en los pacientes con heridas por quemaduras.
- **Convulsiones:** por lo general son iatrógenas y están relacionadas con la **concentración de Na.**
- **Neuropatía periférica:** secundaria a una lesión de los vasos pequeños y a la desmielinización.
- **Ectopia:** causada por la contracción de las faneras con quemaduras. Tx: liberación del párpado.
- **Ojos:** tinción con fluoresceína para detectar las lesiones. Tx: fluoroquinolona tópica o gentamicina.
- **Abrasión corneal.** Tx: antibióticos tópicos.
- **Simbléfaron:** párpado adherido a la conjuntiva. Tx: liberación con varilla de vidrio.
- **Osificación heterotópica de los tendones.** Tx: fisioterapia; la cirugía puede ser necesaria.
- **Fracturas.** Tx: a menudo se requiere la fijación externa para que se puedan tratar las quemaduras.
- **Úlcera de Curling:** úlcera gástrica que se presenta con las quemaduras.
- **Úlcera de Marjolin:** CA escamocelular altamente maligno que surge en heridas por quemaduras crónicas (de muchos años) que no cicatrizan o con cicatrices inestables.
- **Cicatriz hipertrófica:**
  - Se suele producir de 3 a 4 meses después de la lesión secundaria a una ↑**neovascularización.**
  - Es más probable que se presenten en las lesiones térmicas profundas que tomen > 3 semanas para curar, en las que se curan por contracción y por extensión epitelial, o a través de las superficies flexoras.

- Tx: **inyección de corticoides en la lesión** (el mejor), silicona y compresión; se espera de uno a dos años antes de la cirugía de modificación de la cicatriz.

PROBLEMAS RENALES CON LAS QUEMADURAS GRAVES

- **Hipercalemia**: producida por el tejido muerto y la mionecrosis; se evita el suxametonio.
- **Mioglobinuria**: por músculo muerto; Tx: líquidos; se alcaliniza la orina.
- **Insuficiencia renal**: ocasionada por la pérdida de volumen y la mioglobinuria.

CONGELACIÓN (ERITEMA PERNIO)

- Tx: recalentamiento rápido con agua circulante a 40 °C.
- Vacuna antitetánica y sulfadiazina argéntica; se evitan las amputaciones tempranas.

ERITEMA MULTIFORME Y VARIANTES

- **Eritema multiforme**: forma menos grave (autolimitada, lesiones específicas).
- **Síndrome de Stevens-Johnson** (más grave): 10% a 30% de la ASC.
- **Necrólisis epidérmica tóxica**: forma más grave (> 30% de la ASC).
- **Síndrome de Lyell** (causado por *Staphylococcus aureus*).
- Separación de la epidermis y la dermis de la piel: se observa en todos los casos.
- Ocasionada por varios fármacos (penicilina [#1], fenitoína sódica y trimetoprima-sulfametoxazol) y diversos virus.
- Tx: reposición de líquidos y de apoyo; es necesario prevenir la desecación de la herida mediante el uso de apósitos Telfa®; antibióticos tópicos; antibióticos por vía i.v. si es causada por *Staphylococcus*; es posible que se necesiten futuros injertos de piel.
- **No** usar **corticoides**.

18 Plástica, piel y tejidos blandos

PIEL

- **Epidermis**: principalmente celular.
  - **Queratinocitos**: principal tipo celular de la epidermis; se originan en la capa basal; ofrecen una barrera mecánica.
  - **Melanocitos**: tienen un origen neuroectodérmico (células de la cresta neural); se encuentran en la capa basal de la epidermis.
    - Cuentan con dendritas que transfieren la melanina a los queratinocitos adyacentes mediante los melanosomas.
    - Entre las distintas razas, la densidad de los melanocitos es la misma; la diferencia está en la producción de melanina.
- **Dermis**: sobre todo son proteínas estructurales (colágeno) para la epidermis.
- **Células de Langerhans** (células dendríticas):
  - Actúan como las células presentadoras de antígenos (MHC de clase II).
  - Se originan en la médula ósea.
  - Están implicadas en las reacciones de hipersensibilidad de contacto (de tipo IV).
- **Nervios sensitivos**:
  - **Corpúsculo de Pacini**: presión.
  - **Terminaciones de Ruffini**: calor.
  - **Corpúsculos bulboides de Krause**: frío.
  - **Corpúsculos de Meissner**: tacto.
- **Glándulas sudoríparas ecrinas**: sudor acuoso (regulación térmica; suele ser hipotónico).
- **Glándulas sudoríparas apocrinas**: sudor lechoso.
  - La mayor concentración de glándulas está en las palmas y las plantas; la mayor parte del sudor es el resultado del sistema nervioso simpático a través de la acetilcolina.
- **Fármacos solubles en lípidos**: ↑ absorción cutánea.
- **Colágeno de tipo I**: el tipo predominante en la piel; el 70% de la dermis; brinda resistencia a la tracción.
- **Tensión**: resistencia al estiramiento (colágeno).
- **Elasticidad**: capacidad para recuperar la forma (proteínas ramificadas que se pueden estirar hasta alcanzar 2× la longitud habitual).
- **Estrías de Cushing**: la ↓ del colágeno causa la pérdida de la resistencia a la tracción y la elasticidad en la dermis; se produce la dilatación de los vasos sanguíneos y la neovascularización.

COLGAJOS

- Causa más frecuente de **necrosis del colgajo libre pediculado/anastomosado: trombosis venosa**.
- La **expansión del tejido** se presenta por el reclutamiento local, el adelgazamiento de la dermis y la epidermis y la mitosis.
- **Colgajo de perforantes de la arteria epigástrica inferior profunda (PEIP)**:
  - Se usa con más frecuencia que el colgajo musculocutáneo transversal del recto abdominal (TRAM, *transverse rectus abdominus myocutaneous flap*).
  - Transfiere las **PEIP**, junto con la grasa y la piel suprayacentes, a la zona mamaria (*no se transfiere músculo*).
  - La **arteria/vena epigástrica inferior** se sutura a la **arteria/vena mamaria interna**, respectivamente (los vasos toracodorsales son una alternativa).
  - Menos hernias y debilidad muscular a largo plazo en comparación con los TRAM.
- **Colgajos TRAM**:
  - Transfieren una porción del **músculo recto** con colgajo (a diferencia de lo anterior).
  - Cx: necrosis del colgajo, hernia ventral, infección y debilidad de la pared abdominal.
  - TRAM pediculado: depende de los vasos epigástricos **superiores**.
  - TRAM libre: depende de los vasos epigástricos **inferiores**.
  - Las **perforantes del músculo periumbilical** son el determinante fundamental de la **viabilidad** del **colgajo TRAM**.

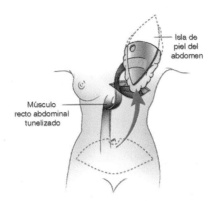

Reconstrucción con colgajo musculocutáneo transversal del recto abdominal (TRAM).

Úlceras por decúbito

Fase	Descripción	Tx
I	**Eritema** y dolor, sin pérdida de piel (epidermis).	Se reduce la presión.
II	**Pérdida** parcial de piel con partículas amarillas (en la dermis).	Tx local, se reduce la presión.
III	Pérdida de todo el espesor de la piel (**exposición de la grasa subcutánea**).	Desbridamiento quirúrgico; es probable que sea necesario un colgajo miocutáneo.
IV	Afecta la **corteza ósea**, el **músculo**, el **tejido adiposo** y el **tendón**.	Colgajo miocutáneo (p. ej., colgajo de glúteo).

RADIACIÓN UV

- Daña el ADN y sus mecanismos de reparación.
- Es tanto activador como un iniciador.
- La **melanina** es el mejor factor para proteger la piel de los rayos UV.
- Los **rayos UVB** son responsables del daño solar crónico.
- Las quemaduras solares con ampollas durante la infancia aumentan el riesgo de que el paciente sufra CA de piel en años posteriores.

MELANOMA

- El melanoma es el CA de piel más letal: representa solo el 15% de los CA de piel, pero es responsable del 65% de las muertes.
- **Factores de riesgo** de melanoma:
  - **Nevos congénitos** displásicos, atípicos o grandes: un 10% de riesgo vitalicio de melanoma.
  - **Síndrome del nevo displásico** familiar: riesgo de melanoma de cerca del 100%.
  - **Xerodermia pigmentosa:**
    - Tez clara, facilidad para quemarse con el sol, eritema solar intermitente, CA cutáneo y RT previos.
    - Un 10% de los melanomas familiares.
- El **sitio más frecuente del melanoma en la piel** es la espalda en los hombres y las piernas en las mujeres.
- El **pronóstico es peor** para los hombres en las lesiones ulceradas, así como en las lesiones oculares y mucosas.
- **Signos de melanoma** (ABCDE): <u>a</u>simetría (angulaciones, muescas, incisuras, ulceraciones y hemorragias), <u>b</u>ordes irregulares, cambio de <u>c</u>olor (oscurecimiento), incremento del <u>d</u>iámetro, <u>e</u>levación o evolución con el paso del tiempo.
- Se origina en las **células de la cresta neural** (melanocitos) de la **capa basal** de la epidermis.

- Color **azul** → peor pronóstico.
- **Pulmón**: sitio más frecuente de las metástasis a distancia por melanoma.
- Metástasis más frecuente en el <u>intestino delgado</u>: **melanoma**.
- **Dx**:
  - Lesión < **2 cm**: biopsia <u>por resección</u> (biopsia por punción con aguja gruesa Tru-Cut®) a menos que se trate de un sitio estéticamente sensible; es necesario hacer la resección con márgenes si los resultados del estudio anatomopatológico indican melanoma.
  - Lesiones > 2 cm o sitio estéticamente sensible: biopsia incisional (o biopsia en sacabocados); será necesario resecar la pieza si los resultados del estudio anatomopatológico indican melanoma.
  - Cambios en un **nevo**: obtener biopsia.
  - Muestra para tinción de las proteínas S-100 y HMB-45.
- **Tipos**:
  - **Melanoma** *in situ* o **lentigo maligno delgado** (es decir, peca de Hutchinson): solo en la **epidermis**; en este caso, los <u>márgenes de 0.5 cm</u> son adecuados.
  - **Melanoma lentigo maligno**: menos maligno, invasión mínima y primero hay crecimiento radial; se presenta como un nódulo elevado.
  - **Propagación superficial** (el tipo más frecuente): malignidad intermedia; se origina en los nevos o en los sitios expuestos al sol.
  - **Lentiginoso acral**: muy invasor; en las palmas/plantas de las personas afroamericanas; **subungueal** (debajo de las uñas).
  - **Nodular**: *el tipo más invasor*; es más probable que haya metástasis en el momento del Dx; tiene el crecimiento más profundo al diagnosticarlo; primero crece de manera vertical; color negro azulado con bordes lisos; aparece en *cualquier parte* del cuerpo.
- **Estadificación**: TC del tórax/abdomen/pelvis, pruebas de función hepática y de la LDH para todos los melanomas ≥ 1 mm; se evalúan todos los posibles ganglios linfáticos de drenaje.
- **Tx para todos los estadios** → *1)* resección del tumor primario con márgenes adecuados (llegar hasta la fascia muscular) y *2)* Tx de los ganglios linfáticos.

Márgenes quirúrgicos recomendados para la resección del melanoma	
Espesor del melanoma (mm)	**Margen de resección quirúrgica (cm)**
In situ	0.5
Delgado (≤ 1.0)	1.0
Intermedio (1.1-2.0)	1.0-2.0
Grueso (> 2.0)	2.0

Puede ser necesario modificar los márgenes en consideración de las características anatómicas, pero sigue siendo indispensable la confirmación histológica de los márgenes libres del tumor. En el caso del melanoma lentigo maligno, que se definió mal clínicamente, es posible que sean necesarios márgenes más amplios para la confirmación histológica de márgenes libres del tumor.

- **Ganglios linfáticos**:
  - Siempre se necesita una linfadenectomía oficial para los **ganglios clínicamente positivos** o si la **biopsia del ganglio linfático centinela** (BGLC) es **positiva**.
  - En esta fase se busca eliminar el tumor y no el estadio.
  - Se debe realizar una **BGLC** si los ganglios son clínicamente negativos y el tumor tiene > 1 mm de profundidad.
  - Se plantea una **BGLC** para los tumores de 0.8 a 1.0 mm de profundidad con ulceración, alto índice mitótico o invasión linfovascular.
  - Los **ganglios afectados** son redondos, duros, de 1 a 2 cm y los pacientes no presentan dolor a la palpación.
  - Es necesario incluir una **parotidectomía superficial** para todos los **melanomas del cuero cabelludo y de la cara, anteriores a la oreja** (**trago**) **y por encima del labio** inferior de ≥ 1 mm de profundidad, incluidos los melanomas de la **oreja** (tasa de metástasis a la parótida del 20%).

- **Melanoma de ganglio axilar sin otro CA primario.** Tx: disección completa de los ganglios axilares (a diferencia del CA de mama, se extirpan los ganglios de nivel I, II y III); la lesión primaria puede haber remitido o el melanoma primario no estaba pigmentado.
- En algunos pacientes, la **resección de las metástasis** ha brindado un largo intervalo libre de enfermedad y es la mejor oportunidad de curación.
- Las **metástasis aisladas** (es decir, pulmón o hígado) que se pueden resecar con un procedimiento de bajo riesgo posiblemente se deban someter a resección.
- **Melanoma de cabeza y cuello:**
  - Los **márgenes** se pueden **modificar** si son contiguos con las **estructuras fundamentales** (p. ej., arteria carótida), aunque el margen se debe mantener libre de tumores.
  - Se conserva el nervio facial a menos que esté clínicamente afectado (ya no es funcional).
  - Los melanomas de cabeza y cuello anteriores a la oreja y por encima del labio inferior producen metástasis a la **parótida**; los melanomas posteriores a la oreja se dirigen a la **parte posterior del cuello.**
- Quimioterapia con dacarbazina de primera línea para el melanoma metastásico.
- El IFN-α, la inmunoterapia y las vacunas contra el CA pueden servir para tratar la enfermedad diseminada.
- La RT puede facilitar el control regional (*sin beneficios para la supervivencia*).
- Para el melanoma no se practica la cirugía de Mohs.

CARCINOMA BASOCELULAR

- **Tumor maligno más frecuente** en los EE.UU.; 4× más frecuente que el CA de piel espinocelular.
- El 80% está en la cabeza y el cuello.
- Se origina en la **epidermis:** células epiteliales basales y folículos pilosos.
- Aspecto **nacarado, bordes enrollados,** así como crecimiento lento y sin dolor.
- Rasgos anatomopatológicos: **núcleos con patrón de cerca en la periferia** y **retracción del estroma.**
- Metástasis atípicas o enfermedad ganglionar.
- **Adenectomía regional** para los **ganglios atípicos clínicamente positivos.**
- **De tipo morfeiforme:** el más invasor; produce **colagenasa.**
- Tx: márgenes de **0.3 a 0.5 cm** (o cirugía de Mohs).
  - RT y quimioterapia: pueden tener un beneficio limitado en la enfermedad que no se puede operar, las metástasis o la invasión neurológica/linfática/vascular.

CARCINOMA ESPINOCELULAR

- Eritema subyacente, papulonodular con costra y ulceración; por lo general, de color rojo-marrón.
- Se puede presentar con induración circundante y adenopatía satélite.
- Causa metástasis de manera más frecuente que el CA basocelular, pero con menos frecuencia que el melanoma.
- Se puede desarrollar en los sitios post-RT o en las cicatrices de quemaduras previas.
- **Factores de riesgo:** queratosis actínica, xerodermia pigmentosa, enfermedad de Bowen, epidermis atrófica, arsénico, hidrocarburos (alquitrán de hulla), clorofenoles, VPH, inmunosupresión, exposición al sol, tez clara, RT previa y CA de piel previo.
- Factores de riesgo de metástasis: mal diferenciado, mayor profundidad, lesiones recurrentes e inmunosupresión.
- Tx: márgenes habituales de **0.5 a 1.0 cm** (2 cm para úlceras de Marjolin y área del pene o vagina).
  - El CA de riesgo alto se puede tratar mediante una **cirugía de Mohs** (mapeo de margenes con cortes conservadores; no se usa para el melanoma) cuando se intenta reducir al mínimo el área de resección (es decir, lesiones en la cara).
  - **Adenectomía** regional para los **ganglios clínicamente positivos.**
  - RT y quimioterapia: pueden tener un beneficio limitado en la enfermedad que no se puede operar, la metástasis o la invasión neurológica/linfática/vascular.

SARCOMA DE TEJIDOS BLANDOS

- **Sarcomas de los tejidos blandos más frecuentes:** #1 histiocitoma fibroso maligno y #2 liposarcoma.
- El 50% surge en las extremidades; el otro 50% en los niños (surge en el mesodermo embrionario).

- La mayoría de los sarcomas son grandes, indoloros y crecen con rapidez.
- Sx: tumor asintomático (presentación más frecuente), hemorragia GI, obstrucción intestinal y déficits neurológicos.
- RxT: para descartar la metástasis pulmonar.
- **RM *antes* de la biopsia** para descartar cualquier invasión vascular, neurológica u ósea.
- **Biopsia por punción con aguja gruesa** (la mejor, tiene una precisión del 95%); si falla →
  - **Biopsia por resección** si el tumor es < 4 cm.
  - **Biopsia incisional longitudinal** para los tumores > 4 cm.
  - Eventualmente, será necesario resecar el sitio cutáneo de la biopsia si esta revela un sarcoma.
  - Para la resección, se hace una biopsia a lo largo del plano del eje largo de la futura incisión.
- **Diseminación hemática:** no se dirige a los ganglios linfáticos → la metástasis a los ganglios es infrecuente.
  - **Pulmón:** el sitio más frecuente de metástasis.
- **Estadificación** según el **grado**, no el tamaño.
- El **grado del tumor** es el factor pronóstico más importante (el indiferenciado es peor).
- Tx: **márgenes diana de 1 a 3 cm** (varían en función del grado del tumor) y, si es posible, **un plano fascial sano** → se intenta llevar a cabo una cirugía con la conservación de la extremidad.
  - **Se colocan clips** con el fin de marcar el sitio de recidiva probable → más tarde se hará RT de estos sitios.
  - **RT postoperatoria:** para tumores de alto grado, con márgenes estrechos o tumores > 5 cm.
  - La quimioterapia es con **doxorrubicina**.
  - Los tumores > 10 cm se pueden beneficiar de la quimio-RT preoperatoria → puede permitir la resección y conservar la extremidad; el 90% no requiere amputación.

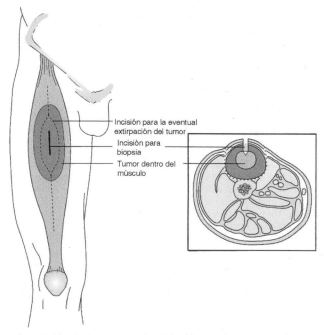

Incisión para la eventual extirpación del tumor

Incisión para biopsia

Tumor dentro del músculo

Técnica para hacer la biopsia de un tumor de tejidos blandos de una extremidad que se sospecha que es un sarcoma. La incisión se debe orientar a lo largo del eje longitudinal de la extremidad, en el punto en el que la lesión esté más próxima a la superficie y, si se diagnostica un sarcoma, se dirige de modo que se pueda extirpar con facilidad junto con el tumor. No debe haber elevación de los colgajos ni alteración de los planos tisulares superficiales al tumor. El tumor no se debe enuclear dentro de la seudocápsula, sino que se debe hacer una biopsia incisional que deje intacta la mayor parte de la lesión. Antes de cerrar la herida, se debe lograr la hemostasia para evitar un hematoma, el cual podría diseminar células tumorales a través de planos de tejido sano. Por lo regular no se utilizan drenajes.

- Las **metástasis aisladas de sarcoma** sin otras pruebas de enfermedad sistémica se pueden **resecar** y son la mejor oportunidad de supervivencia; de lo contrario se puede mitigar con RT.
- Se prefiere la incisión en la línea media para los sarcomas pélvicos y retroperitoneales.
- Con la resección, se busca conservar los nervios motores y mantener o reconstruir los vasos.
- **Mal pronóstico en general**:
  - Retraso en el Dx.
  - Dificultad para la resección total.
  - Dificultad para aplicar RT a los tumores pélvicos.
  - La quimioterapia y la RT no han modificado la supervivencia.
  - Tasa de supervivencia a 5 años con la resección completa: 40%.
- **Sarcomas** de la **cabeza** y el **cuello**: por lo general se presentan en la población pediátrica (normalmente rabdomiosarcoma).
  - Los márgenes son difíciles de obtener debido a la proximidad con las estructuras vitales.
  - RT postoperatoria para los márgenes con afectación tumoral o cercanos, ya que puede ser imposible obtener márgenes limpios.
- **Sarcomas retroperitoneales**: los más frecuentes son los leiomiosarcomas y los liposarcomas.
  - El pronóstico es particularmente malo en caso de Dx tardío o resección incompleta; también hay problemas para aplicar la RT al tumor debido a la proximidad con las estructuras vitales.
  - La capacidad para extirpar por completo el tumor es el factor pronóstico más importante.
  - Es necesario descartar un **linfoma** en el sitio (en general, es el tumor retroperitoneal más frecuente).
- **Factores de riesgo**:
  - **Asbesto (amianto)**: mesotelioma.
  - **PVC** y **arsénico**: angiosarcoma.
  - **Linfedema crónico**: linfangiosarcoma.
- **Sarcoma de Kaposi** (SK): sarcoma vascular.
  - La mucosa bucal y faríngea son los sitios más habituales; Sx: hemorragia y disfagia.
  - Asociado a un estado de inmunodeficiencia; es la neoplasia maligna más frecuente en el sida.
  - Rara vez es causa de muerte en el sida (crecimiento muy lento).
    - Tx: el objetivo principal es la **mitigación**.
    - El **Tx del sida** (Tx antirretroviral de gran actividad) reduce el SK relacionado con el sida: *es el mejor Tx*.
    - Se plantea la RT o la vinblastina en la lesión para tratar la enfermedad local.
    - IFN-α para la enfermedad diseminada.
    - Cirugía para la hemorragia intestinal grave.
- **Rabdomiosarcoma en la infancia**:
  - Sarcoma de tejidos blandos #1 en los **niños**.
  - De cabeza/cuello, genitourinario, de extremidades y de tronco (el peor pronóstico).
  - Subtipo **embrionario**: el más frecuente.
  - Subtipo **alveolar**: el de peor pronóstico.
  - El rabdomiosarcoma contiene **desmina**.
  - Tumor **botrioide**: rabdomiosarcoma vaginal.
  - Tx: cirugía; quimioterapia con **doxorrubicina**.
- **Sarcomas óseos**:
  - La mayoría tienen metástasis en el momento del Dx.
  - **Osteosarcoma**:
    - Mayor incidencia alrededor de la rodilla.
    - Se origina en las **células metafisarias**.
    - Por lo general, en niños.
- **Síndromes genéticos en los tumores de tejidos blandos**:
  - Neurofibromatosis: tumores del SNC, tumores de la vaina nerviosa periférica y feocromocitoma.
  - Síndrome de Li-Fraumeni: rabdomiosarcoma en la infancia y muchos otros.
  - Retinoblastoma hereditario: también incluye otros sarcomas.
  - Esclerosis tuberosa: angiomiolipoma.
  - Síndrome de Gardner: poliposis adenomatosa familiar y tumores desmoides intraabdominales.

OTRAS ALTERACIONES

- **Laceraciones de los labios**: importante alinear el borde libre de los labios.
- **Xantoma** (rico en colesterol): de color amarillo y contiene histiocitos; es benigno.
- **Verrugas** (verruga común): de origen viral, contagiosas, autoinoculables y pueden ser dolorosas.
  - Tx: ácido salicílico; nitrógeno líquido.
- **Lipomas**: son frecuentes pero rara vez malignos; en la espalda, el cuello y entre los hombros.
  - Tumor mesenquimatoso más habitual.
- **Neuromas**: pueden estar asociados a la neurofibromatosis y a la enfermedad de von Recklinghausen (manchas de color café con leche y pecas axilares; tumores de los nervios periféricos y del SNC).
- **Queratosis**:
  - **Queratosis actínica**: es precancerosa en los sitios dañados por el sol; es necesario hacer una biopsia por resección si se sospecha; Tx: diclofenaco sódico; nitrógeno líquido.
  - **Queratosis seborreica**: <u>no</u> es precancerosa; se presenta en el tronco de los adultos mayores; puede ser de color oscuro.
  - **Queratosis por arsénico**: asociada al carcinoma espinocelular.
- **Carcinoma de las células de Merkel**: es **neuroendocrino**.
  - Tumor maligno altamente invasor con diseminación regional y sistémica tempranas.
  - Papulonódulo o placa indurada, ambos con cambios de rojo a púrpura.
  - Tiene **enolasa específica neuronal, citoqueratina y proteína de los neurofilamentos**.
  - Todos los pacientes se someten a una **BGLC** o una **disección formal de ganglios linfáticos**.
  - Se necesitan **márgenes de 2 a 3 cm**.
- **Tumor de las células glómicas**:
  - Tumor doloroso compuesto de **vasos sanguíneos** y **nervios**.
  - **Benigno**; el sitio más frecuente es en la **cara terminal del dedo**.
  - Tx: resección del tumor.
- **Tumores desmoides**: benignos pero localmente muy invasores.
  - **Pared abdominal anterior** (sitio más frecuente): los desmoides pueden aparecer durante o después del embarazo; también pueden presentarse tras un traumatismo o una intervención quirúrgica; se producen en los planos fasciales.
  - **Desmoides intraabdominales**: asociados al síndrome de Gardner y a la fibrosis retroperitoneal; a menudo **envuelven el intestino**, lo cual dificulta la resección en bloque.
  - Alto riesgo de recidivas locales; sin diseminación a distancia.
  - Tx: cirugía si es posible; quimioterapia (**sulindaco** y **tamoxifeno**) si hay estructuras vitales afectadas o si extraería gran parte del intestino (alto riesgo de síndrome de intestino corto con la operación).
- **Enfermedad de Bowen**: antígeno relacionado con el carcinoma espinocelular *in situ*; el 10% se convierte en invasor; asociado al **VPH**.
  - Tx: **imiquimod**, ablación con cauterio y 5FU tópico; si es posible, *se evita* la **resección local amplia** (alta tasa de recidiva con VPH); se efectúan biopsias con regularidad para descartar CA.
- **Queratoacantoma**:
  - De crecimiento rápido, bordes enrollados y con cráter lleno de **queratina**.
  - <u>No</u> es maligno pero se puede confundir con el antígeno relacionado con el carcinoma espinocelular.
  - Involuciona de forma espontánea durante meses.
  - Para confirmarlo, siempre se realiza una biopsia.
  - Si es pequeño, se extirpa; si es grande, se efectúa una biopsia y se observa.
- **Hiperhidrosis**: ↑ sudoración, es más notorio en las palmas. Tx: **simpatectomía torácica** si es resistente a varios antisudoríficos.
- **Hidradenitis**: infección de las glándulas sudoríparas apocrinas; generalmente está en las regiones axilar e inguinal.
  - Los estafilococos y los estreptococos son los microorganismos causales más frecuentes; se evitan los antisudoríficos.
  - Tx: antibióticos y primero se mejora la higiene; puede ser necesaria una cirugía para extirpar la piel y las glándulas sudoríparas asociadas (extirpación desde la piel hasta la fascia).
- **Quistes benignos**:
  - **Quiste de inclusión epidérmica**: el más habitual; los pacientes tienen una epidermis completamente madura con material cremoso de **queratina**.

- **Quiste tricolémico**: en el cuero cabelludo, sin epidermis; contiene queratina de los folículos pilosos.
- **Quiste ganglionar**: sobre las articulaciones, por lo general está en la muñeca; lleno de **líquido sinovial**.
  - La aspiración cura el 50%.
  - Es necesario eliminar la **válvula de retención unidireccional** que conduce de nuevo a la articulación mediante una resección con el fin de evitar la recidiva.
- **Quiste dermoide**: son frecuentes las lesiones intraabdominales y sacras de la línea media; la resección es necesaria por el riesgo de neoplasia maligna.
- **Quiste pilonidal**: seno coccígeo congénito (en la unión sacrococcígea) con vello encarnado; se infecta y es necesario extirparlo.

19 Cabeza y cuello

ANATOMÍA Y FISIOLOGÍA

- **Triángulo anterior del cuello**: línea media del cuello (y escotadura esternal), músculos esterno-cleidomastoideos (ECM) y el borde inferior de la mandíbula; contiene la **vaina carotídea**.
- **Triángulo posterior del cuello**: borde posterior de los músculos ECM, los músculos trapecios y las clavículas; contiene el **nervio accesorio** (inerva los músculos ECM, trapecio y cutáneo del cuello), así como el **plexo braquial**.
- **Glándulas parótidas**: segregan en su mayoría líquido seroso.
- **Glándulas sublinguales**: segregan sobre todo mucina.
- **Glándulas submandibulares**: serosa/mucina 50/50.
- En la laringe, las falsas cuerdas vocales son superiores a las verdaderas.
- La tráquea tiene un cartílago en forma de «U» y una porción posterior que es membranosa.
- **Nervio vago**: pasa entre la vena yugular interna (YI) y la arteria carótida.

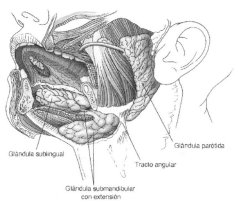

Glándula sublingual

Glándula parótida

Tracto angular

Glándula submandibular con extensión

Glándulas salivales principales. La vista lateral ilustra el ligamento estilohioideo mandibular y la glándula submandibular con extensión debajo del músculo milohioideo y de la glándula sublingual.

- **Nervio frénico**: pasa por la parte superior del músculo escaleno anterior (*pasa de forma lateral a medial conforme entra en el tórax*).
- **Nervio torácico largo**: pasa por la parte posterior del músculo escaleno medio.
- **Nervio trigémino**: ramos oftálmico, maxilar y mandibular.
  - Brinda **sensibilidad** a la mayor parte de la cara; músculos de la masticación.
  - El nervio mandibular marginal se desprende del nervio trigémino: da fibras a la comisura de la boca.
- **Nervio facial**: ramos temporal, cigomático, bucal, mandibular marginal y cervical.
  - Función **motora** de la cara.
- **Nervio glosofaríngeo**: permite la sensación del gusto al ⅓ posterior de la lengua.
  - Es el motor del músculo estilofaríngeo.
  - Su lesión afecta la **deglución**.
- **Nervio hipogloso**: nervio motor de toda la lengua, excepto del músculo palatogloso.
  - La lengua se desvía hacia el **mismo lado** de una lesión del nervio hipogloso.
- **Nervio laríngeo recurrente**: inerva toda la laringe, excepto el músculo cricotiroideo.

113

- **Nervio laríngeo superior**: inerva el músculo cricotiroideo.
- **Síndrome de Frey**: se produce después de una parotidectomía; lesión del **nervio auriculotemporal** que luego inerva de forma cruzada con **fibras simpáticas** las glándulas sudoríparas de la piel.
  - Sx: **sudoración tras recibir estímulos gustativos** (sudoración al comer o degustar).
- **Tronco tirocervical «STAT»**: arteria **s**upraescapular, arteria cervical **t**ransversa, arteria cervical **a**scendente y arteria **t**iroidea inferior.
- **Arteria carótida externa**: la primera rama es la arteria tiroidea superior.
- **Colgajo del trapecio**: basado en la arteria cervical transversa.
- **Colgajo del pectoral mayor**: basado en la arteria toracoacromial o la arteria mamaria interna.
- **Rodete palatino**: tumor óseo congénito en el paladar superior de la boca. Tx: ninguno.
- **Rodete mandibular**: similar al anterior, pero situado en la superficie lingual de la mandíbula. Tx: ninguno.
- **Disección radical modificado del cuello** (DRMC): abarca el músculo omohioideo, la glándula submandibular, los nervios sensitivos C2-C5, el ramo cervical del nervio facial y el tiroides ipsilateral.
  - No hay diferencias en la mortalidad en comparación con la disección radical del cuello.
- **Disección radical del cuello**: igual que la DRMC *más* la resección del nervio accesorio (NC XII), el ECM y la YI (en la actualidad casi no se lleva a cabo).
  - La mayor morbilidad se produce por la resección del nervio accesorio.
- Quimioterapia para ORL: por lo regular, **5FU** y **cisplatino**.
- Con frecuencia, los tumores ORL se presentan como un ganglio linfático agrandado en el cuello.

CÁNCER DE CAVIDAD BUCAL

- **CA más frecuente de la cavidad bucal**, la **faringe** y la **laringe**: CA epidermoide.
  - **Mayores factores de riesgo**: tabaco y ETOH.
  - **Eritroplasia**: se considera más precancerosa que la leucoplasia.
- La **cavidad bucal incluye** el piso de la boca, el ⅓ anterior de la lengua, las encías, el paladar duro, los pilares amigdalinos anteriores y los labios.
- **Labio inferior**: sitio más habitual para el CA de cavidad bucal (a causa de la exposición al sol).
- La **tasa de supervivencia más baja** es la de los **tumores del paladar duro**: son difíciles de resecar.
- El **CA de cavidad bucal** aumenta en los pacientes con **síndrome de Plummer-Vinson** (glositis, disfagia cervical por la membrana esofágica, acropaquia y anemia ferropénica).
- **Tx**:
  - **Resección amplia** (bordes de 1 cm).
  - **DRMC** para los tumores > 4 cm, los ganglios clínicamente positivos o la invasión ósea.
  - **RT postoperatoria** para las lesiones avanzadas (> 4 cm, bordes positivos o con afectación ganglionar u ósea).
- **CA de labio**: puede ser necesario un **colgajo** si se extirpa más de ⅓ del labio.
  - Las lesiones a lo largo de las **comisuras** son las **más invasoras**.
- **CA de lengua**: se puede hacer la cirugía aun si hay invasión mandibular (operación «comando»).
- **Úlcera verrugosa**: antígeno relacionado con el carcinoma epidermoide (SCCA, *squamous cell carcinoma-related antigen*) bien diferenciado; a menudo se encuentra en la mejilla; tabaco oral.
  - No es invasor; metástasis infrecuentes.
  - Tx: resección completa de la mejilla ± colgajo; *sin disección de ganglios linfáticos*.
- **CA de seno maxilar**. Tx: maxilectomía.
- **CA amigdalino**. Factores de riesgo: ETOH, tabaco y ser hombre; SCCA más frecuente; asintomático hasta que se vuelve grande; el 80% tiene metástasis en los ganglios linfáticos en el momento del Dx.
  - Tx: la **amigdalectomía** es la mejor manera de realizar la biopsia; después de esto, resección con márgenes amplios.

CÁNCER DE FARINGE

- **SCCA nasofaríngeo**: VEB; personas chinas; se presenta con hemorragia u obstrucción nasal.
  - Se dirige a los **ganglios cervicales posteriores del cuello**.
  - Tx: la **RT es el Tx primario** (*muy sensible*; se administra quimio-RT en caso de enfermedad terminal: *sin cirugía*).
  - **Niños**: el linfoma es el tumor de nasofaringe #1. Tx: quimioterapia.
  - **Papiloma**: neoplasia benigna más frecuente de la nariz o los senos paranasales.

- **SCCA bucofaríngeo**: tumor en el cuello; dolor de garganta.
  - Se dirige a los **ganglios cervicales posteriores del cuello**.
  - Tx: **RT** para los tumores **< 4 cm** sin invasión ganglionar ni ósea.
  - **Cirugía** combinada, **DRMC** y RT para los tumores terminales (> 4 cm y con invasión ósea o ganglionar).
- **SCCA hipofaríngeo**: disfonía; metástasis temprana.
  - Se dirige a los **ganglios cervicales anteriores**.
  - Tx: **RT** para los tumores **< 4 cm** sin invasión ganglionar ni ósea.
  - **Cirugía** combinada, **DRMC** y RT para los **tumores terminales** (> 4 cm y con invasión ósea o ganglionar).
- **Angiofibroma nasofaríngeo**: tumor benigno.
  - Se presenta en los hombres < 20 años (obstrucción o epistaxis).
  - Extremadamente **vascularizado**.
  - Tx: angiografía y **embolización** (por lo general de la arteria maxilar interna), seguida de **resección**.

CÁNCER DE LARINGE

- Sx: disfonía, broncoaspiración, disnea y disfagia.
- Se intenta **conservar la laringe**.
- Tx: **RT** (si solo es de cuerdas vocales) o **quimio-RT** (si se extiende más allá de las cuerdas vocales).
  - La RT se extiende a los ganglios ipsilaterales del cuello; si el tumor cruza la línea media, a los ganglios bilaterales del cuello.
  - La cirugía no es el Tx primario; se intenta **conservar la laringe**.
  - La DRMC es necesaria si los ganglios son clínicamente positivos.
  - Se toma el **lóbulo tiroideo ipsilateral** con la DRMC.
- Papiloma: lesión benigna más frecuente de la laringe.

CÁNCER DE GLÁNDULAS SALIVALES

- Glándulas salivales parótidas, submandibulares, sublinguales y menores (*enumeradas según su tamaño, de grandes a pequeñas*).
- Tumores submandibulares o sublinguales: se pueden presentar como un tumor en el cuello o una inflamación en el piso de la boca.
- **Tumor** en **glándula salival grande** → es más probable que sea un tumor benigno.
- **Tumor** en **glándula salival pequeña** → es más probable sea un tumor maligno, aunque la glándula parótida es el sitio más frecuente para los tumores malignos.
- Los **tumores preauriculares** se consideran **parotídeos** hasta que se demuestre lo contrario.
  - Dx: **parotidectomía superficial** (no se extirpa; sin enucleación).
  - Sin AAF a menos que esté en la glándula parótida profunda; se considera que es una metástasis si está en otro sitio, o si el paciente tiene un riesgo quirúrgico desfavorable.
- **Tumores malignos**:
  - Suelen presentarse como un tumor doloroso, pero también con la parálisis del nervio facial o una linfadenopatía (el dolor o la parálisis del nervio facial por un tumor parotídeo es altamente indicativo de un tumor maligno).
  - El drenaje linfático es para los ganglios de la cadena intraparotídea y cervical anterior.
  - La metástasis más habitual es a los **pulmones**.
  - **CA mucoepidermoide**: tumor maligno #1 de las glándulas salivales.
    - Amplia gama de invasividad.
  - **CA adenoide quístico**: tumor maligno #2 de las glándulas salivales.
    - Evolución lenta, larga y de escasa malignidad; predisposición para invadir las **raíces nerviosas**.
    - Muy sensible a la **RT**.
    - Se plantea la RT como Tx único (definitivo) si la resección tendría como resultado una alta morbilidad o si el paciente es un mal candidato para la cirugía.
  - Tx para ambos: **resección de la glándula salival** (p. ej., parotidectomía total), **DRMC profiláctica** y RT postoperatoria.
    - Si está en la parótida, es necesario tomar **todo el lóbulo**; se intenta **conservar el nervio facial**.

- **Tumores benignos**:
  - Suelen presentarse como un tumor indoloro.
  - **Adenoma pleomorfo** (tumor mixto): en general, tumor #1 de las glándulas salivales.
    - **Degeneración maligna** en un 5%.
    - Tx: parotidectomía superficial.
    - Si hay degeneración maligna, se requiere una parotidectomía total.
  - **Tumor de Warthin**: tumor benigno #2 de las glándulas salivales.
    - Hombres; en el 10% de los casos es bilateral.
    - Tx: parotidectomía superficial.
- Nervio que se lesiona con mayor frecuencia **en la cirugía de la parótida**: nervio auricular mayor (entumecimiento de la parte inferior de la oreja).
- Nervio que se lesiona con mayor frecuencia en la resección de la glándula submandibular: **nervio mandibular marginal** (ramo del facial; se produce una caída de la comisura de la boca).
- Tumor de glándula salival más frecuente en los niños: **hemangiomas**.

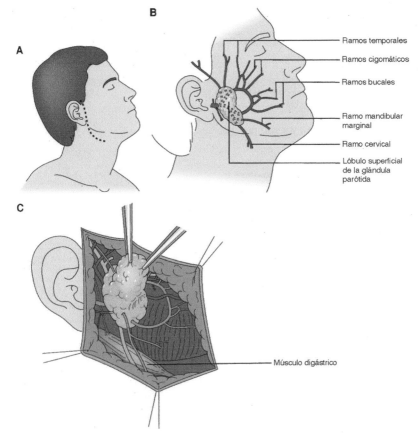

Parotidectomía superficial. **(A)** Se puede practicar la incisión de Blair convencional o la de estiramiento facial superior estético. **(B)** Ramos del nervio facial que pasan entre los lóbulos superficial y profundo de la parótida. **(C)** El tronco principal del nervio facial se identifica a 8 mm de profundidad de la línea de sutura timpanomastoidea y al mismo nivel que el músculo digástrico.

OÍDO

- **Laceraciones del pabellón auricular**: es necesario suturar a través del cartílago afectado.
- **Infecciones del oído externo**: antibióticos tempranos para evitar la necrosis del cartílago.
- **Oreja de coliflor**: hematomas sin drenaje que se agrupan y calcifican; para evitarla, es necesario efectuar un drenaje.
- **Colesteatoma**: quiste de inclusión epidérmica del oído; de crecimiento lento pero que se erosiona a medida que aumenta de tamaño; se presenta con pérdida de audición conductiva y secreción transparente del oído. Tx: resección quirúrgica; es posible que afecte la mastoides y que se requiera una mastoidectomía.
- **Quimiodectoma**: tumor vascular del oído medio (paraganglioma). Tx: cirugía ± RT.
- **Neurinoma del acústico**: nervio vestibulococlear (NC VIII); acúfenos, pérdida de la audición e inestabilidad; puede invadir el ángulo cerebeloso/pontino. Dx: RM; Tx: craneotomía y resección; la RT es una alternativa a la cirugía.
- **SCCA del oído**: el 20% causa metástasis en la glándula parótida. Tx: resección y parotidectomía, DRMC para los ganglios positivos o los tumores grandes.
- **Rabdomiosarcoma**: neoplasia maligna del oído medio o externo más habitual en la infancia (aunque infrecuente).

NARIZ

- **Fracturas nasales**: se fijan después de que disminuya la inflamación.
- **Hematoma septal**: es necesario hacer un drenaje para evitar la infección y la necrosis del tabique.
- **Rinorrea de LCR**: suele ser una fractura de la placa cribiforme (el LCR tiene **proteína tau**).
  - La reparación de las fracturas faciales puede aliviar la fuga; posiblemente se necesite hacer un estudio de contraste para ayudar a encontrar la fuga.
  - Tx: conservador de 2 a 3 semanas; se intenta realizar el drenaje del LCR con un catéter epidural; puede ser necesaria una reparación transetmoidal.
- **Epistaxis**: el 90% son anteriores y se pueden controlar mediante taponamiento; se considera la **embolización** de la **arteria maxilar interna** o de la **arteria etmoidal** en caso de hemorragia posterior persistente a pesar del taponamiento/balón; potencialmente mortal en los pacientes adultos mayores con HTN.

CUELLO Y MANDÍBULA

- **Quiste radicular**: quiste inflamatorio en la raíz de los dientes; puede ocasionar erosión ósea; radiolúcido; Tx: resección local o raspado.
- **Ameloblastoma**: neoplasia maligna del epitelio odontógeno de crecimiento lento (porción externa de los dientes); aspecto de «burbuja de jabón» en la radiografía. Tx: resección local amplia.
- **Sarcoma osteógeno**: mal pronóstico. Tx: abordaje multimodal que incluye la cirugía.
- **Fracturas del maxilar**: la mayoría se tratan con fijación por alambre.
- **Luxaciones de la ATM**: se tratan con reducción cerrada.
- **Entumecimiento del labio inferior**: afectación del nervio alveolar inferior (ramo del nervio mandibular).
- **Laceración del conducto de Stensen**: se repara sobre una endoprótesis (*stent*) con catéter.
  - La ligadura puede causar una atrofia parotídea dolorosa y asimetría facial.
- **Parotiditis supurativa**: por lo general, en pacientes de edad avanzada; se produce con la **deshidratación**; los **estafilococos** son los microorganismos más frecuentes.
  - Sx: fiebre, dolor e inflamación cerca del ángulo de la mandíbula.
  - Tx: hidratación con líquidos, salivación y antibióticos; drenaje si se desarrolla un absceso o si el paciente no mejora; si hay cálculos salivales, es necesario extirparlos.
  - Puede ser mortal.
- **Sialoadenitis**: inflamación aguda de una glándula salival relacionada con un cálculo en el conducto; la mayoría de los cálculos están cerca del orificio.
  - El 80% de los casos afectan las glándulas submandibulares o sublinguales.
  - La sialoadenitis recurrente es causada por una infección ascendente de la cavidad bucal.
  - Tx: incisión del conducto y extracción del cálculo.
  - En caso de enfermedad recurrente, puede ser necesaria la resección de la glándula.

ABSCESOS

- **Absceso periamigdalino**: en niños mayores (> 10 años).
  - Sx: trismo y odinofagia; por lo regular <u>no</u> obstruye las vías respiratorias.
  - Tx: primero, aspiración con aguja y, luego, si no hay alivio en 24 h, drenaje a través de la <u>fosa amigdalina</u> (puede ser necesario intubar para hacer el drenaje; una vez abierto, se autodrenará con la deglución).
- **Absceso retrofaríngeo**: en niños de corta edad (< 10 años).
  - Sx: fiebre, odinofagia y sialorrea; es una **urgencia de la vía aérea**.
  - Se puede presentar en adultos mayores con enfermedad de Pott.
  - Tx: se intuba al paciente en un ambiente tranquilo; drenaje a través de la <u>pared faríngea posterior</u>; una vez abierto, se autodrenará con la deglución.
- **Absceso parafaríngeo**: todos los grupos etarios; se produce con las **infecciones dentales**, la amigdalitis y la faringitis.
  - La morbilidad proviene de la invasión vascular y la **diseminación mediastínica** a través del espacio prevertebral y el retrofaríngeo.
  - Tx: <u>drenaje a través del costado del cuello</u> para evitar dañar la arteria carótida interna y la vena yugular interna; es necesario mantener el drenaje dentro.
- **Angina de Ludwig**: infección aguda del piso de la boca, afecta el **músculo milohioideo**.
  - La causa más frecuente es la **infección** de los dientes mandibulares.
  - Se puede extender con rapidez a estructuras más profundas, lo cual causa la **obstrucción de las vías respiratorias** y **mediastinitis**.
  - Tx: manejo de la vía aérea, drenaje quirúrgico (intra- o extrabucal) y antibióticos; si hay mediastinitis, puede ser necesario un drenaje mediante cirugía torácica videoasistida.

TUMORES ASINTOMÁTICOS DE CABEZA Y CUELLO (TUMOR PRIMARIO DESCONOCIDO DE CABEZA Y CUELLO)

- **Pruebas diagnósticas de un tumor en el cuello**:
  - 1.ª: A/EF, fibroscopia de la laringe y la nasofaringe, así como ***AAF (mejor prueba para el Dx)***; si se piensa que es inflamatorio, es posible considerar antibióticos durante 2 semanas con reevaluación.
  - 2.ª: si lo anterior no ofrece un Dx → <u>panendoscopia</u> (laringoscopia directa, endoscopia superior y broncoscopia) con varias biopsias aleatorias (se busca del CA primario); <u>TC de cabeza, cuello y tórax</u>.
  - 3.ª: todavía no es posible obtener un Dx → se efectúa una <u>biopsia excisional</u>; es necesario estar preparado para la DRMC.
  - El adenocarcinoma en los ganglios linfáticos es indicativo de un CA primario de mama, GI o de pulmón.
  - El CA epidermoide en un ganglio linfático sugiere un tumor primario de pulmón o de cabeza y cuello.
- **Tumores en el cuello posterior**: si no hay un tumor epitelial maligno evidente, se considera que el paciente tiene **linfoma** (Sx: fiebre y sudores nocturnos; Tx: quimioterapia) hasta que se demuestre lo contrario. Es necesaria una AAF (la biopsia por punción con aguja gruesa puede ser mejor si hay sospecha de linfoma) o una biopsia abierta.
- Metástasis a distancia más frecuentes para los tumores primarios de cabeza y cuello → **pulmón**.
- **CA epidermoide** (variante de SCCA) encontrado en los **ganglios cervicales** *sin* CA primario conocido →
  - 1°: <u>panendoscopia</u> para buscar el CA primario; se obtienen biopsias aleatorias.
  - 2°: <u>TC de cabeza/cuello/tórax</u>.
  - 3°: todavía no se encuentra el CA primario → <u>DRMC</u>, <u>amigdalectomía ipsilateral</u> (sitio más frecuente de los tumores inadvertidos en la cabeza o el cuello) y <u>RT bilateral</u> (región ganglionar y posibles sitios de CA primario)..

OTRAS ALTERACIONES

- **Cuerpo extraño en el esófago**: disfagia; la mayoría se encuentra justo debajo del cartílago cricofaríngeo (95%).
  - Dx y Tx: **EGD rígida** bajo anestesia.

- El riesgo de perforación aumenta con el tiempo de permanencia en el esófago.
- **Fiebre y dolor** tras la EGD por cuerpo extraño → amidotrizoato de sodio seguido del trago de bario esofágico para descartar una perforación.
- **Cuerpo extraño en la laringe**: tos; puede ser necesaria una cricotiroidotomía de urgencia como último recurso para asegurar la vía aérea.
- **Apnea del sueño**: asociada a los IM, las arritmias y la muerte.
  - Más frecuente en las personas con obesidad y en los pacientes con micrognatia/retrognatia → tienen ronquidos y somnolencia diurna excesiva; pueden presentar cardiopatía pulmonar (insuficiencia cardíaca derecha).
  - Tx: CPAP, **uvulopalatofaringoplastia** (mejor solución quirúrgica) o traqueotomía permanente.
- **Intubación prolongada**: puede ocasionar estenosis subglótica; Tx: resección traqueal y reconstrucción.
- **Traqueostomía**: se plantea en los pacientes que necesitan intubación por > 7-14 días.
  - Disminuye las secreciones, facilita la ventilación y reduce el riesgo de neumonía.
- **Glositis romboidal media**: fracaso de la adherencia lingual. Tx: no es necesario.
- **Labio leporino** (paladar primario): afecta el labio, el alvéolo o ambos.
  - Se repara a las 10 semanas, 4 kg o Hb 10. Las deformidades nasales se reparan al mismo tiempo.
  - Puede estar asociado a una alimentación insuficiente.
- **Paladar hendido** (paladar secundario): afecta al paladar duro y el blando; puede perjudicar el habla y la deglución si no se cierra en poco tiempo; es posible que influya en el crecimiento maxilofacial si se cierra muy pronto → reparación a los 12 meses.
- **Hemangioma**: tumor benigno de la cabeza y el cuello más frecuente en adultos.
- **Mastoiditis**: infección de las celdillas mastoideas; puede destrozar el hueso.
  - Infrecuente; se produce como una Cx de la **otitis media aguda** sin tratar.
  - . La oreja se empuja hacia delante.
  - Tx: antibióticos y tubo de timpanostomía; puede ser necesaria una **mastoidectomía** de urgencia.
- **Epiglotitis**:
  - Es infrecuente desde la inmunización contra *H. influenzae* de tipo B.
  - Se presenta sobre todo en los niños de 3 a 5 años.
  - Sx: estridor, sialorrea, posición inclinada hacia delante, fiebre alta, dolor de garganta y «signo del pulgar» en la radiografía lateral del cuello.
  - Puede causar obstrucción de las vías respiratorias.
  - Tx: manejo temprano de la vía aérea; antibióticos.

ANATOMÍA Y FISIOLOGÍA

- **Hipotálamo**: libera TRH, CRH, GnRH, GHRH y dopamina en la eminencia media; atraviesa la neurohipófisis de camino a la adenohipófisis.
- **Dopamina**: inhibe la secreción de prolactina.
- **Hipófisis posterior** (neurohipófisis):
  - **ADH**: núcleos supraópticos; están regulados por los receptores osmolares en el hipotálamo.
  - **Oxitocina**: núcleos paraventriculares en el hipotálamo.
  - La neurohipófisis no contiene cuerpos celulares.
- **Hipófisis anterior** (80% de la glándula; adenohipófisis):
  - Libera ACTH, TSH, GH, LH, FSH y prolactina.
  - No tiene irrigación sanguínea propia directa; primero atraviesa la neurohipófisis (sistema venoso portal).
- **Hemianopsia bitemporal**: tumor hipofisario que comprime el nervio óptico (NC II) en el quiasma.
- **Tumores no funcionales**: casi siempre macroadenomas; se presentan con efecto de masa y menor producción de ACTH, TSH, GH, LH y FSH. Tx: resección transesfenoidal.
- **Contraindicaciones para los abordajes transesfenoidales**: extensión supraselar, extensión lateral masiva y tumores con forma de pesa.
- La mayoría de los tumores de la hipófisis responden a la **bromocriptina** (agonista de la dopamina).

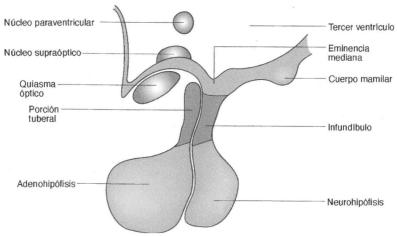

Esquema de la hipófisis y el piso del tercer ventrículo desde una vista sagital de la línea media. La cara anterior está a la izquierda.

PROLACTINOMA

- **Adenoma hipofisario más frecuente**.
- Por lo general son **microadenomas**.
- La mayoría de los pacientes no necesitan cirugía. La prolactina suele estar por arriba de 150 para que aparezcan los Sx.
- Sx: galactorrea, menstruaciones irregulares, ↓ de la libido e infertilidad.

- Si el paciente está asintomático y hay un microadenoma (< 10 mm): solo seguimiento con RM.
- Si el paciente está asintomático o hay un macroadenoma, se requiere Tx.
  - **Bromocriptina** (segura en el embarazo) o **cabergolina** (ambas son agonistas de la dopamina).
  - Resección transesfenoidal por fracaso del Tx médico.
  - Macroadenomas: resección transesfenoidal con hemorragias, pérdida de la visión, deseo de embarazo futuro y fuga del LCR.

ACROMEGALIA (HORMONA DEL CRECIMIENTO)

- Sx: HTN, DM y gigantismo; potencialmente mortal cuando es secundaria a **Sx cardíacos** (disfunción valvular y miocardiopatía).
- Por lo general, son macroadenomas.
- Dx: **IGF-1 elevado** (*mejor prueba*), hormona de crecimiento > 10 en el 90%; RM.
- Tx: **resección transesfenoidal** (Tx de primera línea); la RT, la bromocriptina, la octreotida y el pegvisomant (antagonista de los receptores de la GH) pueden servir como Tx secundario.

OTRAS ALTERACIONES

- **Síndrome de Sheehan**:
  - **Dificultad para producir leche materna** después del parto: suele ser el **primer signo**.
  - También puede haber amenorrea, insuficiencia suprarrenal e hipotiroidismo.
  - Causado por la **isquemia de la hipófisis anterior** después de una hemorragia y un episodio hipotensivo durante el parto.
  - Tx: **corticoides** y **terapia sustitutiva de hormonas**.
- **Accidente cerebrovascular hipofisario**:
  - Hemorragia en un tumor hipofisario con la posterior destrucción de la glándula.
  - El paciente puede tener antecedentes de cefalea crónica, pérdida de visión o problemas endocrinos.
  - Sx de hemorragia aguda: cefalea grave, pérdida de visión, estupor e hipotensión.
  - Tx: corticoides de urgencia; terapia sustitutiva de hormonas.
- **Craneofaringioma**: quiste calcificado benigno, son los residuos de una bolsa de Rathke; crece a lo largo del tallo hipofisario hasta un sitio supraselar (hipófisis anterior).
  - Sx: se presenta con mayor frecuencia acompañado de alteraciones endocrinas y visuales (hemianopsia bitemporal), cefalea e hidrocefalia.
  - Tx: cirugía para resecar el quiste.
  - **Diabetes insípida**: Cx postoperatoria habitual.
- **Tumores hipofisarios bilaterales**: se evalúan las hormonas del eje hipofisario; si están bien, por lo general es metástasis.
- **Síndrome de Nelson**:
  - Se presenta después de la **suprarrenalectomía bilateral**; el ↑ de CRH causa el <u>aumento de tamaño de la hipófisis</u>, lo cual conduce a **amenorrea** y **problemas visuales** (hemianopsia bitemporal).
  - Los pacientes también **experimentan hiperpigmentación** por la hormona β estimulante de melanocitos, un péptido subproducto de la ACTH.
  - Tx: **corticoides** (prednisona).
- **Síndrome de Waterhouse-Friderichsen**: hemorragia de las glándulas suprarrenales que se produce después de una infección por septicemia meningocócica; puede causar insuficiencia suprarrenal.

INTRODUCCIÓN

- **Irrigación vascular:**
  - **Arteria suprarrenal superior**: arteria frénica inferior.
  - **Arteria suprarrenal media**: aorta.
  - **Arteria suprarrenal inferior**: renal.
  - La **vena suprarrenal izquierda** va a la **vena renal izquierda**.
  - La **vena suprarrenal derecha** va a la **vena cava inferior**.
- Las glándulas suprarrenales están compuestas por la corteza suprarrenal y la médula suprarrenal.
- No hay inervación a la corteza.
- La médula recibe inervación de los nervios simpáticos esplácnicos.
- Los vasos linfáticos desembocan en los ganglios linfáticos subdiafragmáticos y renales.

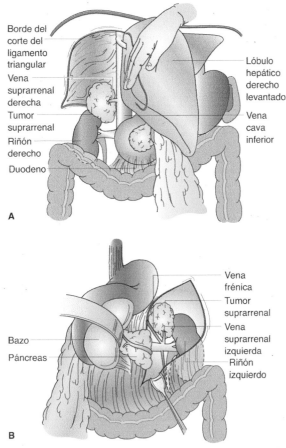

A

B

Abordaje anterior para la adrenalectomía derecha (**A**) e izquierda (**B**). Cabe destacar la posición de la vena frénica en relación con la vena suprarrenal izquierda y el tumor.

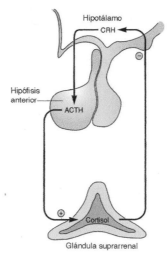

Esquema del eje hipotalámico-hipofisario-suprarrenal para el cortisol. Las relaciones de retroalimentación reguladora se indican con *flechas*.

TUMOR SUPRARRENAL ASINTOMÁTICO

- Entre el 1% y el 2% de las TC abdominales muestran incidentalomas (el 5% son metástasis).
- Los adenomas benignos son habituales.
- Las glándulas suprarrenales también son sitios frecuentes de metástasis.
- Dx. **Siempre** se comprueba si hay un **tumor funcional** *antes* de la biopsia o la cirugía: metanefrinas/VMA/catecolaminas en la orina, hidroxicorticoides urinarios, potasio en suero con concentraciones de renina y aldosterona en plasma.
  - Considere una RxT, una colonoscopia y una mamografía para verificar si hay un tumor primario.
- La cirugía está indicada si el tumor presenta **características inquietantes en la TC** (no es homogénea), es > **4 a 6 cm**, es **funcional**, tiene > **10 unidades Hounsfield** o muestra un **aumento de tamaño**.
- Si se va a hacer el seguimiento de un incidentaloma, es necesario repetir los estudios de imagen cada 3 meses durante 1 año, luego anualmente.
- Abordaje anterior para la resección del CA suprarrenal.
- **Metástasis más frecuentes a la glándula suprarrenal**: CA de pulmón (#1), CA de mama, melanoma y CA de riñón.
- Antecedentes de CA con tumor suprarrenal asintomático: **es necesaria una biopsia**.
- Algunas **metástasis aisladas** en las glándulas suprarrenales se pueden resecar mediante adrenalectomía.

CORTEZA SUPRARRENAL

- Del **mesodermo**; **células corticales**; recordar la TFG = sodio, glucosa y esteroides sexuales.
  - **Zona glomerulosa**: aldosterona; **zona fasciculada**: glucocorticoides; **zona reticular**: andrógenos/estrógenos.
- Colesterol → progesterona → andrógenos/cortisol/aldosterona.
- Todas las zonas tienen **21- y 11β-hidroxilasa**.
- La **hormona liberadora de corticotropina** (corticoliberina o CRH, *corticotropin-releasing hormone*) es sintetizada por el hipotálamo y se dirige a la hipófisis anterior.
- La **hormona adrenocorticotropa** (corticotropina o ACTH, *adrenocorticotropic hormone*) es liberada por la hipófisis anterior y da lugar a la liberación de **cortisol**.
- El cortisol tiene un valor máximo diurno entre las 4 y las 6 a.m.
- **Cortisol**: inótropo, cronótropo e incrementa la resistencia vascular; proteólisis y gluconeogénesis; disminuye la inflamación y la glucogenólisis.

- La **aldosterona** estimula la reabsorción renal de sodio y la secreción de iones de potasio e hidrógeno.
  - La **angiotensina II**, la **hipercalemia** y, en cierta medida, la ACTH estimulan la secreción de aldosterona.
- **Exceso de estrógenos** y **andrógenos** por las glándulas suprarrenales: casi siempre CA.
- **Hiperplasia suprarrenal congénita** (defecto enzimático en la síntesis del cortisol):
  - **Deficiencia de 21-hidroxilasa** (90%): más frecuente; pubertad temprana en los hombres y virilización en las mujeres.
    - ↑ 17-OH progesterona conduce a ↑ **testosterona**.
    - **Disminuye el sodio** (↓ sodio y ↑ potasio) y causa **hipotensión** (↓ **aldosterona**).
    - Tx: cortisol.
  - **Deficiencia de 11-hidroxilasa**: pubertad temprana en hombres y virilización en mujeres.
    - ↑ **11-desoxicortisol** conduce a ↑ **testosterona**.
    - **Conserva el sodio** (el 11-desoxicortisol es un **mineralocorticoide**) y causa **HTN**.
    - Tx: cortisol.
  - **Deficiencia de 17-hidroxilasa**: ausencia de caracteres sexuales.
    - Conduce a ↑ **pregnenolona** (es un **mineralocorticoide**; **conserva el sodio** y causa **HTN**) y ↓ **testosterona**.
- **Hiperaldosteronismo** (síndrome de Conn):
  - **Sx**: HTN secundaria a la retención de sodio sin edema e **hipocalemia**; también presentan debilidad, polidipsia y poliuria.
  - **Enfermedad primaria** (renina baja): hiperplasia suprarrenal idiopática bilateral (65%) → causa #1 de hiperaldosteronismo primario; adenoma (15%), tumores ováricos (raro) y CA (raro).
  - **Enfermedad secundaria** (renina elevada): más frecuente que la enfermedad primaria; ICC, estenosis de la arteria renal, insuficiencia hepática, diuréticos y síndrome de Bartter (tumor secretor de renina).
  - Dx para **hiperaldosteronismo primario** (los puntos 1 y 2 más adelante son los mejores):
    1. **Prueba de supresión de sobrecarga salina** (el mejor, **la aldosterona en la orina** se mantendrá alta).
    2. **Cociente aldosterona:renina > 25**.
    - Dx de laboratorio: ↓ K sérico, ↑ Na sérico, ↑ K en la orina y alcalosis metabólica.
    - La actividad de la renina plasmática será baja.
  - **Estudios de localización**: en un principio, TC; se plantea la RM y la gammagrafía con NP-59 (muestra el tejido suprarrenal hiperfuncional; diferencia el adenoma de la hiperplasia; precisión del 90%); toma de muestras venosas suprarrenales si otras no ofrecen un diagnóstico.
  - Antes de la cirugía, es necesario el **control de la HTN** y la **reposición del K**.
  - **Tx del adenoma**: adrenalectomía.
  - **Tx de la hiperplasia**: ↑ de la morbilidad con resección bilateral.
    - Primero se prueba el **Tx médico** (cura la mayoría) para la hiperplasia por medio de espironolactona (inhibe la aldosterona), antagonistas del calcio (nifedipino) y K.
    - Si se lleva a cabo una **resección bilateral** (por lo general, en caso de **hipocalemia resistente al Tx**), el paciente necesitará **fludrocortisona** en el postoperatorio.
- **Hipoadrenocorticismo** (insuficiencia suprarrenal, enfermedad de Addison):
  - 1.ª causa: **abstinencia de corticoides exógenos**.
  - Enfermedad primaria #1: **enfermedad autoinmunitaria**.
  - También ocasionado por enfermedades hipofisarias e infección/hemorragia/metástasis/resección suprarrenales.
  - Causa ↓ **cortisol** (la ACTH estará elevada) y ↓ **aldosterona**.
  - Dx. **Prueba de cosintropina** (se administra ACTH y se mide el cortisol): el cortisol permanecerá bajo.
  - **Insuficiencia suprarrenal aguda**: hipotensión (resistente a líquidos y vasopresores), fiebre, letargia, dolor abdominal, náuseas y vómitos, ↓ glucosa y ↑ K.
    - Tx: **dexametasona**, líquidos, y realización de la **prueba de cosintropina** (la dexametasona **no** interfiere con la prueba).
  - **Insuficiencia suprarrenal crónica**: hiperpigmentación, debilidad, adelgazamiento, Sx GI, ↑ K, ↓ Na; Tx: **corticoides**.

- **Hipercortisolismo** (síndrome de Cushing):
  - Más frecuentemente **iatrógeno** (corticoides exógenos).
  - **Sx**: cara de luna llena, acné, aumento de peso, giba de bisonte, estrías abdominales, DM, HTN y cambios en el estado mental.
  - 1.º: se mide el **cortisol en orina durante 24 h** (prueba más sensible) y también la **ACTH**.
    - Si la **ACTH es baja** (y el cortisol es alto), el paciente tiene una lesión secretora de cortisol (p. ej., **adenoma suprarrenal** o **hiperplasia suprarrenal**).
    - Si la **ACTH es alta** (y el cortisol es alto), el paciente tiene un adenoma hipofisario o una fuente ectópica de ACTH (p. ej., CA de pulmón microcítico) → pasar al 2.º que se menciona a continuación.
  - 2.º: si la **ACTH es alta**, se lleva a cabo una **prueba de inhibición con dexametasona**.
    - Si hay inhibición del cortisol en la orina → **adenoma hipofisario**.
    - Si no hay inhibición del cortisol en la orina → **fuente ectópica de ACTH** (p. ej., CA de pulmón microcítico).
  - La gammagrafía con NP-59 puede ayudar a ubicar los tumores y diferenciar los adenomas suprarrenales de la hiperplasia.
  - **Adenoma hipofisario** (enfermedad de Cushing):
    - **Primera causa no iatrógena del síndrome de Cushing** → el 80% de los casos.
    - Se debe inhibir el cortisol con una prueba de inhibición con dexametasona, ya sea con dosis bajas o altas.
    - Por lo general, son **microadenomas**.
    - Dx: RM cerebral.
    - Tx: la mayoría de los tumores se extirpan mediante un abordaje transesfenoidal; los tumores no resecables o residuales se tratan con RT.
  - **ACTH ectópica**:
    - **Segunda causa no iatrógena** del síndrome de Cushing.
    - Ocasionada con mayor frecuencia por el **CA de pulmón microcítico**.
    - El cortisol <u>no</u> se inhibe con la prueba de supresión con dexametasona, ya sea con dosis bajas o altas.
    - Dx: la TC torácica/abdominal/pélvica puede ayudar a ubicar la fuente.
    - Tx: resección del tumor primario si es posible; supresión médica en las lesiones inoperables.
  - **Adenoma suprarrenal**:
    - **Tercera causa no iatrógena** del síndrome de Cushing.
    - ↓ ACTH y producción no regulada de esteroides.
    - Dx: TC.
    - Tx: adrenalectomía.
  - **Hiperplasia suprarrenal** (macro o micro):
    - Tx: **metirapona** (bloquea la síntesis de cortisol) y **aminoglutetimida** (inhibe la producción de corticoides); adrenalectomía bilateral si falla el Tx médico.
  - **Carcinoma corticosuprarrenal**: causa rara del síndrome de Cushing (*véase* más adelante).
  - **Adrenalectomía bilateral**: se plantea para los pacientes con ACTH ectópica de un tumor que no es resecable (tendría que ser un tumor de crecimiento lento: infrecuente) o ACTH de un adenoma hipofisario que no se puede encontrar.
  - Se administran **corticoides postoperatorios** en caso de síndrome de Cushing (y mineralocorticoides [fludrocortisona] en caso de adrenalectomía bilateral).
- **Carcinoma corticosuprarrenal**:
  - Distribución bimodal (antes de los 5 años y en la quinta década); más frecuente en mujeres.
  - **El 50% son tumores funcionales**: cortisol, aldosterona y esteroides sexuales.
  - En el 90% de los casos, los niños presentan virilización (pubertad temprana en los niños, virilización en las niñas); afeminación en los hombres, masculinización en las mujeres y existe la posibilidad de que se presente el síndrome de Cushing.
  - Sx: dolor abdominal, adelgazamiento y debilidad.
  - Muy invasor: el 80% tiene una **enfermedad terminal** en el momento del diagnóstico.
  - Dx: los hallazgos en la TC suelen indicar el diagnóstico.
  - Tx: **adrenalectomía radical** (extirpación del riñón); la <u>citorreducción quirúrgica</u> alivia los Sx y prolonga la vida.
    - **Mitotano** (suprarrenal y lítico) para el CA residual, recurrente o metastásico.
- Tasa de supervivencia a 5 años: 20%.

MÉDULA SUPRARRENAL

- Del **ectodermo**; **células de la cresta neural** (células neuroendocrinas y cromafines).
- Producción de catecolaminas: **tirosina** → **dopa** → **dopamina** → **noradrenalina** → **adrenalina**.
- **Tirosina-hidroxilasa**: paso limitante en la producción (tirosina a dopa).
- Feniletanolamina-*N*-metiltransferasa (**PNMT**): enzima que convierte la noradrenalina en adrenalina.
  - Solo se encuentra en la **médula suprarrenal** (productora exclusiva de adrenalina).
  - Los tumores extrasuprarrenales *no* sintetizan adrenalina.
- Solamente los **feocromocitomas suprarrenales** producen **adrenalina**.
- Monoaminooxidasa (**MAO**): descompone las catecolaminas; convierte la noradrenalina en normetanefrina y la adrenalina en metanefrina; a partir de estas se produce el **VMA**.
- Puede haber **residuos extrasuprarrenales de tejido de la cresta neural**, por lo general situados en el retroperitoneo, sobre todo en el órgano de Zuckerkandl en la bifurcación aórtica.
- **Feocromocitoma** (células cromafines):
  - Poco frecuentes; suelen crecer con lentitud; surgen de los ganglios simpáticos o de las células ectópicas de la cresta neural.
  - Sitio más habitual: **glándulas suprarrenales**.
  - **Regla del 10%**: maligno, bilateral, en niños, familiar y extrasuprarrenal.
  - Es posible asociarlo a la NEM IIa, la NEM IIb, la enfermedad de von Recklinghausen, la esclerosis tuberosa y el síndrome de Sturge-Weber.
  - Predominio del **lado derecho**.
  - Los **tumores extrasuprarrenales** tienen más probabilidades de **ser malignos**.
    - Los feocromocitomas extrasuprarrenales también son conocidos como *paragangliomas*.
  - Sx: HTN (con frecuencia es **episódica**), cefalea, diaforesis y palpitaciones.
  - Dx: **metanefrinas en la orina** (prueba en la orina durante 24 h; *es la mejor prueba*) y el VMA.
    - **Gammagrafía con MYBG** (análogo de la noradrenalina): si se tienen problemas para encontrar el tumor mediante TC/RM, puede ayudar a identificar su ubicación (es la mejor prueba para la localización).
    - **Prueba de inhibición con clonidina**: las dosis tumorales no responden, mantiene las catecolaminas ↑.
    - **No** se realiza **flebografía** → puede ocasionar una crisis hipertensiva.
  - Antes de la cirugía: **reposición de la volemia** y **primero administrar el bloqueador α** (fenoxibenzamina, prazosina → evita las crisis hipertensivas); después el bloqueador β si el paciente tiene taquicardia o arritmias.
    - Es necesario tener precaución con el bloqueador β; se administra después del bloqueador α → puede desencadenar una **crisis hipertensiva** (estimulación α sin oposición, es posible que cause un **ACV**), **insuficiencia cardíaca** e IM.
  - Tx: **adrenalectomía**. Primero se ligan las venas suprarrenales para evitar el derrame de catecolaminas durante la manipulación del tumor.
    - La citorreducción quirúrgica alivia los Sx en los pacientes con tumores irresecables.
    - **Metirosina**: inhibe la tirosina-hidroxilasa, lo cual ocasiona ↓ síntesis de catecolaminas (administrada antes de la cirugía o para los tumores irresecables).
    - Se deben tener listos nitroprusiato de sodio, fenilefrina y fármacos antiarrítmicos (p.ej., amiodarona) durante la cirugía.
  - **Enfermedades postoperatorias**: HTN persistente, hipotensión, hipoglucemia, broncoespasmo, arritmias, hemorragia intracerebral, ICC e IM.
  - **Otros sitios de los feocromocitomas** (paragangliomas): bifurcación aórtica (#1), cuerpos vertebrales, glándula suprarrenal opuesta y vejiga.
    - Sitio más frecuente en el tejido extramedular: **órgano de Zuckerkandl** (aorta inferior cerca de la bifurcación).
  - **VMA falsamente elevado**: café, té, frutas, vainilla, contraste yodado, labetalol y bloqueadores α y β.
  - **Tejido extramedular**: responsable del **CA medular de tiroides** y del **feocromocitoma extrasuprarrenal**.
- **Ganglioneuroma**: tumor raro, benigno, asintomático, con origen en la cresta neural, ya sea en la médula suprarrenal o en la cadena simpática; Tx: resección.

ANATOMÍA Y FISIOLOGÍA

- Desde el primer y segundo arcos faríngeos (<u>no</u> de las bolsas).
- **Tiroliberina** (TRF, *thyrotropin-releasing factor*): secretada por el hipotálamo; actúa sobre el lóbulo anterior de la hipófisis y causa la liberación de la hormona estimulante de la tiroides (tirotropina o TSH, *thyroid-stimulating hormone*).
- **TSH**: liberada por el lóbulo anterior de la hipófisis; actúa sobre la glándula tiroides para liberar triyodotironina (T_3) y tiroxina (T_4) (a través de un mecanismo que implica ↑ cAMP).
- La liberación de TRF y TSH está controlada por la T_3 y la T_4 mediante un circuito de autorregulación negativa.
- **Arteria tiroidea superior**: primera rama de la arteria carótida externa.
  - Se liga cerca del polo superior de la tiroides para evitar la lesión del nervio laríngeo superior con la tiroidectomía.
- **Arteria tiroidea inferior**: sale del tronco tirocervical; irriga <u>*tanto*</u> la·**paratiroides inferior** <u>*como*</u> la **superior**.
  - Se ligan cerca de la tiroides para evitar lesionar las glándulas paratiroideas con la tiroidectomía.
- **Arteria tiroidea ima**: está presenta en el 1% de las personas, nace de la arteria innominada o de la aorta y se dirige al istmo.
- **Venas tiroideas superior** y **media**: drenan en la vena yugular interna.
- **Vena tiroidea inferior**: drena en la vena innominada.
- **Nervio laríngeo superior**:
  - Inervación motora del músculo cricotiroideo.
  - Pasa por la parte lateral de los lóbulos tiroideos.
  - Discurre cerca de la arteria tiroidea superior, pero es variable.
  - Nervio lesionado más frecuentemente tras una tiroidectomía.
  - Las lesiones causan **pérdida de la proyección** y **fatiga fácil de la voz** (cantantes de ópera).
- **Nervios laríngeos recurrentes** (NLR; ramo del nervio vago):
  - Inervación motora de toda la laringe, excepto del músculo cricotiroideo.
  - Controla las **cuerdas vocales**.
  - Pasa por el lado posterior de los lóbulos tiroideos en el surco traqueoesofágico.
  - Es posible rastrearlos según el trayecto de la arteria tiroidea inferior, pero son variables.
  - El NLR **izquierdo** rodea la **aorta**; el NLR **derecho** rodea la **arteria innominada** (*los NLR rodean estas estructuras de forma anterior a posterior*).

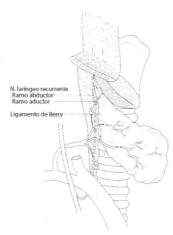

El ligamento de Berry y los nervios laríngeos recurrentes distales.

- Su lesión causa **disfonía**; la lesión bilateral puede **obstruir la vía aérea** → es necesaria una traqueostomía de urgencia.
- **Nervio laríngeo no recurrente**: está presente en el 2%; más frecuente a la derecha.
- Durante la cirugía tiroidea, el **riesgo de lesión** es mayor para un nervio laríngeo no recurrente.
- **Ligamento de Berry**: ligamento suspensorio posterior medial próximo a los NLR; se requiere sumo cuidado para su disección.
- **Células foliculares**: producen T_3 y T_4.
- **Tiroglobulina**: almacena T_3 y T_4 a manera de coloide.
  - El cociente plasmático $T_4:T_3$ es de 15:1; la T_3 es la forma más activa (es tirosina + yodo).
  - La mayor parte de la T_3 se produce en la periferia a partir de la conversión de la T_4 en T_3 por las **desyodasas**.
- Las **peroxidasas** unen el yodo y la tirosina.
- Las **desyodasas** separan el yodo de la tirosina.
- **Globulina de fijación de tiroxina**: transporta la hormona tiroidea; une la mayor parte de la T_3 y la T_4 en circulación.
- **TSH**: indicador más sensible de la función de la glándula.
- **Tubérculos de Zuckerkandl**: prolongación más lateral y posterior del tejido tiroideo.
  - Se rotan en sentido medial para encontrar los NLR.
  - Esta porción queda atrás con la tiroidectomía subtotal debido a la proximidad a los NLR.
- **Células C parafoliculares**: producen **calcitonina** (disminuye el Ca).
- **Tx con tiroxina**: las concentraciones de TSH deben disminuir un 50%; la osteoporosis es una reacción adversa a largo plazo.
- **Estridor postiroidectomía**: abrir el cuello y extirpar el hematoma de forma urgente → puede causar deterioro de las vías respiratorias; también puede ser consecuencia de una lesión bilateral de los NLR → se requiere una traqueostomía de urgencia.

CRISIS (TORMENTA) TIROIDEA

- Sx: ↑ FC, fiebre, entumecimiento, irritabilidad, vómitos, diarrea e insuficiencia cardíaca de alto gasto (causa más frecuente de muerte).
- Se ve con más frecuencia tras una cirugía en casos con **enfermedad de Graves** no diagnosticada.
- Puede aparecer por ansiedad, palpación excesiva de la glándula o uso de estimulantes adrenérgicos.
- Tx: bloqueadores β (*primer fármaco a administrar*), solución de Lugol (yoduro potásico [KI], más eficaz pero tarda en hacer efecto), mantas hipotérmicas, oxígeno y glucosa.
  - Rara vez se indica una tiroidectomía de urgencia.
- **Efecto de Wolff-Chaikoff**: muy eficaz para las crisis tiroideas; se administran dosis elevadas de yodo al individuo (solución de Lugol, KI), que inhiben la acción de la TSH sobre la tiroides e impiden el acoplamiento orgánico del yoduro, lo que lleva a una menor liberación de T_3 y T_4.

NÓDULO TIROIDEO ASINTOMÁTICO

- El 90% de los nódulos tiroideos son benignos; predominio femenino.
- Se llevan a cabo tanto la **AAF** guiada por ECO (*mejor prueba inicial*) como las **pruebas de función tiroidea**:
  - Debe ser ≥ **5 mm** para justificar una AAF.
  - En el 80%, la AAF es determinante → se sigue el Tx adecuado.
  - Resultados de AAF y Tx:
    - **Indeterminado** → repetir la AAF.
    - **Benigno (riesgo de CA del 1%)** → se repite la ECO en 6 a 12 meses (se vuelve a hacer la AAF si aumenta el tamaño).
    - Atipia de significado indeterminado/lesión folicular de significado indeterminado (**ASI/LFSI**; riesgo de **CA del 10%**) → se vuelve a efectuar la AAF.
      - Si se obtiene el mismo resultado en la AAF repetida → <u>lobectomía</u> (*preferible*) frente al <u>seguimiento</u> con <u>AAF guiada por ECO</u> (3 meses).
      - Las **pruebas moleculares** se utilizan cada vez más en este caso: determinan el riesgo específico de CA y orientan el Tx.
    - **Neoplasia folicular** → lobectomía (**riesgo de CA del 25%**; *véase* la sección «Cáncer de tiroides»).
    - **Sospecha de neoplasia maligna** → lobectomía (**riesgo de CA del 70%**).

- **CA de tiroides** → tiroidectomía total habitual y seguimiento adecuado (para los criterios de la lobectomía, *véase* la sección «Cáncer de tiroides»).
- **Líquido del quiste** → se drena el líquido (se envía a estudio citológico).
  - Si hay recidiva o es hemorrágico → lobectomía.
- **Tejido coloide** → más probable bocio coloide; baja probabilidad de malignidad (< 1%).
  - Tx: **tiroxina**; lobectomía si aumenta de tamaño.
- **Tejido tiroideo sano** y **PFT elevadas** → es probable que sea un único nódulo tóxico.
  - Tx: si es asintomático, solo se mantiene en observación; si es sintomático, **metimazol** y yodo radioactivo (^{131}I).
- El **nódulo frío** tiene más probabilidades de ser maligno que el caliente.
- **Bocio**:
  - Cualquier aumento de tamaño atípico.
  - La causa más identificable es la deficiencia de yodo; Tx: reposición de yodo.
  - Causa más frecuente en los EE.UU.: estimulación de bajo grado de la glándula tiroides.
  - Aumento de tamaño difuso sin pruebas de anomalía funcional = bocio coloideo no tóxico.
    - No es habitual tener que operar a menos que el bocio esté ocasionando **compresión de las vías respiratorias** o haya un **nódulo sospechoso**.
    - Tx: **tiroxina**; en caso de fracaso del Tx médico o si aparece un nódulo sospechoso, se requiere una **tiroidectomía subtotal** o **total**; la subtotal tiene menor riesgo de lesión de los NLR.
    - Si el bocio es hiperfuncional (bocio tóxico): <u>no</u> se emplea la tiroxina.
- **Bocio subesternal**:
  - Por lo general, es secundario (los vasos se originan en las arterias tiroideas superiores e inferiores).
  - Bocio subesternal primario: infrecuente (los vasos se originan en la arteria innominada).
- **Tejido tiroideo mediastínico**: lo más probable es que sea por una enfermedad adquirida con extensión inferior de una glándula situada de forma habitual (p. ej., bocio subesternal).

ANOMALÍAS DE ORIGEN TIROIDEO

- **Lóbulo piramidal**: presente en el 10%, se extiende **superiormente** desde el istmo tiroideo.
- **Tiroides lingual**:
  - Tejido tiroideo que persiste en el foramen ciego de la **base de la lengua**.
  - Sx: disfagia, disnea y disfonía.
  - Hay un 2% de riesgo de malignidad.
  - Tx: inhibición de la tiroxina; se suprime con ^{131}I.
    - Se reseca si existe preocupación por CA o si no se reduce después del Tx médico.
  - Es el único tejido tiroideo en el 70% de los pacientes que lo padecen.
- **Quiste del conducto tirogloso** (se desarrolla en el lóbulo piramidal):
  - Tumor cervical en la línea media entre el hueso hioides y el istmo tiroideo.
  - Puede ser todo el tejido tiroideo que tenga el paciente.
  - Típicamente se mueve hacia arriba con la deglución.
  - Propenso a las **infecciones** y puede ser **precanceroso**; disfonía.
  - Tx: resección → es necesario extirpar la porción central o todo el **hueso hioides** junto con el **quiste del conducto tirogloso** (procedimiento de Sistrunk; incisión lateral del cuello).

TRATAMIENTO DEL HIPERTIROIDISMO

- **Tioamidas**: PTU y **metimazol**.
- **Metimazol**: *fármaco de 1.ª línea.*
  - <u>No</u> se usa durante el embarazo.
  - **Inhibe las peroxidasas** e impide el acoplamiento entre el yodo y la tirosina.
  - Reacciones adversas: **cretinismo** en los recién nacidos (atraviesa la placenta), **anemia aplásica** y **agranulocitosis** (rara).
- **PTU** (tioamidas): ya no se emplea como fármaco de 1.ª línea debido a la hepatotoxicidad (sobre todo en los niños).
  - Es seguro durante el embarazo.
  - **Inhibe las peroxidasas** e impide el acoplamiento entre el yodo y la tirosina.
  - Reacciones adversas: **anemia aplásica** y **agranulocitosis** (atípica).

● **Yodo radiactivo** (^{131}I):
- Para los individuos con riesgo quirúrgico reducido o que no responden al metimazol.
- No se debe usar el ^{131}I en los niños ni durante el embarazo → puede atravesar la placenta.

● **Tiroidectomía:**
- Útil para los nódulos fríos, los adenomas tóxicos, la enfermedad de Graves que no responde al Tx médico, las pacientes embarazadas no controladas con PTU, los bocios multinodulares con Sx por compresión de un nódulo sospechoso y los bocios multinodulares tóxicos (el ^{131}I no funciona bien).
- El mejor momento para operar durante el embarazo es el **2.° trimestre** (↓ riesgo de acontecimientos teratógenos y parto prematuro).
- La tiroidectomía subtotal puede dejar al paciente en un estado eutiroideo.

CAUSAS DEL HIPERTIROIDISMO

● **Enfermedad de Graves** (bocio difuso tóxico):
- Causa más frecuente del hipertiroidismo.
- Más prevalente en mujeres; exoftalmia, edema pretibial, fibrilación auricular, intolerancia al calor, sed, ↑ apetito, adelgazamiento, sudoración y palpitaciones.
- Sx que solo se encuentran en la enfermedad de Graves: exoftalmia y edema pretibial.
- Causa más frecuente de hipertiroidismo (80%).
- Ocasionada por los **Ac IgG** contra el **receptor de TSH** (estimulador tiroideo de larga duración [ETLD], inmunoglobulina estimulante de tiroides).
- Dx: TSH baja, T_3 y T_4 altas; concentración del ETLD; captación difusa de ^{123}I (gammagrafía tiroidea) en los pacientes tirotóxicos con bocio.
- El Tx médico suele controlar el hipertiroidismo (tasa de éxito del 95%).
- Tx: **tioamidas** (recidiva del 50%), ^{131}I (recidiva del 5%) o **tiroidectomía** si fracasa el Tx médico; los bloqueadores β solo si mejoran los Sx.
  - *Evitar* el yoduro radiactivo en las personas con oftalmopatía activa/grave (puede empeorar los Sx).
- **Es infrecuente que se realice una cirugía** en estos individuos (el nódulo sospechoso es el motivo más habitual).
  - **Preparación antes de la cirugía:** metimazol hasta que el paciente sea eutiroideo, bloqueadores β, solución de Lugol durante 14 días para disminuir la friabilidad y la vascularidad (se empieza solo después de que el individuo sea eutiroideo).
  - **Intervención:** subtotal bilateral (recidiva del 5%) o tiroidectomía total (es necesario el reemplazo de tiroxina de por vida).
  - **Indicaciones para la cirugía:** paciente que no cumple tratamiento, recidiva después de la terapia médica, niños, mujeres embarazadas no controladas con PTU, o nódulo tiroideo sospechoso simultáneo (indicación más frecuente).

● **Bocio multinodular tóxico:**
- Más prevalente en mujeres; > 50 años de edad, al principio no suele ser tóxico.
- Sx: taquicardia, adelgazamiento, insomnio y afectación de las vías respiratorias; los Sx se pueden desencadenar al material de contraste.
- Causado por una hiperplasia secundaria a la estimulación crónica de bajo grado de la TSH.
- Los resultados del estudio anatomopatológico muestran **coloide**.
- Tx: la mayoría considera que la *cirugía (tiroidectomía subtotal o total)* es el **Tx inicial preferido** para el bocio multinodular tóxico, pero se debe considerar un **ensayo con ^{131}I**, en especial en los adultos mayores y en las personas debilitadas (por lo general, no hay buen funcionamiento debido a la captación no homogénea).
  - En caso de compresión o nódulo sospechoso, es necesario llevar a cabo la cirugía.

● **Nódulo tóxico único:**
- Mujeres; más jóvenes; por lo regular > 3 cm para ser sintomático; funcionamiento autónomo.
- Dx. **Gammagrafía tiroidea** (nódulo caliente): el 20% de los nódulos calientes eventualmente causan Sx.
- Tx: **tioamidas** y ^{131}I (eficacia del 95%); lobectomía si el Tx médico no es eficaz.

● **Causas infrecuentes de hipertiroidismo:** tumores trofoblásticos y tumores hipofisarios secretores de TSH.

CAUSAS DE LA TIROIDITIS

- **Enfermedad de Hashimoto:**
  - Causa más frecuente de **hipotiroidismo** en los adultos.
  - Sx: **glándula agrandada**, indolora y tiroiditis crónica.
  - Más prevalente en mujeres; antecedentes de RT durante la infancia.
  - En la fase aguda temprana puede causar hipertiroidismo.
  - Ocasionada por una **enfermedad autoinmunitaria**, tanto **humeral** como **celular** (Ac microsómicos y de tiroglobulina).
  - Bocio secundario a la **falta de organificación del yoduro atrapado dentro de la glándula**.
  - Los resultados del estudio anatomopatológico muestran un **infiltrado linfocitario**.
  - Tx: **tiroxina** (*1.ª línea*); si sigue creciendo a pesar de la tiroxina o si aparecen nódulos o Sx de compresión, se realiza una **tiroidectomía** parcial.
  - No suele ser necesaria la cirugía para la enfermedad de Hashimoto.
- **Tiroiditis bacteriana** (poco frecuente):
  - Suele ser secundaria a una **diseminación adyacente**.
  - La **infección de las vías respiratorias superiores (IVRS) por bacterias** es el precursor habitual (estafilococo/estreptococo).
  - Sx: pruebas de la función tiroidea normales, fiebre, disfagia y dolor a la palpación.
  - Tx: **antibióticos**.
    - Puede ser necesaria una **lobectomía** para descartar el CA en los pacientes con inflamación y sensibilidad unilateral.
    - Posiblemente se requiera hacer una tiroidectomía total por inflamación constante.
- **Tiroiditis de De Quervain** (tiroiditis subaguda granulomatosa):
  - En un principio es posible asociarla al hipertiroidismo.
  - Sx: precursor **viral de IVRS**; tiroides dolorosa a la palpación, dolor de garganta, tumor, debilidad y fatiga; más prevalente en mujeres.
  - **VSG** elevada.
  - Tx: **corticoides** y **AINE**.
    - Puede ser necesaria una **lobectomía** para descartar el CA en los pacientes con inflamación y sensibilidad unilateral.
    - Posiblemente se necesite hacer una tiroidectomía total por inflamación constante.
- **Estroma fibroso de Riedel** (infrecuente):
  - Componente fibroso y leñoso que puede afectar los músculos tirohioideos adyacentes y la vaina carotídea.
  - Se puede parecer a un CA tiroideo o a un linfoma (se requiere biopsia).
  - La enfermedad suele causar **hipotiroidismo** y **Sx por compresión**.
  - Asociado a la colangitis esclerosante, las enfermedades fibróticas, el Tx con metisergida y la fibrosis retroperitoneal.
  - Tx: **corticoides** y **tiroxina**.
    - Puede ser necesaria una **istmectomía** o **traqueostomía** para los Sx de las vías respiratorias.
    - Si es necesaria la resección, se tiene en consideración a los NLR.

CÁNCER DE TIROIDES

- Neoplasia endocrina más frecuente en los Estados Unidos.
- El CA de tiroides no suele afectar la función tiroidea.
- La AAF solo muestra las **células foliculares**: puede ser difícil diferenciar entre LFSI, hiperplasia, adenoma y CA; a menudo se llega a realizar una lobectomía para el Dx/Tx.
- **Sospecha de neoplasia maligna:** nódulo sólido, solitario, frío, de crecimiento lento, duro; en hombres, > 50 años de edad, RT de cuello previa y NEM IIa o IIb.
- **Crecimiento repentino:** se podría tratar de una hemorragia en un nódulo o una neoplasia maligna no detectada previamente.
- Los pacientes también pueden presentar **cambios en la voz** o **disfagia**.
- **Adenomas foliculares:** coloides, embrionarios y fetales → no incrementa el riesgo de CA.
  - Todavía es necesario hacer una **lobectomía** para comprobar que se trata de un adenoma.
- **Carcinoma papilar de tiroides:**
  - CA tiroideo más frecuente (85%).
  - Menos invasor, de crecimiento lento y tiene el mejor pronóstico; en mujeres y niños.

- Factores de riesgo: **RT en la infancia** (riesgo muy ↑) → tumor más frecuente después de recibir RT en el cuello.
- La edad avanzada (> 40-50 años) predice un peor pronóstico.
- **Primero hay propagación linfática**, pero no es pronóstica→ el pronóstico se hace a partir de la **invasión local**.
- Metástasis <u>infrecuentes</u> (**pulmón**).
- Los **niños** tienen más probabilidades de **dar positivo en el nódulo** (80%) que los adultos (20%).
- En los niños, los nódulos grandes y sólidos son inquietantes.
- La mayoría son **multicéntricos**.
- Características anatomopatológicas: **cuerpos de psamoma** (calcio) y **núcleos de Anita la Huerfanita**.
- Supervivencia a 5 años del 95%; muerte secundaria a un CA local.
- **Carcinoma folicular de tiroides**:
  - Diseminación **hemática** (es más habitual en los **huesos**) → el 50% tiene CA con metástasis en el momento de la presentación.
  - Es más invasor que el CA de células papilares tiroideas; más prevalente en adultos mayores (50-60 años) y mujeres.
  - Si la AAF solo muestra **células foliculares**, hay un 10% de probabilidades de neoplasia maligna y es necesario llevar a cabo una lobectomía.
  - Supervivencia a 5 años del 70%; el pronóstico se hace a partir del estadio.
- **Cirugía** para el CA **papilar** y **folicular** de tiroides → se empieza con la lobectomía.
  - Indicaciones para una **tiroidectomía** <u>total</u>:
    - Tumor > **1 cm**.
    - **CA extratiroideo** (más allá de la cápsula tiroidea, ganglios clínicamente positivos y metástasis).
    - Lesiones **multicéntricas** o **bilaterales**.
    - **RT previa**.
    - *La gran mayoría de los pacientes en los EE.UU. reciben tiroidectomía total.*
  - Indicaciones para una disección radical modificada del cuello (**DRMC**):
    - **CA extratiroideo**.
  - Indicaciones para el ^{131}I en el **postoperatorio** (6 semanas después de la cirugía; la TSH diana tiene que ser alta para lograr una máxima captación):
    - Tumor > **1 cm**.
    - **CA extratiroideo**.
    - *Se requiere una <u>tiroidectomía total</u> para que el ^{131}I sea eficaz.*
  - Ganglio linfático lateral del cuello agrandado que muestra **tejido tiroideo** (**tejido tiroideo atípico lateral**, es decir, CA papilar tiroideo con diseminación linfática) → Tx: **tiroidectomía total, DRMC y [131]I**.
  - Factores de riesgo de <u>recidiva</u> o <u>metástasis</u> del CA tiroideo: RT previa, de alto grado, edad (< 20 o > 50), en hombres, enfermedad extratiroidea y tamaño (> 1 cm).
- **Carcinoma medular de tiroides (CMT)**:
  - El 20% está asociado a la **NEM IIa** o **IIb** (protooncogén *RET*).
  - El 80% son esporádicos.
  - Suele ser la **primera manifestación** de NEM IIa y IIb (**diarrea**).
  - El tumor surge de las **células C parafoliculares** (las cuales secretan calcitonina).
  - La **hiperplasia de las células C** se considera precancerosa.
  - **Características anatomopatológicas**: muestra depósitos de **amiloide**.
  - **Calcitonina**: puede ocasionar **diarrea** (Sx más frecuente) y **sofocos**.
  - Es necesario identificar posibles casos de **hiperparatiroidismo** o **feocromocitoma**.
  - **Diseminación linfática**: la mayoría de los pacientes tienen ganglios afectados al momento del Dx.
  - **Metástasis tempranas** en los pulmones, el hígado y los huesos.
  - **Peor pronóstico**: tipos IIb y esporádicos.
  - Tx: **tiroidectomía total** con **disección de los ganglios** del cuello a nivel central.
    - **DRMC** si el paciente tiene una masa tiroidea palpable o si los ganglios linfáticos son clínicamente positivos.
    - **DRMC bilateral** si ambos lóbulos tienen tumor o si hay CA extratiroideo.
    - Las metástasis hepáticas y óseas impiden la intención de Tx.

- La RT puede ser útil para el CA local o con metástasis a distancia irresecables.
- Puede ser útil **controlar los valores de calcitonina** en caso de recidiva del CA.
- Más invasor que el CA folicular y papilar.
- La supervivencia a 5 años es del 50% (el pronóstico se hace a partir de la presencia de metástasis locales y a distancia).
- La edad para la **tiroidectomía profiláctica** y la **disección ganglionar de nivel central** está determinada por el riesgo específico de mutación del codón del protooncogén *RET*:
  - Codón de nivel **A**: antes de los **10 años** o más pronto si carece de criterios de bajo riesgo.
  - Codón de nivel **B**: antes de los **5 años** o más tarde si se cumplen criterios de bajo riesgo.
  - Codón de nivel **C**: antes de los **5 años**.
  - Codón de nivel **D**: **primer año de vida**.
  - *Criterios de bajo riesgo: concentración de calcitonina normal, ecografía de cuello normal y antecedentes familiares de CMT menos invasor.*

● **Carcinoma de las células de Hürthle**:
- La mayoría de los casos son **benignos** (80%; adenoma de células de Hürthle); se presentan en los individuos de edad avanzada.
- Si son casos malignos, las metástasis se dirigen a los huesos y pulmones.
- Las características anatomopatológicas incluyen células asquenazí.
- No es posible hacer el Dx de benigno frente a maligno solo con una biopsia: se requiere una lobectomía.
- Tx: lobectomía; tiroidectomía total si es maligno; DRMC para los ganglios clínicamente positivos.

● **CA anaplásico de tiroides**:
- Prevalente en las personas de edad avanzada con bocio de larga duración.
- **CA tiroideo más invasor**.
- Las características anatomopatológicas muestran el aspecto vesicular de los núcleos.
- Rápidamente letal (tasa de supervivencia a 5 años del 0%); por lo general, ya no es posible llevar a cabo el Tx quirúrgico en el momento del Dx.
- Tx: tiroidectomía total para la rara lesión que se pueda resecar.
- Se puede hacer una tiroidectomía paliativa para los Sx por compresión (o una traqueotomía) o administrar quimio-RT paliativa.

● La **RT es eficaz** para el CA de tiroides papilar, folicular, medular y de las células de Hürthle.
● El ^{131}I es eficaz *solo* para el CA papilar y folicular de tiroides (no para el CMT, anaplásico o de Hürthle).
- No se emplea en los **niños** (riesgo de CA), durante el **embarazo** (cretinismo), ni en las **madres lactantes** (cretinismo).
- Es posible curar las metástasis óseas y pulmonares.
- Se administra de 4 a 6 semanas después de la cirugía cuando las concentraciones de TSH son más altas.
- No se lleva a cabo el trasplante de tiroides hasta después del Tx con ^{131}I → inhibiría la TSH y la captación del ^{131}I.
- **Indicaciones** (solo se emplea para el CA papilar y folicular de tiroides):
  - **CA recidivante**.
  - **Tumores primarios inoperables** por **invasión local**.
  - **Tumores que son** > 1 cm o con **CA extratiroideo** (invasión extraarticular, diseminación ganglionar o metástasis).
- Pacientes con CA de las células papilares o foliculares y con metástasis → es necesario efectuar una tiroidectomía total para facilitar la captación de ^{131}I en las lesiones metastásicas (de lo contrario, la glándula tiroides absorbe todo).
- **Reacciones adversas** al ^{131}I (atípicas): sialoadenitis, Sx GI, infecundidad, mielodepresión, disfunción paratiroidea y leucemia.

● Los valores de **tiroglobulina** sirven para detectar la **recidiva** del CA de células papilares y foliculares de tiroides tras una tiroidectomía (se debe haber realizado una tiroidectomía total para que esto funcione).

● **Tiroxina**: puede ayudar a inhibir la TSH y ralentizar la enfermedad metastásica; solo se administra una vez que se finalizó el Tx con ^{131}I.

23 Paratiroides

ANATOMÍA Y FISIOLOGÍA

- **Paratiroides superiores: 4.ª** <u>bolsa</u> faríngea; asociadas al **complejo tiroideo**.
  - Se encuentran laterales a los nervios laríngeos recurrentes (NLR), en sentido posterior a la superficie de la porción superior de la tiroides, por encima de la arteria tiroidea inferior.
- **Paratiroides inferiores: 3.ª** <u>bolsa</u> faríngea; asociadas al **timo**.
  - Se encuentran mediales a los NLR, más en sentido anterior, debajo de la arteria tiroidea inferior.
  - Las paratiroides inferiores tienen una **ubicación más variable** y es más probable que sean **ectópicas**.
  - En ocasiones, se encuentran en la **cola del timo** (sitio ectópico más frecuente) y pueden migrar al mediastino anterior.
  - Otros sitios ectópicos: dentro de la tiroides, el mediastino y cerca del surco traqueoesofágico.
- El 90% de las personas tienen las cuatro glándulas.
- **Arteria tiroidea inferior**: irriga *tanto* las **glándulas paratiroides superiores** *como* las **inferiores**.
  - La arteria se aproxima a las glándulas desde una dirección medial bajo la tiroides.

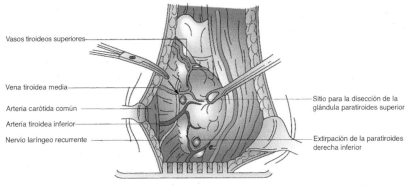

Vasos tiroideos superiores

Vena tiroidea media

Arteria carótida común

Arteria tiroidea inferior

Nervio laríngeo recurrente

Sitio para la disección de la glándula paratiroides superior

Extirpación de la paratiroides derecha inferior

Vista lateral del lado derecho del cuello tras la rotación del lóbulo tiroideo. Se hace hincapié en los puntos de referencia anatómicos importantes.

- Hormona paratiroidea (paratirina o **PTH**, *parathyroid hormone*): *incrementa el* <u>Ca sérico</u>.
  - Liberada por las **células principales** de las <u>paratiroides</u> en respuesta a una concentración <u>baja</u> de Ca.
  - ↑ reabsorción renal de Ca en el túbulo contorneado distal y ↓ absorción renal de fosfato (PO_4) y HCO_3^-.
  - ↑ osteoclastos óseos para liberar Ca (y PO_4^-; reabsorción).
  - ↑ producción de vitamina D en los riñones (↑ hidroxilación de 1-OH por la 1-α-hidroxilasa) → ↑ proteína fijadora de Ca en intestino → ↑ reabsorción intestinal de Ca.
- **Vitamina D:** ↑ absorción intestinal de Ca y PO_4 por el aumento de la **proteína fijadora de Ca**.
- **Calcitonina**: *disminuye* el <u>Ca sérico</u>.
  - Liberada por las **células C parafoliculares** de la glándula <u>tiroides</u> en respuesta a una <u>concentración elevada</u> de Ca.
  - ↓ reabsorción ósea de Ca (inhibición de osteoclastos).
  - ↓ reabsorción renal de Ca y PO_4 (túbulos renales).
- **Concentración normal de Ca:** 8.5-10.5 (ionizado 1.0-1.5).
- **Concentración normal de PTH:** 10-60 pg/mL.

● Concentración normal de PO_4: 2.5-5.0.
● Concentración normal de Cl^-: 98-107.
● La causa más frecuente de hipoparatiroidismo es una **cirugía tiroidea previa**.

HIPERPARATIROIDISMO PRIMARIO

● Más prevalente en mujeres; edad avanzada.
● Se debe a la **PTH elevada de forma autónoma**.
● Dx: ↑ PTH y ↑ Ca; ↓ PO_4^-; cociente Cl^- a $PO_4^- > 33$; ↑ cAMP renal; Ca en la orina elevado (obtención de muestras de orina durante 24 h).
   • HCO_3^- secretado en la orina.
   • El PO_4^- puede _no_ ser bajo en los pacientes con insuficiencia renal.
● Los pacientes pueden presentar **acidosis metabólica hiperclorémica**.
● **Osteítis fibrosa quística** (tumores pardos): lesiones óseas por reabsorción de Ca; distintiva del hiperparatiroidismo.
● La mayoría de los pacientes **no presentan Sx**: ↑ Ca detectado en las pruebas de laboratorio de rutina por algún otro problema o en una revisión.
● Sx: debilidad muscular, mialgia, nefrolitiasis, pancreatitis, úlceras, depresión, osteodinia, fracturas espontáneas, cambios en el estado mental, estreñimiento y anorexia.
● La HTN puede ser consecuencia de la insuficiencia renal.
● **Variante de hiperparatiroidismo normocalcémico**: PTH alta con una concentración de Ca normal; las indicaciones para la cirugía son las mismas que las del hiperparatiroidismo primario.

Pruebas diagnósticas del hiperparatiroidismo primario

Se efectúa una anamnesis cuidadosa, que incluya la historia clínica y de los fármacos, los Sx, la radioterapia previa de cabeza y cuello, así como otras endocrinopatías del paciente y su familia.
Se comprueba que el Ca esté elevado mediante dos o tres mediciones.
Se prescribe una radiografía de tórax y se buscan metástasis óseas, sarcoidosis y tumores pulmonares (es decir, se busca el origen de la proteína relacionada con la PTH [PrPTH]).
Se realiza una urografía excretora y se busca nefrolitiasis y, en raras ocasiones, tumores renales.
Se lleva a cabo una electroforesis de proteínas séricas para descartar el mieloma múltiple.
Se efectúa la determinación del Ca en orina durante 24 h (hipercalcemia hipocalciúrica familiar benigna: mostraría Ca bajo en la orina).
Se descarta la neoplasia endocrina múltiple (por lo general, NEM I).
Se comprueba la elevación absoluta o relativa de la concentración de PTH.

Indicaciones para la cirugía:
   • Enfermedad sintomática.
   • Enfermedad asintomática con Ca elevado (> 1 mg/dL por encima de lo habitual), depuración de Cr disminuida (< 60 mL/min), cálculos renales, masa ósea considerablemente ↓ (puntuación T de densitometría < −2.5), edad < 50 años y acceso insuficiente a consultas de seguimiento.
● **Adenoma único**: se presenta en el 80% de los pacientes.
● **Adenomas múltiples**: se observan en el 4% de los pacientes.
● **Hiperplasia difusa**: aparece en un 15% de los casos; los pacientes con NEM I o IIa tienen hiperplasia de las cuatro glándulas.
● **Adenocarcinoma paratiroideo**: muy raro; es posible que haya concentraciones de Ca muy elevadas.
● **Tx**:
   • **Adenoma**: resección; se inspeccionan otras glándulas para descartar posibles casos de hiperplasia o adenomas múltiples.
   • **Hiperplasia paratiroidea**:
      • No se extraen biopsias de todas las glándulas → riesgo de hemorragia e hipoparatiroidismo.
      • Tx: Se resecan 3½ glándulas o se lleva a cabo una paratiroidectomía total y un autoimplante (músculo supinador largo del antebrazo o músculos infrahioideos del cuello).

- **CA paratiroideo** → requiere una paratiroidectomía radical (se tiene que tomar el **lóbulo tiroideo ipsilateral**).
  - **Embarazo**: cirugía en el 2.° trimestre; ↑ riesgo de mortinato si no se reseca.
- **Estudio transoperatorio (por criosección)** → puede confirmar que el tejido extraído era efectivamente paratiroideo.
- **Concentraciones intraoperatorias de PTH** → pueden facilitar la evaluación de si se ha extirpado la glándula causante (la PTH debe bajar a < ½ del valor preoperatorio en 10 min).
- En la cirugía **se buscan las cuatro glándulas normales** (es probable que sea un adenoma ectópico): se reseca la cola del timo y, si no se encuentran ahí, se verifican los sitios de las glándulas que faltan abajo.
- **Glándula faltante**: se revisa más abajo en el tejido del timo (sitio ectópico más frecuente, es posible extirpar la cola del timo y ver si disminuye la PTH), cerca de las arterias carótidas, cerca de los cuerpos vertebrales, arriba de la faringe o dentro de la tiroides.
- **Todavía no es posible encontrar la glándula**: cerrar y observar la PTH; si la PTH aún es ↑, se efectúa una **gammagrafía con sestamibi** para ubicarla.
- **Cuando se vuelve a operar por una glándula faltante**, su ubicación más habitual es la **posición anatómica normal**.
- **Hipocalcemia postoperatoria**: por avidez del hueso o fallo del residuo/injerto paratiroideo.
  - **Avidez del hueso**: PTH habitual, HCO_3^- disminuido y ↑ cAMP en la orina.
  - **Aparatiroidismo**: PTH disminuida, HCO_3^- normal y cAMP en orina normal.
  - Se tiene presente que hay que administrar Ca en el postoperatorio.
- **Hiperparatiroidismo persistente** (1%): es causado con mayor frecuencia por un adenoma no detectado que permanece en el cuello.
- **Hiperparatiroidismo recurrente**: aparece tras un período de hipocalcemia o normocalcemia.
  - Puede presentarse por la formación de un adenoma nuevo.
  - Puede ser consecuencia de implantes tumorales a partir de la cirugía original que ahora han aumentado de tamaño.
  - Es necesario considerar el CA de paratiroides recidivante.
- **Volver a realizar la cirugía** se asocia a un mayor riesgo de lesión de los NLR e hipoparatiroidismo permanente.
- **Gammagrafía con sestamibi**:
  - Tendrá una captación preferente por parte de la glándula paratiroidea hiperactiva.
  - Es útil para detectar los adenomas, pero no la hiperplasia de las cuatro glándulas.
  - Es la mejor técnica para intentar detectar las glándulas faltantes o ectópicas y para cuando se vuelve a realizar la cirugía.
  - Si todavía hay problemas para ubicar una glándula faltante, es posible llevar a cabo una angiografía con cierto muestreo venoso para la PTH.

HIPERPARATIROIDISMO SECUNDARIO

- Se observa en los individuos con **insuficiencia renal**.
- ↑ **PTH** en respuesta a **Ca bajo** (se pierde Ca con las diálisis).
- La mayoría <u>no</u> necesita una cirugía (95%).
- Es posible que los pacientes presenten osteoporosis.
- Tx: **suplemento de Ca**, vitamina D, dieta de control de PO_4 y gel **fijador** de PO_4 (cloruro de sevelámero).
  - **Cinacalcet**: imita el Ca e inhibe la PTH de las glándulas paratiroides.
  - Cirugía por **osteodinia** (indicación más frecuente), fracturas o prurito (el 80% obtiene alivio) a pesar del Tx médico.
  - La cirugía consiste en una paratiroidectomía total con autotrasplante o una paratiroidectomía subtotal.

HIPERPARATIROIDISMO TERCIARIO

- Ya se corrigió la enfermedad renal, pero aún hay una sobreproducción de PTH.
- Presenta valores de laboratorio similares a los del hiperparatiroidismo primario (hiperplasia).
- Tx: paratiroidectomía subtotal (3½ glándulas) o total con autoimplante.

HIPOCALCIURIA HIPERCALCÉMICA FAMILIAR

- Los pacientes tienen ↑ Ca sérico y ↓ Ca en la orina (debe estar ↑ si hay hiperparatiroidismo).
- Causada por un defecto en el receptor de PTH en el túbulo contorneado distal del riñón que ocasiona ↑ reabsorción de Ca.
- Dx: Ca 9-11, con PTH normal y ↓ Ca en la orina.
- Tx: ninguno (por lo general, el Ca no está tan elevado en estos pacientes); **no** se debe hacer la **paratiroidectomía**.

SEUDOHIPOPARATIROIDISMO

- Causado por un defecto en el receptor de la PTH en el riñón; no responde a la PTH.

CÁNCER DE PARATIROIDES

- Causa infrecuente de hipercalcemia; puede haber un tumor palpable.
- ↑ Ca, PTH y fosfatasa alcalina (puede tener concentraciones de Ca extremadamente altas).
- El **pulmón** es el sitio más frecuente de las metástasis.
- Tx: resección amplia en bloque (paratiroidectomía, tiroidectomía ipsilateral y disección ganglionar central).
- La supervivencia a los 5 años es del 50%.
- La mortalidad es causada por la **hipercalcemia**.
- Recidiva en el 50% de los individuos.
- La quimio-RT no es realmente eficaz.
- Paliación: se plantea la cirugía paliativa (citorreducción quirúrgica para reducir el Ca).
  - Fármacos: cinacalcet, bisfosfonatos (alendronato) y ácido alendrónico.

SÍNDROMES DE NEOPLASIA ENDOCRINA MÚLTIPLE

- Derivados de las células APUD.
- Las neoplasias pueden desarrollarse de forma sincrónica o metacrónica.
- Autosómicos dominantes, 100% de penetrancia.
- **NEM I:**
  - **Hiperplasia paratiroidea:**
    - Suele ser la primera parte que se vuelve sintomática; Sx urinarios.
    - Tx: resección de las cuatro glándulas con autotrasplante.
  - **Tumores neuroendocrinos pancreáticos:**
    - El gastrinoma es el #1: el 50% es múltiple, el otro 50% es maligno; morbilidad principal de los síndromes.
  - **Adenoma hipofisario:**
    - El prolactinoma es el #1.
  - Si hay tumores simultáneos, primero es necesario corregir el hiperparatiroidismo.
- **NEM IIa:**
  - **Hiperplasia paratiroidea.**
  - **CA medular de tiroides:**
    - Presente en casi todos los individuos; la diarrea es el síntoma más frecuente; a menudo es bilateral.
    - En estos pacientes es la causa #1 de muerte.
    - Suele ser la primera parte en presentar síntomas (diarrea).
  - **Feocromocitoma:**
    - A menudo es bilateral; casi siempre es benigno.
  - Si hay tumores simultáneos, primero es necesario corregir el feocromocitoma.
- **NEM IIb:**
  - **CA medular de tiroides:**
    - Presente en casi todos los individuos; la diarrea es el Sx más frecuente; a menudo es bilateral.
    - En estos pacientes es la causa #1 de muerte.
    - Suele ser la primera parte en presentar síntomas (diarrea).
  - **Feocromocitoma:**
    - A menudo es bilateral; casi siempre es benigno.

- **Neuromas de la mucosa.**
- **Hábito de Marfan; alteraciones musculoesqueléticas.**
- Si hay tumores simultáneos, primero es necesario corregir el feocromocitoma.
- NEM I: gen *MENIN*.
- **NEM IIa y IIb**: protooncogén *RET*.

Fenotipos de enfermedad relacionados con la mutación del protooncogén *RET*

Fenotipo	Defecto genético	Manifestaciones clínicas	Prevalencia (%)
NEM IIA (60%)	Mutaciones de la estirpe germinal en los codones de cisteína de los dominios extracelular y transmembrana de *RET*	Carcinoma medular de tiroides Feocromocitoma Hiperparatiroidismo	100 10-60 5-20
NEM IIB (5%)	Mutación activadora de la estirpe germinal en el dominio tirosina-cinasa de *RET*	Carcinoma medular de tiroides Feocromocitoma Hábito de Marfan Neuromas de la mucosa (intestino) y ganglioneuromatosis	100 50 100 100
CMTF (35%)	Mutaciones de la estirpe germinal en los codones de cisteína de los dominios extracelulares o transmembrana de *RET*	Carcinoma medular de tiroides	100

CMTF: carcinoma medular de tiroides familiar; NEM: neoplasia endocrina múltiple.

HIPERCALCEMIA

- Causas (90% por hiperparatiroidismo o CA):
  - Neoplasia maligna (causa más frecuente de hipercalcemia en los pacientes hospitalizados).
    - **PrPTH** (75%): CA que liberan PrPTH (p. ej., CA de pulmón epidermoide o CA de mama); causa más frecuente de hipercalcemia maligna (<u>sin</u> destrucción ósea lítica).
    - **Destrucción ósea** por CA (25%): lesiones óseas líticas (p. ej., mieloma múltiple).
  - Hiperparatiroidismo (causa más frecuente de hipercalcemia en los pacientes hospitalizados).
  - Hipertiroidismo.
  - Hipocalciuria hipercalcémica familiar.
  - Inmovilización.
  - Enfermedad granulomatosa (sarcoidosis o tuberculosis).
  - Exceso de vitamina D.
  - Síndrome hipercalcémico (consumo excesivo de leche y suplementos de Ca).
  - Diuréticos tiazídicos.
- **Mitramicina**: inhibe los osteoclastos (se emplea en las neoplasias malignas o en caso de fracaso del Tx convencional); tiene reacciones adversas hemáticas, hepáticas y renales.
- **Crisis hipercalcémica**: por lo general es secundaria a otra intervención quirúrgica en los pacientes con hiperparatiroidismo preexistente (*véase* cap. 9, «Líquidos y electrólitos»).
- **CA de mama**: libera **PrPTH** (Pr = péptido relacionado); puede causar **hipercalcemia**.
  - El CA de pulmón epidermoide y otros CA no hemáticos también pueden hacerlo → esto <u>no</u> es causado por la destrucción ósea.
  - Asociado a ↑ cAMP en la orina (por acción de la **PrPTH sobre los receptores renales de la PTH**).
- **Neoplasias hemáticas**: pueden causar destrucción ósea con ↑ Ca (el cAMP en la orina será bajo).

ANATOMÍA Y FISIOLOGÍA

- **Desarrollo mamario**:
  - Mama formada a partir de la línea láctea del ectodermo.
  - **Estrógenos**: desarrollo del conducto (doble capa de células cilíndricas).
  - **Progesterona**: desarrollo de los lobulillos.
  - **Prolactina**: sinergiza los estrógenos y la progesterona.
- **Cambios cíclicos**:
  - **Estrógenos**: ↑ hinchazón de las mamas y crecimiento del tejido glandular.
  - **Progesterona**: ↑ maduración del tejido glandular; su ausencia causa la menstruación.
  - **Pico preovulatorio de FSH y LH**: causa la liberación del óvulo.
  - Tras la menopausia, la falta de estrógenos y progesterona conduce a la atrofia del tejido mamario.
- **Nervios cerca de la axila**:
  - **Nervio torácico largo**: inerva el **músculo serrato anterior**; su lesión provoca la escápula alada.
    - La **arteria torácica lateral** irriga el músculo serrato anterior.
  - **Nervio toracodorsal**: inerva el **músculo dorsal ancho**; las lesiones ocasionan debilidad durante la flexión y aducción de los brazos.
    - La **arteria toracodorsal** irriga el músculo dorsal ancho.
  - **Nervio pectoral medial**: inerva el músculo pectoral mayor y el músculo pectoral menor.
  - **Nervio pectoral lateral**: solo inerva el músculo pectoral mayor.
  - **Nervio intercostobraquial**: ramo cutáneo lateral del segundo nervio intercostal; brinda sensibilidad a la parte medial del brazo y a la axila; cuando se lleva a cabo una disección, este se encuentra justo debajo de la vena axilar.
    - Se puede traccionar sin consecuencias graves.
    - Es el nervio lesionado con mayor frecuencia durante la mastectomía radical modificada (MRM) o el vaciamiento axilar (VA).
- Las ramas de la **arteria torácica interna (mamaria)**, las **arterias intercostales**, la **arteria toracoacromial** y la **arteria torácica lateral** irrigan la mama.

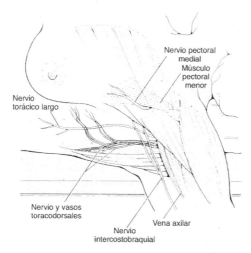

Estructuras neurovasculares principales que se deben preservar en una disección axilar.

- **Plexo de Batson**: plexo venoso sin válvula que permite la metástasis por vía hemática directa del CA de mama a la columna vertebral.
- **Circulación linfática**:
  - El 97% es hacia los ganglios axilares.
  - El 2% es hacia los ganglios mamarios internos.
  - Cualquier cuadrante puede drenar a los ganglios mamarios internos.
  - Ganglios supraclaviculares: se consideran de **estadio N3**.
  - Adenopatía axilar primaria: si es ≤ **1, se trata de linfoma**.
- **Ligamentos de Cooper**: ligamentos suspensorios; dividen la mama en segmentos.
  - El CA de mama que afecta a estos filamentos puede producir hoyuelos en la piel.

ENFERMEDADES MAMARIAS BENIGNAS

- **Mastitis infecciosa**: se asocia con mayor frecuencia a la **lactancia materna**.
  - *S. aureus* es la causa más frecuente; estreptococos; factores de riesgo: hábito tabáquico.
  - **Relacionada con la lactancia**: causada por la obstrucción de los conductos galactóforos; Tx: **solo antibióticos** durante 2 semanas (se continúa con la lactancia).
  - **No relacionada con la lactancia**: puede ser causada por enfermedades inflamatorias crónicas (p. ej., *Actinomyces*) o enfermedades autoinmunitarias (p. ej., LES) → **antibióticos** durante 2 semanas.
  - **No se resuelve** después de 2 semanas o hay **recidiva**: es necesario llevar a cabo una **biopsia excisional** que incluya piel para descartar el CA de mama necrosante.
- **Absceso mamario**: secuela de la **mastitis infecciosa** o la **mastitis periductal**.
  - **Por lactancia**, Tx: **drenaje percutáneo**, **antibióticos** y se continúa con la lactancia.
    - Incisión y drenaje si no se resuelve con rapidez (Cx: fístula láctea).
  - El absceso mamario **no relacionado con la lactancia** se considera **CA de mama** hasta que se demuestre lo contrario (se requieren tanto **incisión/drenaje** como **antibióticos**; se envían las biopsias de la **piel** y de la **cavidad del absceso** para un estudio anatomopatológico y el **líquido** para estudio citológico).
  - **No se resuelve** después de 2 semanas o hay **recidiva**: es necesario llevar a cabo una **biopsia excisional** que incluya piel para descartar el CA de mama necrosante.
- **Mastitis periductal** (ectasia de los conductos mamarios o mastitis de células plasmáticas).
  - Sx: **mastodinia no cíclica, eritema**, retracción del pezón y secreción cremosa por el pezón; puede aparecer un absceso subareolar estéril o infectado.
  - Factores de riesgo: hábito tabáquico y perforaciones (*piercings*) en los pezones.
  - Por lo general, se presenta en mujeres peri- o posmenopáusicas.
  - Biopsia: **conductos mamarios subareolares dilatados**, secreciones espesas e inflamación periductal.
  - Tx: si hay secreción cremosa característica que no es hemorrágica y no se asocia a la retracción del pezón, se administran **antibióticos** y **se reconforta** a la paciente; si no es así o si hay recidiva (o si continúa por > 2 semanas) → es necesario descartar el CA inflamatorio (biopsia por incisión que incluya la piel).
- **Galactocele**: quistes mamarios llenos de leche; se producen con la lactancia materna.
  - Tx: oscila entre la aspiración hasta la incisión y el drenaje.
- **Galactorrea**: puede ser causada por ↑ prolactina (prolactinoma hipofisario), ACO, antidepresivos tricíclicos, fenotiazina, metoclopramida, alfametildopa y reserpina.
  - Con frecuencia se asocia a la amenorrea.
- **Ginecomastia**: se pueden tomar 2 cm entre los dedos; se puede asociar a la cimetidina, la espironolactona y la marihuana; idiopática en la mayoría de los casos.
  - Tx: la gran mayoría remitirá; se tranquiliza a la familia y se le da seguimiento.
- **Agrandamiento mamario neonatal**: debido a los estrógenos maternos circulantes; remitirá.
- **Tejido mamario accesorio** (polimastia): se puede presentar en la axila (sitio más frecuente).
- **Pezones accesorios** (politelia): se pueden encontrar desde la axila hasta la cara interna del muslo (alteración mamaria más frecuente).
- **Asimetría mamaria**: habitual.
- **Reducción mamaria**: con frecuencia hay afectación en la capacidad de lactancia.

- **Síndrome de Poland**: hipoplasia de la pared torácica, amastia, hombro hipoplásico y ausencia de músculo pectoral.
- **Mastodinia**: dolor mamario; muy frecuente; rara vez representa CA de mama.
  - Dx: anamnesis y exploración mamaria; mamografía bilateral.
  - Tx: tranquilización; ACO, AINE, aceite de onagra (*Oenothera*), bromocriptina y vitamina E.
    - Tx de 2.ª línea: danazol y tamoxifeno.
  - Se suspenden la cafeína, la nicotina y las metilxantinas (p. ej., teofilina).
  - **Mastodinia cíclica**: dolor antes de la menstruación; se presenta con mayor frecuencia por una enfermedad fibroquística.
  - **Mastodinia continua**: dolor constante, la mayoría constituye una infección aguda o subaguda; la mastodinia continua es **más resistente** al Tx que la cíclica.
- **Enfermedad de Mondor**: tromboflebitis de las venas superficiales de la mama (por lo general la **vena torácica lateral** o una de sus ramas); se siente como un cordón y puede ser dolorosa; rara vez constituye CA.
  - Asociada a traumatismos y ejercicio arduo.
  - Suele aparecer en el cuadrante inferior externo.
  - Tx: AINE.
- **Enfermedad fibroquística**:
  - Muchos tipos: fibromatosis, adenosis esclerosante, metaplasia apocrina, adenosis ductal e hiperplasia epitelial, ductal o lobulillar.
  - **Adenosis esclerosante**: presenta microcalcificaciones que se pueden confundir con el CA de mama (sin riesgo de CA a menos que haya atipia).
  - Más frecuente en las mujeres **perimenopáusicas** (40-50 años); raro después de la menopausia.
  - **Sx**: dolor mamario, secreción del pezón (por lo general, de color amarillo a marrón) y tejido mamario abultado que varía con el ciclo hormonal.
  - Dx: mamografía, ECO, exploración mamaria y biopsia por punción con aguja gruesa (BPAG).
  - El único **riesgo de CA** es la **hiperplasia ductal** o **lobulillar** <u>atípica</u>: *es necesario resecar estas lesiones* (biopsia excisional).
    - <u>No</u> es necesario obtener márgenes limpios con la hiperplasia atípica, basta con eliminar todos los sitios sospechosos (es decir, las calcificaciones) que aparecen en la mamografía.
    - **Hiperplasia lobulillar atípica** (HLA): <u>no</u> es precancerosa, aunque es un **marcador** del aumento de riesgo de CA de mama (4-5×; ambas mamas están en riesgo); se reseca para evitar manifestaciones discordantes (es decir, CA junto a HLA).
    - **Hiperplasia ductal atípica** (HDA): se considera **precancerosa**; 4-5× aumento del riesgo de CA de mama; **progresión histológica de la enfermedad** tras la resección: 15% de progresión a carcinoma ductal *in situ* (CDIS) y 3% de progresión a CA invasor.
- **Papilomas intraductales**:
  - Causa más frecuente de **secreción hemorrágica por el pezón**.
  - Suelen ser pequeños, no palpables y estar cerca del pezón.
  - Estas lesiones <u>no</u> son precancerosas → se realiza una **galactografía con contraste** para encontrar el papiloma, luego se efectúa una localización con aguja.
  - Tx: resección subareolar del conducto afectado y del papiloma.

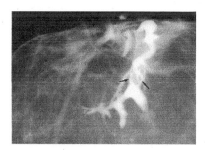

Galactografía. Un defecto grande (*flecha*) constituye un papiloma intraductal.

● **Fibroadenoma:**
- Lesión mamaria más frecuente en adolescentes y mujeres jóvenes; el 10% es múltiple.
- Por lo regular es un tumor indoloro, de crecimiento lento, bien delimitado, firme y gomoso.
- A menudo *crece hasta alcanzar varios centímetros y luego se detiene*.
- Es posible que cambie de tamaño con el ciclo menstrual y se agrande durante el embarazo.
- Por lo regular se considera benigno.
- Los fibroadenomas gigantes pueden ser > 5 cm (el Tx es el mismo).
- **Tejido fibroso que sobresale, el cual comprime las células epiteliales** en los resultados del estudio anatomopatológico.
- En la mamografía puede presentar calcificaciones grandes y gruesas (lesiones en forma de «rocetas de maíz») por degeneración.
- **En las pacientes ≤ 35 años:**
  1. Al palpar la masa tumoral, se debe sentir como un tumor clínicamente benigno (firme, gomoso, enrollado y sin fijación).
  2. La ECO o mamografía tiene que ser compatible con el fibroadenoma.
  3. Es necesario llevar a cabo una BPAG para confirmar el fibroadenoma (*mejor respuesta*).
  - **Se necesitan los tres puntos** previos para poder observarlo (junto con una ECO bianual), de lo contrario es necesaria una biopsia excisional.
  - Si el fibroadenoma todavía **crece** o es **sintomático**, se requiere una **biopsia excisional**.
  - Se evita la resección de tejido mamario en adolescentes y niñas de corta edad → puede afectar el desarrollo mamario.
- **En las pacientes > 35 años** → biopsia excisional para verificar el Dx (BPAG si se intenta llevar a cabo una cirugía en un paso).
- **Fibroadenoma complejo:** tienen un riesgo ligeramente mayor de CA.
  - Se considera **complejo** si se presentan cualquiera de los siguientes casos: calcificación epitelial, hiperplasia/metaplasia apocrina y adenosis esclerosante o quistes > 3 cm.
  - Tx: biopsia excisional.
- **Fibroadenoma tubular:** tiene un componente epitelial muy compacto con poco tejido conjuntivo; es benigno.

● **Cicatriz radial** (lesiones esclerosantes complejas):
- Tumor en forma de estrella, irregular, espiculado, el cual se asemeja al CA de mama.
- Presenta un **núcleo fibroelástico** central con conductos y lobulillos que irradian hacia el exterior (en realidad <u>no</u> es una cicatriz).
- Riesgo 2× mayor de CA de mama.
- <u>No</u> es posible hacer el Dx solamente por medio de una biopsia con aguja de corte: para todas es necesario realizar una **biopsia excisional**.

SECRECIÓN DEL PEZÓN

● La mayoría de las secreciones del pezón son **benignas**; el riesgo de CA aumenta con la edad.
● Para todas es necesario llevar a cabo una anamnesis, una exploración de las mamas, así como una mamografía bilateral y una ECO.
● Se procura encontrar el punto desencadenante o el tumor en la exploración; es posible enviar el líquido para estudio citológico.
● **Secreción verde/amarilla/marrón:** con frecuencia son causadas por una enfermedad fibroquística; debe presentar un tejido mamario abultado compatible con esta enfermedad.
  - Tx: si es cíclico y no es espontáneo, **se tranquiliza a la paciente**.
● Preocupación por **CA:** persistente, unilateral, hemorrágica, serosa o espontánea.
● **Secreción hemorrágica:** más frecuentemente papiloma intraductal; a veces, CA de los conductos.
  - Tx: se necesita efectuar una **galactografía** y una **resección subareolar** del sitio ductal afectado y del papiloma (guiada por arpón).
● **Secreción serosa:** sospecha de CA, en especial si viene de un solo conducto o es espontánea.
  - Tx: biopsia excisional subareolar de dicho sitio ductal.
● **Secreción espontánea:** independientemente del color o de la consistencia, esta representa una preocupación por CA → todas estas pacientes necesitan realizar una biopsia excisional del área del conducto que causa la secreción.
● **Secreción no espontánea** (se presenta solo con presión, prendas ajustadas, ejercicio, etc.): no es tan preocupante, pero puede ser necesaria una biopsia excisional (p. ej., si es hemorrágica).

● Posiblemente se necesite efectuar una resección subareolar completa si no se puede identificar de forma adecuada el sitio del conducto (p. ej., si no se encuentra el punto desencadenante o el tumor, o si este último no se identifica en los estudios por imagen).

CARCINOMA DUCTAL *IN SITU*

● **Células malignas del epitelio ductal _sin_ invasión de la membrana basal.**
● El 50% desarrolla CA si no se reseca (mama ipsilateral).
● El 5% presenta CA en la mama contralateral.
● Se considera una **lesión precancerosa.**
● Por lo general no es palpable y se presenta como un grupo de calcificaciones en la mamografía.
● Es posible que cuente con patrones sólidos, cribosos, papilares y de comedón.
  • **Patrón de comedón**: subtipo más invasor; presenta sitios necrosados.
    • Alto riesgo de multicentricidad, microinvasión y recidiva.
    • Tx: mastectomía simple.
● ↑ **riesgo de recidiva** con el de **tipo comedón** y con las **lesiones > 2.5 cm.**
● Tx: **mastectomía parcial** y **RT adyuvante de toda la mama**; se necesitan márgenes ≥ **2 mm.**
  • _No_ realizar **VA o biopsia del ganglio linfático centinela** (BGLC).
  • La RT reduce la recidiva en un 50% (_sin_ cambios en la supervivencia).
  • **Tamoxifeno** (premenopausia) o **anastrozol** (inhibidor de la aromatasa; posmenopausia) después de la cirugía.
  • Se requiere una **mastectomía simple** si es de alto grado (p. ej., de tipo comedón, multicéntrico o multifocal), si el tumor es grande y la paciente no puede recibir una mastectomía parcial, o si no es posible obtener márgenes suficientes; _**también es necesario realizar una BGLC**_ (última oportunidad para tomar muestras de los ganglios si resulta ser un CA de mama en la patología final [tasa de progresión del 20% a CA ductal invasor]).

CARCINOMA LOBULILLAR *IN SITU*

● _No_ presenta invasión de la membrana basal.
● El 40% desarrolla CA (en cualquiera de las mamas).
● Se considera un marcador del desarrollo de CA de mama, **por sí solo no es precanceroso.**
● _No_ presenta calcificaciones; _no_ se puede palpar.
● Por lo general se produce en mujeres **premenopáusicas** (predisposición genética).
● Las pacientes que desarrollan CA de mama tienen más probabilidades de desarrollar **CA ductal** (70%).
● Suele ser un hallazgo fortuito; es frecuente que sea multifocal y bilateral.
● La mayoría son ER(+)/PR(+)/HER(−).
● Hay un 5% de riesgo de tener un CA mamario sincrónico en el momento del Dx de carcinoma lobulillar *in situ* (CLIS; es muy probable que sea CA ductal).
● Tx: biopsia excisional guiada por alambre del sitio sospechoso (_no_ se requieren márgenes limpios).
  • **Tamoxifeno** (premenopausia) o **raloxifeno** (posmenopausia) después de la cirugía.
  • Se plantea la mastectomía subcutánea bilateral (_sin_ VA).
● **CLIS pleomorfo**: subtipo invasor con mayor riesgo de CA de mama; se debe tratar como un **CDIS**.

Indicaciones para una biopsia excisional después de una biopsia con aguja de corte

Hiperplasia ductal atípica
Hiperplasia lobulillar atípica
Cicatriz radial
Carcinoma lobulillar *in situ*
Hiperplasia de células cilíndricas con atipia
Lesiones papilares
Tumor filodes
Falta de concordancia entre el aspecto de la lesión mamográfica y el Dx histológico
Pieza no diagnóstica (incluida la ausencia de calcificaciones en la radiografía de la pieza cuando la biopsia se realiza en busca de calcificaciones)

CÁNCER DE MAMA

- El CA de mama disminuyó en las zonas de menores ingresos económicos.
- Japón tiene la tasa de CA de mama más baja del mundo.
- Riesgo de CA de mama en los los Estados Unidos: **1 de cada 8 mujeres (12%)**; un 5% en mujeres sin factores de riesgo.
- **Modelo de Gail** (calcula el riesgo de CA de mama a los 5 años y vitalicio): emplea la edad, la raza, el origen étnico, la edad de la primera menstruación, la edad de nacimiento del primer hijo, el número de familiares de primer grado con CA de mama, el número de biopsias anteriores y el número de biopsias de hiperplasia atípica.
  - *No* tiene en cuenta los genes BRCA, los síndromes hereditarios de riesgo ni los antecedentes personales de CLIS, CDIS o de CA de mama (infravalora el riesgo; *no* se debe utilizar este método en estos casos).
- El CA de mama en **mujeres jóvenes** (< 40) tiende a ser más invasor.
- La **detección sistemática** reduce la mortalidad en un 25%.
- CA de mama sin Tx: mediana de supervivencia de 2 a 3 años.
- El 10% de los CA de mama dan tanto una mamografía como una ECO negativas.
- **Manifestaciones clínicas del CA de mama**: distorsión de la estructura habitual; distorsión o retracción de la piel o el pezón; bordes duros, adheridos y mal definidos.
- **Pruebas diagnósticas del tumor sintomático de mama**:
  - **< 40 años**: se requiere una **ECO** y una **BPAG**.
    - Se necesita una mamografía en las pacientes < 40 años si el examen clínico o la ECO son indeterminados o sospechosos de CA, aunque en general se busca evitar el exceso de radiación en este grupo.
  - **> 40 años**: es necesario llevar a cabo **mamografías bilaterales**, ECO y BPAG.
  - Si la BPAG es **indeterminada, no ofrece un Dx** o **no concuerda con los hallazgos de la exploración y los estudios por imagen** → será necesaria una **biopsia excisional**.
  - En los **tumores sólidos** clínicamente **indeterminados** o **sospechosos** eventualmente será necesario realizar una **biopsia excisional**, a menos que el Dx de CA se haya hecho antes.
  - **Líquido del quiste** (el líquido se envía a estudio citológico): si es **hemorrágico, transparente, recidivante**, un **quiste complejo** y si **no se resuelve** tras la aspiración, es necesario realizar una biopsia excisional; si es transparente, sin recidiva y el estudio citológico es negativo (es decir, es un quiste simple), no es necesario ningún Tx adicional.
  - **BPAG**: permite estudiar la estructura (histología).
  - **AAF**: solo ofrece un estudio citológico (solo las células).
  - Es posible realizar tanto la BPAG como la AAF con una guía por mamografía o ECO.

Tratamiento de las masas mamarias basado en la BPAG

Diagnóstico	Tratamiento
Neoplasia maligna.	Tratamiento definitivo.
Sospechoso.	Biopsia quirúrgica.
Atipia.	Biopsia quirúrgica.
Sin diagnóstico.	Repetición de la BPAG o la biopsia quirúrgica.
Benigno.	Posible observación: la evaluación y los estudios por imagen deben ser compatibles con la enfermedad benigna, de lo contrario es necesaria una biopsia excisional (si la edad es > 40, se prefiere una biopsia excisional).

- **Mamografía**:
  - Tiene una sensibilidad/especificidad del 90%.
  - La sensibilidad aumenta con la edad a medida que el tejido parenquimatoso denso es sustituido por grasa.
  - El tumor debe ser ≥ 5 mm para ser detectado.
  - **Indicativo de CA**: bordes irregulares; espiculados; varias calcificaciones agrupadas, pequeñas, finas, lineales, en forma de aplastamiento y ramificadas; asimetría ductal y distorsión de la estructura.

Sistema BI-RADS de las anomalías mamográficas

Categoría	Evaluación	Recomendación
0	Incompleto.	Es necesario realizar más estudios por imagen.
1	Negativo.	Detección sistemática rutinaria.
2	Hallazgo benigno.	Detección sistemática rutinaria.
3	Hallazgo probablemente benigno.	Mamografía de seguimiento a corto plazo (3-6 meses).
4	Anomalía sospechosa (p. ej., calcificaciones o estructuras indeterminadas).	Probabilidad definitiva de CA (**4a**: 15%, **4b**: 35%, **4c**: 80%); *se realiza una* **BPAG**.
5	Muy sugerente de CA (calcificaciones o estructura sospechosas).	Alta probabilidad de CA (95%); *se lleva a cabo una* **BPAG**.
6	Biopsia que confirma el CA.	Resección.

BI-RADS: sistema de informes y registro de datos de imagen mamaria; CA: cáncer.

- La BPAG de la lesión muestra una BI-RADS 4:
  - **Malignidad** → seguir el Tx apropiado.
  - **No ofrece un Dx, es indeterminada** o **benigna y no concuerda** con la mamografía → es necesaria una biopsia excisional guiada con arpón.
  - **Benigna y concuerda** con la mamografía → 6 meses de seguimiento.
- La BPAG de la lesión muestra una **BI-RADS 5**:
  - **Malignidad** → seguir el Tx apropiado.
  - *Cualquier otro hallazgo* (no ofrece un Dx, es indeterminado o benigno) → para todos es necesario realizar una biopsia excisional guiada con arpón.
- La BPAG *sin biopsia excisional* permite tanto la **estadificación adecuada con una BGLC** (el tumor sigue presente) como la **cirugía en un solo paso** (evita dos cirugías) para las pacientes diagnosticadas con CA de mama.
- **Detección sistemática**:
  - **Riesgo promedio: mamografía anual** a partir de los **40 años**.
  - **Alto riesgo: mamografía** y **RM anuales** a partir de los **25 a 40 años** (la edad óptima para iniciar el estudio depende de la mutación genética y de la edad más temprana de presentación de CA de mama en la familia); también es necesario un **examen clínico de las mamas** cada 6 a 12 meses una vez iniciada la detección sistemática.
  - <u>No</u> es recomendable la evaluación clínica de las mamas para las mujeres con riesgo intermedio.
  - <u>No</u> se debe realizar una **mamografía en las pacientes** < 40 salvo que exista un alto riesgo → es difícil de interpretar debido a un parénquima denso.
  - Se busca **reducir la dosis de radiación** en las pacientes jóvenes.
  - Las mamografías no se realizan en las mujeres < 20 (mama demasiado densa).
- **Niveles de ganglios linfáticos**:
  - **I**: lateral al músculo pectoral menor.
  - **II**: debajo del músculo pectoral menor.
  - **III**: medial al músculo pectoral menor (se extiende hasta la abertura torácica superior).
  - Ganglios de Rotter: entre los músculos pectoral mayor y pectoral menor.
  - **VA**: es necesario extirpar los **ganglios de nivel I y II** (se extirpan los ganglios de nivel III solo si están gravemente afectados).
  - Los **ganglios** son el **factor pronóstico de estadificación** más importante. Otros factores: tamaño del tumor, grado del tumor y estado del receptor de estrógenos y progesterona.
    - La supervivencia está directamente relacionada con el número de ganglios positivos:
      - 0 ganglios positivos   Supervivencia a 5 años del 75%
      - 1-3 ganglios positivos   Supervivencia a 5 años del 60%
      - 4-10 ganglios positivos   Supervivencia a 5 años del 40%
- **Hueso**: sitio más frecuente de metástasis a distancia (también pulmón, hígado o cerebro).
- Se tarda cerca de 5 a 7 años en pasar de una sola célula maligna a un tumor de 1 cm.
- Los **tumores centrales** y **subareolares** tienen mayor riesgo de <u>multicentricidad</u>.
- **Riesgo de CA de mama**:
  - **Alto riesgo** (riesgo de CA de mama vitalicio > 20%).
    - Cuenta con el gen *BRCA* en los antecedentes familiares de CA de mama.

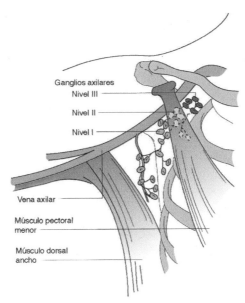

Ganglios axilares
Nivel III
Nivel II
Nivel I

Vena axilar

Músculo pectoral
menor

Músculo dorsal
ancho

Los ganglios linfáticos axilares están divididos en tres niveles por el músculo pectoral menor. Los de nivel I son inferiores y laterales al pectoral menor, los de nivel II están por debajo de la vena axilar y por detrás del pectoral menor, y los de nivel III son mediales al músculo que se encuentra contra la pared torácica.

- > 20% de riesgo vitalicio basado en los antecedentes familiares (p. ej., ≥ 2 familiares de primer grado con CA de mama bilateral o premenopáusico).
- CDIS (mama ipsilateral en riesgo) y CLIS (ambas mamas tienen el mismo riesgo elevado).
- Hiperplasia atípica.
- CA de mama anterior.
- Se llevó a cabo una RxT entre los 10 y los 30 años.
- Síndrome de Li-Fraumeni, de Cowden/*PTEN* o de Bannayan-Riley-Ruvalcaba.
- Mutaciones de los genes *ATM, BARD1, BRIP1, CDH1, CHEK2, NBN, NF1, PALB2, PTEN, RAD51C, RAD51D, STK11* o *TP53*.
- **Aumento del riesgo moderado**: familiar de primer grado con CA de mama y primer parto a una edad > 35 años.
- **Aumento del riesgo menor**: menarquia temprana, menopausia tardía, nuliparidad, CA proliferativo benigno, obesidad, consumo de alcohol y Tx hormonal restitutivo.
- *BRCA* I y II (antecedentes familiares [+] de CA de mama) y **riesgo de CA**:
  - *BRCA* I:
    - CA de mama femenino   Riesgo vitalicio del **60%**
    - CA de ovario   Riesgo vitalicio del **40%**
    - CA de mama masculino   Riesgo vitalicio del **1%**
  - *BRCA* II:
    - CA de mama femenino   Riesgo vitalicio del **60%**
    - CA de ovario   Riesgo vitalicio del **20%**
    - CA de mama masculino   Riesgo vitalicio del **10%**
  - El *BRCA* es el factor de riesgo más potente para predecir el CA de mama.
  - Las mujeres con CA de mama con el gen *BRCA* tienen el mismo pronóstico por estadio que aquellas sin *BRCA*.
- **Detección sistemática del *BRCA***: mamografía anual y RM de la mama a partir de los 25 años.
  - Examen pélvico anual + ECO y CA-125 a partir de los 25 años.

● Se considera la **histerectomía abdominal total** y la **salpingooforectomía** en las familias con *BRCA* con antecedentes de CA de mama.

Definiciones de clasificación por tumor, ganglios, metástasis (TNM, *tumor-nodes-metastases***)**	
Tx	No es posible evaluar el tumor primario.
T0	Sin evidencia de tumor primario.
Tis	Carcinoma *in situ*, ductal o lobulillar o enfermedad de Paget del pezón sin tumor.
T1	Tumor de 2 cm o menos en su mayor dimensión.
T2	Tumor de más de 2 cm pero no más de 5 cm en su mayor dimensión.
T3	Tumor de más de 5 cm en su mayor dimensión.
T4	Tumor de cualquier tamaño con extensión directa a la pared torácica (sin incluir el músculo pectoral), edema cutáneo, ulceración cutánea, adenopatía cutánea satélite o carcinoma inflamatorio.

GANGLIOS LINFÁTICOS REGIONALES (PATOLÓGICOS)

Nx	No se pueden evaluar los ganglios.
N0	Sin signos histológicos de metástasis en los ganglios y sin una evaluación adicional de células tumorales aisladas.
N1	Metástasis en uno a tres ganglios axilares o en los ganglios mamarios internos (MI) con CA microscópico detectado mediante una biopsia del ganglio centinela, el cual no es clínicamente evidente.
N2	Metástasis en cuatro a nueve ganglios axilares o en ganglios MI clínicamente evidentes en ausencia de metástasis en los ganglios axilares.
N3	Metástasis en diez o más ganglios axilares, los ganglios infraclaviculares o en los ganglios MI en presencia de uno o más ganglios axilares positivos; o en más de tres ganglios axilares con metástasis MI, o en ganglios supraclaviculares.

METÁSTASIS A DISTANCIA

Mx	No se puede evaluar la metástasis a distancia.
M0	Sin metástasis a distancia.
M1	Metástasis a distancia.

AGRUPAMIENTO POR ESTADIOS

Estadio 0	Tis	N0	M0
Estadio I	T1	N0	M0
Estadio IIA	T0	N1	M0
	T1	N1	M0
	T2	N0	M0
Estadio IIB	T2	N1	M0
	T3	N0	M0
Estadio IIIA	T0	N2	M0
	T1	N2	M0
	T2	N2	M0
	T3	N1	M0
	T3	N2	M0
Estadio IIIB	T4	N0	M0
	T4	N1	M0
	T4	N2	M0
Estadio IIIC	Cualquier T	N3	M0
Estadio IV	Cualquier T	Cualquier N	M1

● **Consideraciones para la mastectomía profiláctica** (frente a un seguimiento cuidadoso +/– tamoxifeno/raloxifeno).
  • Antecedentes familiares de gen *BRCA* (+) *o*
  • CLIS.
  • **También se toman en cuenta cualquiera de las siguientes situaciones**: ansiedad elevada, acceso insuficiente a exámenes de seguimiento y mamografías, lesión de difícil seguimiento en la evaluación o con las mamografías, o que la paciente prefiera la mastectomía.

- **Receptores hormonales** (estrógenos/progesterona):
  - **Receptores positivos**: mejor respuesta a las hormonas, la quimioterapia y la cirugía, así como un mejor pronóstico general.
  - Los tumores con receptores son más frecuentes en las **mujeres posmenopáusicas**.
  - Los **tumores con receptores de progesterona** tienen mejor pronóstico que los tumores con receptores de estrógenos.
  - Los tumores que cuentan con receptores de progesterona y de estrógenos tienen el mejor pronóstico.
  - El 10% de los casos de CA de mama son negativos para ambos receptores.
- **Receptor HER2/neu**: peor pronóstico por estadio.
  - Es un receptor de tirosina-cinasa.
  - El Ac monoclonal trastuzumab bloquea este receptor.
- **CA de mama masculino**:
  - < 1% de todos los CA de mama; por lo general es **ductal**: un factor de riesgo es el gen **BRCA2** (15% de CA de mama en los hombres).
  - **Pronóstico más desfavorable** en comparación con las mujeres debido a su presentación tardía (mismo pronóstico de estadificación por estadio).
  - Se tiene una ↑ afectación del músculo pectoral.
  - Asociado al uso de esteroides anabólicos, RT previa, antecedentes familiares y el síndrome de Klinefelter.
  - Tx: terapia conservadora con radioterapia postoperatoria _o_ mastectomía radical modificada (MRM).
- **CA ductal**:
  - Representa el 85% de todos los CA de mama (tipo más frecuente de CA de mama).
  - Varios subtipos:
    - **Medular**: bordes lisos, ↑ **linfocitos**, células atípicas, suele tener un pronóstico más favorable.
    - **Tubular**: pequeñas formaciones **tubulares**, suele tener un pronóstico más favorable.
    - **Mucinoso** (coloide): produce abundante **mucina**, suele tener un pronóstico más favorable.
    - **Cirrótico**: peor pronóstico.
  - Tx: **MRM o terapia conservadora de la mama (TCM) con RT postoperatoria**.
- **CA lobulillar**:
  - Representa el 10% de todos los CA de mama.
  - No forma calcificaciones; muy infiltrante; tumor bilateral, multifocal y multicéntrico.
  - Las **células en anillo de sello** confieren un peor pronóstico.
  - Tx: **MRM o TCM con RT postoperatoria**.
- **CA inflamatorio**:
  - Considerada CA de tipo T4.
  - Muy invasor → mediana de supervivencia de 36 meses.
  - Presenta **invasión linfática dérmica**, la cual causa un aspecto de linfedema de piel de naranja en la piel de la mama (T4d); eritematoso y caliente.
  - Dx: biopsia incisional de espesor total de la mama, incluyendo la piel.
  - Tx: **quimioterapia neoadyuvante**, después **MRM**, luego **quimio-RT adyuvante** (método más frecuente); la TCM está contraindicada.
- **Opciones quirúrgicas** (por lo general, primero se lleva a cabo la cirugía, seguida del Tx adyuvante):
  - **Mastectomía subcutánea** (mastectomía simple):
    - Deja de un 1% a 2% de tejido mamario; conserva el complejo aréola-pezón.
    - No está indicada para el Tx del CA de mama.
    - Se usa para el CDIS y el CLIS.
  - **TCM** (mastectomía parcial, cuadrantectomía, etc. + VA o BGLC); combinada con **RT postoperatoria de toda la mama**; son necesarios los márgenes «**sin tinción en el tumor**».
  - **Mastectomía radical modificada**:
    - Elimina todo el tejido mamario, incluido el complejo aréola-pezón.
    - Incluye la disección de los ganglios axilares (ganglios de **nivel I y II**).

Contraindicaciones para la TCM en el carcinoma invasor:

Contraindicaciones absolutas de la TCM:
- Dos o más tumores primarios en cuadrantes separados de la mama.
- Márgenes positivos persistentes tras intentos quirúrgicos aceptables.
- El embarazo es una contraindicación absoluta de la irradiación de la mama. Cuando el CA se diagnostica en el tercer trimestre, es posible realizar una cirugía conservadora de la mama y tratar a la paciente con irradiación después del parto.
- Antecedentes de irradiación terapéutica previa en la región mamaria, la cual daría lugar a la repetición del Tx con una dosis de radiación muy alta.
- Microcalcificaciones difusas de aspecto maligno.

Contraindicaciones relativas de la TCM:
- Antecedentes de esclerodermia o lupus eritematoso sistémico activo.
- Tumor grande en una mama pequeña, el cual tendría como resultado una estética inadmisible para la paciente.

- **BGLC:**
  - Menos Cx que el VA.
  - Indicada para el CA de mama **en estadio inicial T1-2** (tumores $\leq$ **5 cm**).
  - No indicado para los ganglios clínicamente positivos (confirmados por AAF o BPAG): es necesario un VA.
  - No está indicada para las pacientes con metástasis a distancia.
  - La precisión es mejor cuando el tumor primario está presente (se encuentran los canales linfáticos correctos).
  - Muy adecuada para los tumores pequeños con bajo riesgo de metástasis axilares.
  - Se inyecta directamente un tinte azul de isosulfano o un radiomarcador en la zona tumoral.
  - Se han notificado **reacciones de hipersensibilidad de tipo I** con el tinte azul de isosulfano.
  - Con frecuencia se encuentran de uno a tres ganglios; en el 95% de los casos se encuentra el ganglio centinela.
  - Los **depósitos tumorales** deben medir $\geq$ **2 mm** para que se consideren **positivos**.
  - Durante la **BGLC:** si no se encuentra el radiomarcador o el tinte, es necesario llevar a cabo un VA formal.
  - Si en la BGLC **se encuentra un tumor**, suele ser necesario un VA **formal**; _excepto_ en:
    - Mujeres > 18 años con tumores en estadio temprano (**T1/T2, M0**) y menos de tres **ganglios positivos** en la BGLC, quienes reciben TCM (mastectomía parcial y RT de toda la mama).
    - **Contraindicaciones para la BGLC**: CA multicéntrico, Tx neoadyuvante, ganglios clínicamente positivos, cirugía axilar previa y CA inflamatorio o localmente avanzado.
  - **VA**: se extirpan los **ganglios linfáticos de nivel I y II**.
  - **Cx de la MRM**: infección, necrosis del colgajo y seromas.
  - **Cx del VA**:
    - Infección, linfedema y linfangiosarcoma.
    - **Trombosis de la vena axilar**: inflamación repentina, temprana y en el postoperatorio.
    - **Fibrosis linfática**: inflamación lenta durante 18 meses.
    - **Lesión del nervio braquial cutáneo intercostal**: hiperestesia de la cara interna del brazo y de la pared torácica lateral; es el nervio lesionado con mayor frecuencia tras una mastectomía; sin secuelas considerables.
    - **Drenajes**: se mantienen hasta que drenen < 40 mL/día.
- **RT:**
  - Se usan **5000 rad** para la **TCM** y la **RT** (RT de toda la mama con refuerzo en el lecho tumoral).
  - La RT disminuye la recidiva local y mejora la supervivencia.
  - La RT se administra después de la quimioterapia.
  - **Cx de la RT**: edema, eritema, fracturas costales, neumonitis, ulceración, sarcoma y CA de mama contralateral.
  - **Contraindicaciones para la RT**: embarazo, esclerodermia (causa fibrosis y necrosis graves), RT previa y si se superaría la dosis recomendada, LES (familiar) y artritis reumatoide activa (familiar).

- **Indicaciones para la RT después de una <u>mastectomía</u>:**
  - **CA ganglionar avanzado:** > 4 ganglios, invasión ganglionar extraarticular, ganglios axilares fijos (N2) o ganglios mamarios internos (N3).
  - Afectación de la **piel** o de la **pared torácica.**
  - **Márgenes positivos.**
  - **T3** (> 5 cm) o un tumor **T4** (p. ej., CA inflamatorio).
- **Indicaciones para la RT a los <u>ganglios regionales</u>:**
  - **> 4 ganglios linfáticos** positivos: RT para los ganglios supraclaviculares, infraclaviculares y axilares.
  - Tumores cerca de la **zona interna de la mama**: RT para los ganglios mamarios internos.
- **TCM con RT:**
  - Es necesario **no tener tinción en los márgenes tumorales** tras la TCM antes de iniciar la RT.
  - Hay un 10% de probabilidad de recidiva local, por lo general en los 2 años siguientes a la primera cirugía; con la recidiva, es necesario volver a estadificar.
  - Se necesita una **MRM de rescate** en caso de recidiva local.
  - **Mastectomía parcial *sin* RT:** la única indicación son las mujeres **> 70 años** con CA de mama en estadio inicial (T1, N0, M0, ER[+], con una mastectomía parcial con márgenes limpios) que están recibiendo **terapia hormonal** (si <u>no</u> están recibiendo RT, los márgenes quirúrgicos deben ser de 1 cm).
- **Quimioterapia:**
  - **Taxanos, doxorrubicina y ciclofosfamida** durante un período de 6 a 12 semanas.
  - **Ganglios positivos:** todas reciben quimioterapia *excepto* las <u>mujeres posmenopáusicas</u> con <u>receptores hormonales positivos</u> → pueden recibir Tx hormonal solo con un **inhibidor de la aromatasa** (anastrozol).
  - **> 1 cm y ganglios negativos:** todas reciben quimioterapia *excepto* las pacientes con <u>receptores hormonales positivos</u> → pueden recibir Tx hormonal solo con **tamoxifeno** si son <u>premenopáusicas</u> o con **inhibidor de la aromatasa** (anastrozol) si son <u>posmenopáusicas</u>.
  - **Receptores triplemente negativos:** todos reciben quimioterapia.
  - **< 1 cm** *así como* **ganglios negativos** *y* tiene **algunos receptores**: no se realiza la quimioterapia; Tx hormonal, como la anterior, o trastuzumab.
  - **Después de la quimioterapia**, las pacientes con **ER(+) y PR(+)** deben recibir un **Tx hormonal adecuado.**
  - Se ha constatado que tanto la **quimioterapia** como el **Tx hormonal disminuyen la recidiva** y **mejoran la supervivencia.**
  - La **quimioterapia neoadyuvante** se plantea en:
    - **T4:** CA de mama localmente avanzado o inflamatorio para **reducir el tamaño del tumor** y **mejorar la resecabilidad** (obtener márgenes limpios).
    - **T3:** para reducir el tamaño del tumor en las pacientes que desean una **TCM** y que, de lo contrario, necesitarían una mastectomía debido al gran tamaño del tumor en relación con el tamaño de la mama.
    - **Embarazo** y CA de mama.
  - **Taxanos:** docetaxel y paclitaxel.
  - **Tamoxifeno** (Tx durante 5 años): reduce el riesgo de recidiva del CA de mama en un 50%.
    - Bloquea los receptores hormonales de estrógenos y progesterona.
    - Reacciones adversas: 1% de riesgo de tromboembolia; 0.1% de riesgo de CA endometrial.
    - Disminuye el riesgo de osteoporosis y de fracturas.
  - **Inhibidores de la aromatasa** (Tx durante 5 años): reducen el riesgo de recidiva del CA de mama en un 50%.
    - Bloquean la conversión de testosterona a estrógenos en la periferia.
    - Reacciones adversas: fracturas.
    - Menor riesgo de episodios de tromboembolia y de CA endometrial en comparación con el tamoxifeno.
  - **Trastuzumab** (Tx durante 1 año): reduce el riesgo de recidiva del CA de mama en un 50%.
    - Se debe administrar en los tumores **con receptores HER2/neu positivos**, ya sean **> 1 cm** o si los **ganglios son positivos.**
    - Reacciones adversas: cardiopatía (insuficiencia cardíaca).

- Casi todas las mujeres con recidiva mueren a causa del CA.
- El incremento de las recidivas y las metástasis se producen con **ganglios positivos, tumores grandes**, receptores negativos y con un **subtipo desfavorable**.
- **Exacerbación metastásica**: dolor, inflamación y eritema en las zonas metastásicas; la RT puede ayudar.
  - La RT es útil para las metástasis óseas o cerebrales.
- **CA de mama oculto**: CA de mama que se presenta como metástasis axilar con un tumor primario desconocido; Tx: **MRM** (se descubre que un 70% tiene CA de mama).
- **Enfermedad de Paget**:
  - Lesión cutánea **escamosa** (eccematosa y ulcerosa) en el pezón.
  - La biopsia muestra células de Paget (citoplasma transparente y nucléolos grandes).
  - Las pacientes tienen un CDIS subyacente o un CA ductal en la mama.
  - Dx: biopsia incisional de espesor total de la mama, incluyendo la piel.
  - Tx: si hay CA, es necesaria una **MRM**; de lo contrario, una mastectomía simple con BGLC si presenta CDIS (es necesario incluir el complejo **aréola-pezón** que muestre la enfermedad de Paget).
- **Tumor filodes**:
  - Subclases benigna, limítrofe y maligna.
  - Un 10% es **maligno** (quistosarcoma filodes; con base en > 5-10 mitosis por campo de alta potencia).
  - **Sin** metástasis ganglionares; si las hay (infrecuente), la diseminación es hemática.
  - Se asemeja a un fibroadenoma gigante; tiene elementos estromales y epiteliales (tejido mesenquimatoso).
  - Con frecuencia pueden ser tumores grandes.
  - Tx: resección local amplia con márgenes limpios (1 cm); **no se lleva a cabo un VA**.
- **Síndrome de Stewart-Treves**:
  - **Linfangiosarcoma** por **linfedema crónico** tras la disección axilar.
  - Entre 5 y 10 años después de la cirugía, las pacientes presentan un nódulo o lesión de color púrpura oscuro en el brazo.
- **Masa tumoral durante el embarazo**:
  - Con frecuencia se presenta de manera tardía, lo cual conlleva un peor pronóstico.
  - La mamografía y la ECO no son tan útiles durante el embarazo.
  - Se procura efectuar una ECO con el fin de evitar la radiación.
  - Si hay un **quiste**, se drena y se envía una AAF para su estudio citológico.
  - Si es **sólida**, se lleva a cabo una BPAG.
  - Si la BPAG es ambigua, es necesario hacer una biopsia excisional.
  - **CA de mama** en el embarazo:
    - En ningún momento del embarazo se lleva a cabo Tx hormonal o RT.
    - Se puede emplear la quimioterapia después del primer trimestre.
  - CA de mama en el **primer trimestre**: se requiere una MRM.
  - CA de mama **a finales del segundo o tercer trimestre**: mastectomía parcial con BGLC de dosis baja (TCM); después, quimioterapia durante el embarazo y luego RT tras el parto.

25 Tórax

ANATOMÍA Y FISIOLOGÍA

- La **vena ácigos** corre en el lado derecho y desemboca en la vena cava superior.
- El **conducto torácico** nace en la **cisterna del quilo** en el abdomen (L2), recorre el lado derecho del tórax (entre la vena ácigos y el esófago), cruza la línea media en T4-T5 y desemboca en la vena subclavia izquierda en su unión con la vena yugular interna.
- **Nervio frénico**: corre delante del hilio.
- **Nervio vago**: corre detrás del hilio.
- Volumen pulmonar derecho: 55% (tres lóbulos: LSD, LMD y LID).
- Volumen pulmonar izquierdo: 45% (dos lóbulos: LSI y LII; también está la língula).
- Inspiración tranquila: diafragma 80%, intercostales 20%.
- Mayor cambio en la dimensión **superior/inferior**.
- Músculos accesorios: esternocleidomastoideos (ECM), elevadores, serratos posteriores, escalenos.
- **Neumocitos de tipo I**: intercambio gaseoso.
- **Neumocitos de tipo II**: producción de surfactante (principalmente fosfatidilcolina: mantiene abiertos los alvéolos).
- **Poros de Kahn**: intercambio directo de aire entre alvéolos.

DETECCIÓN DEL CÁNCER DE PULMÓN

- TC anual de baja dosis.
- Indicado para pacientes de **50 a 80 años** con antecedentes de hábito tabáquico > **20 paquetes-año** y que **fuman actualmente** o que han **dejado de fumar en los últimos 15 años**.
- El cribado se detiene cuando el paciente lleva 15 años sin fumar o si deja de ser apto para la cirugía debido a enfermedades asociadas o a sus preferencias.

NÓDULO PULMONAR SOLITARIO (LESIÓN EN MONEDA O NUMULAR)

- Malignidad relacionada con la **edad**: < **50 años**: 5%; > **50 años**: 50%.
- Malignidad relacionada con el **tamaño**:
  - < **5 mm**: **1%**.
  - **5-10 mm**: **10%**.
  - **11-20 mm**: **50%**.
  - **21-30 mm**: **70**.
  - > **30 mm** considerado masa.
- Lesión más frecuente: **granuloma**.
- Tumor más frecuente: **hamartoma**.
- CA más frecuente: **adenocarcinoma de pulmón**.
- Lesiones no calcificadas: más probablemente CA.
- **Enfermedad benigna** (la falta de crecimiento en los últimos 2 años, un contorno liso y las calcificaciones en forma de rosetas de maíz sugieren enfermedad benigna): no es necesario realizar más pruebas.
- **Lesiones de bajo riesgo**: TC torácica seriada (frecuencia basada en la sospecha clínica: empezar a los 3 meses si preocupa; si crece, se necesita biopsia).
- **Lesiones de riesgo intermedio/alto**:
  - La biopsia está indicada para lesiones sospechosas > **10 mm** (**crecimiento** preocupante en los últimos 2 años).
  - La biopsia debe ser guiada por **broncoscopia** para las lesiones **centrales** o por **TC** para lesiones **periféricas**.
  - **Resección en cuña** (**cirugía torácica videoasistida o CTVA**) si fracasan las anteriores (es necesario un estudio completo del CA *antes* de la CTVA; se procederá a la resección pulmonar formal en ese momento si el estudio transoperatorio muestra CA).

PRUEBAS DE FUNCIÓN PULMONAR

- Se necesita un **VEF₁** postoperatorio previsto > **0.8** (o > 40% del valor postoperatorio previsto).
  - Si está cerca → realizar gammagrafía V/Q cualitativa para ver la contribución del **pulmón** enfermo al VEF₁ global → si es bajo, aún se puede resecar.
  - El VEF₁ es el mejor indicador de las **complicaciones pulmonares** y de la posibilidad de destete del ventilador.
- Se necesita una **capacidad de difusión del pulmón para el monóxido de carbono (CDCO)** postoperatoria prevista > **10** mL/min/mmHg (o > 40% del valor postoperatorio previsto).
  - Mide la **difusión del monóxido de carbono** y representa la **capacidad de intercambio de O₂**.
  - Este valor depende de la superficie capilar pulmonar, del contenido de hemoglobina y de la estructura alveolar.
- No se reseca si la **pCO₂** preoperatoria > **50** o la **pO₂** < **60** en reposo.
- No se reseca si el VO₂ máx. preoperatorio < **10-12mL/min/kg** (consumo máximo de oxígeno).
- **Fuga de aire persistente**: más frecuente después de segmentectomía/cuña.
- **Atelectasia**: más frecuente después de una lobectomía.
  - Complicación más frecuente tras la resección pulmonar.
  - Tx: espirómetro de incentivo.
- **Arritmias**: más frecuentes después de una neumonectomía.

CÁNCER DE PULMÓN

- Síntomas: puede ser asintomático con hallazgos en la Rx de rutina; tos, hemoptisis, atelectasia, neumonía, dolor, pérdida de peso.
- **Causa más frecuente de muerte por cáncer en los Estados Unidos**.
- El **compromiso ganglionar** es lo que más influye en la supervivencia.
  - El compromiso ganglionar hiliar no impide la resección (N1).
- **Cerebro**: es el sitio más frecuente de metástasis.
  - También puede ir a los ganglios supraclaviculares, otro pulmón, hueso, hígado y suprarrenales.
- Las **recidivas** suelen aparecer en forma de metástasis diseminadas.
  - El 80% de las recidivas se producen en los primeros 3 años.
- **Carcinoma no microcítico (células no pequeñas)**:
  - El **80%** de los casos de CA pulmonar.
  - El **carcinoma epidermoide** en general es más central.
  - El **adenocarcinoma** en general es más periférico.
  - El **adenocarcinoma** es el CA pulmonar (no epidermoide) más frecuente.
- **Carcinoma microcítico (de células pequeñas)**:
  - El **20%** de los casos de CA pulmonar; origen **neuroendocrino**; en general, **central**.
  - En general, irresecable en el momento del diagnóstico (< 5% son candidatos para cirugía).
  - Tasa de supervivencia global a 5 años < 5% (pronóstico muy malo).
  - Tasa de supervivencia a 5 años de pacientes en estadio T1,N0,M0: 50%.
  - La mayoría solo recibe quimiorradioterapia.
- **Síndromes paraneoplásicos**:
  - **CA epidermoide**: péptido relacionado con PTH.
  - **CA microcítico**: ACTH y ADH.
  - Microcítico secretor de **ACTH**: síndrome paraneoplásico más frecuente.
- **CA broncoalveolar**: puede parecer una neumonía; crece a lo largo de las paredes alveolares; multifocal.
- **TC torácica y abdominal**: mejor prueba única para la evaluación clínica del **estado de T y N** (*mejor prueba global para conocer la resecabilidad*).
- **PET**: la mejor prueba para el **estado de M**.
- **RM de cerebro**: indicada para síntomas neurológicos, estadio III/IV, tumores microcíticos y de Pancoast.
- **Mediastinoscopia**:
  - Utilizada para **tumores localizados centralmente** y pacientes con **adenopatías sospechosas** (> 0.8 cm o subcarinales > 1 cm) en la TC torácica.
  - No evalúa los ganglios de la ventana aortopulmonar (AP) (drenaje pulmonar izquierdo).

- Evalúa los **ganglios mediastínicos ipsilaterales** (N2) y **contralaterales** (N3).
- Si los **ganglios mediastínicos** son **positivos**, el tumor es *irresecable*.
- Observación del **mediastino medio** con mediastinoscopia.
  - Estructuras del lado izquierdo: NLR, esófago, aorta, arteria pulmonar (AP) principal.
  - Estructuras del lado derecho: ácigos y VCS.
  - Estructuras anteriores: vena innominada, arteria innominada, AP derecha.
- **Procedimiento de Chamberlain** (toracotomía anterior o mediastinotomía paraesternal): evalúa el agrandamiento de los **ganglios de la ventana AP**; atraviesa el cartílago de la 2.ª costilla izquierda.
- **Broncoscopia**: necesaria en tumores de localización central para comprobar si invaden las vías respiratorias.

SISTEMA DE ESTADIFICACIÓN TNM DEL CÁNCER DE PULMÓN

- **T1**: ≤ 3 cm. **T2**: 3.1-5 cm pero > 2 cm de la carina. **T3**: 5.1-7 cm <u>o</u> invasión de la pared torácica, el pericardio o el diafragma, <u>o</u> 2 cm de la carina. **T4**: ≥ 7.1 cm (todavía posiblemente resecable) <u>o</u> invasión del mediastino, esófago, tráquea, vértebra, corazón, grandes vasos o derrame maligno (por lo general, todos indican <u>irresecabilidad</u>).
- **N1**: ganglios del hilio ipsilateral.
- **N2**: ventana mediastínica, subcarinal o aortopulmonar ipsilateral (<u>irresecable</u>).
- **N3**: mediastínico contralateral o supraclavicular (<u>irresecable</u>).
- **M1**: metástasis a distancia.

Estadio	Estado TNM
I	T1-2,N0,M0
IIa	T1,N1,M0
IIb	T2,N1,M0 o T3,N0,M0
IIIa	T1-3,N2,M0 o T3,N1,M0
IIIb	Cualquier T4
IIIc	Cualquier N3
IV	M1

- **Para el CA pulmonar**, los pacientes deben: *1)* ser **operables** (es decir, tener valores adecuados de VEF$_1$ y CDCO) y *2)* ser **resecables** (es decir, no pueden tener enfermedad N2, N3 o M).
  - La **lobectomía** o la **neumonectomía** son los procedimientos más frecuentes (se requiere una resección pulmonar formal para el CA pulmonar); muestra de ganglios sospechosos.
  - **Resección CTVA**: considerar para los **tumores periféricos en estadio I** (sin invasión ganglionar o local).
- **Tratamiento**:
  - **Estadios I y II**: resección (RT definitiva si no es candidato quirúrgico).
    - **Estadio II**: necesita quimioterapia postoperatoria.
  - **Estadio IIIa**: T3,N1,M0 en general resecable (quimio-RT neoadyuvante, reestadificación, resección).
    - Toda enfermedad N2 <u>no</u> es resecable (quimio-RT definitiva).
  - **Estadio IIIb**: en general <u>no</u> es resecable (quimio-RT definitiva).
    - Algunos tumores T4,N0-1,M0 pueden ser resecados tras una quimio-RT neoadyuvante.
  - **Estadio IIIc/IV**: <u>no</u> resecable (quimio-RT definitiva).
- Quimioterapia para CA **no microcítico** (estadio II o superior): carboplatino, paclitaxel.
- Quimioterapia del CA **microcítico de pulmón**: cisplatino, etopósido.
- Tasa de supervivencia global a 5 años del CA pulmonar: 10% (30% con resección con intención curativa).
- **Seguimiento postoperatorio** (después de la resección para la curación): H (trastuzumab) y P (pertuzumab) más TC torácica cada 6 meses durante 2 años, después anualmente.

- **Tumor de Pancoast**: el tumor invade el vértice de la pared torácica y los pacientes presentan **síndrome de Horner** (invasión de la cadena simpática → ptosis, miosis, anhidrosis) o síntomas del **nervio cubital**.
- **Síndrome de la vena cava superior** (VCS): inflamación venosa grave de la cabeza, el cuello y los miembros superiores; también puede producirse compresión laríngea/traqueobronquial.
  - La causa más frecuente es un CA pulmonar (más frecuente microcítico) que invade la VCS; en segundo lugar, un linfoma.
  - Causas no malignas: dispositivos permanentes (electrodo de marcapasos, catéter de hemodiálisis [HD]), sarcoidosis, tiroides subesternal, mediastinitis fibrosante.
  - Puede asociarse al **síndrome de Horner**.
  - Dx: TC torácica (mejor con contraste en fase venosa).
  - Si se debe a un CA pulmonar, el tumor es irresecable ya que invade el mediastino.
  - Tx inicial: elevar la cabecera de la cama, diuréticos, hidrocortisona.
  - Tx: **RT de urgencia** si es grave y debido a malignidad; endoprótesis endovascular si fracasa.
    - Si no se debe a malignidad: endoprótesis endovascular (derivación a cielo abierto si fracasa).
- **Mesotelioma**:
  - Tumor pulmonar más maligno.
  - Invasión local agresiva, invasión ganglionar y metástasis a distancia frecuentes en el momento del diagnóstico.
  - Asbestosis.
- La **exposición al asbesto o amianto** aumenta el riesgo de CA pulmonar 90 veces.
- **Metástasis en el pulmón**: si es aislada y no está asociada a ninguna otra enfermedad sistémica, puede resecarse en caso de CA de colon, CA de células renales, sarcoma, melanoma, CA de ovario y CA de endometrio.

CARCINOIDE

- Tumor **neuroendocrino**, en general central.
  - El 5% presenta metástasis en el momento del diagnóstico; el 50% presenta síntomas (tos, hemoptisis).
- Carcinoide **típico**: supervivencia a 5 años del 90%.
- Carcinoide **atípico**: supervivencia a 5 años del 60%.
- Tx: resección; tratar como un cáncer; el resultado está estrechamente ligado a la histología.
- La recidiva fue mayor con ganglios o tumores positivos > 3 cm.

ADENOMA BRONQUIAL

- En general se localizan en las vías respiratorias superiores.
- Más frecuente: **carcinoide** (90%).
- Otros: **adenoma mucoepidermoide, adenoma de glándulas mucosas** y **adenoma adenoide quístico** → *todos son **tumores malignos***.
- **Adenoma mucoepidermoide** y **adenoma de glándulas mucosas**:
  - Crecimiento lento, sin metástasis.
  - Tx: resección (margen de 1 cm).
- **Adenoma adenoide quístico**:
  - De glándulas submucosas; se extiende a lo largo de los **linfáticos perineurales**, mucho más allá del componente endoluminal; *muy sensible a la RT*.
  - Crecimiento lento; puede tener una supervivencia de 10 años con una resección incompleta.
  - Tx: resección; si es irresecable, la RT puede proporcionar una buena paliación.

HAMARTOMA

- Tumor pulmonar **benigno** más frecuente en los adultos.
- Compuesto por grasa, cartílago y tejido conjuntivo.
- Tiene **calcificaciones** y puede aparecer como una **lesión en rocetas de maíz** en la TC torácica.
- El diagnóstico puede realizarse con TC.
- **No requiere resección**.
- Repetir TC torácica en 6 meses para confirmar diagnóstico.

TUMORES MEDIASTÍNICOS EN LOS ADULTOS

- La mayoría son asintomáticos; pueden presentarse con dolor torácico, tos o disnea.
- Causa más frecuente de adenopatía mediastínica: **linfoma**.
- Tumores **neurógenos**: tumor mediastínico más frecuente en los adultos y niños, por lo general en el mediastino posterior.
- El 50% de las masas mediastínicas sintomáticas son malignas.
- El 90% de las masas mediastínicas asintomáticas son benignas.
- **Localización** (adulto):
  - **Anterior** (timo): sitio más frecuente para el tumor mediastínico → **T**:
    - **Timoma** (principal masa mediastínica anterior en los adultos).
    - CA Tiroideo y bocio.
    - Linfoma de linfocitos **T**.
    - Teratoma (y otros tumores de células germinales).
    - Adenomas paraTiroideos.
  - **Medio** (corazón, tráquea, aorta ascendente):
    - Quistes broncógenos.
    - Quistes pericárdicos.
    - Quistes entéricos.
    - Linfomas.
  - **Posterior** (esófago, aorta descendente):
    - Quistes entéricos.
    - Tumores neurógenos.
    - Linfoma.
- **Timoma**:
  - Todos los timomas requieren resección.
  - Timo demasiado grande o asociado a miastenia grave refractaria → resección.
  - El 50% de los timomas son **malignos**.
  - El 50% de los pacientes con timomas presentan **síntomas**.
  - El 50% de los pacientes con timomas tienen **miastenia grave**.
  - El 10% de los pacientes con miastenia grave presentan timomas.
  - *Son raros en los niños.*
- **Miastenia grave**: cansancio, debilidad, diplopía, ptosis (síntomas oculares más frecuentes).
  - Anticuerpos contra los receptores de acetilcolina.
  - Tratamiento: inhibidores de la anticolinesterasa (neostigmina); corticoides, plasmaféresis.
  - El 80% mejora con la timectomía, incluidos los pacientes que no tienen timomas.
- **Tumores de células germinales**:
  - Si se requiere biopsia a cielo abierto, realizar una **toracotomía anterior** (mediastinotomía paraesternal [procedimiento de Chamberlain]).
  - La mediastinoscopia _no_ alcanzará estas lesiones si se encuentran en el mediastino anterior o posterior.
  - Necesidad de revisar los testículos en los hombres y ecografía pélvica en las mujeres para buscar el **tumor primario**.
  - **Teratoma**: tumor de células germinales más frecuente en el mediastino.
    - Puede ser benigno o maligno.
    - Tx: resección; posible quimioterapia.
  - **Seminoma**: tumor _maligno_ de células germinales más frecuente en el mediastino.
    - El 10% son positivos a la hCG-β; _no_ deben tener alfafetoproteína (AFP).
    - Tx: **RT** (*extremadamente sensible*); quimioterapia reservada solo para metástasis o enfermedad ganglionar voluminosa; cirugía para enfermedad residual después de eso.
  - **No seminoma**: el 90% tiene hCG-β y AFP elevadas.
    - Tratamiento: *quimioterapia (cisplatino, bleomicina, etopósido)*; cirugía para la enfermedad residual.

- **Quistes:**
  - **Broncógenos:** en general, detrás de la carina. Tx: **resección.**
  - **Pericárdicos:** en general, en el ángulo costofrénico derecho. Tx: **se puede dejar sin tratar** (benigno).
- **Tumores neurógenos:** presentan dolor, déficit neurológico. Tx: resección.
  - El 10% tiene afectación intraespinal que requiere cirugía espinal simultánea.
  - **Neurilemoma** (schwannoma): el más frecuente.
  - **Paraganglioma:** puede producir **catecolaminas,** asociado a la enfermedad de von Recklinghausen.
  - También pueden aparecer **neuroblastomas** y **neurofibromas.**

TRÁQUEA

- Tumores benignos más frecuentes: adultos —> **papiloma;** niños —> **hemangioma.**
- Maligno más frecuente: **carcinoma epidermoide** (adultos), **carcinoide** (niños).
- Complicación tardía más frecuente tras la cirugía traqueal: formación de tejido de granulación.
- Complicación temprana más frecuente tras la cirugía traqueal: edema laríngeo.
  - Tx: reintubación, epinefrina racémica, corticoides.
- **Estenosis postintubación:** en el sitio del estoma en la traqueostomía, en el sitio del manguito en el tubo endotraqueal.
  - Dilatación seriada, resección broncoscópica o ablación con láser si es menor.
  - Resección traqueal con anastomosis terminoterminal si es grave o si sigue recurriendo.
- **Fístula traqueoinnominada:** se produce después de una **traqueotomía,** puede haber desangramiento rápido.
  - Hemorragia **pequeña** (hemorragia centinela): Dx: broncoscopia para buscar fístulas.
  - Hemorragia **grave:** Tx: colocar el dedo en el orificio de traqueostomía y mantener la compresión contra la parte posterior del esternón —> **esternotomía media** con **ligadura de la arteria innominada** y resección (sin injerto, solo ligadura); cerrar el orificio de la tráquea de forma primaria; colocar los músculos infrahioideos entre la arteria ligada y la tráquea.
  - Esta complicación se evita manteniendo la traqueostomía entre los anillos traqueales 2.° y 3.°.
- **Fístula traqueoesofágica:**
  - Suele deberse a una intubación prolongada.
  - Debe colocarse un tubo endotraqueal con manguito de gran volumen debajo de la fístula.
  - Puede necesitar gastrostomía descompresiva.
  - Se puede intentar la reparación después de que el paciente sea destetado del ventilador.
  - Tx: resección traqueal, reanastomosis, cerrar orificio en el esófago, colgajo esternohioideo entre el esófago y la tráquea.

ABSCESO PULMONAR

- Área necrótica; más frecuentemente asociada a broncoaspiración.
- Más frecuentemente en el **segmento superior del LID.**
- Microorganismo más frecuente: *Staphylococcus aureus.*
- Tratamiento: *antibióticos solos* (*éxito del 95%*); drenaje guiado por TC si fracasa.
  - Cirugía si fracasa lo anterior o no se puede descartar cáncer (> 6 cm, no resuelve después de 6 semanas).
- La TC torácica puede ayudar a diferenciar el empiema del absceso pulmonar.

EMPIEMA

- Suele ser secundaria a **neumonía** y **derrame paraneumónico posterior** (estafilococo, estreptococo).
- También puede deberse a cirugía esofágica, pulmonar o mediastínica.
- Síntomas: dolor torácico pleurítico, fiebre, tos, disnea.

- El líquido pleural suele contener leucocitos > 500 células/cm^3, bacterias y una tinción de Gram positiva.
- **Fase exudativa** (1.ª semana): Tx: sonda pleural, antibióticos.
- **Fase fibroproliferativa** (2.ª semana): Tx: sonda pleural, antibióticos; posible desloculación mediante CTVA si el pulmón no se reexpande.
- **Fase de organización** (3.ª-4.ª semana): Tx: probablemente necesite **decorticación**; se produce una cáscara fibrosa alrededor del pulmón (emparedamiento pulmonar).
  - Algunos médicos están utilizando activador tisular del plasminógeno (**tPA**) intrapleural para intentar disolver la cáscara.
  - Puede ser necesario un **colgajo de Eloesser** (ventana torácica abierta: apertura directa al entorno externo) en las personas débiles o de edad avanzada.

QUILOTÓRAX

- Líquido blanco lechoso; tiene ↑ linfocitos y TAG (> 110 mL/µL); el rojo de Sudán tiñe la grasa.
- **El líquido es resistente a las infecciones.**
- Secundario a traumatismos o lesiones iatrógenas: 50% (los Sx comienzan tras la ingesta oral).
- Secundario a tumores: 50% (el **linfoma** es el más frecuente por la carga tumoral en los linfáticos).
- Las lesiones **por encima de T5-T6** provocan un quilotórax **izquierdo**.
- Las lesiones **por debajo de T5-T6** causan un quilotórax **derecho**.
- Tx: 2-3 semanas de tratamiento conservador (sonda pleural, octreotida, dieta baja en grasas o APT sin lípidos [o utilizar ácidos grasos de cadena media, _no_ de cadena larga]).
  - Si fracasa lo anterior y el quilotórax es secundario a un **traumatismo o lesión iatrógena**, es necesario **ligar el conducto torácico** del **lado derecho** en la parte baja del mediastino (éxito del 80%).
  - Para las **causas malignas** se necesita **pleurodesis con talco** y posiblemente **quimioterapia o RT** (menos exitosa que la anterior).

HEMOPTISIS MASIVA

- > 600 cm^3/24 h; hemorragia en general de las **arterias bronquiales** de alta presión.
- Más frecuentemente secundaria a **infección**, la muerte se debe a asfixia.
- Tx: colocar el lado sangrante hacia abajo; intubación del tronco principal hacia el lado opuesto a la hemorragia para evitar ahogarse con sangre; broncoscopia rígida para identificar el sitio y posiblemente controlar la hemorragia; puede necesitar lobectomía o neumonectomía para lograr el control; embolización de la arteria bronquial si no es candidato para la cirugía.

NEUMOTÓRAX ESPONTÁNEO

- Hombres jóvenes, altos, sanos y delgados; más frecuente en la **derecha**; factor de riesgo: **hábito tabáquico**.
- Dolor torácico, disnea, taquicardia.
- Neumotórax primario: sin enfermedad preexistente.
- Neumotórax secundario: enfermedad preexistente (p. ej., EPOC [más frecuente], asma, infección).
- El riesgo de recurrencia tras el primer neumotórax es del 20%, tras el segundo del 60% y tras el tercero del 80%.
- Se produce por la rotura de una bulla, en general en el vértice del lóbulo superior del pulmón.
- Para un neumotórax clínicamente estable que es $< 10\%$ (< 3 cm): se puede observar con RxT seriadas.
- Tx: **sonda pleural**.
- Cirugía en caso de recidivas, fuga de aire persistente > 5 días, ausencia de reexpansión (a pesar de dos sondas pleurales), profesión de alto riesgo (piloto de avión, submarinista, montañista), pacientes que viven en zonas remotas, neumotórax a tensión, hemotórax, neumotórax bilateral, neumonectomía previa, bulla grande en la TC.
- Cirugía: **bullectomía apical** por CTVA y **pleurodesis mecánica** (usar almohadillas abrasivas de Bovie).
  - Si _no_ se encuentran bullas en el quirófano, se procede a la resección apical en cuña del lóbulo superior.

• La pleurodesis provoca una reacción inflamatoria entre la pleura pulmonar y la parietal haciendo que se adhieran.

OTRAS ENFERMEDADES

◉ **Derrame pleural en la RxT**: primero hay una pérdida del ángulo costofrénico; luego empieza a estratificarse cuando es > 300 cm^3.
  • Aparece homogéneo en la TC.
◉ **Derrame pericárdico maligno**: causa más frecuente: **CA de pulmón**; Tx: **ventana pericárdica**.
◉ **Derrame pleural maligno**: causa más frecuente: **CA pulmonar**; Tx: **drenaje** y **pleurodesis con talco**.
◉ **Neumotórax a tensión**: puede causar un paro después de un traumatismo contuso; retorno venoso deficiente.
◉ **Neumotórax catamenial**: se produce en relación temporal con la menstruación.
  • Causada por **implantes endometriales** en la pleura pulmonar visceral.
◉ **Hemotórax residual a pesar de tener dos sondas pleurales bien colocadas** → quirófano para drenaje toracoscópico.
◉ **Hemotórax coagulado**: drenaje quirúrgico si hay afectación de > 25% del pulmón, niveles hidroaéreos o signos de infección (fiebre, ↑ leucocitos); cirugía en la 1.ª semana para evitar la cáscara fibrosa; riesgo de empiema si no se extirpa.
◉ **Broncolitos**: en general, secundarios a infección.
◉ **Mediastinitis**: suele producirse tras una intervención quirúrgica cardíaca.
◉ **Blanqueo total en la radiografía de tórax:**
  • Desplazamiento de la línea media hacia el lado del blanqueo: lo más probable es el colapso → necesidad de broncoscopia para extraer el tapón.
  • Sin desplazamiento: TC para descubrir la causa.
  • Desplazamiento de la línea media lejos de la zona de blanqueo total: muy probablemente derrame → colocar sonda pleural.
◉ **Bronquiectasias**: adquiridas por infección, tumor, **fibrosis quística**.
  • La naturaleza difusa impide la cirugía en la mayoría de los pacientes.
◉ **Tuberculosis**: vértices pulmonares; se forman calcificaciones, **granulomas caseosos**.
  • Complejo de Ghon → lesión parenquimatosa + ganglios hiliares agrandados.
  • Tx: INH, rifampicina, pirazinamida.
◉ **Sarcoidosis**: presenta **granulomas no caseificantes**.

Evaluación del líquido pleural			
Prueba	**Trasudado**	**Exudado**	**Empiema**
Leucocitos	< 1000	> 1000	> 1000 > 50 000 más específicos
pH	7.45-7.55	≤ 7.45	< 7.30
Cociente proteínas/suero del líquido pleural	< 0.5	> 0.5	> 0.5
Cociente LDH/suero del líquido pleural	< 0.6	> 0.6	> 0.6

◉ Los **derrames pleurales recurrentes** pueden tratarse con pleurodesis mecánica.
  • Pleurodesis con talco para los derrames pleurales malignos.
◉ **Quemaduras de las vías respiratorias**: por lo general, asociados al láser.
  • Tratamiento: detener el flujo de gas, retirar el tubo endotraqueal, reintubar durante 24 h; broncoscopia.
◉ **MAV**: conexiones entre las arterias pulmonares y las venas pulmonares; por lo general, en los **lóbulos inferiores**; puede darse con la enfermedad de Osler-Weber-Rendu.
  • Síntomas: hemoptisis, disnea, eventos neurológicos.
  • Tx: **embolización**.
◉ **Tumores de la pared torácica:**
  • **Benigno**: el más frecuente es el **osteocondroma**.
  • **Maligno**: el más frecuente es el **condrosarcoma**.

CARDIOPATÍAS CONGÉNITAS

● Los **cortocircuitos D → I** causan **cianosis**.
  • Los niños se ponen en cuclillas para *aumentar* la RVS y *disminuir* los cortocircuitos D → I.
  • **Cianosis**: puede producir policitemia, ACV (ictus), abscesos cerebrales, endocarditis.
  • **Síndrome de Eisenmenger**: cambio de **cortocircuito I → D** a **cortocircuito D → I**.
    • Signo de aumento de la resistencia vascular pulmonar (RVP) y de **HTA pulmonar**; esta afección generalmente es <u>irreversible</u>.
● Los **cortocircuitos I → D** producen **ICC**: se manifiesta como retraso del crecimiento, ↑ FC, taquipnea, hepatomegalia, edema pulmonar; ICC en **niños**: la *hepatomegalia* es el 1.er signo.
● **Cortocircuitos I → D** (ICC): CIV, CIA, CAP.
● **Cortocircuitos D → I** (cianosis): tetralogía de Fallot.
● **Conducto arterioso**: conexión entre la aorta descendente y la arteria pulmonar (AP) izquierda; la sangre se desvía de los pulmones en el útero.
● **Conducto venoso**: conexión entre la vena porta y la VCI; la sangre se desvía del hígado en el útero.
● **Foramen oval**: desvía la sangre de los pulmones.
● **Circulación fetal a la placenta**: dos arterias umbilicales.
● **Circulación fetal desde la placenta**: una vena umbilical.

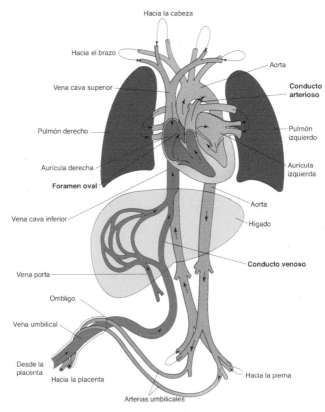

Circulación fetal.

- **Comunicación interventricular** (CIV):
  - **Defecto cardíaco congénito más frecuente.**
  - **Cortocircuito I → D.**
  - **El 80% cierra espontáneamente** (en general a los 6 meses).
  - CIV grandes: suelen causar síntomas tras 4 a 6 semanas de vida, como ↓ RVP y ↑ cortocircuito.
  - Puede producir **ICC** (taquipnea, taquicardia) y **retraso del crecimiento.·**
  - Tx médico: diuréticos y digoxina.
  - Momento habitual de la reparación:
    - CIV **grandes** (cortocircuito > 2.5): **1 año** de edad.
    - CIV **medianas** (cortocircuito de 2 a 2.5): **5 años** de edad.
    - *Retraso del crecimiento*: *motivo más frecuente de reparación precoz.*
- **Comunicación interauricular** (CIA):
  - **Cortocircuito I → D.**
  - *Ostium secundum*: más frecuente (80%); localizado centralmente.
  - *Ostium primum* (o defectos del conducto auriculoventricular o de las almohadillas endocárdicas): puede presentar problemas de la válvula mitral y de la válvula tricúspide; frecuente en el **síndrome de Down**.
  - Suele ser sintomática con los **cortocircuitos > 2** → ICC (disnea, infecciones respiratorias recurrentes).
  - Puede presentar una **embolia paradójica** en la edad adulta.
  - Tx médico: diuréticos y digoxina.
  - Momento habitual de la reparación: **1 a 2 años** de edad (3-6 meses con defectos del conducto).
- **Tetralogía de Fallot** (cuatro componentes):
  - CIV, estenosis pulmonar, aorta desviada, hipertrofia del ventrículo derecho (VD).
  - **Cortocircuito D → I:** el niño es pequeño para su edad; acropaquia; episodios de cianosis que se alivian al ponerse en cuclillas.
  - **Es la cardiopatía congénita más frecuente que provoca cianosis.**
  - Los pacientes tienen una perfusión pulmonar disminuida.
  - Tx médico: **bloqueadores β**.
  - Momento habitual de la reparación: 3 a 6 meses de edad.
  - Reparación: extirpación de la obstrucción del infundíbulo del VD, ampliación del infundíbulo del VD y reparación de la CIV.

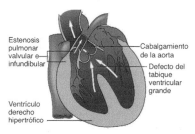

Estenosis pulmonar valvular e infundibular

Cabalgamiento de la aorta

Defecto del tabique ventricular grande

Ventrículo derecho hipertrófico

Cuatro características anatómicas de la tetralogía de Fallot. La anomalía morfológica primaria, el desplazamiento anterior y superior del tabique infundibular, da lugar a una comunicación interventricular mal alineada, el cabalgamiento de la válvula aórtica y la obstrucción del infundíbulo del ventrículo derecho. La hipertrofia ventricular derecha es secundaria.

- **Conducto arterioso permeable** (CAP):
  - **Cortocircuito I → D**; pulsos periféricos saltones, presión diferencial ensanchada; soplo continuo en maquinaria.
  - Indometacina: provoca el cierre del CAP; rara vez tiene éxito después del período neonatal.
  - Si persiste, requiere ligadura quirúrgica a través de una toracotomía izquierda.
- **Coartación aórtica**:
  - Generalmente pacientes jóvenes con HTA en brazos e hipotensión en miembros inferiores.
  - RxT: costillas festoneadas (erosión de los grandes vasos intercostales en las costillas).
  - Dx: angiografía por TC.
  - Tx: resección quirúrgica.

- **Anillo vascular:**
  - Dificultad para deglutir, episodios de dificultad respiratoria (estridor, respiración entrecortada), hiperextensión del cuello.
  - La tráquea y el esófago están rodeados por dos arcos aórticos.
  - Dx: trago de bario, broncoscopia.
  - Tx: cirugía para seccionar el menor de los dos arcos aórticos.

CARDIOPATÍA DEL ADULTO

- **Coronariopatía:**
  - Causa de muerte más frecuente en los Estados Unidos.
  - Factores de riesgo: hábito tabáquico, HTA, sexo masculino, antecedentes familiares, hiperlipidemia, diabetes.
  - Tx médico: nitratos, dejar de fumar, pérdida de peso, estatinas, AAS.
  - La arteria coronaria izquierda principal se ramifica en las arterias descendente anterior izquierda (DAI) y circunfleja (Cx).
  - La mayoría de las lesiones ateroescleróticas son **proximales**.
  - **Complicaciones del infarto de miocardio:**
    - **RTV** (rotura del tabique ventricular): hipotensión, soplo pansistólico, suele ocurrir de **3 a 7 días** después de un IAM; tiene un **aumento en el contenido de oxígeno** entre la aurícula derecha y la arteria pulmonar secundario a un cortocircuito I → D; Dx: **Eco**; Tx: BCPIA para temporizar, **parche sobre el tabique**.
    - **Rotura del músculo papilar:** se produce una insuficiencia mitral grave con hipotensión y edema pulmonar; suele ocurrir de **3 a 7 días** después del IAM; Dx: **Eco**; Tx: BCPIA para temporizar, **reemplazar la válvula**.
  - **Endoprótesis liberadora de fármacos:** reestenosis en el 20% a 1 año.
  - **Injerto de vena safena:** permeabilidad a 5 años del 80%.
  - **Arteria mamaria interna:** salida de la arteria subclavia.
    - **Mejor conducto para un injerto de revascularización coronaria** (> 95% de permeabilidad a 20 años cuando se coloca en la **arteria DAI**).
    - Colateraliza con la **arteria epigástrica** superior.
  - **Injerto de revascularización coronaria:**
    - **Cardioplejía con potasio y solución fría:** provoca paro cardíaco en diástole; mantiene el corazón protegido y quieto mientras se realizan los injertos.
  - **Mejores indicaciones para el injerto de revascularización coronaria** (> 70% de estenosis significativa para la mayoría de las zonas, excepto la enfermedad del tronco principal izquierdo):
    - Enfermedad del tronco principal izquierdo (> 50% de estenosis se considera significativa).
    - Enfermedad de tres vasos (DAI, Cx y arteria coronaria derecha).
    - Enfermedad de dos vasos que afecta a la DAI.
    - Lesiones no susceptibles de endoprótesis.
  - **Factores de riesgo de mortalidad elevados:** *choque cardiógeno preoperatorio* (factor de riesgo #1), operaciones urgentes, edad, FE baja.

VALVULOPATÍAS

- **Válvulas de tejido bioprotésico** (no requieren anticoagulación):
  - Para pacientes que desean un embarazo, tienen contraindicación para la anticoagulación, son mayores (> 65 años) y es poco probable que necesiten otra válvula a lo largo de su vida, o tienen caídas frecuentes.
  - Las válvulas de tejido **duran entre 10 y 15 años**: no son tan duraderas como las mecánicas.
  - Debido a su rápida calcificación en los niños y pacientes jóvenes, el uso de válvulas de tejido está contraindicado en estas poblaciones.
- **Estenosis aórtica** (EA): la mayoría por calcificación degenerativa; lesión valvular más frecuente.
  - **Síntomas cardinales:**
    - **Disnea** de esfuerzo: supervivencia promedio de 5 años.
    - **Angina:** supervivencia promedio de 4 años.
    - **Síncope** (*el peor de los síntomas cardinales*): supervivencia promedio de 3 años.
  - Indicaciones para la operación: cuando presente **síntomas** (por lo general, tienen un gradiente pico > 50 mmHg y un área valvular < 1 cm^2).

- **Insuficiencia mitral** (IM): por lo general es causada por el prolapso de las valvas.
  - Disnea, cansancio, edema pulmonar; puede presentar fibrilación auricular.
  - El ventrículo izquierdo se dilata.
  - **Función ventricular**: índice clave de la progresión de la enfermedad en los pacientes con IM.
  - La **fibrilación auricular** es frecuente; en la fase terminal de la enfermedad, se produce **congestión pulmonar**.
  - Indicaciones para la operación: cuando es **sintomática** o si **la insuficiencia mitral es grave**.
- **Estenosis mitral**: poco frecuente en la actualidad; la mayoría por fiebre reumática.
  - **Edema pulmonar y disnea**; puede presentar fibrilación auricular y hemoptisis a medida que progresa.
  - Indicaciones para la operación: cuando es **sintomática** (por lo general, tienen un área valvular < 1 cm^2).
  - La **comisurotomía con balón** para abrir la válvula se utiliza a menudo como primer procedimiento (no tan invasivo).
  - **Pericarditis constrictiva**:
    - Disnea de esfuerzo, hepatomegalia, ascitis.
    - La inflamación del pericardio provoca la constricción del corazón.
    - Signo de la raíz cuadrada en el cateterismo cardíaco derecho (igualación de las presiones diastólica auricular derecha, diastólica ventricular derecha, diastólica arterial pulmonar, en cuña y diastólica ventricular izquierda).
    - Tx: pericardiectomía.

ENDOCARDITIS

- Fiebre, escalofríos, sudores.
- **Válvula aórtica**: el sitio más frecuente de las infecciones de las prótesis valvulares.
- **Válvula mitral**: el sitio más frecuente de las infecciones valvulares nativas.
- *Staphylococcus aureus* es responsable del 50% de los casos.
- Más frecuentemente en el lado izquierdo excepto en caso de **adicción a las drogas** (*S. aureus* también es el microorganismo más frecuente en personas con abuso de sustancias).
- Primero se administra tratamiento médico: éxito en el 75%; esteriliza la válvula en el 50%.
- Indicaciones para la cirugía: **fracaso de la terapia antimicrobiana, insuficiencia valvular grave, abscesos perivalvulares, pericarditis**.

OTRAS AFECCIONES CARDÍACAS

- **Tumores más frecuentes del corazón**:
  - Tumor benigno más frecuente: **mixoma**; 75% en AI.
  - Tumor maligno más frecuente: **angiosarcoma**.
  - Tumor metastásico más frecuente en el corazón: **CA de pulmón**.
- La sangre que sale de la circulación extracorpórea y de la ventilación de la raíz aórtica es oscura y la sangre de la cánula de perfusión aórtica es roja.
  - Tx: **ventilar los pulmones**.
- Las **venas coronarias** tienen la **tensión de oxígeno más baja** de todos los tejidos del cuerpo debido a la elevada extracción de oxígeno por el miocardio.
- **Hemorragia mediastínica**: > 500 cm^3 para la 1.ª hora o > 250 cm^3/h durante 4 h $\rightarrow$ necesidad de reexploración tras un procedimiento cardíaco.
- **Factores de riesgo de mediastinitis**: obesidad, uso de arterias mamarias internas de ambos lados, diabetes.
  - Tx: desbridamiento esternal, drenaje de la mediastinitis; eventualmente, necesidad de colgajos pectorales; también puede usarse epiplón.
- **Síndrome pospericardiotomía**: roce pericárdico, fiebre, dolor torácico, disnea.
  - Electrocardiograma: elevación difusa del segmento ST en múltiples derivaciones.
  - Tx: **AINE, corticoides**.

INTRODUCCIÓN

- **Trastorno congénito de hipercoagulación más frecuente**: resistencia a la proteína C activada (factor de Leiden).
- **Trastorno adquirido de hipercoagulación más frecuente**: hábito tabáquico.

ETAPAS DE LA ATEROESCLEROSIS

- **1.ª**: **células espumosas** → macrófagos que han absorbido grasa y lípidos en la pared vascular.
- **2.ª**: **proliferación de células musculares lisas** → causada por factores de crecimiento liberados por los macrófagos; provoca lesiones en la pared.
- **3.ª**: **alteración de la íntima** (por proliferación de células musculares lisas) → conduce a la exposición del colágeno en la pared vascular y a la eventual **formación de trombos** → se forman entonces placas fibrosas en estas zonas con ateromas subyacentes.
- Factores de riesgo: hábito tabáquico, HTA, hipercolesterolemia, DM, factores hereditarios.

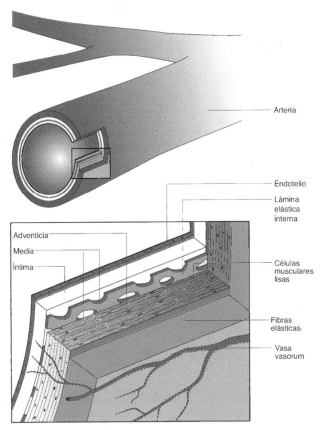

La pared arterial está formada por múltiples capas (íntima, media y adventicia) cuya composición varía en función de la arteria.

ENFERMEDAD CEREBROVASCULAR

● El accidente cerebrovascular (ACV) es la quinta causa de muerte en los Estados Unidos.
● **HTA**: factor de riesgo más importante de ACV y enfermedad cerebrovascular.
● La vaina carotídea contiene la arteria carótida, la vena yugular interna y el nervio vago.
● Las carótidas suministran el 85% del flujo sanguíneo al cerebro.
  • **Bifurcación carotídea**: sitio más frecuente de estenosis.
● La arteria carótida interna (ACI) normal tiene un **flujo continuo hacia delante** (señal bifásica, rápida anterógrada y luego señal diastólica anterógrada más lenta).
  • 1.ª rama de la arteria carótida interna: **arteria oftálmica**.
● La arteria carótida externa (ACE) normal tiene un **flujo trifásico** (anterógrado, retrógrado y luego anterógrado de nuevo).
  • 1.ª rama de la arteria carótida externa: **arteria tiroidea superior**.
● La comunicación entre la ACI y la ACE se produce a través de la **arteria oftálmica** (rama de la ACI) y la **arteria maxilar interna** (rama de la ACE).
● **Arteria cerebral media**: esta es la <u>arteria intracraneal</u> que más se enferma.
● **Eventos isquémicos cerebrales** (p. ej., ACV, AIT): con mayor frecuencia por **embolización arterial** de la ACI (no trombosis).
  • También puede producirse a partir de un **estado de bajo flujo** a través de una lesión gravemente estenótica.
  • El **corazón** es la 2.ª fuente más frecuente de émbolos cerebrales.
● **Eventos en arteria cerebral anterior**: cambios del estado mental, desinhibición, enlentecimiento.
● **Eventos en arteria cerebral media**: motricidad y habla contralateral (si es en el lado dominante); caída facial contralateral.
● **Eventos en arteria cerebral posterior**: vértigo, acúfenos, crisis atónica, descoordinación.
● **Amaurosis fugaz**: oclusión de la rama oftálmica de la ACI (cambios visuales → sombra que desciende sobre los ojos); los cambios visuales son transitorios.
  • *Véase* **placas de Hollenhorst** del examen oftalmológico.
● **Lesión traumática carotídea con déficit fijo importante**:
  • Si está ocluida, <u>no</u> reparar → puede empeorar la lesión con sangrado.
  • Si no está ocluida: reparación con endoprótesis carotídea o procedimiento abierto.
● **Endarterectomía carotídea** (EAC):
  • **Indicaciones de reparación**: estenosis <u>sintomática</u> > 50%, estenosis <u>asintomática</u> > 70%.
    • Sintomática < 50%; Tx: clopidogrel, AAS, estatinas, optimizar medicamentos (<u>no</u> EAC).
    • Asintomática 50%-70%; Tx: clopidogrel, AAS, estatinas, optimizar medicamentos.
  • La **EAC urgente** puede ser beneficiosa en caso de <u>síntomas neurológicos fluctuantes</u> o <u>AIT</u> con <u>aumento progresivo/en evolución</u>.
  • Momento de la operación tras el **ACV (ictus)**:
    • ACV no hemorrágico **pequeño**: 2 semanas.
    • ACV no hemorrágico **grande**: 3 semanas.
    • **ACV hemorrágico**: 6-8 semanas.
  • **Primero se repara el lado más ocluido** si el paciente tiene estenosis bilateral.
  • **Primero se repara el lado dominante** si el paciente tiene una estenosis carotídea igualmente oclusiva bilateral.
  • Extirpación de la **íntima y parte de la media** con EAC.
  • La preocupación técnica más importante es obtener un **buen resultado distal**.
  • Utilizar una **derivación** si la **contrapresión es < 50 mmHg** o si el **lado contralateral está estenosado u ocluido**.
  • **ACI ocluida**: <u>no</u> reparar (<u>ningún</u> beneficio); **heparina** o clopidogrel para evitar la propagación del coágulo si es un episodio agudo.
  • **Vena facial**: rama de la vena yugular interna; se superpone a la bifurcación carotídea; puede seccionarse de forma rutinaria y segura.
  • **Complicaciones de la reparación**:
    • **Lesión del nervio vago**: *lesión del nervio craneal más frecuente con la EAC* → secundaria al **pinzamiento vascular** durante la endarterectomía; los pacientes presentan *ronquera* (el nervio laríngeo recurrente nace en el vago).
    • **Lesión del nervio hipogloso**: la lengua se desvía hacia el lado de la lesión → *dificultad para el habla y la masticación* (el nervio está cefálico a la bifurcación carotídea).

- **Lesión del nervio glosofaríngeo**: poco frecuente; aparece con una disección carotídea muy alta → causa **dificultad para deglutir** (*disfagia*; el nervio está profundo respecto al vientre posterior del músculo digástrico).
- **Asa cervical (del hipogloso)**: inervación de los músculos infrahioideos; sin déficits graves.
- **Rama mandibular marginal del nervio facial**: afecta la comisura de la boca (sonrisa); debida al separador en el ángulo de la mandíbula.
- **Evento agudo inmediatamente después de la EAC** → volver al quirófano para revisar el colgajo o la presencia de trombosis (utilizar Eco intraoperatoria).
- **Seudoaneurisma**: masa sangrante y pulsátil después de una EAC; Tx: cubrir y preparar antes de la intubación, intubar, luego reparar.
- El **20% tiene hipertensión tras la EAC**: causada por la lesión del cuerpo carotídeo; Tx: **nitroprusiato de sodio** para evitar hemorragias.
- **Infarto de miocardio**: la causa más frecuente de morbilidad y mortalidad tras una EAC, después del ACV.
- Tasa de **reestenosis del 15%** tras la EAC.
- **Colocación de endoprótesis carotídeas**: para pacientes de alto riesgo (p. ej., pacientes con EAC previa, múltiples enfermedades asociadas [p. ej., cardiopatía grave], RT de cuello previa, disección ganglionar previa).
- **Revascularización arterial transcarotídea** (RATC): procedimiento de colocación de endoprótesis carotídeas que reduce la tasa de ACV mediante una derivación de la carótida distal a la arteria femoral que desvía el flujo sanguíneo (y los residuos) de la cabeza a la arteria femoral.

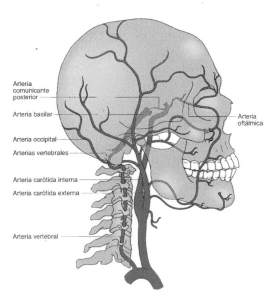

Las arterias carótidas y vertebrales suministran sangre al cerebro. Las extensas colaterales extracraneales entre los sistemas carotídeo externo y vertebral permiten la perfusión anterógrada cuando se produce una oclusión proximal en cualquiera de los vasos. Asimismo, las colaterales periorbitarias permiten el flujo retrógrado a través de la arteria oftálmica hacia la arteria carótida interna en presencia de una oclusión de la arteria carótida interna cervical. Se encuentran extensas colaterales de lado a lado entre las arterias carótidas externas derecha e izquierda y las arterias vertebrales derecha e izquierda.

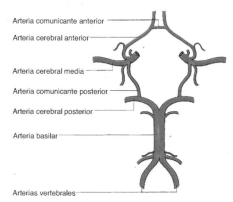

Arteria comunicante anterior

Arteria cerebral anterior

Arteria cerebral media

Arteria comunicante posterior

Arteria cerebral posterior

Arteria basilar

Arterias vertebrales

El polígono de Willis es una red colateral intracraneal de gran eficacia; sin embargo, se producen múltiples variaciones importantes, y no es infrecuente la presencia de un círculo incompleto que produzca un hemisferio aislado.

- **Arteriopatía vertebrobasilar:**
  - Anatomía: las dos **arterias vertebrales** nacen de las **arterias subclavias** y se combinan para formar una única **arteria basilar**; a continuación, la basilar se divide en dos **arterias cerebrales posteriores.**
  - Suele requerirse daño de la arteria basilar o la arteria vertebral bilateral para tener síntomas.
  - Es causada por ateroesclerosis, espolones, bandas; contrae insuficiencia vertebrobasilar.
  - Síntomas: diplopía, vértigo, acúfenos, crisis atónica, descoordinación.
  - Tx: angioplastia transluminal percutánea (ATP) con endoprótesis.
- **Tumores del cuerpo carotídeo:** aparecen como una masa indolora en el cuello, por lo general cerca de la bifurcación, en células de la cresta neural; son ***extremadamente vascularizados*** (considerar embolización preoperatoria); pueden secretar **catecolaminas**; Tx: todos necesitan resección.

ENFERMEDAD DE LA AORTA TORÁCICA

- Anatomía: los vasos del arco aórtico incluyen la **arteria innominada** (que se ramifica en las arterias subclavia derecha y carótida común derecha), la **arteria carótida común izquierda** y la **arteria subclavia izquierda.**
- **Aneurismas de aorta ascendente:**
  - A menudo asintomáticos y detectados en una RxT rutinaria.
  - Puede haber compresión de vértebras (dolor de espalda), NLR (cambios en la voz), bronquios (disnea o neumonía) o esófago (disfagia).
  - Indicaciones para la reparación: **síntomas agudos, ≥ 5.5 cm** (con la enfermedad de Marfan, > 5 cm) o **rápido ↑ en tamaño** (> 0.5 cm/año).
- **Aneurismas de aorta descendente** (también aneurismas toracoabdominales):
  - Indicaciones para la reparación:
    - Si es posible la reparación **endovascular:** > 5.5 cm.
    - Si se requiere una reparación **abierta:** > 6.5 cm.
  - El riesgo de **paraplejía** es una de las principales preocupaciones de la reparación.
    - Menor con la **reparación endovascular** (< 5%) en comparación con la reparación abierta (20%).
    - **Prevención:** colocar un **drenaje lumbar** para eliminar el líquido cefalorraquídeo y **reducir la presión espinal; aumentar la PA sistémica** con fenilefrina para **aumentar la perfusión espinal.**
    - **Presión de perfusión espinal** = PAM – presión espinal (similar a la PIC).
  - Reimplante de **arterias intercostales por debajo de T8** para ayudar a prevenir la paraplejía con reparación abierta.

● **Disecciones aórticas**:
- **Clasificación de Stanford**: basada en la presencia o ausencia de afectación de la aorta ascendente.
  - **Clase A**: cualquier afectación de la aorta ascendente.
  - **Clase B**: solo afectación de la aorta descendente.
- **Clasificación de DeBakey**: basada en el sitio del desgarro y la extensión de la disección.
  - **Tipo I**: ascendente y descendente.
  - **Tipo II**: solo ascendente.
  - **Tipo III**: solo descendente.
- La mayoría de las disecciones comienzan en la **aorta ascendente**.
- Puede simular un infarto de miocardio.
- Síntomas: dolor torácico desgarrador; puede haber pulsaciones (o PA) asimétricas en los miembros superiores.
- El 95% de los pacientes tienen **HTA grave** en el momento de la presentación.
- Otros factores de riesgo: síndrome de Marfan, aneurisma previo, ateroesclerosis.
- RxT: por lo general es normal; puede tener ensanchamiento mediastínico.
- Dx: TC de tórax con contraste.
- La disección se produce en la **capa media** de la pared del vaso sanguíneo.
- La **insuficiencia aórtica** aparece en el 70% de los casos, a causa de una dilatación anular o cuando la cúspide de la válvula aórtica se desprende.

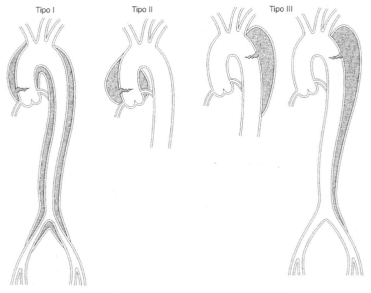

Clasificación de DeBakey de la disección aórtica.

- También puede haber oclusión de las arterias coronarias y de las principales ramas aórticas.
- Muerte por disección aórtica ascendente, en general secundaria a **insuficiencia cardíaca** por insuficiencia aórtica, **taponamiento cardíaco** o **rotura**.
- Tratamiento médico inicial → **control de la PA** con **bloqueadores β** i.v. (p. ej., esmolol) y **nitroprusiato**.
- Tx:
  - Operar *todas las disecciones de aorta ascendente*: Tx: necesita **reparación abierta**; se coloca un injerto para eliminar el flujo a la falsa luz (esternotomía mediana).
  - Solo se operan las disecciones aórticas **descendentes** con **isquemia visceral** o de las extremidades o si **hay rotura contenida**: Tx: **endoinjerto** o **reparación abierta** (toracotomía iz-

quierda); también puede limitarse a colocar **fenestraciones** en el colgajo de disección para restablecer el flujo sanguíneo a las vísceras o extremidades si el problema es la isquemia.
- Realizar un seguimiento de estos pacientes con estudios seriados de por vida (RM para disminuir la exposición a la radiación); el 30% acaba presentando la formación de un aneurisma que requiere cirugía.
- Complicaciones postoperatorias de la cirugía aórtica torácica: **IAM, insuficiencia renal, paraplejía** (cirugía aórtica torácica descendente).
- **Paraplejía**: causada por isquemia de la médula espinal debida a la oclusión de las arterias intercostales y de la arteria de Adamkiewicz que se produce con la cirugía de la aorta torácica descendente.

ENFERMEDAD DE LA AORTA ABDOMINAL

- **Aneurismas de la aorta abdominal** (AAA):
  - Aorta normal: 2-3 cm.
  - Causa más frecuente: **ateroesclerosis** (provoca la degeneración de la **capa media**).
  - Factores de riesgo: sexo masculino, edad, hábito tabáquico, antecedentes familiares.
  - Suelen encontrarse incidentalmente.
  - Pueden presentarse con rotura, embolia distal o compresión de órganos adyacentes.
  - **Rotura:**
    - Principal causa de muerte sin operación.
    - **Mortalidad del 50% con rotura** si el paciente llega vivo al hospital.
    - Síntomas: dolor de espalda o abdominal; puede haber hipotensión profunda.

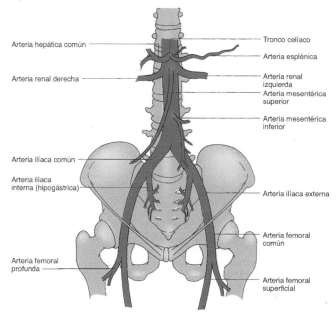

Anatomía de la aorta abdominal y de las arterias ilíacas.

- Dx: **angio-TC.**
- La TC muestra **líquido** en el espacio retroperitoneal y **contraste extraluminal** con la rotura.
- Lo más probable es que se rompa en la **pared posterolateral izquierda, 2 a 4 cm por debajo de las arterias renales**.
- Mayor probabilidad de rotura en presencia de **HTA** diastólica o **EPOC** (factores predictivos de expansión).
- Permitir la **hipotensión permisiva** (PAS 80-100 mmHg) hasta conseguir el control proximal.

- **Control proximal de urgencia**: comprimir la aorta contra la columna vertebral a través del **ligamento gastrohepático** (aorta supracelíaca; debajo de los pilares del diafragma).
  - Seccionar el ligamento gastrohepático (ingresar en la transcavidad de los epiplones) para colocar una pinza (*clamp*) transversal.
  - Puede seccionar el pilar posterior del diafragma si es necesario para colocar la pinza.
- **Intervalos de vigilancia** (Eco dúplex):
  - 3-3.9 cm   **Cada 3 años**
  - 4-4.9 cm   **Anual**
  - > 5 cm   **Cada 6 meses**
- Indicaciones de **reparación**:
  - ≥ **5.5 cm** para un paciente masculino promedio.
  - ≥ **5 cm** para las **mujeres** o las personas con **alto riesgo de rotura** (p. ej., EPOC grave, numerosos familiares con rotura, HTA mal controlada, forma excéntrica).
  - **Crecimiento > 1 cm/año.**
  - **Sintomático.**
  - **Infectado** (micótico).
  - La **reparación aórtica endovascular** (RAEV) es *mejor* que la cirugía abierta para los **adultos mayores**, los pacientes de **alto riesgo** (es decir, con múltiples enfermedades asociadas) o los que presentan **abdómenes «hostiles»**.
  - Para los **pacientes de alto riesgo**, está justificado retrasar la reparación hasta los **5.5 cm** (pacientes asintomáticos), especialmente si la RAEV no es una opción.
- **Aspectos técnicos**:
  - **Reimplante de la arteria mesentérica inferior** (AMI) si: contrapresión, 40 mmHg (es decir, escaso flujo retrógrado), cirugía colónica previa (alteración de colaterales [p. ej., arcada de Riolano, arteria marginal de Drummond]), el paciente tiene estenosis de la AMS o el flujo al lado izquierdo del colon parece inadecuado (el colon tiene aspecto oscuro).
  - **Ligadura de las arterias lumbares sangrantes.**
  - Suele utilizarse un injerto de dacrón recto para reparar los AAA.
  - Si se realiza una reparación aortobifemoral en lugar de un injerto tubular recto, debe asegurarse el flujo al menos a **una arteria ilíaca interna** (arteria hipogástrica; debe observarse flujo retrógrado) para evitar la **impotencia vasculógena** y la **claudicación glútea**.
    - Puede **reimplantarse la arteria ilíaca interna** en la extremidad distal del injerto.
  - **RAEV**: tiene menor mortalidad perioperatoria y estadía en UCI y hospitalaria; requiere más revisiones e intervenciones tardías; sin cambios en la supervivencia tardía.
- **Complicaciones**:
  - **Lesión venosa mayor con pinzado transversal proximal**: vena renal izquierda retroaórtica.
  - **Impotencia** en ⅓ de los pacientes secundaria a la alteración de los nervios autónomos y del flujo sanguíneo a la pelvis.
  - Mortalidad del 5% con la reparación electiva.
  - **Causa #1 de muerte <u>aguda</u> tras la cirugía**: IAM.
  - **Causa #1 de muerte <u>tardía</u> tras la cirugía**: insuficiencia renal.
  - Factores de riesgo de **mortalidad**: creatinina > 1.8 (#1), ICC, isquemia en ECG, disfunción pulmonar, edad avanzada, mujeres.
  - **Tasa de infección del injerto**: 1% (*Staphylococcus epidermidis* # 1; *S. aureus*, *E. coli*).
  - **Seudoaneurisma** tras la colocación del injerto: 1%.
  - **Oclusión ateroesclerótica**: complicación tardía más común tras colocar un injerto aórtico.
  - La **diarrea** (especialmente **sanguinolenta**) tras la reparación de un AAA es preocupante por una posible **colitis isquémica**:
    - **Arteria mesentérica inferior** (AMI): a menudo se sacrifica con la reparación del AAA y puede causar isquemia (más frecuentemente del **colon izquierdo**).
    - Otros factores de riesgo de colitis isquémica: **hipotensión** pre- o intraoperatoria.
    - Dx: **endoscopia inferior** (*mejor prueba*) o TC abdominal; el recto medio y distal están a salvo de la isquemia (las arterias rectales o hemorroidales media e inferior son ramas de la arteria ilíaca interna).
    - Tratamiento inicial: **reanimación con líquidos** y antibióticos.
    - Si hay peritonitis difusa, sepsis, la mucosa está negra en la endoscopia o parte del colon parece necrótico en la TC → llevar a quirófano para **colectomía** y maduración de una colostomía.

- **Ascitis quilosa**: debida a la rotura de un linfático; la reanudación de la ingesta oral provoca **distensión abdominal** y **líquido blanco lechoso** en la paracentesis.
  - Tx: **dieta baja en grasas** y **rica en proteínas** (utilizar ácidos grasos de cadena corta o media); también se puede mantener al paciente en **ayuno** y utilizar **APT** _sin_ lípidos (o _evitar_ los lípidos con ácidos grasos de cadena larga).

Criterios ideales para la reparación endovascular del aneurisma de aorta abdominal (AAA)

Morfología del AAA	Criterios
Longitud del cuello	> 10 mm
Diámetro del cuello	< 32 mm
Angulación del cuello	< 60°
Longitud de la arteria ilíaca común	> 10 mm
Diámetro de la arteria ilíaca común	7-18 mm
Otros	Arterias ilíacas no tortuosas y no calcificadas
	Ausencia de trombos/calcificaciones en el cuello

Tipos de endofugas	Lugar del fracaso	Tratamiento
Tipo I	**Sitios de fijación** proximal o distal del injerto	**Manguitos de extensión**
Tipo II	**Colaterales** (p. ej., lumbar permeable, AMI, intercostales, renal accesoria)	**Observar** la mayoría; embolización percutánea con espirales si el aneurisma está a presión
Tipo III	**Solapamiento de zonas** cuando se utilizan varios injertos o hay desgarro de tejidos	**Endoinjerto secundario** para cubrir la zona de solapamiento o el desgarro
Tipo IV	**Porosidad de la pared del injerto** u orificios de las suturas	**Observar**; se puede colocar una endoprótesis no porosa si fracasa
Tipo V (endotensión)	**Expansión del aneurisma sin evidencia de fuga**	**Repetición de RAEV** o **reparación abierta**

- **Aneurismas inflamatorios**:
  - Aparecen en el 10% de los pacientes con AAA; sexo masculino.
  - No son secundarios a una infección: solo un proceso inflamatorio.
  - Pueden tener adherencias a la 3.ª y 4.ª porción del **duodeno**.
  - **Compromiso ureteral** en el 25%.
  - Pérdida de peso, ↑ velocidad de sedimentación globular, borde engrosado por encima de las calcificaciones en la TC.
  - Puede ser necesario colocar **catéteres ureterales** preoperatorias para evitar lesiones.
  - El proceso inflamatorio se resuelve tras la colocación del injerto aórtico.
- **Aneurismas bacterianos**:
  - _Staphylococcus_ #1, **_Salmonella_ #2**.
  - Las bacterias infectan la placa ateroesclerótica y provocan un aneurisma.
  - Dolor, fiebre, hemocultivos positivos en el 50%.
  - Líquido periaórtico, gas, edema retroperitoneal de tejidos blandos, linfadenopatías.
  - Suelen necesitar una derivación extraanatómica (axilofemoral con cruce de femoral a femoral) y resección de aorta abdominal infrarrenal para eliminar la infección.
- **Infecciones del injerto aórtico**:
  - **_Staphylococcus_ # 1**(_S. epidermidis_ #1), _E. coli_ #2.
  - Buscar líquido, gas, engrosamiento alrededor del injerto.
  - Hemocultivos negativos en muchos pacientes.
  - Tx: derivación a través de campo no contaminado (p. ej., derivación axilar a bifemoral) y luego resección del injerto infectado.
  - Más frecuente con injertos que van a la **ingle** (p. ej., injertos aortobifemorales).
- **Fístula aortoentérica**:
  - Suele ocurrir > 6 meses después de la cirugía aórtica abdominal.

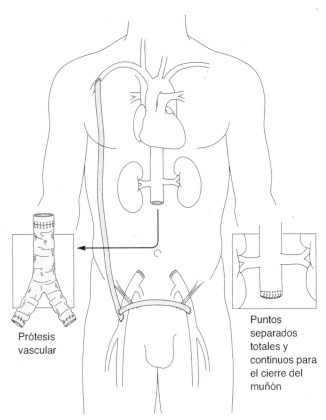

Prótesis
vascular

Puntos
separados
totales y
continuos para
el cierre del
muñón

Tratamiento estándar de una prótesis vascular aórtica infectada. Primero se realiza una derivación axilobifemoral. Unos días más tarde, se retira la prótesis aórtica infectada y se lleva a
cabo una cuidadosa resección del muñón aórtico, como se ilustra en la figura.

- **Sangrado predictivo con hematemesis,** luego rectorragia, luego desangramiento.
- El injerto se erosiona en la 3.ª o 4.ª porción del **duodeno** cerca de la línea de sutura proximal.
- Tx: derivación a través de campo no contaminado (p. ej., derivación axilofemoral con cruce
  femorofemoral), resección del injerto y, a continuación, cierre del orificio en el duodeno.

ARTERIOPATÍA PERIFÉRICA (AP)

- **Compartimentos de las piernas:**
  - **Anterior:** nervio peroneo profundo (dorsiflexión, sensibilidad entre el 1.º y 2.º dedos), arte-
    ria tibial anterior.
  - **Lateral:** nervio peroneo superficial (eversión, sensibilidad lateral del pie).
  - **Posterior profundo:** nervio tibial (flexión plantar), arteria tibial posterior, arteria peronea.
  - **Posterior superficial:** nervio sural.
- **Signos/síntomas de la AP:** dolor en las extremidades, palidez con rubor en áreas declive, caída
  del pelo, piel atrófica brillante, llenado capilar lento, úlceras (suelen empezar en las puntas de
  los dedos de los pies).
  - En la mayoría de los casos se debe a **ateroesclerosis.**
- **Estatinas** (lovastatina): agente preventivo #1 de la ateroesclerosis.
- La **homocistinuria** puede ↑ riesgo de ateroesclerosis; Tx: **folato** y **vitamina B$_{12}$**.

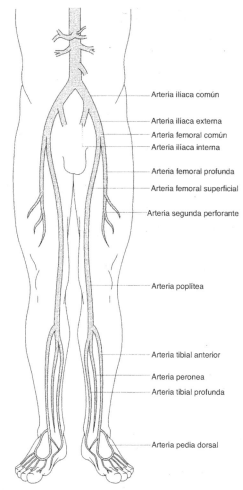

Anatomía de la circulación arterial de los miembros inferiores.

- **Claudicación** (dolor): tratamiento médico primero → dejar de fumar (#1), AAS, estatina, ejercicio hasta que aparezca el dolor para mejorar las colaterales.
- Los **síntomas** aparecen **un nivel por debajo** de la oclusión:
  - Claudicación **glútea**: enfermedad aortoilíaca.
  - Claudicación del **muslo medio**: ilíaca externa.
  - Claudicación de la **pantorrilla**: arteria femoral superficial.
  - Claudicación del **pie**: arteria poplítea.
- La **estenosis lumbar** puede parecer una claudicación.
- La **neuropatía diabética** puede imitar el dolor en reposo.
- **Síndrome de Leriche**:
  - No hay pulsos femorales.
  - Claudicación en nalgas o muslos.
  - Impotencia (de ↓ flujo en las ilíacas internas).

- Lesión en la bifurcación aórtica o superior.
- Tx: derivación aortobifemoral con injerto.
- **Oclusión ateroesclerótica más frecuente en los miembros inferiores**: canal de Hunter (**la arteria femoral superficial distal** sale por aquí); el **músculo sartorio** cubre el canal de Hunter.
- **Circulación colateral**: se forma a partir de gradientes de presión anómalos.
  - Circunflejas ilíacas a subcostales.
  - Arterias femorales circunflejas a arterias glúteas.
  - Arterias geniculadas alrededor de la rodilla.
- **Angiogénesis posnatal**: brotación a partir de vasos preexistentes; está implicada la angiogenina.
- **Índice tobillo-brazo** (ITB):
  - Presión pedia más elevada (pedia dorsal o tibial posterior) dividida entre la presión braquial más alta (izquierda o derecha).
  - < **0.9**: empieza a tener **claudicación** (por lo general, ocurre a la misma distancia cada vez).
  - < **0.5**: comienza a tener **dolor de reposo** (habitualmente pantorrilla y pie).
  - < **0.4**: **úlceras** (suelen empezar en los dedos de los pies).
  - < **0.3**: **pérdida de tejido** (gangrena).
  - **Vasos no compresibles** (debido a la **calcificación**; a menudo en diabéticos): pueden dar ITB **falsamente elevados**; necesidad de utilizar **presiones en los dedos de los pies** (menos propensos a estar calcificados) o no usar **formas de onda Doppler** en estos pacientes.
  - En los pacientes con claudicación, el ITB de la extremidad desciende al caminar (el ITB en reposo puede ser de 0.9, pero puede descender a < 0.6 con el ejercicio, lo que causa dolor).
  - Los diabéticos suelen tener enfermedad de los **vasos trifurcados** y de la **microvasculatura** de los pies (a menudo _no_ se puede intervenir con endoprótesis/derivación al no haber dianas distales).
- **Registros de volumen de pulso** (RVP; estudio de flujo no invasivo): se utilizan para encontrar una oclusión significativa y a qué nivel.
- La **arteriografía** está indicada si las RVP sugieren una enfermedad significativa; a veces también se puede tratar al paciente con una intervención percutánea.
  - Puede utilizarse un **angiograma** de CO_2 si la función renal es deficiente.
- **Indicaciones quirúrgicas para la AP**: dolor en reposo, ulceración o gangrena, limitación grave del estilo de vida a pesar del tratamiento médico, embolización ateromatosa.
  - **PTFE** (Gore-Tex®): _solo_ para derivaciones **por encima de la rodilla** (tienen una permeabilidad reducida por debajo de la rodilla); es necesario emplear la **vena safena** para las derivaciones por debajo de la rodilla.
  - **Dacrón**: bueno para la aorta y los grandes vasos.
  - Mejor factor predictivo de la permeabilidad a largo plazo: **la calidad de la vena**.
  - El **AAS** tras la derivación de los miembros inferiores es el mejor tratamiento para la **permeabilidad** y la **reducción de los eventos cardiovasculares**.
  - **Eco dúplex**: mejor técnica para la vigilancia del injerto.
  - **Enfermedad oclusiva aortoilíaca**: la mayoría se repara de forma aortobifemoral.
    - Necesidad de asegurar el flujo a al menos **una arteria ilíaca interna** (arteria hipogástrica; se desea ver un **buen flujo retrógrado** de al menos una de las arterias, de lo contrario se necesita una derivación hacia una arteria ilíaca interna) al realizar una reparación aortobifemoral para prevenir la **impotencia vasculógena** y la **isquemia pélvica**.
  - **Lesiones ilíacas aisladas**: ATP con endoprótesis de primera elección; si fracasa, considerar el cruce de femoral a femoral.
  - **Injertos femoropoplíteos**:
    - Permeabilidad del 75% a 5 años.
    - Tasa de permeabilidad mejorada con la cirugía para la claudicación frente al salvamento de la extremidad.
    - Exposición de la arteria poplítea por debajo de la rodilla: el músculo posterior es el **gastrocnemio** y el anterior es el **poplíteo**.
  - **Injertos femorodistales** (arteria peronea, tibial anterior o tibial posterior):
    - Permeabilidad del 50% a 5 años; la permeabilidad no se ve influida por el nivel de la anastomosis distal.
    - Lesiones distales más peligrosas para las extremidades por falta de colaterales.
    - Las derivaciones a **vasos distales** suelen utilizarse únicamente para **salvar extremidades o tejidos** (p. ej., una úlcera que no cicatriza).
    - El vaso derivado debe tener una **salida por debajo del tobillo** para que esto tenga éxito.

- Los **injertos sintéticos** tienen **menor permeabilidad por debajo de la rodilla** → necesidad de utilizar la vena safena.
- Pueden emplearse **injertos extraanatómicos** para evitar las condiciones hostiles en el abdomen (múltiples operaciones previas en un paciente debilitado).
- **Injerto cruzado de femoral a femoral**: duplica el flujo sanguíneo a la arteria donante; puede producirse robo vascular en la pierna donante.
- **Edema** tras la derivación de miembros inferiores:
  - **Temprano**: lesión por reperfusión y síndrome compartimental (Tx: fasciotomías).
  - **Tardío**: TVP (Dx: Eco, Tx: **heparina, warfarina**).
- Complicaciones de la reperfusión del tejido isquémico: **síndrome compartimental, acidosis láctica, hipercalemia, mioglobinuria**.
- **Problema técnico**: causa #1 de fracaso precoz de los injertos de vena safena invertida.
- **Ateroesclerosis venosa**: primera causa de fracaso tardío de los injertos de vena safena invertida.
- **Pacientes con ulceración del talón hasta el hueso** → Tx: amputación.
- **Gangrena seca**: no infecciosa; puede permitir la autoamputación si es pequeña o solo de los dedos del pie.
  - Las lesiones grandes deben amputarse.
  - Se debe observar si el paciente tiene una lesión vascular corregible.
- **Gangrena húmeda**: infecciosa; eliminar el material necrótico infectado; mantener húmedo; no soportar peso; antibióticos.
  - Puede ser una urgencia quirúrgica si se produce **una infección extensa** (p. ej., dedo del pie hinchado y enrojecido, con pus y estrías rojas en la pierna) o **complicaciones sistémicas** (p. ej., sepsis); *puede ser necesaria* una **amputación urgente**.
- **Úlcera del pie diabético**:
  - Generalmente en las **cabezas de los metatarsianos** (la 2.ª articulación MTF es la más frecuente) o en el **talón**.
  - Surge debido a una **neuropatía**; no se cura debido a una **enfermedad microvascular** diabética.
  - Puede tener **osteomielitis**.
  - Dx: **RM** del pie.
  - Tx: no soportar peso, desbridamiento óseo si hay osteomielitis (por lo general, en la cabeza del metatarso; también es necesario extirpar el cartílago), antibióticos (6 semanas); evaluar la necesidad de revascularización (empezar con ITB y RVP).
- **Terapia endovascular** (en general se utiliza una endoprótesis cubierta):
  - Excelente para la estenosis de la arteria ilíaca común.
  - Mejor para las estenosis cortas que no estén muy calcificadas.
  - *No* se utiliza en **zonas articulares** (p. ej., arteria femoral común, arteria poplítea), ya que tiende a **acodarse**.
  - La íntima por lo general se rompe y la media se estira, empujando la placa hacia fuera.
  - Requiere primero el paso de una guía.
- **Síndrome compartimental**:
  - Es causado por una **lesión por reperfusión** en la extremidad (mediada por **PMN**; se produce con el cese del flujo sanguíneo a la extremidad y la reperfusión más de 4-6 h después).
  - Considere la **fasciotomía profiláctica** para la isquemia de más de 4 a 6 h a fin de evitarla.
  - La lesión por reperfusión causa el **edema de los compartimentos musculares** → aumento de las presiones compartimentales, lo que puede provocar **isquemia y rabdomiólisis**.
  - Síntomas: **dolor con el movimiento pasivo**; la extremidad se siente tensa e hinchada.
  - Lo más probable es que se produzca en el **compartimento anterior** de la pierna (pie caído).
  - Dx: a menudo basado en la sospecha clínica; una presión compartimental > 20-30 mmHg es anómala.
  - Tx: **fasciotomías** (acceder a los cuatro compartimentos si es en la parte inferior de la pierna) → dejar abierto 5 a 10 días.
  - Riesgo de lesión del **nervio peroneo superficial** con la **incisión lateral** (afecta la eversión del pie).
  - El síndrome compartimental no tratado puede provocar rabdomiólisis.
- **Rabdomiólisis** (necrosis muscular):
  - Puede provocar hipercalemia, mioglobinemia, mioglobinuria e insuficiencia renal.

- Tx: líquidos i.v. intensivos y alcalinización de la orina; tratamiento de la hipercalemia.
- **Fasciotomía de los miembros inferiores**:
  - Incisión medial: 2 cm posterior a la tibia; se abre el **espacio posterior superficial** y luego se incide el **músculo sóleo** para entrar en el **espacio posterior** profundo.
  - Incisión lateral: 2 cm anterior al peroné; se abren los **compartimentos anterior/lateral** (se abren ambos lados del **tabique intramuscular**).
- **Síndrome de atrapamiento poplíteo**:
  - La mayoría de los casos se presentan con **claudicación intermitente** leve; puede ser **bilateral**.
  - Hombres; *pérdida de pulsos con la flexión plantar*.
  - Desviación medial de la arteria alrededor de la cabeza medial del **músculo gastrocnemio**.
  - Tx: **resección de la cabeza medial del músculo gastrocnemio**; puede necesitar reconstrucción arterial.
- **Enfermedad quística adventicia**:
  - Hombres; la **fosa poplítea** es la zona más frecuente.
  - Los ganglios se originan en la cápsula articular adyacente o en la vaina del tendón.
  - Síntomas: claudicación intermitente; cambios en los síntomas con la **flexión/extensión** de la **rodilla**.
  - Dx: angiograma.
  - Tx: **resección del quiste**; injerto de vena si el vaso está ocluido.
- **Autoinjertos arteriales**: injertos de arteria radial para injerto de revascularización coronaria, AMI para derivación coronaria.

AMPUTACIONES

- En caso de gangrena, grandes úlceras que no cicatrizan o dolor en reposo que no cede y no es susceptible de cirugía.
- Mortalidad del 50% a 3 años por amputación de pierna.
- **Amputación infrarrotuliana**: curación 80%, vuelve a caminar 70%, mortalidad 5%.
- **Amputación suprarrotuliana**: curación 90%, vuelve a caminar 30%, mortalidad 10%.
- Amputación de urgencia por **complicaciones sistémicas** o **infección extensa**.

EMBOLIA ARTERIAL AGUDA

Diferencias clínicas entre la embolia arterial aguda y la trombosis arterial aguda	
Embolia	**Trombosis**
Arritmia	Sin arritmia
Sin claudicación previa ni dolor en reposo	Antecedentes de claudicación o dolor de reposo
Pulsos contralaterales normales	Ausencia de pulsos contralaterales
No hay hallazgos físicos de isquemia crónica de las extremidades	Hallazgos físicos de la isquemia crónica de las extremidades

- Por lo general, no presentan colaterales, signos de isquemia crónica de las extremidades ni antecedentes de claudicación con embolia.
- La pierna contralateral no suele presentar signos crónicos de isquemia y los pulsos suelen ser normales.
- Síntomas: aparición repentina de dolor, parestesias, poiquilotermia, parálisis.
- Evolución de la isquemia en las extremidades: palidez (blanco) → cianosis (azul) → marmoleado.
- **Causa más frecuente**: *fibrilación auricular*, IAM reciente con trombo ventricular izquierdo, mixoma, enfermedad aortoilíaca.
- La *arteria femoral* común, en la **bifurcación** de la arteria superficial y profunda, es el sitio más frecuente de obstrucción periférica por émbolos.
- Tx: *en general*, **embolectomía**; necesidad de recuperar pulsos; angiografía postoperatoria.
  - Considerar la fasciotomía profiláctica si hay isquemia de más de 4 a 6 h.
  - Los émbolos aortoilíacos (pérdida de ambos pulsos femorales) pueden tratarse con cortes bilaterales de la arteria femoral y embolectomías transfemorales bilaterales retrógradas.

- **Embolia por ateroma**: grietas con colesterol que pueden hallarse en pequeñas arterias.
  - Los **riñones** son el sitio más frecuente de embolia por ateromas.
  - **Síndrome del dedo azul**: émbolos ateroescleróticos descamativos de la aorta abdominal o de sus ramas.
    - Los pacientes suelen tener buenos pulsos distales.
    - **Enfermedad aortoilíaca**: fuente más frecuente.
  - Dx: **TC de tórax/abdomen/pelvis** (buscar origen aneurismático) y **ecocardiograma** (coágulo o mixoma en el corazón).
  - Tx: puede necesitar reparación de aneurisma o exclusión arterial con derivación.

TROMBOSIS ARTERIAL AGUDA

- Estos pacientes <u>no</u> suelen presentar arritmias.
- Tienen antecedentes de claudicación y presentan signos de isquemia crónica de la extremidad y pulsos deficientes en la pierna contralateral.
- Tx: si la **extremidad está comprometida** (pérdida de sensibilidad o función motora) → administrar heparina e ir a quirófano para *trombectomía*; si la **extremidad no está comprometida** → angiografía para *trombolíticos*.
- **Trombosis de injerto de PTFE** → trombolíticos y anticoagulación; si la extremidad está comprometida → quirófano para trombectomía.

VASCULOPATÍA RENAL

- La arteria renal derecha discurre detrás de la VCI.
- Arterias renales accesorias en el 25% de los casos.
- **HTA renovascular** (estenosis de la arteria renal): hematomas, presión arterial diastólica > 115 mmHg, HTA, en niños o mujeres premenopáusicas, HTA resistente a fármacos.
  - **Ateroesclerosis renal**: lado izquierdo, ⅓ proximal, hombres.
  - **Displasia fibromuscular (DFM)**: lado derecho, ⅓ distal, mujeres.
  - Dx: angiograma por TC.
  - Tx: **ATP** <u>sin</u> endoprótesis si se debe a DFM (angioplastia transluminal percutánea); colocar **endoprótesis** si se debe a enfermedad ateroesclerótica.
- **Indicaciones de nefrectomía con HTA renal** → riñón atrófico < 6 cm con concentraciones de renina persistentemente elevadas.

MIEMBROS SUPERIORES

- **Enfermedad embólica de los miembros superiores**: es más probable que se produzca en la **arteria braquial** en la **bifurcación** de las arterias radial y cubital.
- **Enfermedad oclusiva**: lesiones proximales en general asintomáticas secundarias a ↑ colaterales.
  - La **arteria subclavia** es la localización más frecuente de la estenosis de los miembros superiores.
  - Tx: **endoprótesis cubierta**; derivación de la carótida común a la arteria subclavia si fracasa.
- **Síndrome del robo de la subclavia**: estenosis de la arteria subclavia proximal que provoca la inversión del flujo a través de la arteria vertebral homolateral hacia la arteria subclavia.
  - Dx: Eco dúplex muestra inversión del flujo en la arteria vertebral.
  - Operar por síntomas en las extremidades (claudicación) o neurológicos (en general vertebrobasilares: problemas visuales o del equilibrio); los síntomas pueden empeorar con el esfuerzo.
  - Tx: **endoprótesis cubierta** en la **arteria subclavia**; si fracasa, derivación de la carótida común a la arteria subclavia.
- **Síndrome del orificio torácico superior** (OTS):
  - **Anatomía normal**:
    - **Vena subclavia**: pasa por encima de la 1.ª costilla <u>anterior</u> al músculo escaleno anterior, luego por detrás de la clavícula.
    - **Plexo braquial** y **arteria subclavia**: pasan sobre la 1.ª costilla <u>detrás</u> del músculo escaleno anterior y delante del músculo escaleno medio.
      - El plexo braquial se encuentra <u>detrás</u> de la arteria subclavia.
    - **Nervio frénico**: corre por encima del **músculo escaleno** anterior.

- Síntomas generales: dolor/debilidad/hormigueo/entumecimiento de espalda, cuello, brazos o manos (a menudo empeora con la palpación/manipulación).
- Dx: RM de columna cervical y tórax (comprobar si hay costillas cervicales).
- **Afectación neurológica**: mucho más frecuente que la vascular.
- **Anomalía anatómica #1**: costilla cervical.
- **Causa #1 del dolor**: irritación del plexo braquial (90%).
- **Irritación del plexo braquial**:
  - Suelen presentar un examen neurológico normal; la punción puede reproducir los síntomas (prueba de Tinsel).
  - Distribución del **nervio cubital** (C8-T1) más frecuente (porción inferior del plexo braquial) → debilidad de los músculos intrínsecos de la mano, flexión débil de la muñeca.
  - Tratamiento médico de primera línea: **fisioterapia**.
  - Si la fisioterapia fracasa: realizar un **estudio de conducción nerviosa** o un **bloqueo del músculo escaleno anterior** (los síntomas deberían mejorar) para confirmar el diagnóstico.
  - Tratamiento quirúrgico: resección de la costilla cervical y de la primera costilla, sección del músculo escaleno anterior, neurólisis (liberación del plexo braquial).
- **Vena subclavia**:
  - Suele presentarse como una **trombosis** de la vena subclavia **inducida por el esfuerzo** (enfermedad de Paget-von Schrötter; lanzadores de béisbol): **extremidad agudamente dolorosa, edematizada** y azulada.
  - Trombosis venosa: mucho más frecuente que la arterial.
  - Dx: la **venografía** es el patrón de referencia para el diagnóstico, pero la **Eco dúplex** permite el diagnóstico y es más rápido de conseguir.
  - El 80% tiene asociado un problema del OTS.
  - Tx: **trombolíticos dirigidos por catéter** inicialmente; **reparación en esa hospitalización** (resección de costilla cervical y 1.ª costilla, sección del músculo escaleno anterior).

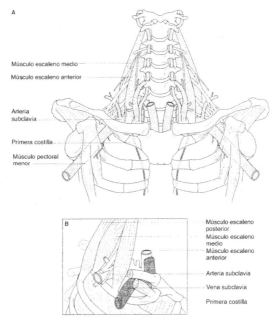

Anatomía normal del OTS en vistas anteroposterior **(A)** y oblicua **(B)**. El plexo braquial y la arteria subclavia atraviesan el estrecho triángulo formado por los músculos escalenos anterior y medio y la primera costilla. La vena subclavia se encuentra en la parte anterior.

- **Arteria subclavia:**
  - Compresión en general secundaria a **hipertrofia del escaleno anterior** (levantadores de pesas); causa menos frecuente de OTS; puede producir un **aneurisma** con **riesgo de embolia.**
  - Síntomas: dolor en la mano por isquemia; **trombosis:** mano fría y blanca.
  - Ausencia de pulso radial con la cabeza girada hacia el lado ipsilateral (prueba de Adson).
  - Dx: Eco dúplex o angiografía (patrón de referencia diagnóstico).
  - Tx: **cirugía** → resección de costilla cervical y 1.ª costilla, sección del músculo escaleno anterior; derivación con injerto de interposición habitual (arteria en general aneurismática o demasiado dañada para reparación primaria).
- La **función motora puede permanecer en los dedos** tras una **isquemia** prolongada de la **mano** porque los grupos motores se encuentran en el antebrazo proximal.

ISQUEMIA MESENTÉRICA

- Mortalidad global del 60%; suele afectar la **arteria mesentérica superior** (AMS).
- Hallazgos en la **angio-TC abdominal** (*mejor prueba*) que sugieran isquemia intestinal: oclusión vascular, engrosamiento de la pared intestinal, gas intramural, gas venoso portal.
- Causas más frecuentes de isquemia visceral:
  - **Oclusión embólica:** 50% (tipo más habitual; más frecuentemente del corazón).
  - **Oclusión trombótica:** 25% (más frecuente por enfermedad ateroesclerótica).
  - **Isquemia mesentérica no oclusiva:** 15% (aparece de forma más frecuente por estado de bajo gasto cardíaco).
  - **Trombosis venosa:** 5% (más frecuente por estado hipercoagulable).
- **Embolia de la AMS:**
  - Ocurre con mayor frecuencia **entre 2 y 10 cm distales** al origen de la AMS: fuente cardíaca #1 (fibrilación auricular).
  - Dolor desproporcionado con respecto al examen; el dolor suele ser de aparición súbita; la hematoquecia y los signos peritoneales son hallazgos tardíos (seguidos de sepsis y acidosis).
  - Puede tener antecedentes de fibrilación auricular, endocarditis, IAM reciente, angiografía reciente.
  - **Heparina** administrada inicialmente para prevenir la **propagación del coágulo.**
  - El émbolo suele estar distal a la **primera rama yeyunal**, por lo que se puede **conservar el yeyuno proximal** (a diferencia de la trombosis de la AMS, que suele producirse en el origen de la AMS).
  - Tx: derivar a quirófano para **embolectomía abierta**, resecar el intestino infartado si está presente.
  - **Exposición de la AMS:** sección del ligamento de Treitz, la AMS se encuentra a la derecha de este, cerca de la base del mesocolon transverso.
  - **Laparotomía planificada de segunda exploración:** mejor *no* resecar el intestino dudoso (marginalmente perfundido), dejar el abdomen abierto y volver a explorar en 24 h para volver a inspeccionar y decidir la resección.
- **Trombosis de la AMS:**
  - A menudo, antecedentes de problemas crónicos (dolor abdominal, miedo a la comida y pérdida de peso durante meses o años).
  - Síntomas: similares a la embolia; pueden haberse desarrollado **colaterales.**
  - Suele producirse en el ***ostium* de la AMS** (al ras del nacimiento de la AMS en la aorta).
  - **Heparina** administrada inicialmente para **prevenir la propagación del coágulo.**
  - Tx: **trombectomía** (trombectomía abierta o trombolíticos dirigidos por catéter); puede necesitar **endoprótesis cubierta** o **derivación abierta** tras la abertura del vaso para cualquier estenosis residual; resección del intestino infartado.
- **Trombosis de la vena mesentérica:**
  - Suele afectar segmentos cortos del intestino.
  - Suele ser **subaguda:** varios días de diarrea sanguinolenta y dolor abdominal de tipo cólico.
  - Puede tener antecedentes de vasculitis, estado hipercoagulable o hipertensión portal.
  - Dx: angio-TC abdominal con fase venosa: engrosamiento de la pared del intestino delgado, edema mesentérico, coágulo en la VMS.
  - Tx: **solo heparina** convencional; *rara vez* se necesita resección del intestino infartado.

- **Isquemia mesentérica no oclusiva:**
  - Los pacientes suelen estar en **estado crítico** (p. ej., múltiples inotrópicos/presores, ICC, sepsis).
  - Espasmo, estados de bajo flujo, hipovolemia, hemoconcentración, presores → la última vía común es el **bajo gasto cardíaco** a los vasos viscerales.
  - Factores de riesgo: choque prolongado, ICC, circulación extracorpórea prolongada.
  - Síntomas: diarrea sanguinolenta, dolor.
  - **Áreas vasculares declives** (Griffith: flexura esplénica y Sudeck: recto superior) son más vulnerables.
  - Tx: reanimación **con volumen** y **mejoría del gasto cardíaco**; resección del intestino infartado si lo hay.
- **Síndrome del ligamento arqueado mediano:**
  - Provoca la compresión del **tronco celíaco.**
  - **Soplo cerca del epigastrio**, dolor crónico, pérdida de peso, diarrea.
  - Tx: sección del **ligamento arqueado** mediano; puede necesitar reconstrucción arterial.
- **Angina mesentérica crónica:**
  - Pérdida de peso secundaria al **miedo a comer** (angina visceral 30 min después de las comidas).
  - Dx: **angio-TC** para ver los orígenes del **tronco celíaco** y la **AMS** (también se puede utilizar una Eco dúplex mesentérica).
  - Tx: **ATP y endoprótesis**; derivación si fracasa.
- La **arcada de Riolano** es una importante colateral entre la AMS y la AMI.

ANEURISMAS VISCERALES Y PERIFÉRICOS

- **Rotura**: complicación más frecuente de los aneurismas situados por encima del ligamento inguinal (ilíaco externo y por encima).
- **Embolias** (más frecuentes) y **trombosis**: complicaciones más frecuentes de los aneurismas por debajo del ligamento inguinal (arteria femoral común y por debajo).
- **Aneurismas de las arterias viscerales:**
  - Factores de riesgo: fibrodisplasia medial, hipertensión portal, alteración arterial secundaria a enfermedad inflamatoria (p. ej., pancreatitis).
  - **Reparar todos los aneurismas de la arteria esplácnica** (> 2 cm) en el momento del diagnóstico (riesgo de rotura del 50%) *excepto* **los esplénicos** (*véanse* las indicaciones más abajo).
    - **Aneurisma de la arteria esplénica**: aneurisma visceral más habitual (más frecuente en mujeres; riesgo de rotura del 2%).
      - Reparar los aneurismas de la arteria esplénica si son **sintomáticos**, si la paciente está **embarazada**, si se producen en **mujeres en edad fértil** o si son **> 3 cm**.
      - Alta tasa de rotura relacionada con el embarazo, por lo general en el **tercer trimestre** (hasta el 70%).
  - Tx: **endoprótesis cubierta** (*lo mejor*) o **embolización con espirales** (*coils*).
  - Los aneurismas de la arteria esplénica simplemente pueden **ligarse** si se requiere un procedimiento abierto (el bazo tiene buenas colaterales); si están cerca del hilio (muy distales), pueden requerir una esplenectomía si fracasa la embolización con espirales.
  - Cirugía de la **rotura** (paciente inestable): **esplenectomía** (ligadura de la arteria esplénica proximal al aneurisma).
- **Renal** (> 1.5 cm): aneurisma arterial. Tx: **endoprótesis cubierta.**
- **Ilíaca** (> 3.5 cm): aneurismas arteriales. Tx: **endoprótesis cubierta.**
  - A menudo asociado a **aneurismas aórticos abdominales**.
- **Femoral** (> 3.5 cm): aneurismas arteriales. Tx: **resección más derivación con injerto de interposición** (*evitar* el uso de endoprótesis cubiertas a través de las líneas articulares: tendencia a acodarse).
- **Aneurisma de la arteria poplítea:**
  - Aneurisma periférico más frecuente.
  - Causa más habitual: ateroesclerosis.
  - Rara vez se rompen.
  - El examen de la pierna revela pulsos poplíteos prominentes.
  - La ½ son **bilaterales**.
  - La ½ tiene **otro aneurisma en otra parte** (AAA, femoral, etc.: realizar TC abdominal/pélvica).

- Mayor probabilidad de **embolia (más frecuentes)** o **trombosis** con **isquemia de los miembros**.
- También puede haber dolor en la pierna por compresión de estructuras adyacentes.
- Dx: ecografía.
- Indicaciones quirúrgicas: **sintomáticas**, > 2 cm o **micótico**.
- Tx: **exclusión** y **derivación con injerto venoso** (_evitar_ PTFE por debajo de la rodilla) de todos los aneurismas poplíteos; el 25% tiene complicaciones que requieren amputación si no se tratan; _no se recomienda la endoprótesis cubierta para estos casos a menos que no sean candidatos a cirugía abierta._

● **Seudoaneurisma**:
  - Colección de sangre en continuidad con el sistema arterial pero <u>no</u> rodeada por las tres capas de la pared arterial; la localización más frecuente es la **arteria femoral**.
  - Puede deberse a intervenciones percutáneas o a la rotura de una línea de sutura entre el injerto y la arteria.
  - Si se produce tras una **intervención percutánea** → Tx: **compresión** guiada por ecografía con **inyección de trombina** (reparación quirúrgica si persiste flujo en el seudoaneurisma tras una inyección de trombina).
  - Si se produce en una **línea de sutura** poco después de la cirugía → _reparación quirúrgica_.
  - Si se presentan seudoaneurismas en las líneas de sutura tardíamente después de la cirugía (meses a años) → _sugieren infección del injerto_.

OTRAS ENFERMEDADES VASCULARES

● **Displasia fibromuscular**:
  - Mujeres jóvenes; **HTA** si hay afectación renal, **cefaleas** o **ACV** si hay afectación carotídea.
  - La **arteria renal** (estenosis de la arteria renal) es el vaso más afectado, seguido de la carótida y la ilíaca.
  - Aspecto de collar de cuentas (regiones estenóticas seguidas de zonas dilatadas).
  - **Fibrodisplasia de la media**, variante más frecuente (85%).
  - Tx: **angioplastia con balón** (_lo mejor_); derivación si fracasa.

● **Enfermedad de Buerger**:
  - Hombres jóvenes, fumadores.
  - Dolor intenso en reposo con úlcera bilateral; gangrena de los dedos, sobre todo de las manos.
  - **Colaterales en sacacorchos** en la angiografía y enfermedad distal grave; árbol arterial normal proximal a los vasos poplíteo y braquial (es una enfermedad de <u>pequeños vasos</u>).
  - Tx: **dejar de fumar** o necesitará amputaciones continuas.

● **Enfermedad de Marfan**:
  - Un **defecto de fibrilina** (fibras elásticas del tejido conjuntivo) causa necrosis quística de la media.
  - Complexión marfanoide, desprendimiento de retina, dilatación de la raíz aórtica, prolapso de la válvula mitral.

● **Arteritis temporal** (arteritis inmunitaria de grandes arterias):
  - Mujeres, edad > 55, cefaleas, fiebre, visión borrosa (riesgo de **ceguera**), cansancio.
  - Biopsia de la arteria temporal → arteritis de **células gigantes**, **granulomas**.
  - Inflamación de grandes vasos (aorta y ramas).
  - Segmentos largos de **estenosis lisa** alternando con segmentos de mayor diámetro.
  - Tx: **corticoides**, derivación de los grandes vasos si es necesario; <u>no</u> endarterectomía.

● **Arteritis por radiación**:
  - **Temprana**: descamación y trombosis (endarteritis obliterante).
  - **Tardía** (1-10 años): fibrosis, cicatriz, estenosis.
  - **Tardía** (3-30 años): ateroesclerosis avanzada.

● **Enfermedad de Raynaud**: mujeres jóvenes; _palidez_ → _cianosis_ → _rubor_.
  - Tx: **bloqueadores de los canales de calcio**, calor.

ACCESO PARA DIÁLISIS

● **Catéteres de diálisis temporales** (p. ej., Quinton®, Vascath®):
  - Vía central temporal no tunelizada sin manguito utilizada para diálisis o infusión.
  - Sitios **yugular interno** y **subclavio**: pueden permanecer durante **3 semanas** (riesgo de infección).
  - Sitio **femoral**: puede permanecer durante **5 días**.

- **Catéteres de diálisis permanentes** (p. ej., Permacath®):
  - Vía central tunelizada, con manguito; puede permanecer durante **1 año**; **menor tasa de infecciones** en comparación con los catéteres temporales, aunque no tan buena como la fístula o el injerto.
  - El sitio de **la yugular interna derecha** suele ser el mejor: menos problemas de flujo de diálisis; acceso más directo a la aurícula derecha.
  - *Evitar* el uso del lado con fístula o injerto A-V preexistente o previsto (puede causar estenosis venosa central y fracaso de la fístula o el injerto).
- **Fístulas/injertos de diálisis:**
  - Intente comenzar siempre con una **fístula distal del brazo no dominante** (p. ej., Cimino) para el acceso de diálisis (intente conservar los sitios; vaya más proximal o en las piernas solo cuando sea necesario).
    - Aumenta la esperanza de vida; disminuye la necesidad de acceso por vía central.
    - Algunos pacientes con **esperanza de vida limitada** pueden estar mejor con **Permacath®**.
  - **Fístula de Cimino:** arteria radial a vena cefálica.
    - Esperar 6 semanas para usar → permite que la vena madure.
    - Regla de los «6»: a las **6 semanas** se necesita una fístula de **6 mm de diámetro, 6 cm de longitud** (para permitir el acceso con 2 agujas), **profundidad** < **6 mm** y caudal > **600 cm³/min**.
  - **Injerto de interposición** (p. ej., injerto de rulo braquiocefálica): esperar 6 semanas para permitir la formación de una cicatriz fibrosa.
  - Causa más frecuente de fracaso de las fístulas o injertos A-V para diálisis: **obstrucción venosa** secundaria a *hiperplasia de la íntima*.
  - **Fracaso en la formación de la fístula:** puede ser un problema de entrada arterial o de salida venosa.
    - Dx: **angiografía con salida de la derivación** (*lo mejor*), aunque normalmente se empieza con **Eco** para buscar problemas de flujo de entrada/salida/anastomosis.
    - Puede necesitar mejor **flujo arterial** (la estenosis subclavia es un problema habitual: colocar endoprótesis cubierta) o mejor **flujo venoso de salida** (la hiperplasia venosa es un problema habitual; *véase* más adelante).
    - Puede tener **problemas de anastomosis** que requieran revisión o angioplastia.
    - Las **ramas venosas laterales** competidoras pueden ser un problema (Tx: ligadura o espirales).
  - **Obstrucción venosa:** puede presentarse con presiones de retorno venoso elevadas, aumento de la recirculación o problemas de hemorragia después de la diálisis.
    - Dx: **fistulografía con salida de la derivación** (mejor); la Eco puede mostrar obstrucción/flujo deficiente.
    - Tx: **angioplastia con balón** de la zona estenótica.
  - **Hemorragia** del injerto/fístula (primero compresión):
    - La **hemorragia** puntual del **punto de acceso de la aguja** puede controlarse con un punto; Eco y fistulografía en las 24 h siguientes.
    - Un sangrado en la zona de la **úlcera del injerto** indica **erosión en el injerto**; se trata de una urgencia quirúrgica que suele requerir la **extirpación del injerto** (la extirpación parcial del injerto con colocación de un injerto de salto puede ser una opción).
    - El sangrado en la zona de la **úlcera de la fístula** sugiere una **lesión venosa**; se trata de una urgencia quirúrgica que suele requerir la **reparación de la vena**.

ENFERMEDAD VENOSA

- **Vena safena magna (interna):** se une a la vena femoral cerca de la ingle; corre medialmente.
- No se usan pinzas (*clamps*) en la VCI → se desgarraría.
- La vena **renal izquierda** puede ligarse cerca de la VCI en caso de urgencia debido a las colaterales (vena gonadal izquierda, vena suprarrenal izquierda); la vena renal derecha no tiene estas colaterales.
- **Fístula A-V adquirida:** suele ser secundaria a un traumatismo; puede producir insuficiencia arterial periférica, ICC, aneurismas, discrepancias en la longitud de las extremidades.
  - Dx: **Eco.**
  - La mayoría necesita reparación → **sutura venosa lateral**; el lado arterial puede requerir parche o derivación con injerto; se debe intentar colocar tejido interpuesto para que no reaparezca.

- **Várices:**
  - Hábito tabáquico, obesidad, poca actividad.
  - Tx: **escleroterapia**.
- **Úlceras venosas:**
  - Secundaria a la incompetencia de las válvulas venosas (90%).
  - La ulceración se produce por encima y detrás de los maléolos mediales.
  - Las úlceras < 3 cm suelen curarse sin *cirugía*.
  - **Edema musculoso:** depósito de hemosiderina.
  - Tx: las vendas de compresión o **bota de Unna** (óxido de zinc y calamina) curan el 90% de los casos.
  - Puede ser necesario ligar las perforantes o realizar una extirpación venosa de la vena safena mayor (*véase* más adelante).
  - La TVP es una contraindicación para la extirpación venosa.
- **Insuficiencia venosa:**
  - Dolor, edema, calambres nocturnos, edema musculoso, úlceras venosas.
  - **Edema:** secundario a perforantes o válvulas incompetentes.
  - La elevación alivia los síntomas.
  - Dx: **Eco.**
  - Tx: vendas en las piernas, deambulación evitando estar de pie mucho tiempo, dejar de fumar, perder peso.
    - **Extirpación de la vena safena magna** (para la incompetencia de la válvula safenofemoral) o **extirpación de las perforantes** (si solo las perforantes son incompetentes; técnica de avulsión con arma blanca) en caso de síntomas graves o ulceración recurrente a pesar del tratamiento médico.
- **Tromboflebitis superficial:** inflamación no bacteriana.
  - Tx: AINE, compresas calientes, deambulación, elevación del brazo +/− antibióticos.
- **Tromboflebitis supurativa:** el pus llena la vena; fiebre, ↑ leucocitos, eritema, fluctuación; suele asociarse a infección tras una vía i.v. periférica; *S. aureus* es el más frecuente.
  - Tx: resecar toda la vena en caso de supuración continua o sepsis a pesar de los antibióticos.
- **Tromboflebitis migratoria:** CA pancreático.
- **Ecografía Doppler venosa normal:** aumento del flujo con compresión distal o liberación de la compresión proximal.
- **Dispositivos de compresión secuencial:** ayudan a prevenir los coágulos sanguíneos al ↓ la estasis venosa y ↑ la liberación de tPA.
- **Trombosis venosa profunda** (TVP):
  - Más frecuente en la **pantorrilla** (algunos dicen que en la iliofemoral, aunque combinando sitios).
  - Dolor espontáneo y a la palpación, edema de la pantorrilla.
  - **Pierna izquierda:** resulta **2** veces más afectada que la derecha (vena ilíaca izquierda más larga comprimida por la arteria ilíaca derecha).
  - **Factores de riesgo: tríada de Virchow** → estasis venosa, hipercoagulabilidad, lesión de la pared venosa.
  - TVP **en la pantorrilla:** edema mínimo.
  - TVP **femoral:** edema de tobillo y pantorrilla.
  - TVP **iliofemoral:** edema de la pierna.
  - Tx TVP: **heparina, warfarina.**
  - **Flegmasia *alba dolens*** (pierna **blanca**, dolorosa e hinchada): menos grave que lo siguiente.
  - **Flegmasia *cerulea dolens*** (pierna **azul** dolorosa e hinchada que se extiende hasta las nalgas): más grave; puede provocar **gangrena**; suele aparecer con la TVP **iliofemoral** aguda.
    - Tx: **trombolíticos dirigidos por catéter.**
    - **Trombectomía** urgente si la extremidad **está comprometida** (es decir, pérdida de sensibilidad o de función motora).
    - El 50% de estos pacientes tienen una **neoplasia maligna** en alguna parte.
- **Trombosis venosa con vía central:** retirar la vía central si no es necesario, luego heparina; se puede intentar tratar con heparina sistémica o tPA por la vía si el sitio de acceso es importante.
- **Contraindicaciones de la extirpación venosa:** TVP, obstrucción del flujo venoso, embarazo.

LINFÁTICOS

- **No** tienen una membrana basal.
- **No** se encuentran en hueso, músculo, tendón, cartílago, cerebro o córnea.
- Los linfáticos profundos tienen válvulas.
- **Linfedema**:
  - Se produce cuando los linfáticos están obstruidos, son demasiado escasos o no funcionan.
  - Suele ser un **linfedema secundario** (causa más frecuente: disección axilar previa por CA de mama).
  - Da lugar a edema leñoso secundario a fibrosis en tejido subcutáneo: dedos, pies, tobillo, pierna.
  - La **celulitis** y la **linfangitis** secundarias a traumatismos menores son grandes problemas.
  - Infección por **estreptococos**: lo más frecuente.
  - Linfedema congénito I > D.
  - Tx: elevación de la pierna, compresión, antibióticos para la infección.
- **Linfangiosarcoma**:
  - Coloración azul/roja elevada; metástasis temprana en pulmón.
  - **Síndrome de Stewart-Treves**: linfangiosarcoma asociado a disección axilar mamaria y linfedema crónico.
- **Linfocele** tras cirugía:
  - Generalmente después de una disección inguinal (p. ej., después de una derivación femoral a poplítea).
  - Fuga de **líquido transparente**.
  - Tx: drenaje percutáneo (puede intentarse un par de veces); resección si fracasa.
  - Puede inyectar **colorante azul de isosulfán** en el pie para identificar los conductos linfáticos que irrigan el linfocele si tiene problemas para localizarlo.

28 Hormonas gastrointestinales

- **Gastrina**: producida por las células G del **antro gástrico**.
  - Secreción estimulada por aminoácidos, estímulo vagal (acetilcolina), calcio, etanol, distensión antral, pH > 3.
  - Secreción inhibida por pH > 3, somatostatina, secretina, colecistocinina (CCK).
  - Células diana: **células parietales** y **células principales**.
  - Respuesta: ↑ HCl, factor intrínseco y secreción de pepsinógeno (la gastrina es el estimulador más potente para todos).
  - El **omeprazol** bloquea la ATPasa H^+/K^+ de las células parietales (**vía final para la liberación de H^+**).
- **Somatostatina**: producida principalmente por las células D (somatostatina) del **antro gástrico**.
  - La secreción es estimulada por el ácido en el duodeno.
  - Células diana: numerosas; es el gran inhibidor.
  - Respuesta: inhibe la liberación de gastrina y HCl (función principal); limita la liberación de insulina, glucagón, secretina, CCK y motilina; ↓ la producción pancreática y biliar; enlentece el vaciado gástrico.
  - **Octreotida** (análogo de la somatostatina): puede utilizarse para ↓ los egresos de la fístula pancreática.
- **CCK**: producida por las células I del **duodeno**.
  - Secreción estimulada por aminoácidos y cadenas de ácidos grasos.
  - Respuesta: contracción de la vesícula biliar, relajación del esfínter de Oddi, ↑ secreción de enzimas pancreáticas (células acinares).
- Secretina: producida por las células S del duodeno.
  - Secreción estimulada por grasa, bilis, pH < 4.
  - Secreción inhibida por el pH > 4, gastrina.
  - Respuesta: ↑ **liberación pancreática de HCO_3^-** (células ductales), inhibe la liberación de gastrina (esto se invierte en los pacientes con gastrinoma) e inhibe la liberación de HCl.
    - Egresos <u>elevados</u> del conducto pancreático: ↑ HCO_3^-, ↓ Cl^-.
    - Egresos <u>lentos</u> del conducto pancreático: ↑ Cl^-, ↓ HCO_3^- (la anhidrasa carbónica del conducto intercambia HCO_3^- por Cl^-).
- **Péptido intestinal vasoactivo**: producido por células del **páncreas** y el **intestino**.
  - Secreción estimulada por grasa, acetilcolina.
  - Respuesta: ↑ la **secreción intestinal** (agua y electrólitos) y la **motilidad**.
- **Glucagón**: liberado principalmente por las células α del **páncreas** (estado de inanición).
  - Secreción estimulada por ↓ glucosa, ↑ aminoácidos, acetilcolina.
  - Secreción inhibida por ↑ glucosa, ↑ insulina, somatostatina.
  - Respuesta: glucogenólisis, gluconeogénesis, ↓ secreción de ácido gástrico, ↓ motilidad gastrointestinal, relajación del esfínter de Oddi, ↓ secreción pancreática.
- **Insulina**: liberada por las células β del **páncreas** (estado de alimentación).
  - Secreción estimulada por glucosa, glucagón, CCK.
  - Secreción inhibida por la somatostatina.
  - Respuesta: captación celular de glucosa; favorece la síntesis de proteínas.
- **Polipéptido pancreático**: segregado por las células de los islotes del **páncreas**.
  - Secreción estimulada por la comida, estimulación vagal, otras hormonas gastrointestinales.
  - Respuesta: ↓ **secreción pancreática** y de la **vesícula biliar**.
- **Motilina**: liberada por las células intestinales.
  - Principalmente liberado por el **duodeno**.
  - La diana principal es el **antro gástrico**.
  - Secreción estimulada por el ácido duodenal, los alimentos, el estímulo vagal.
  - Secreción inhibida por la motilidad gastrointestinal, relaja el esfínter de Oddi, somatostatina, secretina, polipéptido pancreático, grasa duodenal.
  - Respuesta: ↑ **motilidad intestinal** (intestino delgado; peristaltismo de fase III) → la **eritromicina** actúa sobre este receptor.

- **Bombesina** (péptido liberador de gastrina): ↑ actividad motora intestinal, ↑ secreción de enzimas pancreáticas, ↑ secreción de ácido gástrico.
- **Péptido YY**: liberado por el íleon terminal tras una comida grasa → inhibe la secreción ácida y la contracción del estómago; inhibe la contracción de la vesícula biliar y la secreción pancreática.
- **Anorexia**: mediada por el hipotálamo.
- **Causas de deficiencia de vitamina B_{12}: derivación gástrica** (necesita un entorno ácido para unirse al factor intrínseco), **resección del íleon terminal** (se absorbe allí).
- **Recuperación intestinal**:
  - Intestino delgado: 24 h.
  - Estómago: 48 h.
  - Intestino grueso: 3 a 5 días.
- **Fases del peristaltismo**:
  - I: reposo.
  - II: aceleración.
  - III: peristaltismo.
  - IV: desaceleración.

ANATOMÍA Y FISIOLOGÍA

- Mucosa (epitelio escamoso), submucosa y muscular propia (capa muscular longitudinal); **sin serosa**.
- Tercio <u>superior</u> del esófago: **músculo estriado**.
- Tercio <u>medio</u> y tercio <u>inferior</u> del esófago: **músculo liso**.
- **Esófago torácico**: los vasos que salen directamente de la **aorta** son la principal fuente de irrigación.

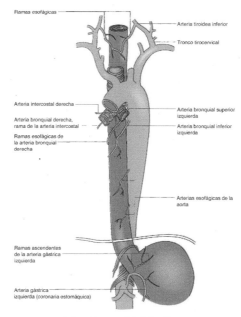

Irrigación arterial del esófago.

- **Esófago cervical**: irrigado por la **arteria tiroidea inferior**.
- **Esófago abdominal**: irrigado por las arterias **gástrica izquierda** y frénica inferior.
- **Drenaje venoso**: venas hemiácigos y ácigos del tórax.
- **Linfáticos**: los ⅔ superiores drenan en sentido cefálico, el ⅓ inferior drena en sentido caudal.
- **Nervio vago derecho**: corre sobre la porción posterior del estómago al salir del tórax; se convierte en el **plexo celíaco**; también se encuentra el <u>nervio criminal de Grassi</u> → puede causar concentraciones persistentemente altas de ácido en el postoperatorio si se deja sin seccionar durante una vagotomía.
- **Nervio vago izquierdo**: corre sobre la porción anterior del estómago; se dirige al **hígado** y al **árbol biliar**.
- **Conducto torácico**: se desplaza de derecha a izquierda en **T4-T5** al ascender por el mediastino; drena en la vena subclavia izquierda.
- **Esfínter esofágico superior** (EES; a <u>15</u> cm de los incisivos): es el **músculo cricofaríngeo** (músculo circular, impide la deglución de aire); inervación por el nervio laríngeo recurrente.
  - Presión del EES normal en reposo: 60 mmHg.
  - Presión del EES normal con bolo alimenticio: 15 mmHg.

- **Músculo cricofaríngeo**: sitio más frecuente de perforación esofágica (p. ej., con EGD); también es el sitio más frecuente para encontrar los cuerpos extraños esofágicos.
- **Aspiración con ACV (ictus) del tronco encefálico**: fracaso en la relajación del cricofaríngeo.
- **Esfínter esofágico inferior** (EEI; a 40 cm de los incisivos): relajación mediada por neuronas inhibidoras; por lo general, está contraído en estado de reposo (impide el reflujo); es una zona anatómica de alta presión, no un esfínter anatómico (no visible en la EGD).
  - Presión normal del EEI en reposo: 15 mmHg.
  - Presión normal del EEI con bolo alimenticio: 0 mmHg.
- **Zonas anatómicas de estrechamiento esofágico** (propensas a lesiones iatrógenas):
  - Músculo cricofaríngeo.
  - Compresión por el bronquio principal izquierdo y el arco aórtico.
  - Diafragma (cerca del esfínter esofágico inferior).
- **Etapas de la deglución**: el SNC inicia la deglución.
  - **Peristaltismo primario**: se produce con el bolo alimenticio y el inicio de la deglución.
  - **Peristaltismo secundario**: ocurre con el vaciado incompleto y la distensión esofágica; ondas propagadoras.
  - **Peristaltismo terciario**: no propagador, no peristáltico (disfuncional).
  - El EES y el EEI por lo general se contraen entre las comidas.
- Mecanismo de deglución: el paladar blando ocluye la nasofaringe, la laringe se eleva y la epiglotis bloquea la abertura de las vías respiratorias; el cricofaríngeo se relaja y la contracción faríngea desplaza el alimento hacia el esófago; el **EEI se relaja** poco después del inicio de la deglución (mediado por el **nervio vago**).

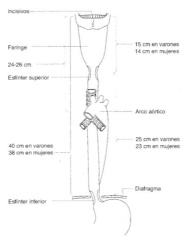

Mediciones clínico-endoscópicas del esófago importantes en los adultos.

- Abordaje quirúrgico:
  - Esófago cervical: incisión **izquierda** en el cuello.
  - Dos tercios superiores del tórax: toracotomía **derecha** (evita la aorta).
  - Tercio inferior del tórax: toracotomía **izquierda** (curso izquierdo en esta región).
- **Hipo**:
  - Causas: distensión gástrica, cambios de temperatura, etanol, tabaco.
  - Arco reflejo: vago, frénico, cadena simpática de T6 a T12.
- **Disfunción esofágica**:
  - **Primaria**: acalasia, espasmo esofágico difuso, esófago en cascanueces.
  - **Secundaria**: reflujo gastroesofágico (RGE) (la más frecuente), esclerodermia.
- **Endoscopia**: el mejor estudio inicial para la **pirosis** (permite visualizar la esofagitis).
- **Trago de bario**: el mejor estudio inicial para la **disfagia** o la **odinofagia** (el mejor para detectar masas).

- **Obstrucción por carne**: Dx y Tx: endoscopia.
- **Cuerpo extraño**: Dx y Tx: endoscopia.
- **Perforación**: Dx: trago de ácido diatrizoico.

TRASTORNOS FARINGOESOFÁGICOS

- Dificultad para hacer pasar los alimentos de la boca al esófago.
- Enfermedad neuromuscular más frecuente: miastenia grave, distrofia muscular, ACV.
- Los **líquidos** son peores que los sólidos.
- **Síndrome de Plummer-Vinson**: puede presentar una membrana esofágica superior; anemia por deficiencia de Fe. Tx: **dilatación, Fe**; necesidad de cribado en busca de **CA bucal**.

DIVERTÍCULOS

- **Divertículo de Zenker**: causado por un aumento de la presión al deglutir.
    - Es un **falso divertículo** (divertículo cervical por pulsión) situado en **posición posterior**.
    - Aparece entre los **constrictores faríngeos** superiores y los **cricofaríngeos** inferiores (triángulo de Killian).
- Causados por el **fracaso en la relajación del cricofaríngeo**.
- Síntomas: disfagia esofágica superior, atragantamiento, halitosis; regurgitación de alimentos no digeridos.
- Dx: **trago de bario**, manometría; riesgo de perforación con EGD y Zenker.
- Tx: *miotomía cricofaríngea* (punto clave); el propio Zenker puede extirparse o suspenderse (la extirpación de divertículos *no* es necesaria); incisión cervical izquierda; dejar drenajes; esofagografía el primer día postoperatorio.
- La **sección endoscópica del músculo cricofaríngeo** también es una opción para el divertículo > **3 cm** (crea un conducto común entre el esófago y el divertículo; el divertículo debe medir 3 cm para que quepa la engrapadora).

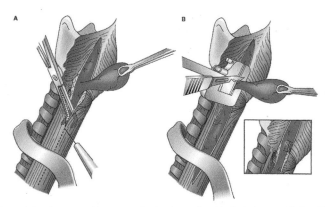

Cricofaringomiotomía y resección concomitante de un divertículo faringoesofágico. **(A)** Se realiza una cricofaringomiotomía. **(B)** Tras completar el procedimiento, la base del divertículo se cierra con una grapadora TA-30 y se extirpa.

- **Divertículo por tracción**:
    - Es un **divertículo verdadero** (afecta las tres capas esofágicas).
    - Debido a inflamación, enfermedad granulomatosa, tumor.
    - Suele encontrarse en el **esófago medio lateral**.
    - Síntomas: regurgitación de alimentos no digeridos, disfagia.
    - Si es asintomático, no se debe tratar.
    - Tx: resección por cirugía toracoscópica videoasistida (CTVA) y cierre primario (con miotomía contralateral) si es sintomático; puede necesitar terapia paliativa (es decir, RT) si se debe a un CA invasor.

● **Divertículo epifrénico**:
  - Divertículo por pulsión poco frecuente (falso divertículo).
  - Asociado a **trastornos de la motilidad esofágica** (p. ej., _acalasia_).
  - Más frecuente en los **10 cm distales** del esófago.
  - La mayoría son asintomáticos; pueden presentar disfagia y regurgitación.
  - Dx: esofagografía y manometría esofágica.
  - Tx si presenta síntomas: **diverticulectomía, miotomía de Heller** (en el lado opuesto a la diverticulectomía) y **Nissen parcial**.

ACALASIA

● **Disfagia** (peor con los líquidos), **regurgitación, pérdida de peso**, síntomas respiratorios.
● Provocada por la **falta de peristaltismo** y la **falta de relajación del EEI** tras el bolo alimenticio.
● Secundaria a la destrucción de las **células ganglionares neuronales inhibidoras** de la pared muscular (autoinmunitaria [#1], infecciosa, genética).
● Manometría: presión basal del EEI alta/normal, **relajación incompleta del EEI** y **peristaltismo _escaso_ o _ausente_**.
● Puede presentar esófago dilatado tortuoso y divertículos epifrénicos; aspecto de pico de pájaro.
● Necesita EGD para descartar CA esofágico (**seudoacalasia**).
● Tx: **miotomía de Heller laparoscópica** para buenos candidatos quirúrgicos (considerada la terapia definitiva con mejores resultados a largo plazo en comparación con la dilatación con balón).
  - **Miotomía** solo de la _parte inferior_ del esófago (6 cm hacia arriba en el esófago, 2 cm hacia el estómago).
  - También necesita funduplicatura de **Nissen parcial**.
● **Dilatación con balón del EEI** → eficaz en el 80% de los casos; _sin embargo_, alta incidencia de repetición de procedimientos y complicaciones.
● Puede producir un **CA esofágico** de forma tardía (el más frecuente es el epidermoide).
● _Trypanosoma cruzi_ puede causar síntomas similares (enfermedad de Chagas).

ESFÍNTER ESOFÁGICO INFERIOR HIPERTENSO AISLADO

● Presenta **presión basal del EEI alta**, relajación del EEI normal y peristaltismo normal.
● A menudo hay **RGE** asociado.
● Tx: bloqueadores de los canales de calcio, nitratos; grupo heterogéneo (algunos pueden beneficiarse con un Heller).

ESPASMO ESOFÁGICO DIFUSO

● **Disfagia**; puede tener antecedentes psiquiátricos.
● Manometría: **contracciones** frecuentes de **gran amplitud, no peristálticas** y **desorganizadas**, presión basal del EEI normal, relajación del EEI normal.
● Deglución húmeda ≥ **20%** con contracciones simultáneas > **30 mmHg**.
● Tx: bloqueadores de los canales de calcio, nitratos, trazodona; **miotomía de Heller** si fracasa (miotomía del esófago _superior_ e _inferior_; toracotomía derecha).
● La cirugía suele ser menos eficaz para el espasmo esofágico difuso que para la acalasia.

ESÓFAGO EN CASCANUECES

● **Dolor torácico** (puede ser intenso) +/− disfagia.
● Manometría: **contracciones peristálticas de gran amplitud** (> **180 mmHg**); presión basal del EEI normal, relajación del EEI normal.
● Tx: bloqueadores de los canales de calcio, nitratos, trazodona; **miotomía de Heller** si fracasa (miotomía del esófago _superior_ e _inferior_; toracotomía derecha).
● La cirugía suele ser menos eficaz para el cascanueces que para la acalasia.

ESCLERODERMIA

● Pirosis, reflujo masivo, disfagia.
● El esófago es el órgano más frecuentemente afectado en la esclerodermia.
● **Sustitución fibrosa** del **músculo liso** esofágico.
● Causa **disfagia** y pérdida del tono del EEI con **reflujo masivo** y **estenosis**.

- Manometría: baja presión en el EEI y ausencia de peristaltismo.
- Tx: **IBP** y **metoclopramida**; esofagectomía si es grave.

REFLUJO GASTROESOFÁGICO

- **Protección anatómica normal contra el RGE**: competencia del EEI (defecto más común en el RGE), cuerpo esofágico normal, reservorio gástrico normal.
- El RGE es causado por ↑ exposición del esófago al ácido por pérdida de la barrera gastroesofágica.
- Sx: **pirosis** (dolor torácico retroesternal con ardor) 30 a 60 min después de las comidas; peor si se acuesta, si usa ropa ajustada o si se inclina.
- También puede presentar síntomas de asma (tos), asfixia, broncoaspiración.
- Confirmar que el paciente no tiene otra causa de dolor (comprobar si hay síntomas inusuales):
  - **Disfagia/odinofagia/pérdida de peso/anemia**: necesidad de buscar tumores esofágicos (Dx: endoscopia digestiva superior).
  - **Distensión abdominal**: sugiere aerofagia y retraso del vaciado gástrico (Dx: estudio de vaciado gástrico).
  - **Dolor epigástrico**: sugiere úlcera péptica, tumor gástrico (Dx: endoscopia digestiva superior).
- La mayoría de los casos son tratados empíricamente con **IBP** (omeprazol, eficacia del 99%).
  - Pérdida de peso, evitar alimentos desencadenantes, elevar la cabecera de la cama.
- Si es de **larga duración**, considerar la posibilidad de realizar una endoscopia digestiva superior para comprobar si hay **esófago de Barrett**.
- Fracaso del IBP a pesar de escalar la dosis (3-4 semanas) → necesita estudios diagnósticos (suele empezar con EGD).
- Dx: **prueba de pH** de 24 h (*mejor estudio*), **endoscopia**, **histología**, **manometría** (necesidad de descartar trastorno de la motilidad; EEI en reposo < 6 mmHg sugiere RGE).
  - La sonda de pH es el indicador más sensible (sonda de impedancia): > **4.5%** del tiempo total con **pH < 4**.
- **Indicaciones quirúrgicas**: fracaso del Tx médico, evitar medicación de por vida, pacientes jóvenes, complicaciones resistentes (p. ej. hemorragia, esofagitis, estenosis, úlcera), síntomas respiratorios (p. ej., tos, asma, broncoaspiración, ronquera, congestión).
- Tx: **funduplicatura de Nissen** → sección de los vasos **gástricos cortos**, movilización y tracción del **esófago** hacia el abdomen (restauración de la unión gastroesofágica normal; necesita ≥ **2 cm** de esófago en el abdomen), **reaproximación** de los **pilares** (sutura permanente), plicatura del **fondo gástrico** de 270° (parcial) o 360° (crea una válvula antirreflujo; moviliza completamente el fondo, envoltura flexible de **2 cm** sobre una guía *bougie* grande).
  - La membrana frenoesofágica es una prolongación de la **fascia transversal**.
  - La maniobra clave para la **disección** es encontrar el **pilar derecho**.
  - La maniobra clave para la **plicatura** es identificar el **pilar izquierdo**.
  - Complicaciones: lesión de bazo, diafragma, esófago o capnotórax (neumotórax por CO_2).
  - **Belsey**: abordaje a través del pecho.
  - **Gastroplastia de Collis**: cuando no hay suficiente esófago para bajar al abdomen, se puede grapar a lo largo del cardias del estómago y confeccionar un «nuevo» esófago (neoesófago).
  - Causa más frecuente de disfagia después de Nissen: la *plicatura está demasiado apretada* (en general se resuelve por sí sola; en la 1.ª semana puede presentar regurgitaciones; puede dilatarse después de 1 semana).
- Tx postoperatorio:
  - **Antieméticos** con horario (p. ej., ondansetrón; evita las arcadas/vómitos postoperatorios).
  - **Líquidos** el primero o segundo día, luego **dieta blanda de Nissen** durante 4 a 6 semanas (comer 6 comidas pequeñas al día).
  - *Evitar* (4-6 sem): pan, frutas/vegetales crudos, carne, bebidas carbonatadas, comidas picantes.
  - **Dieta preferida**: purés, sopas.
- **Disfagia**:
  - Frecuente después del Nissen.
  - Permanece con **regurgitaciones** hasta que el edema mejora y la plicatura se afloja (1 semana).
  - Si no puede **soportar la salivación** (el paciente sigue escupiendo), volver al quirófano para **aflojar la plicatura**.
  - **Disfagia persistente o tardía**: realizar **esofagografía** para buscar un deslizamiento del Nissen o una hernia de hiato recurrente; si no hay problema mecánico, se puede dilatar con guía *bougie* (esperar 1 semana tras la cirugía).

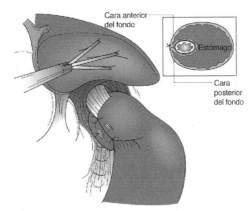

Fijación de la funduplicatura. La funduplicatura se sutura en su sitio con un único punto en «U»de Prolene® 2-0 con un refuerzo externo. Antes de la fijación de la plicatura, se pasa una guía *bougie* de 60F a través de la unión esofagogástrica para garantizar una funduplicatura elástica. El *recuadro* ilustra la orientación correcta de la plicatura del fondo gástrico.

HERNIA HIATAL

- **Tipo I: hernia por deslizamiento** por dilatación del hiato (tipo más frecuente); a menudo asociada a RGE; la unión gastroesofágica se eleva por encima del diafragma.
- **Tipo II: paraesofágica**; orificio en el diafragma junto al esófago; unión gastroesofágica normal.
- **Tipo III: combinada** por deslizamiento y paraesofágica.
- **Tipo IV: deslizamiento** con todo el estómago en el tórax más **otro órgano** (p. ej., colon, bazo).
- *Para el tipo I*: la reparación no está indicada a menos que el paciente presente RGE.
- *Para el tipo II*: todavía necesita **Nissen**, ya que la reparación del diafragma puede afectar el EEI; también ayuda a anclar el estómago.
- *Para los tipos II-IV*: todos necesitan reparación; movilizar y **extirpar el saco herniario** para ayudar a prevenir la recurrencia (+/– malla para reparar el diafragma si la hernia es grande).

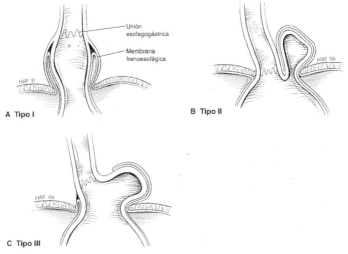

Clasificación de la hernia hiatal. **(A)** Tipo I: por deslizamiento. **(B)** Tipo II: paraesofágica pura. **(C)** Tipo III: hernia mixta.

HERNIA PARAESOFÁGICA (TIPOS II Y III)

- Dolor torácico, arcadas sin vómitos, no puede pasar la sonda NG, disfagia, saciedad precoz.
- Todas suelen necesitar reparación aunque sean asintomáticas → riesgo de **encarcelación** gástrica.
- Las hernias de **tipo IV** también corren el riesgo de encarcelar órganos y necesitan reparación.
- Se puede evitar la reparación en personas mayores y las debilitadas si los síntomas son mínimos.

ANILLO DE SCHATZKI

- Casi todos los pacientes tienen asociada una **hernia hiatal por deslizamiento** (anillo causado por el **RGE**).
- Síntomas: **disfagia**.
- Anillo estrecho de **mucosa/submucosa** en la **unión escamocilíndrica** (justo por encima de la unión esofagogástrica).
- Dx: esofagografía con bario (*mejor*).
- Tx: la **dilatación del anillo** y los **IBP** suelen ser suficientes; *no resecar*.

ESÓFAGO DE BARRETT

- Cambios **escamosos** en el epitelio **cilíndrico** (**metaplasia**; lesión elevada y rosada).
- Se produce por una exposición prolongada al **reflujo gástrico** (es adquirido).
- La metaplasia cilíndrica de **tipo intestinal** es el único tipo con predisposición al CA esofágico.
  - La anatomía patológica muestra **células caliciformes**.
  - El riesgo de CA aumenta 50 veces en comparación con la población general (adenocarcinoma; riesgo relativo [RR] de 50).
- Vigilancia del **Barrett**:
  - EGD **anual** durante **2 años** (biopsias de los cuatro cuadrantes a intervalos de 1 cm para toda la longitud del segmento implicado y biopsia de cualquier área sospechosa).
  - Si la EGD es **negativa** para displasia durante **2 años**, realizar EGD con biopsias **cada 3 años**.
- **Displasia de bajo grado** (DBG):
  - Debe ser confirmada por **dos patólogos experimentados**.
  - **Repetir EGD** con biopsias en 3 a 6 meses.
  - Si la repetición de la biopsia muestra de nuevo **DBG**: Tx: **resección endoscópica** *o* vigilancia **anual continua**.
- **Displasia de alto grado** (DAG): considerada carcinoma *in situ*.
  - Debe ser confirmada por **dos patólogos experimentados**.
  - Tx: **resección endoscópica de la mucosa** (necesita mucosa y submucosa).
  - Tipos celulares distintos del de Barrett (p. ej., carcinoma epidermoide *in situ*): siga también las indicaciones anteriores.
- El **Barrett no complicado** (es decir, sin displasia) puede tratarse como el RGE (es decir, IBP o Nissen); el Tx reducirá la esofagitis y la metaplasia adicional.
  - Necesidad de vigilancia mediante EGD de por vida, incluso después del Nissen.
  - *El riesgo de CA por Barrett no revierte con IBP o funduplicatura.*

CÁNCER DE ESÓFAGO

- Los tumores esofágicos son casi siempre **malignos**; invasión precoz de los ganglios.
- Se extiende rápidamente a lo largo de los **conductos linfáticos submucosos** (a menudo avanzado en el momento del diagnóstico).
- Síntomas: **disfagia** (especialmente sólidos), **pérdida de peso**.
- Factores de riesgo de **CA epidermoide**: **etanol**, **tabaco**, acalasia, cáusticos, nitrosamina, hombres.
- Factores de riesgo **adenocarcinoma**: RGE, obesidad, Barrett, hombres.
- Estudios (estadificación):
  - **EGD** con biopsia, **TC de tórax/abdomen** (*mejor estudio único de resecabilidad*), **broncoscopia** si está por encima de la carina para buscar invasión de las vías respiratorias; **PET/TC**.
  - **Ganglios sospechosos**: EcoEndo con AAF.
- **Irresecabilidad**: ronquera (invasión del NLR), síndrome de Horner (invasión del plexo braquial), invasión del nervio frénico, derrame pleural maligno, fístula maligna, invasión de otra estructura (T4b; p. ej., vías respiratorias, vértebras, pulmones, aorta).

- Invasión de **pleura, pericardio** o **diafragma** (T4a): aún **resecable**.
- El **adenocarcinoma** es el cáncer de esófago #1, <u>no</u> el epidermoide.
  - **Adenocarcinoma**: en general en el ⅓ **inferior** del esófago; las metástasis **hepáticas** son las más frecuentes.
  - **Carcinoma epidermoide**: en general en los ⅔ **superiores** del esófago; las metástasis **pulmonares** son las más frecuentes.
- **CA esofágico cervical** (para tumores de hasta **5 cm** por debajo del músculo cricofaríngeo): todos reciben quimio-RT definitiva (<u>no cirugía</u>); considerar la cirugía solo para los que no responden completamente.
- **CA de la unión esofagogástrica**: se trata como un **CA esofágico** torácico (para tumores de hasta **5 cm** por debajo de la unión).
- El factor pronóstico más importante en los pacientes sin metástasis sistémicas es la **diseminación ganglionar**.
- **CA esofágico torácico:**
  - **Enfermedad ganglionar fuera de la zona de resección** (es decir, ganglios supraclaviculares o celíacos, considerados enfermedad M1): contraindicación para la esofagectomía.
  - **Displasia de alto grado, carcinoma *in situ*** y **tumores T1a** seleccionados (invaden la lámina propia o la muscular de la <u>mucosa</u> únicamente, < 2 cm, moderadamente bien diferenciados y sin metástasis ganglionares). Tx: **resección endoscópica**.
  - **T1b** (invade la submucosa) o superior: **esofagectomía** si es resecable.
  - **Quimio-RT neoadyuvante** (cisplatino y 5FU <u>o</u> carboplatino y paclitaxel):
    - **Mejora la supervivencia** de los tumores resecables.
    - Puede **reducir el estadio de los tumores** y hacerlos **resecables**.
    - Indicada para tumores ≥ **T2** (que invade la muscular <u>propia</u> o más) o **ganglios periesofágicos positivos**.
    - La **quimioterapia adyuvante** también **mejora la supervivencia**.
  - **Esofagectomía**: mortalidad del 5% por cirugía; curativa en un 20%.
    - No hay diferencias en la supervivencia a largo plazo entre los abordajes.
    - Se necesitan **bordes de 6 a 8 cm**.
    - **Arteria gastroepiploica derecha**: irrigación principal del estómago tras reemplazar el esófago (hay que seccionar la arteria gástrica izquierda y los vasos cortos).
    - **Abordaje transhiatal**: incisiones abdominales y cervicales; disección roma del esófago intratorácico.
      - Puede tener **menor morbilidad** por dehiscencias esofágicas con una anastomosis cervical.
      - Puede dejar sin extirpar algunos ganglios linfáticos; puede ser difícil para los tumores grandes.
    - **Ivor Lewis**: incisión abdominal y toracotomía derecha → expone todo el esófago intratorácico; anastomosis intratorácica.
    - **Esofagectomía de tres campos**: incisiones abdominal, torácica y cervical.
    - Estos procedimientos requieren una **piloromiotomía**.
    - **Interposición colónica**: puede ser la opción en pacientes jóvenes cuando se quiere preservar la función gástrica; se requieren tres anastomosis; la irrigación depende de los vasos marginales del colon; también sirve si el paciente ha tenido una resección gástrica previa.
    - Tras la esofagectomía → se necesita un estudio con contraste el día 7 postoperatorio para descartar dehiscencias.
    - **Estenosis postoperatorias**: la mayoría pueden dilatarse.
    - Necesidad de **alimentación enteral preoperatoria** (p. ej., disfagia grave o desnutrición y Tx neoadyuvante): colocar **sonda yeyunal laparoscópica** (<u>evitar</u> la sonda de gastrostomía endoscópica percutánea en el conducto gástrico).
    - **Quilotórax**: líquido entre blanco y transparente; alto contenido en **linfocitos** y **TAG**.
      - Tx: drenaje, ayuno, APT, ácidos grasos de cadena corta o media (<u>evitar</u> los de cadena larga); Tx conservador durante 1 a 3 semanas.
      - **Ligadura del conducto torácico** (lado derecho, bajo en el mediastino) si los egresos son > 2 L/día o es **resistente al Tx médico**.
- **Quimio-RT adyuvante**: indicada para ≥ **T2** o **ganglios positivos**.
- **Tumores irresecables**: quimio-RT definitiva.
- **Fístulas malignas**: la mayoría mueren en 3 meses debido a broncoaspiración; Tx: endoprótesis esofágica para paliación.

ANEMIA DE FANCONI

- Mutación en genes FA (**genes de reparación del ADN**).
- Pancitopenia, cansancio.
- Riesgo de **leucemia, anemia aplásica** y **CA epidermoide** de cavidad bucal y esófago.

TILOSIS

- Mutación en el gen supresor *RHBDF2* (autosómica dominante).
- **Hiperqueratosis** de las palmas de las manos y de las plantas de los pies.
- Riesgo de por vida de **CA esofágico epidermoide** del 70%.
- **Cribado con endoscopia digestiva alta** a partir de los 20 años.

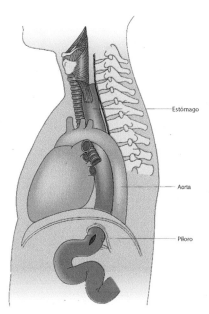

Posición final del estómago movilizado en el mediastino posterior tras una esofagectomía transhiatal y anastomosis esofagogástrica cervical. Se ha suspendido el fondo gástrico de la fascia prevertebral cervical y se ha realizado una esofagogastrostomía cervical terminoterminal. El píloro se encuentra ahora varios centímetros por debajo del nivel del hiato diafragmático.

LEIOMIOMA

- Tumor esofágico benigno más frecuente; se localiza en la **muscular propia**.
- Síntomas: **disfagia**; generalmente en los ⅔ **inferiores** del esófago (<u>células musculares lisas</u>).
- Dx: **esofagografía** (tumor de contorno liso, bien circunscrito), EcoEndo, TC (es necesario descartar CA).
- <u>**No**</u> **tomar biopsia** → puede formar una **cicatriz mucosa** y dificultar la posterior **enucleación**.
- Tx: > **5 cm** o **sintomático** → resección (enucleación extramucosa; dejar la mucosa intacta) mediante toracotomía/CTVA.
- **Tx del leiomiosarcoma**: esofagectomía.

PÓLIPOS ESOFÁGICOS

- Síntomas: disfagia, hematemesis.
- 2.° tumor benigno más frecuente del esófago; por lo general, en el esófago cervical.
- Las lesiones pequeñas pueden resecarse con endoscopia; las lesiones más grandes requieren una incisión cervical.

LESIÓN ESOFÁGICA CÁUSTICA

- No usar sonda nasogástrica. No provocar el vómito. Ayuno estricto.
- Álcalis: causan necrosis por licuefacción profunda, especialmente líquido (p. ej. destapacaños).
  - Peor lesión que el ácido; también es más probable que cause cáncer.
- Ácidos: provocan necrosis por coagulación; ocasionan principalmente lesiones gástricas.
- TC de abdomen y tórax para buscar aire libre y signos de perforación.
- Endoscopia para evaluar la lesión (mejor estudio).
  - No utilizar en caso de sospecha de perforación y no sobrepasar el sitio de una lesión grave.
- Exámenes seriados y radiografías simples.
- Grado de la lesión:
  - Quemadura primaria: hiperemia.
    - Tx: observación y tratamiento conservador.
    - Tx conservador: líquidos i.v., escupir, antibióticos, ingesta oral después de 3 a 4 días; puede necesitar dilataciones seriadas futuras para estenosis (en general cervicales).
    - También puede producir el acortamiento del esófago con RGE (Tx: IBP).
  - Quemadura secundaria: ulceraciones, exudados y descamación.
    - Tx: observación prolongada y terapia conservadora como arriba; APT.
    - Indicaciones para la esofagectomía: sepsis, peritonitis, mediastinitis, aire libre, aire mediastínico o en la pared del estómago, crepitaciones, extravasación del contraste, neumotórax, derrame grande.
  - Quemadura terciaria: úlceras profundas, achicharramiento y estrechamiento de la luz.
    - Tx: como en el caso anterior; por lo general se requiere una esofagectomía.
    - El tubo digestivo no se restablece hasta que el paciente se recupera de la lesión cáustica.
- Las perforaciones esofágicas cáusticas requieren esofagectomía (no se reparan debido al daño extenso).

PERFORACIONES

- En general son iatrógenas (causadas por EGD).
- Localización más frecuente: esófago intratorácico lateral posterior izquierdo 2 a 4 cm por encima de la unión esofagogástrica.
- Localización iatrógena más frecuente: esófago cervical cerca del músculo cricofaríngeo.
- Síntomas: dolor, disfagia, taquicardia, aire subcutáneo en la parte inferior del cuello.
- Dx: RxT inicial (buscar aire extraluminal, derrame pleural).
  - Trago de ácido diatrizoico (mejor estudio) seguido de trago de bario; sin EGD.
  - Evitar ácido diatrizoico si el paciente presenta riesgo de broncoaspiración y utilizar bario diluido.
- Tx inicial: líquidos i.v., ayuno, antibióticos de amplio espectro (que incluyan levaduras).
- Criterios para el tratamiento no quirúrgico: perforación contenida por contraste, autodrenaje, sin efectos sistémicos.
- Perforaciones no contenidas:
  - Si se diagnostica rápido (< 24 h) y la zona tiene mínima contaminación → reparación primaria con drenajes.
    - Necesita miotomía longitudinal para ver la extensión total de la lesión.
    - Reparación en dos planos (mucosa/submucosa: suturas reabsorbibles; muscular propia: suturas irreabsorbibles).
    - Reparación con refuerzo mediante colgajos de músculo intercostal.
    - Se colocan drenajes.
  - Si el diagnóstico es tardío (> 48 h) o la zona presenta contaminación extensa:
    - Cuello: solo colocar drenajes (no esofagectomía) → acabará cicatrizándose.

- **Tórax**: necesita *1*) **resección** (esofagectomía, esofagostomía cervical) *o 2*) **exclusión y derivación** (esofagostomía cervical, grapado a través del esófago distal, lavado del mediastino, colocación de sonda pleural: esofagectomía tardía en el momento del reemplazo gástrico).
- Reemplazo gástrico del esófago más adelante, cuando el paciente se recupere totalmente.
- **Perforación tras dilatación por acalasia**: necesidad de **miotomía contralateral** si se realiza una reparación primaria.
- **Esofagectomía**: puede ser necesaria para cualquier perforación (contenida o no contenida) en los pacientes con **enfermedad intrínseca grave** (p. ej., esófago quemado por acalasia, CA de esófago).

- Síndrome de Boerhaave:
- **Vómitos enérgicos** seguidos de **dolor torácico**; a menudo antecedentes de ingesta de **etanol**.
- Perforación más probable en la pared lateral izquierda del esófago, 2 a 4 cm por encima de la unión esofagogástrica.
- **Signo de Hartmann**: crujido mediastínico a la auscultación.
- A medida que se desarrolla la **mediastinitis**, aparecen fiebre, leucocitosis y sepsis.
- Tiene la *mayor mortalidad de todas las perforaciones*; el diagnóstico y el tratamiento precoces mejoran la supervivencia.
- Dx: trago de ácido diatrizoico (*mejor estudio*).
- Tx: reanimación con líquidos, cirugía como se explica más arriba para las perforaciones esofágicas.

30 Estómago

ANATOMÍA Y FISIOLOGÍA

- Tiempo de tránsito gástrico: 3 a 4 h.
- **Peristaltismo**: se produce solo en la parte distal del estómago (**antro**).
- El dolor gastroduodenal es percibido a través de las fibras simpáticas aferentes en T5-T10.
- **Irrigación**:
  - **Tronco celíaco**: arteria gástrica izquierda (coronaria estomáquica), arteria hepática común, arteria esplénica.
    - La gastroepiploica izquierda y los vasos gástricos cortos son ramas de la arteria esplénica.
  - **Curvatura mayor**: gastroepiploicas derecha e izquierda, gástricas cortas.
    - La gastroepiploica derecha es una rama de la arteria gastroduodenal.
  - **Curvatura menor**: gástricas derecha e izquierda.
    - La **gástrica derecha** es una rama de la arteria hepática propia _tras_ el nacimiento de la arteria gastroduodenal (AGD).
  - **Píloro**: arteria gastroduodenal.
- Mucosa: cubierta de epitelio **cilíndrico simple**.

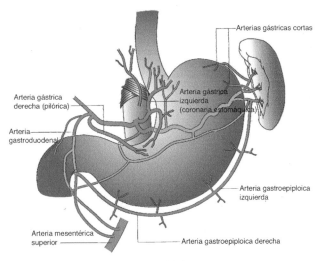

Irrigación arterial del estómago.

- **Glándulas del cardias**: secretoras de moco.
- **Glándulas del fondo y el cuerpo**:
  - **Células principales**: pepsinógeno (1.ª enzima de la proteólisis).
  - **Células parietales**: liberan H^+ y factor intrínseco.
  - La **acetilcolina** (nervio vago), la **gastrina** (de las células G del antro) y la **histamina** (de los mastocitos) provocan la liberación de H^+.
  - La **acetilcolina** y la **gastrina** activan la _fosfolipasa_ (PIP → DAG + IP$_3$ a ↑ **Ca**); el complejo Ca-calmodulina activa la **fosforilasa cinasa** → ↑ liberación de H^+.
  - La **histamina** activa la _adenilato-ciclasa_ → cAMP → activa la **proteína-cinasa A** → ↑ liberación de H^+.
  - La **fosforilasa-cinasa** y la **proteína-cinasa A** fosforilan la **ATPasa H^+/K^+** para ↑ la secreción de H^+ y absorción de K^+.

- El **omeprazol bloquea la ATPasa H⁺/K⁺** en la membrana de las células parietales (**vía final para la liberación de H⁺**).
- **Inhibidores de las células parietales: somatostatina, prostaglandinas (PGE₁)**, secretina, CCK.
- **Factor intrínseco: se une a la vitamina B₁₂** y el complejo se reabsorbe en el íleon terminal.
- **Glándulas del antro y del píloro:**
  - Glándulas secretoras de **moco** y **HCO₃⁻**: protegen el estómago.
  - Las **células G** liberan **gastrina**: razón por la que la antrectomía es útil para la enfermedad ulcerosa.
    - *Inhibidas* por **H⁺ en duodeno**.
    - *Estimuladas* por **aminoácidos, acetilcolina**.
  - **Células D:** segregan **somatostatina**; inhiben la gastrina y la liberación de ácido.
- **Glándulas de Brunner:** en el duodeno; segregan **moco alcalino**.
- **Somatostatina, CCK** y **secretina:** liberadas por la acidificación del antro y el duodeno.
- **Vaciado gástrico rápido:** cirugía previa (#1), úlceras.
- **Retraso del vaciado gástrico:** diabetes, opiáceos, anticolinérgicos, hipotiroidismo.
- **Tricobezoares** (pelos): difíciles de extraer.
  - Tx: la EGD en general es inadecuada; probablemente necesite gastrostomía y extracción.
- **Fitobezoares** (fibras): a menudo en diabéticos con mal vaciado gástrico.
  - Tratamiento: enzimas, EGD, cambios en la dieta.
- **Úlcera de Dieulafoy:** malformación vascular; puede sangrar.
- **Enfermedad de Ménétrier:** hiperplasia de células mucosas, ↑ pliegues rugosos.

VÓLVULO GÁSTRICO

- Asociado a hernias hiatales de tipo II a IV; alta morbimortalidad.
- Náuseas sin vómitos; dolor intenso.
- Por lo general, **vólvulo organoaxial** (a lo largo del eje entre la unión gastroesofágica [UGE] y el píloro).
- Tx: reducción de urgencia, reparación de hernia, Nissen (ayuda a anclar el estómago); puede necesitar gastrectomía parcial si está desvitalizado.

DESGARRO DE MALLORY-WEISS

- Secundario a vómitos enérgicos.
- Se presenta como hematemesis tras arcadas intensas.
- La hemorragia suele detenerse espontáneamente.
- Dx/Tx: **EGD** con **hemoclips**; el desgarro suele estar en la curvatura menor (cerca de la UGE).
- Si la hemorragia continúa, puede ser necesaria una gastrostomía y la sutura del vaso.

VAGOTOMÍA

- **Vagotomía:** tanto troncular como proximal ↓ **vaciado** de líquidos → **se elimina la relajación receptiva mediada por el vago** (se produce ↑ presión gástrica que acelera el vaciado de líquidos).
- **Vagotomía troncular:** se seccionan los troncos vagales a nivel del esófago; ↑ **vaciado de sólidos**.
- **Vagotomía proximal** (altamente selectiva): se seccionan fibras individuales, preserva la «pata de gallo»; **vaciado normal de sólidos**.
- La adición de una **piloroplastia** a la vagotomía troncular produce un ↑ **vaciado de sólidos**.
- Otras alteraciones causadas por la **vagotomía troncular**:
  - **Efectos gástricos:** ↓ producción de ácido (90%), ↑ gastrina, hiperplasia de células de gastrina.
  - **Efectos no gástricos:** ↓ función del páncreas exocrino, ↓ flujo biliar posprandial, ↑ volúmenes de vesícula biliar, ↓ liberación de hormonas mediadas por el vago.
  - **Diarrea** (40%): el problema más frecuente tras una vagotomía.
    - Causada por **complejos motores migratorios (CMM) sostenidos** que fuerzan ácidos biliares en el colon.
    - Tx: **colestiramina** y **loperamida**.

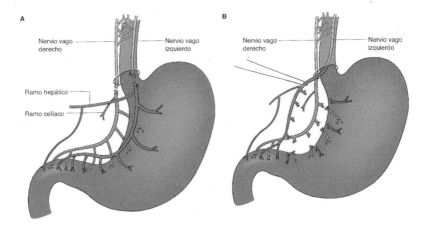

Vagotomía troncular y vagotomía gástrica proximal. **(A)** Con la vagotomía troncular, ambos troncos nerviosos se seccionan a nivel del hiato diafragmático. **(B)** La vagotomía gástrica proximal implica la sección de las fibras vagales que irrigan el fondo gástrico. Los ramos de la región antropilórica del estómago no se seccionan, y los ramos hepático y celíaco de los nervios vagos permanecen intactos.

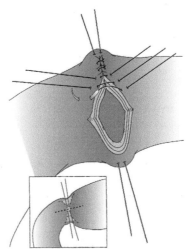

Formación de piloroplastia. La piloroplastia de Heineke-Mikulicz consiste en una incisión longitudinal del esfínter pilórico seguida de un cierre transversal.

HEMORRAGIA DIGESTIVA SUPERIOR

- Síntomas: hematemesis; también puede presentarse con anemia, melena o rectorragia.
- La hemorragia puede producirse en cualquier sitio desde la nariz hasta el ligamento de Treitz.
- Más frecuentes que las hemorragias digestivas inferiores.
- **Factores de riesgo**: hemorragia digestiva superior previa, úlcera péptica, consumo de AINE, hábito tabáquico, hepatopatías, várices esofágicas, trombosis de la vena esplénica, sepsis, quemaduras, traumatismos, vómitos violentos.
- Tx inicial: dos vías i.v. de gran calibre; hacer pruebas de tipo y compatibilidad de 6 unidades de eritrocitos sedimentados (transfundir si es necesario), UCI.
- Dx/Tx: **EGD** (confirma que la hemorragia procede de la úlcera); puede tratarse con hemoclips, inyección de epinefrina o cauterización.

- La EGD tiene una eficacia del 90% para el control de la hemorragia inicial.
- Factor de riesgo más importante de **resangrado** en el momento de la EGD inicial: #1 **vaso sanguíneo con sangrado activo** (60% de probabilidad de resangrado), #2 vaso sanguíneo visible (40% de probabilidad), #3 exudado difuso (30% de probabilidad), #4 coágulo adherente (20% de probabilidad), #5 base limpia (< 5%).
- **Tx del resangrado**: es necesario **repetir la EGD** (*por lo general, la mejor opción*).
  - Si hay úlcera, la **angioembolización** es una opción si la EGD vuelve a fracasar y el paciente está estable.
- **Indicaciones quirúrgicas** (hemorragia no varicosa): **repetición fallida** de la EGD, paciente **inestable** tras la 1.ª EGD o **nueva hemorragia** con **úlcera > 2 cm** después de la 1.ª EGD.
- **Factor de mayor riesgo de mortalidad** con hemorragia digestiva superior no varicosa: **continuación o resangrado**.
- Colocar **sonda nasogástrica** después del procedimiento para controlar la **hemorragia**.
- Hemorragia lenta y con problemas para localizar el origen → **gammagrafía con eritrocitos marcados**.
- El paciente con **insuficiencia hepática** puede presentar una hemorragia por **várices esofágicas**, <u>no</u> una úlcera → Tx: EGD con **bandas para las várices** o **escleroterapia**; **derivación portosistémica intrahepática transyugular (DPIT)** si fracasa.

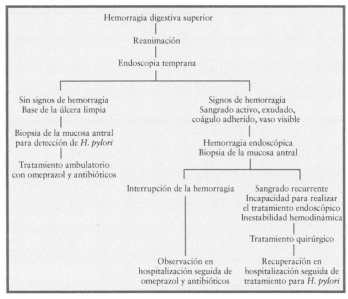

Tratamiento de la úlcera sangrante.

ÚLCERAS DUODENALES

- Por ↑ **producción de ácido** y ↓ **defensa**: *Helicobacter pylori* presente en el **95%** (factor de riesgo #1).
- **Son la úlcera péptica más frecuente**; más frecuente en los hombres.
- **Por lo general**, en la 1.ª porción del duodeno; **habitualmente en posición anterior**.
  - Las úlceras **anteriores** se perforan.
  - Las úlceras **posteriores** sangran por la arteria gastroduodenal.
- Síntomas: dolor epigástrico que se irradia a la espalda; disminuye al comer pero reaparece 30 min después.
- Dx: **endoscopia**.
- Dx de *H. pylori*: **examen histológico de biopsias antrales**.
- Tx: **inhibidor de la bomba de protones (IBP; omeprazol)** y Tx de *Helicobacter pylori*: **amoxicilina** y **metronidazol** o **tetraciclina** (la gran mayoría se curan).
- La cirugía de las úlceras rara vez está indicada desde la aparición de los **IBP**.

- Se debe descartar el **gastrinoma** en los pacientes con enfermedad ulcerosa complicada (síndrome de Zollinger-Ellison: **hipersecreción de ácido gástrico, úlceras pépticas y gastrinoma**).
- **Indicaciones quirúrgicas:**
  - **Perforación.**
  - **Hemorragia prolongada** a pesar del tratamiento con EGD.
  - **Obstrucción.**
  - **Enfermedad no controlable** a pesar del tratamiento médico.
  - **Imposibilidad de descartar cáncer** (la úlcera continúa a pesar del tratamiento) → requiere resección de la úlcera.
  - *Si el paciente ha estado tomando un IBP, se requiere un procedimiento quirúrgico de reducción de ácido además de lo anterior.*
- **Opciones quirúrgicas** (cirugía para reducir la acidez):
  - **Vagotomía altamente selectiva:** tasa más baja de complicaciones, preserva la actividad motora del píloro (sin necesidad de procedimiento antral o del píloro); recurrencia de las úlceras en el 10% a 15%; mortalidad del 0.1%.
  - **Vagotomía troncular y piloroplastia:** recurrencia de las úlceras en el 5%; mortalidad del 1%.
  - **Vagotomía troncular y antrectomía:** recurrencia de las úlceras en el 1% (tasa más baja de recurrencia), mortalidad del 2%; en general, reservada para úlceras grandes, obstrucción o imposibilidad para descartar CA.
  - Reconstrucción tras la antrectomía: **gastroyeyunostomía en «Y» de Roux** (mejor).
  - *Menos síndrome de vaciamiento rápido o acelerado y gastritis por reflujo alcalino* en comparación con Billroth I (anastomosis gastroduodenal) y Billroth II (anastomosis gastroyeyunal).
- **Sangrados:**
  - Complicación más frecuente de las úlceras duodenales.
  - Suelen ser leves, pero pueden ser mortales.
  - Hemorragia grave: > 6 unidades de sangre en 24 h o el paciente permanece hipotenso a pesar de la transfusión.
  - Tx: **1.ª EGD:** hemoclips, cauterización, inyección de epinefrina.
  - **Cirugía:** duodenotomía longitudinal anterior y **ligadura** de la **AGD** (suturas por encima o por debajo de la base de la úlcera); reaproximación del tejido sobre la úlcera, cierre transversal de la duodenotomía.
  - Evitar incluir el colédoco (posterior) en la ligadura de la AGD.
  - Si el paciente ha estado tomando un IBP, necesitará también cirugía reductora de ácido (si está estable).

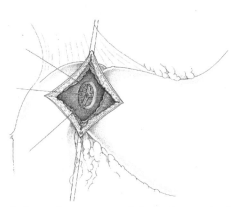

La transfixión adecuada de una úlcera sangrante de la arteria gastroduodenal requiere tres puntos. Se suturan las ramas proximal y distal de la arteria gastroduodenal. Un tercer punto en «U» es necesario para ligar la rama pancreática transversal de la arteria.

- **Obstrucción**:
  - **IBP** y **dilatación seriada** tratamiento inicial de elección (sonda nasogástrica, reanimación con líquidos i.v. y APT hasta 1 semana; la mayoría se cura con Tx conservador).
  - Puede presentar **alcalosis metabólica** (hipoclorémica, hipocalémica).
  - Opciones quirúrgicas: **antrectomía** y **vagotomía troncular** (mejor); incluir la úlcera en la resección si se localiza proximal a la ampolla de Vater.
  - Necesidad de biopsia del área de resección para descartar CA.
- **Perforación**:
  - El 80% tendrá aire libre.
  - Los pacientes suelen presentar dolor epigástrico agudo y repentino; puede haber peritonitis generalizada.
  - El dolor puede irradiarse a los surcos pericólicos con derrame declive del contenido gástrico.
  - Tx inicial: reanimación con líquidos, IBP, antibióticos de amplio espectro (que incluyan levaduras), sonda nasogástrica.
  - Tx: **parche de Graham** (colocar **epiplón** sobre la perforación).
    - También necesita cirugía para reducir la acidez si el paciente ha estado tomando un IBP.

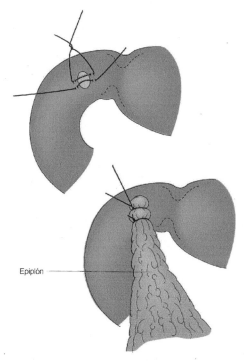

Epiplón

Parche epiploico en una úlcera duodenal perforada.

- **Enfermedad no controlable**:
  - > 3 meses sin alivio con dosis crecientes de IBP.
  - Basado en los **hallazgos de la mucosa** en la EGD, <u>no</u> en los síntomas.
  - Tx: cirugía reductora del ácido.

ÚLCERAS GÁSTRICAS

- Hombres mayores; cicatrización lenta; **H. pylori** presente en el **75%** (factor de riesgo #1).
- Otros factores de riesgo: **AINE** (#2), sexo masculino, tabaco, etanol, uremia, estrés (quemaduras, sepsis, traumatismos), corticoides, quimioterapia.

- El 80% se encuentra en la **curvatura menor** del estómago.
- La **hemorragia** se asocia a una **mayor mortalidad** que las úlceras duodenales.
- Necesidad de **biopsia** para descartar CA: 5% de las úlceras gástricas son **CA gástricos**.
- Síntomas: dolor epigástrico que se irradia a la espalda; se alivia al comer pero reaparece 30 min después; melena o heces positivas para el guayacol.
- *Mejor prueba para* H. pylori: **examen histológico de biopsias del antro**.
- Prueba rápida de la ureasa: estudio para *H. pylori*, detecta la ureasa liberada por la bacteria.
- **Tipos**:
  - **Tipo I**: curvatura menor <u>baja</u> a lo largo del cuerpo del estómago; debido a ↓ <u>protección de la mucosa</u>.
  - **Tipo II**: **dos úlceras** (curvatura menor y duodenal); similar a la úlcera duodenal con <u>alta secreción de ácido</u>.
  - **Tipo III**: úlcera prepilórica; similar a la úlcera duodenal con <u>alta secreción de ácido</u>.
  - **Tipo IV**: **curvatura menor <u>alta</u> a lo largo del cardias** gástrico; ↓ <u>protección de la mucosa</u>.
  - **Tipo V**: úlceras difusas asociadas a **AINE**.
- Tx: **IBP** (omeprazol) y Tx de ***Helicobacter pylori***: **amoxicilina** y **metronidazol** o **tetraciclina** (la gran mayoría se curan).
- La mejor prueba para la ***erradicación*** de *H. pylori*: prueba de la urea en el aliento.
- **Indicaciones quirúrgicas** (tratamiento inicial igual que en el duodeno): perforación, hemorragia no controlada con EGD, obstrucción refractaria, no se puede descartar neoplasia maligna, enfermedad no controlable (> 3 meses sin alivio: según hallazgos en la mucosa).
- Cirugía: **vagotomía troncular** y **antrectomía** (*mejor*; píloro extirpado con antrectomía); intentar **incluir la úlcera** en la resección (antrectomía ampliada): necesita una **resección separada de la úlcera** si no es posible (las úlceras gástricas se extirpan en el momento de la cirugía debido al alto riesgo de **CA gástrico**).
  - El parche epiploico y la ligadura de vasos sangrantes son <u>malas opciones</u> para las úlceras gástricas dada la **elevada recurrencia de la hemorragia** y el **riesgo de CA gástrico** en la úlcera.
  - Si se trata de **control de daños**: gastrotomía anterior y sutura de la úlcera (biopsia); cirugía definitiva cuando se estabilice.
- **Úlcera de Cushing**: traumatismo craneoencefálico y úlcera <u>gástrica</u>.
- **Úlcera de Curling**: pacientes quemados y úlcera <u>duodenal</u>.

GASTRITIS POR ESTRÉS

- Se produce entre 3 y 10 días después del episodio (p. ej., traumatismo múltiple, quemaduras, postoperatorio complicado).
- Las lesiones aparecen primero en el **fondo gástrico**; pueden evolucionar a **úlceras**.
- Tx: **IBP**.
- La EGD con cauterización del punto de sangrado específico puede ser eficaz.

GASTRITIS CRÓNICA

- Tipo A (fondo): asociada a anemia perniciosa, enfermedad autoinmunitaria.
- Tipo B (antro): asociada a ***H. pylori***.
- Tx: **IBP**.

ADENOCARCINOMA GÁSTRICO

- Síntomas: **dolor** que no se alivia comiendo y **pérdida de peso**.
- **Antro**: el 40% de los cánceres gástricos (zona más frecuente).
- **Japón**: representa el 50% de las muertes relacionadas con el cáncer.
- El 85% de los casos son esporádicos.
- **Factores de riesgo**: etanol (antecedente significativo), tabaco, *H. pylori*, pólipos adenomatosos, operaciones gástricas previas, metaplasia intestinal, gastritis atrófica, anemia perniciosa, sangre tipo A, nitrosaminas.
  - **Pólipos adenomatosos**: riesgo de cáncer del 15%. Tx: resección endoscópica.
- **Tumor de Krukenberg**: metástasis en ovarios.
- **Ganglios de Virchow**: metástasis en el ganglio supraclavicular.

- Los tumores a menos de **5 cm de la UGE** se tratan como **CA esofágico**.
- Estudio (estadificación): **EGD** con **biopsia**, TC de tórax/abdomen/pelvis, PET/TC.
  - **Ganglios sospechosos**: EcoEndo con AAF.
- Enfermedad irresecable: metástasis peritoneales o a distancia, compromiso de la AMS o el tronco celíaco, ganglios linfáticos paraaórticos positivos (EcoEndo-AAF), afectación de la raíz del mesenterio.
  - Afectación del **bazo** o de los **vasos esplénicos** pero aún resecable (*resección del bazo en bloque*).
- **Laparoscopia diagnóstica** (estadificación) con lavados peritoneales indicados _antes_ de la **resección** o quimio-RT neoadyuvante para ≥ T2 (invade la muscular propia o más).
- **Quimio-RT neoadyuvante**: indicada para ≥ T2 o **ganglios perigástricos positivos**.
- **Cirugía**: necesita **márgenes de 5 cm**.
  - _No_ es necesaria la esplenectomía profiláctica.
  - Los **tumores T4** requieren resección en bloque de las estructuras afectadas (p. ej., resección hepática en bloque).
  - Se busca la **resección tumoral R0** (márgenes microscópicos negativos) junto con **vaciamiento ganglionar D1 en bloque** (ganglios perigástricos a lo largo de las curvaturas menor/mayor).
- **CA gástrico de tipo intestinal**: se encuentra en poblaciones con factores de alto riesgo, hombres mayores; Japón; poco frecuente en los Estados Unidos; la histología muestra **glándulas**.
  - **Tumor proximal: gastrectomía total** con anastomosis esofagoyeyunal (necesita **márgenes de 5 cm**).
  - **Tumor distal: gastrectomía subtotal**.
  - Supervivencia global (SG) a 5 años: 35%.
- **Cáncer gástrico difuso** (linitis plástica): se encuentra en poblaciones con factores de bajo riesgo, mujeres; tipo más frecuente en los Estados Unidos; a menudo asociado a anomalías genéticas.
  - Invasión linfática difusa; _sin_ ganglios.
  - **Pronóstico menos favorable** que el CA gástrico de tipo intestinal (SG a 5 años: 25%).
  - Tratamiento quirúrgico: **gastrectomía total** convencional debido a la naturaleza difusa de la linitis plástica.
- **Quimioterapia**: a base de **5FU**; leucovorina, cisplatino.
  - **Quimioterapia adyuvante** indicada para ≥ T3 (invade subserosa o más) o **ganglios positivos**.
- **Paliación del CA gástrico**:
  - **Obstrucción**: en las lesiones proximales se pueden colocar **endoprótesis**; las distales se pueden derivar con **gastroyeyunostomía**.
  - **Sangrado** o **dolor** de bajos a moderados: Tx: RT; posible angioembolización en caso de hemorragia.
  - Si esto fracasa, considerar la gastrectomía paliativa por obstrucción o hemorragia.
- **Cáncer gástrico difuso hereditario**:
  - Mutación en *CDH1* (autosómica dominante).
  - Riesgo de **CA gástrico** a lo largo de la vida: **70%**.
  - Riesgo de **CA de mama en las mujeres** a lo largo de la vida: **40%**.
  - Se recomienda la **gastrectomía profiláctica** entre los **20** y los **40 años**.
- Otros síndromes con riesgo de CA gástrico: PAF, Lynch, Peutz-Jeghers, poliposis juvenil, Li-Fraumeni.

TUMORES DEL ESTROMA GASTROINTESTINAL (GIST, *GASTROINTESTINAL STROMAL TUMORS*)

- Neoplasias gástricas benignas más frecuentes, aunque pueden ser malignas.
- Síntomas: suelen ser asintomáticos, pero pueden producir obstrucción y hemorragia.
- Hipoecoicos en la ecografía; bordes lisos.
- Dx: biopsia: son **positivos a C-KIT**.
- Se consideran malignos si > **5 cm** o > **5 mitosis/50 campo de alta potencia**.
- Tx: **resección** con márgenes de 1 cm; _sin vaciamiento ganglionar_.
- *Quimioterapia con imatinib* (inhibidor de la tirosina-cinasa) si son malignos.

LINFOMA DE TEJIDO LINFOIDE ASOCIADO A LA MUCOSA (MALT, *MUCOSA-ASSOCIATED LYMPHOID TISSUE*)

- Relacionado con la infección por *H. pylori*.
- Suele remitir tras el tratamiento contra *H. pylori*.

- La localización más frecuente es el estómago.
- Linfoma de linfocitos B de la zona marginal (la biopsia muestra muchas células linfoides pequeñas).
- Tx: **triple terapia antibiótica para H. pylori** y vigilancia; si el MALT no retrocede, necesita RT.

LINFOMAS GÁSTRICOS

- Presentan síntomas ulcerosos; el estómago es la localización más frecuente para el **linfoma extraganglionar**.
- Generalmente son **linfomas no hodgkinianos** (de linfocitos B).
- Dx: EGD con biopsia.
- La quimioterapia y la RT son las principales modalidades terapéuticas; cirugía para las complicaciones.
- La cirugía posiblemente solo esté indicada para la enfermedad en estadio I (tumor confinado a la mucosa del estómago) y en ese caso solo está indicada la resección parcial.
- Tasa de supervivencia global a 5 años > 50%.

OBESIDAD MÓRBIDA

> **Criterios para la selección de pacientes para cirugía bariátrica (se necesitan los cuatro)**
> - Índice de masa corporal > 40 kg/m^2 o índice de masa corporal > 35 kg/m^2 con enfermedades coexistentes
> - Fracaso de los métodos no quirúrgicos de reducción de peso
> - Estabilidad psicológica
> - Ausencia de abuso de drogas y alcohol

- Obesidad central: peor pronóstico en la población general.
- La mortalidad operatoria es del 1%.
- **Tras la intervención mejoran**: diabetes, colesterol, apnea del sueño, HTA, incontinencia urinaria, RGE, úlceras por estasis venosa, seudotumor cerebral (hipertensión intracraneal), dolor articular, migrañas, depresión, síndrome de ovario poliquístico, hepatopatía grasa no alcohólica.
- **No** mejora: enfermedad arterial periférica.
- **Derivación gástrica en «Y» de Roux**:
  - Mejor pérdida de peso que con la banda.
  - **Hernia hiatal** descubierta al momento de la cirugía gástrica bariátrica: **reparación**.
  - Riesgo de úlceras de los márgenes, dehiscencias, necrosis, deficiencia de vitamina B$_{12}$ (el factor intrínseco necesita un entorno ácido para unirse a la B$_{12}$), anemia ferropénica (puentea el duodeno donde se absorbe el Fe), cálculos biliares (por pérdida rápida de peso).
  - **Fracaso del 10%** debido al consumo de tentempiés ricos en hidratos de carbono.
  - **Dehiscencia**:
    - **Isquemia**: la causa más frecuente de dehiscencia.
    - **Signos de dehiscencia**: ↑ FR, ↑ FC, fiebre, elevación de los leucocitos; a menudo <u>no</u> presentan dolor abdominal.
    - Tx: **dehiscencias tempranas** (no contenidas) → reoperación urgente; **dehiscencias tardías** (semanas después de la cirugía, probablemente contenidas) → drenaje percutáneo, antibióticos.
  - **Úlceras de los márgenes** (en el yeyuno): incidencia del 10%. Tx: IBP.
    - Tx de la perforación de una úlcera de los márgenes: usar un parche de Graham.
  - **Estenosis**: suelen responder a las dilataciones seriadas.
  - **Dilatación postoperatoria del estómago excluido**: hipo, gran burbuja gástrica.
    - Dx: **Rx de abdomen**; Tx: **sonda de gastrostomía**.
  - **Obstrucción del intestino delgado**: náuseas y vómitos, dolor abdominal intermitente; la Rx abdominal muestra la dilatación del intestino delgado; se trata de una **urgencia quirúrgica** en pacientes con derivación gástrica debido al alto riesgo de **herniación del intestino delgado**, **estrangulación**, **infarto** y **necrosis** posterior; Tx: exploración quirúrgica urgente.

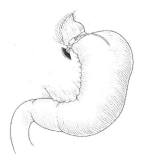

Banda gástrica ajustable laparoscópica.

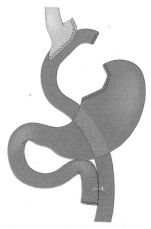

Derivación gástrica en «Y» de Roux proximal laparoscópica (retrocólica, retrogástrica).

- **Derivación yeyunoileal**:
  - Estas operaciones ya no se realizan.
  - Asociada a **cirrosis hepática, cálculos renales** y **osteoporosis** ($\downarrow$ Ca).
  - Necesidad de corrección en estos pacientes y realizar derivación gástrica en «Y» de Roux si se encuentran derivaciones ileoyeyunales.

COMPLICACIONES POSGASTRECTOMÍA

- **Síndrome de vaciamiento rápido o acelerado**:
  - Puede ocurrir tras una gastrectomía o tras una vagotomía y una piloroplastia.
  - Se produce por la entrada rápida de **hidratos de carbono** en el intestino delgado.
  - El 90% de los casos se resuelven con tratamiento médico.
  - Dos **fases** (**temprana** y **tardía**):
    - La carga hiperosmótica provoca un **desplazamiento de líquido** hacia el intestino delgado (**20 min** después de la comida).
      - Diarrea, mareos, diaforesis, hinchazón, rubor.
    - **Hipoglucemia** por carga rápida de hidratos de carbono y reactiva a un $\uparrow$ **insulina** (**2 h** después de la comida).
      - Taquicardia, debilidad (2.ª *fase poco frecuente*).
  - Casi siempre puede tratarse médicamente (*evitar* las bebidas azucaradas).
  - Dx: estudio de vaciado gástrico.

- Tx: **comidas pequeñas, bajas en grasa, bajas en hidratos de carbono, altas en proteínas**; no líquidos con las comidas, no acostarse después de las comidas; **octreotida**.
- **Opciones quirúrgicas** (rara vez necesarias):
  - Conversión de Billroth I o Billroth II a gastroyeyunostomía en «Y» de Roux.
  - Operaciones para ↑ reservorio gástrico (bolsa yeyunal) o ↑ tiempo de vaciado (asa yeyunal invertida).
- **Gastritis por reflujo alcalino** (gastritis por reflujo biliar):
  - Ocurre con Billroth I o Billroth II.
  - Dolor epigástrico posprandial asociado a náuseas y vómitos; el dolor no se alivia con los vómitos.
  - Dx: **sonda de pH** (sonda de impedancia; *mejor estudio*); EGD: muestra evidencia de **reflujo biliar** hacia el estómago, evidencia histológica de **gastritis**.
  - Tx: IBP, colestiramina, metoclopramida.
  - Opción quirúrgica: conversión de Billroth I o Billroth II a gastroyeyunostomía en «Y» de Roux con un asa aferente 60 cm distal a la gastroyeyunostomía.
- **Atonía gástrica crónica**:
  - Retraso del vaciado gástrico (gastroparesia).
  - Síntomas: náuseas, vómitos, dolor, saciedad precoz.
  - Dx: estudio de vaciado gástrico.
  - Tx: metoclopramida, procinéticos.
  - Opciones quirúrgicas: gastrectomía casi total con «Y» de Roux; piloroplastia si aún no se ha realizado; **estimulador eléctrico gástrico**.
- **Pequeño remanente gástrico** (saciedad precoz):
  - En realidad esto es lo que quieren los pacientes con derivaciones gástricas.
  - Dx: hemorragia digestiva superior.
  - Tx: comidas pequeñas.
  - Opción quirúrgica: construcción de un reservorio yeyunal.
- **Síndrome del asa ciega**:
  - Con Billroth II o «Y» de Roux; causada por **motilidad deficiente**.
  - Síntomas: **dolor, esteatorrea** (desconjugación bacteriana de la bilis), **deficiencia** de vitamina B_{12} (anemia megaloblástica; las bacterias la consumen), mala absorción, desnutrición.
  - Causado por **sobrecrecimiento bacteriano** (*E. coli*, bacilos gramnegativos) por estasis en el asa aferente.
  - Dx: **EGD del asa aferente** con **aspirado y cultivo** para microorganismos.
  - Tx: tetraciclina y metronidazol, metoclopramida para mejorar la motilidad.
  - Opción quirúrgica: reanastomosis con un asa aferente más corta (40 cm).
- **Obstrucción del asa aferente**:
  - Con Billroth II o «Y» de Roux; causada por **obstrucción mecánica** del asa aferente.
  - Síntomas: dolor en el cuadrante superior derecho; vómitos no biliosos, el dolor se alivia con la emesis biliosa.
    - También puede causar ictericia obstructiva, colangitis y pancreatitis por contrapresión en el sistema biliar.
  - Factores de riesgo: asa aferente larga con Billroth II o «Y» de Roux.
  - Dx: **TC**: muestra dilatación del asa aferente.
  - Tx: la dilatación con balón puede ser posible.
  - Opción quirúrgica: reanastomosis con asa aferente más corta (40 cm) para aliviar la obstrucción.
- **Obstrucción del asa eferente**:
  - Con Billroth II o «Y» de Roux.
  - Síntomas de obstrucción: náuseas, vómitos, dolor abdominal.
  - Dx: TC.
  - Tx: **cirugía de urgencia** (igual que una derivación gástrica con hernia interna).
- **Diarrea posvagotomía**:
  - Secundaria a **sales biliares** no conjugadas en el colon (diarrea osmótica).
  - Causado por **CMM organizados posprandiales sostenidos**.
  - Tx: colestiramina, loperamida.
  - Opción quirúrgica: injerto yeyunal de interposición invertido.

- **Antro retenido**:
  - Con Billroth II o «Y» de Roux; antro retenido situado en el **muñón duodenal**.
  - Causa **úlceras gástricas** tras la resección gástrica.
  - Las **células G** antrales secretan gastrina debido al **entorno alcalino**; la porción proximal del estómago libera ácido de forma persistente.
  - Descartar un gastrinoma.
  - Tx: resección del antro retenido y vagotomía (si no se ha realizado ya).
- **Estallido del muñón duodenal** (tras gastrectomía): Dx: TC; Tx: colocar tubo de duodenostomía lateral y drenajes; estos pacientes pueden estar graves.
- **Complicaciones de la gastrostomía endoscópica percutánea**: inserción en el hígado o el colon.

31 Hígado

ANATOMÍA Y FISIOLOGÍA

- ● **Variantes de la arteria hepática**:
  - La **arteria hepática derecha** de la **arteria mesentérica superior** (**variante #1 de la arteria hepática**; 20%) corre detrás del páncreas, posterolateral al colédoco.
  - La **arteria hepática izquierda** nace en la **arteria gástrica izquierda** (alrededor del 20%): se encuentra en el ligamento gastrohepático en posición medial.
- ● **Ligamento falciforme**: separa los segmentos medial y lateral del lóbulo izquierdo; une el hígado a la pared abdominal anterior; se extiende hasta el ombligo y lleva el remanente de la vena umbilical.
- ● **Ligamento redondo**: lleva la vena umbilical obliterada a la superficie inferior del hígado; se extiende desde el ligamento falciforme.
- ● La línea trazada desde la mitad de la **fosa biliar** hasta la **VCI** (fisura portal o línea de Cantlie) separa los lóbulos derecho e izquierdo del hígado.

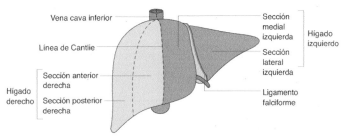

División anatómica del hígado en mitades derecha e izquierda por una línea que se extiende desde la fosa de la vesícula biliar posteriormente hasta la vena cava inferior.

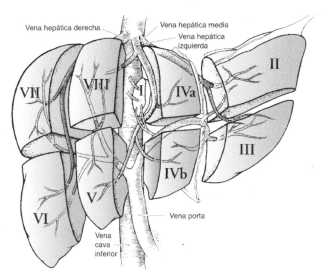

Anatomía segmentaria del hígado de Couinaud. Los segmentos II, III y IV forman el lóbulo izquierdo y los segmentos V, VI, VII y VIII constituyen el lóbulo derecho. El segmento I es el lóbulo caudado.

- **Segmentos:**
  - I: caudado.
  - II: segmento lateral superior izquierdo.
  - III: segmento lateral inferior izquierdo.
  - IV: segmento medial izquierdo (lóbulo cuadrado).
  - V: segmento anteromedial inferior derecho.
  - VI: segmento posterolateral inferior derecho.
  - VII: segmento posterolateral superior derecho.
  - VIII: segmento anteromedial superior derecho.
- Cápsula de Glisson: peritoneo que recubre el hígado.
- Área desnuda: zona de la superficie posterosuperior del hígado no cubierta por la cápsula de Glisson.
- Ligamentos triangulares: prolongaciones lateral y medial del ligamento coronario en la superficie posterior del hígado; constituidos por peritoneo.
- La **tríada portal** entra en los **segmentos IV** y **V**.
- La **vesícula biliar** se encuentra bajo los **segmentos IV** y **V**.

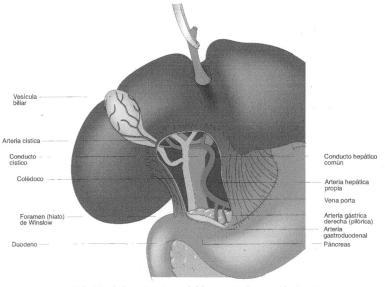

Relación de las estructuras del ligamento hepatoduodenal.

- **Células de Kupffer: macrófagos hepáticos.**
- **Tríada portal: conducto colédoco** (lateral), **vena porta** (posterior) y **arteria hepática propia** (medial); confluyen en el **ligamento hepatoduodenal** (hilio hepático).
- **Maniobra de Pringle**: pinzamiento del hilio hepático; no detiene la hemorragia de la vena hepática (suprahepática).
- **Foramen de Winslow** (entrada en la transcavidad de los epiplones o saco menor):
  - Por delante: tríada portal.
  - Por detrás: VCI.
  - Por debajo: duodeno.
  - Por arriba: hígado (lóbulo caudado).
- **Vena porta:**
  - Se forma a partir de la **vena mesentérica** superior cuando se une a la **vena esplénica** (sin válvulas).
  - **Vena mesentérica inferior**: drena en la vena esplénica.

- **Venas portales**: dos en el hígado; ⅔ del flujo sanguíneo hepático.
  - Izquierda: va a los segmentos II, III y IV.
  - Derecha: va a los segmentos V, VI, VII y VIII.
- **Irrigación arterial**:
  - Arterias hepáticas derecha, izquierda y media (siguen el sistema venoso hepático a continuación).
  - La arteria hepática media más frecuente es rama de la arteria hepática izquierda.
  - La mayoría de los **tumores hepáticos** primarios y secundarios son irrigados por la arteria hepática.
- **Venas hepáticas (suprahepáticas)**: tres venas hepáticas; drenan en la VCI.
  - Izquierda: II, III y IV superior.
  - Medio: V y IV inferior.
  - Derecha: VI, VII y VIII.
  - La **vena hepática media** se fusiona con la vena hepática izquierda en el 80% de los casos antes de drenar en la VCI; el otro 20% va directamente a la VCI.
  - **Venas hepáticas derechas accesorias**: drenan la cara medial del lóbulo derecho directamente en la VCI.
  - **Venas frénicas inferiores**: también drenan directamente en la VCI.
- **Lóbulo caudado**: recibe un flujo sanguíneo arterial y portal derecho e izquierdo por separado; drena directamente en la VCI a través de venas hepáticas separadas.
- **Hepatectomía derecha ampliada**: incluye **5-8 + 4**.
- **Hepatectomía izquierda ampliada**: incluye **2-4** (+/− lóbulo caudado) + **5 y 8**.
- **Fosfatasa alcalina**: por lo general, localizada en la membrana canalicular.
- **Captación de nutrientes**: se produce en la membrana sinusoidal.
- **Cetonas**: fuente de energía habitual para el hígado; la glucosa se convierte en glucógeno y se almacena.
  - El exceso de glucosa se convierte en grasa.
- **Urea**: sintetizada en el hígado.
- **No** se **producen en el hígado**: factor von Willebrand y factor VIII (endotelio).
- El hígado almacena gran cantidad de **vitaminas liposolubles**.
- Vitamina B_{12}: la única vitamina hidrosoluble almacenada en el hígado.
- **Hemorragias y fugas biliares**: los problemas más frecuentes de la resección hepática.
- **Hepatocitos más sensibles a la isquemia**: lobulares centrales (zona acinar III).
- El 75% del hígado normal puede resecarse con seguridad.

BILIRRUBINA

- Producto de descomposición de la **hemoglobina** (Hb → hemo → biliverdina → bilirrubina).
- Conjugada con **ácido glucurónico** (glucuronil-transferasa) en el hígado → mejora la solubilidad en agua.
- La bilirrubina conjugada se secreta activamente en la bilis.
- **Urobilinógeno**:
  - En el íleon terminal, las bacterias producen la descomposición de la bilirrubina conjugada.
  - La **bilirrubina libre** se reabsorbe, se convierte en **urobilinógeno** y finalmente se libera en la orina en forma de **urobilina** (color amarillo).
  - El exceso de urobilinógeno vuelve la orina oscura, como una bebida de cola.

BILIS

- Contiene **sales biliares** (85%), proteínas, fosfolípidos (lecitina), colesterol y bilirrubina.
- La composición final de la bilis viene determinada por la reabsorción pasiva (Na/K ATPasa) de agua en la vesícula biliar.
- **Colesterol**: utilizado para sintetizar sales y ácidos biliares.
- Las **sales biliares** se conjugan con **taurina** o **glicina** (mejora la solubilidad en agua).
  - Ácidos biliares primarios (sales): **cólico** y **quenodesoxicólico**.
  - Ácidos biliares secundarios (sales): **desoxicólico** y **litocólico** (ácidos biliares primarios deshidroxilados por las bacterias del intestino).

- **Lecitina**: principal fosfolípido biliar (emulsiona la grasa, solubiliza el colesterol).
- La **bilis** solubiliza el colesterol y emulsiona las grasas en el intestino, formando **micelas**, que entran en los enterocitos fusionándose con la membrana.

ICTERICIA

- Se produce cuando la bilirrubina total es mayor de 2.5; primero es evidente <u>bajo la lengua</u>.
- La bilirrubina máxima es de 30, a menos que el paciente padezca una nefropatía subyacente, hemólisis o una fístula entre el conducto biliar y la vena hepática.
- **Bilirrubina no conjugada** alta (indirecta; suele estar con bilirrubina conjugada **normal** o ligeramente alta): causas prehepáticas (hemólisis); deficiencias hepáticas de captación o conjugación.
- **Bilirrubina conjugada** alta (directa; acompañada de bilirrubina no conjugada **elevada**): defectos de secreción en los conductos biliares (p. ej., hepatitis); defectos de excreción en el tubo digestivo (ictericia obstructiva; p. ej., cálculos biliares, cáncer, estenosis benigna).
    - **Hepatitis**: transaminasas muy elevadas, fosfatasa alcalina moderada.
    - **Ictericia obstructiva**: transaminasas moderadas, fosfatasa alcalina muy elevada.
- **Síndromes**:
    - **Enfermedad de Gilbert**: conjugación anómala; defecto leve de la **glucuronil-transferasa**.
    - **Enfermedad de Crigler-Najjar**: incapacidad para conjugar; deficiencia grave de **glucuronil-transferasa**; bilirrubina no conjugada elevada → enfermedad potencialmente mortal.
    - **Ictericia fisiológica del recién nacido**: glucuronil-transferasa inmadura; bilirrubina no conjugada elevada.
    - **Síndrome de Rotor**: deficiencia en la capacidad de almacenamiento; bilirrubina conjugada elevada.
    - **Síndrome de Dubin-Johnson**: deficiencia en la capacidad de secreción; bilirrubina conjugada elevada.

HEPATITIS VIRAL

- Todos los agentes virales de la hepatitis pueden causar **hepatitis aguda** (<u>no se puede</u> operar en caso de hepatitis aguda).
- Puede producirse una **insuficiencia hepática fulminante** con las hepatitis B, D y E (<u>muy poco frecuente</u> con A y C).
- Las hepatitis B, C y D pueden causar **hepatitis crónica** y **hepatoma**.
- **Hepatitis A** (ARN): consecuencias graves poco frecuentes.
- **Hepatitis B** (ADN): la hepatitis más frecuente en todo el mundo.
    - Los anti-HBc-IgM (c = *core*) son elevados en los primeros 6 meses; luego toman el relevo las IgG.
    - Vacunación: tiene ↑ anticuerpos anti-HBs (s = superficie) solamente.
    - ↑ Anticuerpos anti-HBc y anti-HBs y <u>ausencia</u> de antígenos HBs (HBsAg) → el paciente tuvo infección con recuperación y posterior inmunidad.
- **Hepatitis C** (ARN): puede tener un largo período de incubación; actualmente es la hepatitis viral más frecuente que provoca la necesidad de trasplante hepático; Tx: **sofosbuvir** (tasa de curación del 95%).
- **Hepatitis D** (ARN): cofactor de la hepatitis B (empeora el pronóstico).
- **Hepatitis E** (ARN): insuficiencia hepática fulminante en el embarazo, con mayor frecuencia en el tercer trimestre.
- La **hepatitis B + D** presenta la **mortalidad global más elevada**.

INSUFICIENCIA HEPÁTICA

- **Causa más frecuente de insuficiencia hepática**: <u>cirrosis</u> (hígado palpable, ictericia, ascitis).
- El mejor indicador de la función sintética en los pacientes con cirrosis es el **tiempo de protrombina** (TP).
- **Insuficiencia hepática aguda** (insuficiencia hepática fulminante): mortalidad del 80%.
- Resultado determinado por la evolución de la **encefalopatía**.
- Considerar la **inclusión urgente del paciente en la lista de trasplante hepático** si se cumplen los criterios del King's College.

Criterios del King's College sobre indicadores de mal pronóstico

Insuficiencia hepática aguda inducida por paracetamol

pH arterial < 7.3 independientemente del grado de coma
O todas las siguientes:
INR > 6.5, creatinina > 3.4 mg/dL (300 µmol/L), encefalopatía de grado III/IV

Insuficiencia hepática aguda no inducida por paracetamol

INR > 6.5
O tres de los siguientes:
Edad < 10 o > 40, toxicidad medicamentosa o de causa indeterminada, ictericia > 7 días antes de la encefalopatía, INR > 3.5, bilirrubina > 17 mg/dL (300 µmol/L)

INR: cociente internacional normalizado.

- **Encefalopatía hepática:**
  - La insuficiencia hepática provoca incapacidad para metabolizar → acumulación de amoníaco, mercantanos y falsos neurotransmisores.
  - Causas de encefalopatía distintas de la insuficiencia hepática: hemorragia digestiva, infección (peritonitis bacteriana espontánea [PBE]), desequilibrios electrolíticos, fármacos.
  - Puede ser necesario embolizar derivaciones terapéuticas previas u otras colaterales importantes.
  - Tx: **lactulosa**: **catártico** que elimina las bacterias del intestino y acidifica el colon (evitando la absorción de NH_3 convirtiéndolo en amonio), ajustar hasta alcanzar 2-3 defecaciones/día.
    - **Limitar la ingesta de proteínas** (< 70 g/día).
    - **Aminoácidos de cadena ramificada:** metabolizados por el músculo esquelético, pueden ser de cierta utilidad.
    - **Sin** antibióticos a menos que se trate de una infección específica.
    - **Neomicina** (elimina las bacterias productoras de amoníaco del intestino).
- **Mecanismo de la cirrosis:** destrucción de hepatocitos → fibrosis y cicatrización del hígado → ↑ presión hepática → congestión venosa portal → sobrecarga linfática → fuga de linfa esplácnica y hepática al peritoneo → ascitis.
- **Paracentesis para ascitis:** sustituir por albúmina (1 g por cada 100 cm³ extraídos).
  - La albúmina aumenta la **presión oncótica** y atrae líquido **intravascular**.
- **Ascitis:** de linfa **hepática/esplénica**.
  - Tx: restricción hídrica (1-1.5 L/día), ↓ NaCl (1-2 g/día), diuréticos (la espironolactona contrarresta el hiperaldosteronismo observado en la insuficiencia hepática), paracentesis, derivación portosistémica intrahepática transyugular (DPIT) si es resistente, antibióticos profilácticos para prevenir la PBE (**norfloxacino**; se utiliza si hay PBE previa o hemorragia digestiva superior actual).
- La **aldosterona se eleva con la insuficiencia hepática:** secundaria a la alteración del metabolismo hepático.
- **Síndrome hepatorrenal:** insuficiencia renal progresiva; los mismos hallazgos de laboratorio que la azoemia prerrenal; suele ser un signo de **hepatopatía terminal**; los riñones son normales pero no están bien perfundidos.
  - El desafío de volumen **no** funciona (a diferencia de la azoemia prerrenal).
  - Tx: suspender diuréticos, administrar **albúmina**, iniciar **vasopresina**; no hay tratamiento adecuado aparte del trasplante hepático.
- **Cambios neurológicos:** asterixis; signo de que la insuficiencia hepática está progresando.
- **Insuficiencia hepática posparto con ascitis:** trombosis de la vena hepática (de origen en la vena ovárica); tiene un componente infeccioso (tromboflebitis pélvica).
  - Dx: arteriografía de la AMS con contraste de fase venoso.
  - Tx: **heparina** y **antibióticos**.

PERITONITIS BACTERIANA ESPONTÁNEA (PRIMARIA)

- Paciente con **ascitis**.
- Fiebre, dolor abdominal, PMN > 250 en líquido, cultivos positivos.
- *E. coli* (#1), neumococos, estreptococos.

- Más frecuentemente un solo microorganismo; si no, hay que preocuparse por una perforación intestinal.
- Factores de riesgo: PBE previa, hemorragia digestiva superior (hemorragia varicosa), ascitis baja en proteínas, síndrome nefrótico infantil.
- Tx: cefalosporinas de 3.ª generación; los pacientes suelen responder en 48 h.

VÁRICES ESOFÁGICAS

- **Hemorragia** por rotura.
- **Tratamiento inicial**: hacer pruebas de tipo y compatibilidad de 6 unidades de concentrados eritrocitarios (transfundir si es necesario), intubar para proteger las vías respiratorias, antibióticos.
- Tx: **bandas elásticas y escleroterapia** (eficacia del 95%).
  - La **vasopresina** (constricción de la arteria esplácnica) y la **octreotida** ($\downarrow$ presión portal por $\downarrow$ flujo sanguíneo) pueden utilizarse para ganar tiempo.
  - Los pacientes con antecedentes de coronariopatía deben recibir nitroglicerina mientras reciben vasopresina.
  - Sonda esofágica de Sengstaken-Blakemore: tiene un balón que se utiliza para controlar la hemorragia varicosa; riesgo de rotura del esófago (ya casi no se utiliza).
- **Propranolol**: útil para pacientes con várices asintomáticas o con hemorragia varicosa previa para ayudar a prevenir nuevas hemorragias; no es adecuado en casos agudos.
- Pueden producirse estenosis posteriores por la escleroterapia; por lo general, se tratan fácilmente con dilatación.
- La **DPIT** es necesaria para la hemorragia varicosa refractaria (hemorragia continua tras una 2.ª endoscopia).

HIPERTENSIÓN PORTAL

- **Obstrucción presinusoidal**: esquistosomiasis, trombosis de la vena porta (50% de los casos de hipertensión portal en niños).
- **Obstrucción sinusoidal**: cirrosis (p. ej., etanol, viral).
- **Obstrucción postsinusoidal**: síndrome de Budd-Chiari (enfermedad oclusiva de la vena hepática), pericarditis constrictiva, ICC.
- Para medir la **presión de la vena porta**: obtener la **presión venosa hepática en cuña**.
- Presión de la vena porta: > **10 mmHg** se considera significativo.
- Drenaje venoso colateral esplácnico a sistémico:
  - La **vena coronaria estomáquica** (vena gástrica izquierda) y la **vena pilórica** (vena gástrica derecha) actúan como colaterales entre la **vena porta** y el **sistema venoso submucoso** del **esófago** inferior (*várices esofágicas*; este sistema desemboca finalmente en la vena ácigos).
  - Ombligo: venas **paraumbilicales** y vena **umbilical** vestigial (ligamento redondo) a **venas epigástricas** (*cabeza de Medusa*).
  - Recto (**VMI a venas ilíacas interna y pudendas**).
- La hipertensión portal provoca hemorragia esofágica por várices, ascitis, esplenomegalia y encefalopatía hepática.
- Las derivaciones pueden descomprimir el sistema portal.
- **DPIT**: utilizada para hemorragias prolongadas, progresión de la coagulopatía, hipoperfusión visceral o ascitis refractaria, hidrotórax refractario.
  - Permite el flujo anterógrado de la vena porta a la VCI.
  - Complicación de la DPIT: *desarrollo de* **encefalopatía**.
- **Derivación esplenorrenal** (considerada derivación selectiva): baja tasa de encefalopatía; necesidad de ligar la vena suprarrenal izquierda, la vena gonadal izquierda, la vena mesentérica inferior, la vena coronaria y las ramas pancreáticas de la vena esplénica; *no es necesaria la esplenectomía*.
  - Se utiliza solo para casos con cirrosis Child A que únicamente presentan **hemorragia**.
  - Contraindicada en los pacientes con ascitis refractaria, ya que las derivaciones esplenorrenales pueden empeorar la ascitis.
- **Derivación portosistémica parcial** (se considera una derivación selectiva; la calibración se basa en el tamaño del injerto utilizado): se usa un injerto de interposición entre la vena porta y la VCI.
  - Se recurre a ella si no se dispone de DPIT y el problema es la **ascitis resistente**.
- **Derivaciones no selectivas**: ya no se utilizan debido a la elevada tasa de **encefalopatía**.

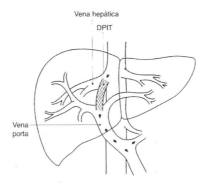

Derivación portosistémica intrahepática transyugular (DPIT). Se introduce un catéter en la vena hepática (suprahepática) a través de la vena yugular. Una aguja, introducida a través del catéter, se hace pasar desde la vena hepática a través del tejido hepático hasta una rama principal de la vena porta. El conducto hepático se dilata con un catéter balón de angioplastia, y se mantiene abierto tras el despliegue de una endoprótesis metálica expandible.

- **Child B o C** con indicación de derivación → **DPIT.**
- **Child A** que solo tiene **hemorragia** como síntoma → considerar **derivación esplenorrenal** (más duradera); si no, DPIT.
- La **puntuación de Child-Pugh** se correlaciona con la mortalidad tras la colocación de una derivación a cielo abierto.

Puntuación de Child-Pugh	1 punto	2 puntos	3 puntos
Albúmina	> 3.5	3-3.5	< 3
Bilirrubina	< 2.5	2.5-4	> 4
Encefalopatía	Ninguna	Mínima	Grave
Ascitis	Ninguna	Tratable con medicamentos	Refractaria
INR	< 1.7	1.7-2.3	> 2.3

- Child A (5-6 puntos)   2% de mortalidad con derivación
- Child B (7-9 puntos)   10% de mortalidad con derivación
- Child C (10 puntos o más)   50% de mortalidad con derivación

- **Puntuación MELD** (modelo de hepatopatía terminal): utiliza INR, creatinina y bilirrubina total para clasificar la insuficiencia hepática; a menudo se prefiere compararla con la de Child.
  - Se necesita una **puntuación MELD ≥ 15** para obtener un beneficio de supervivencia del **trasplante hepático**.
- Hipertensión portal en **niños**:
  - Generalmente por **trombosis de la vena porta extrahepática**.
  - Causa más frecuente de **hematemesis masiva** en los niños.

SÍNDROME DE BUDD-CHIARI

- Oclusión de las venas hepáticas o de la VCI.
- Dolor en el cuadrante superior derecho, hepatoesplenomegalia, ascitis, insuficiencia hepática fulminante, hemorragia varicosa.
- Factores de riesgo: **policitemia vera.**
- Dx: angiografía con fase venosa, angiografía por TC; la biopsia hepática muestra dilatación sinusoidal, congestión (centrolobulillar).
- Tx: **derivación portocava** (necesita conectarse a la VCI por encima de la obstrucción); se puede intentar usar tPA dirigido por catéter si el caso es agudo.

TROMBOSIS DE LA VENA ESPLÉNICA

- Puede causar **várices gástricas aisladas** sin elevación de la presión en el resto del sistema porta.
- Estas várices gástricas pueden **sangrar**.
- La **trombosis de la vena esplénica** suele ser causada por **pancreatitis**.
- Tx: **esplenectomía** si es sintomática.

TROMBOSIS DE LA VENA PORTA

- Generalmente **extrahepática**.
- Factores de riesgo: **estados hipercoagulables**.
- Ascitis *sin* insuficiencia hepática.
- Pueden aparecer **várices esofágicas** (causa más frecuente de hematemesis masiva en niños).
- Tx: **heparina** indicada en caso de trombosis aguda (evitar si hay hemorragia digestiva alta); con el tiempo puede ser necesaria una derivación.

ABSCESOS HEPÁTICOS

- **Absceso piógeno**:
  - Tipo más frecuente (representa el 80% de todos los abscesos hepáticos); pueden ser múltiples.
  - Síntomas: fiebre, escalofríos, pérdida de peso, dolor en el cuadrante superior derecho, ↑ pruebas de función hepática, ↑ leucocitos, sepsis.
  - ↑ en lóbulo derecho; mortalidad del 15% con la sepsis.
  - Bacilos gramnegativos: microorganismo #1 (**E. coli**).
  - Más a menudo secundarios a una **infección contigua** del **conducto biliar** (p. ej., colangitis).
  - Pueden producirse tras una **bacteriemia** por otros tipos de infecciones (p. ej., diverticulitis, apendicitis).
  - Dx: aspiración.
  - Tx: drenaje **guiado por TC** y **antibióticos**; drenaje quirúrgico en caso de paciente inestable y signos continuos de sepsis.
- **Absceso amebiano**:
  - ↑ pruebas de función hepática; ↑ en **lóbulo derecho** del hígado, generalmente único.
  - La infección primaria se produce en el colon → **colitis amebiana**.
  - Factores de riesgo: viajes a México, etanol; transmisión fecal-oral.
  - Diagnóstico: serología para *Entamoeba histolytica* (el 90% tiene infección).
  - Síntomas: fiebre, escalofríos, dolor en cuadrante superior derecho, ↑ leucocitos, ictericia, hepatomegalia.
  - Llega al hígado a través de la **vena porta**.
  - Los cultivos del absceso suelen ser estériles → solo existen protozoos en el borde periférico.
  - Por lo general, se puede diagnosticar con base en las características de la TC.
  - Tx: **metronidazol** (*rara vez necesita drenaje*); aspiración *solo* si es refractario (poco frecuente); cirugía *solo* si hay rotura libre (poco frecuente).
- **Absceso equinocócico**:
  - Forma quistes (quiste hidatídico).
  - **Prueba cutánea de Casoni** positiva, **serología** positiva.
  - **Ovejas**: portadoras; **perros**: exposición humana; ↑ en **lóbulo derecho** del hígado.
  - *No aspirar* → *puede filtrarse y causar* **choque anafiláctico**.
  - La TC abdominal muestra ectoquistes (calcificado) y endoquistes (quiste de doble pared).
  - CPRE preoperatoria por ictericia, ↑ pruebas de función hepática o colangitis para comprobar la comunicación con el sistema biliar.
  - Tx: **albendazol preoperatorio** (2 semanas) y **extirpación quirúrgica** (de forma intraoperatoria, se puede inyectar alcohol en el quiste para eliminar los microorganismos y luego aspirar); **es necesario eliminar toda la pared del quiste**.
  - No derramar el contenido del quiste: puede causar choque anafiláctico.
- **Absceso por esquistosomas**:
  - Erupción maculopapular, ↑ eosinófilos.
  - Contacto a través de la **piel**; se contagia por el **agua**.
  - Puede provocar hemorragias varicosas.
  - Tx: **praziquantel** y control de la hemorragia varicosa.

TUMORES HEPÁTICOS BENIGNOS

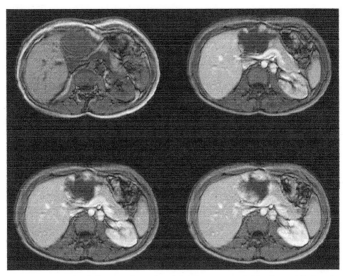

Resonancia magnética de un hemangioma hepático, que muestra hipointensidad en las imágenes sin contraste (*arriba a la izquierda*) y realce nodular periférico con progresión centrípeta del realce en las imágenes con contraste (*arriba a la derecha, abajo a la izquierda, abajo a la derecha*).

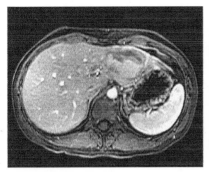

Resonancia magnética de un adenoma hepático que ocupa gran parte de los segmentos II y III, con hemorragia intratumoral.

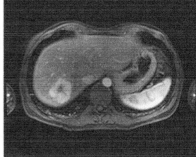

Resonancia magnética hepática con gadolinio que muestra una masa compatible con hiperplasia nodular focal.

- **Adenomas hepáticos:**
  - Mujeres, uso de corticoides, ACO.
  - El 80% de los casos son sintomáticos; riesgo de hemorragia significativa del 50% (**el riesgo de rotura** aumenta con el **tamaño**).
  - Pueden volverse malignos (10%).
  - Más frecuente en el **lóbulo derecho**.
  - Síntomas: dolor, ↑ pruebas de función hepática, ↓ PA (por rotura), masa palpable.
  - Dx: <u>no hay células de Kupffer</u> en los adenomas, por lo que **no hay captación en la gammagrafía con coloide de azufre** (frío).

- Tx:
    - Asintomáticos y < 4 cm: suspender ACO; si hay regresión, no se necesita más terapia; si no hay regresión, el paciente necesita resección del tumor.
    - Sintomático o > 4 cm: resección del tumor por riesgo de hemorragia y malignidad; embolización si es múltiple e irresecable.
    - Rotura: angioembolización de urgencia, recuperación, luego resección.
- **Hiperplasia nodular focal:**
    - Presenta **cicatriz estrellada central** en las imágenes (diagnóstico); más frecuente en mujeres.
    - Sin riesgo de malignidad; es muy improbable que se rompa; suele ser asintomática.
    - Dx: TC abdominal; tiene células de Kupffer, por lo que **captará coloide de azufre en la gammagrafía hepática.**
    - Tx: terapia conservadora (_sin resección_).
- **Hemangiomas:**
    - Tumor hepático benigno más frecuente.
    - Rotura infrecuente; la mayoría de los casos son asintomáticos; más frecuentes en mujeres.
    - _Evitar_ la biopsia → riesgo de hemorragia.
    - Dx: la RM y la TC muestran **un realce de periférico a central.**
        - Aparece como una _lesión muy hipervascularizada en la RM en T2_ (muy brillante).
        - Gammagrafía con eritrocitos marcados (_mejor estudio_).
    - Tx: conservador (independientemente del tamaño) a menos que sea sintomático, entonces **resección ± embolización preoperatoria;** corticoides (posible RT) para enfermedad irresecable.
    - **Complicaciones poco frecuentes del hemangioma: coagulopatía** consuntiva (síndrome de Kasabach-Merritt) e **ICC;** estas complicaciones suelen observarse en niños.
- **Quistes simples:**
    - Congénitos; en las mujeres, el lóbulo derecho es el más frecuentemente afectado; las paredes tienen un tono azul característico.
    - Las complicaciones de estos quistes son poco frecuentes; la mayoría pueden dejarse sin tratar.
    - Si se aspiran, **siempre reaparecerán.**
    - **Si son sintomáticos, se puede realizar una fenestración laparoscópica** (enviar cápsula a anatomopatología para descartar CA).

TUMORES HEPÁTICOS MALIGNOS

- La **proporción metástasis:primario** es de **20:1.**
- **CA hepatocelular** (hepatoma):
    - **El cáncer más frecuente en el mundo.**
    - Síntomas: molestias en el cuadrante superior derecho y pérdida de peso; suele aparecer en el contexto de una **cirrosis.**
    - Factores de riesgo: **hepatitis B** (causa #1 en todo el mundo), hepatitis C, etanol, hemocromatosis, deficiencia de α1-antitripsina, colangitis esclerosante primaria, aflatoxinas, adenoma hepático, esteroides, inflamación, pesticidas.
    - Tipo **fibrolamelar** (adolescentes y adultos jóvenes; por lo general, no ocurre en el contexto de cirrosis; marcador de neurotensina): mejor pronóstico.
    - Tipo **nodular difuso:** peor pronóstico.
    - La **concentración de AFP** se correlaciona con el tamaño del tumor.
    - Sitio más frecuente de metástasis: **pulmón.**
    - **TC:** muestra un **patrón en mosaico** (áreas necróticas no homogéneas mezcladas con sectores hipervascularizados).
    - Los **hallazgos característicos de la TC** y la **elevación de la AFP** hacen el diagnóstico (_no se necesita biopsia_).
    - Pocos tumores hepáticos son resecables (solo 15%) debido a **cirrosis** (Child B/C), afectación de **ganglios linfáticos portohepáticos, invasión vascular importante** o **metástasis.**
    - CA hepático resecable en **estadio precoz** y cirrosis **Child A:** proceder a la **resección.**
    - CA hepático en **fase inicial** y cirrosis **Child B/C:** evaluación para trasplante hepático.
    - Si el tumor parece resecable, hay que asegurarse de dejar un hígado adecuado para mantener la vida (**denominado _futuro remanente hepático_** [FRH]).
        - **Sin cirrosis:** el FRH debe ser del **25%** (del hígado antes de la operación).
        - **Child A:** el FRH necesita ser del **40%** (del hígado antes de la operación).

- Si el **FRH no parece adecuado**, considere la **embolización** preoperatoria de la **vena porta** del lóbulo del lado del tumor (el lóbulo contralateral se hipertrofiará) y vuelva a evaluar el FRH.
- Se necesitan **bordes de 1 a 3 cm**.
- Tasa de supervivencia a 5 años con resección: 30%.
- Es más probable que la recidiva tumoral aparezca en el hígado tras la resección.
- La **paliación** depende del **tamaño de la lesión**:
  - < **5 cm**: ablación (radiofrecuencia, microondas o crioterapia).
  - > **5 cm**: quimioembolización transarterial (QETA).
  - Considerar la **radioterapia** si no es compatible con lo anterior.
- **Sarcoma hepático**:
  - Factores de riesgo: PVC, uso de Thorotrast®, arsénico → rápidamente mortal.
- **Metástasis de CA de colon aislado en el hígado**: se puede resecar si se deja suficiente hígado para que el paciente sobreviva; tasa de supervivencia a 5 años del 35% tras la resección con intención curativa.
- **Tumores hepáticos primarios**: en general hipervascularizados.
- **Tumores hepáticos metastásicos**: en general hipovascularizados.

REPARACIÓN DE HERNIA UMBILICAL CON ASCITIS

- Debe repararse de forma electiva para evitar la **rotura** y otras complicaciones:
  1. Eliminar y controlar la **ascitis preoperatoria** (diuréticos, paracentesis si es necesario, considerar la DPIT si es resistente).
  2. Corregir la **coagulopatía** (vitamina K si se tiene tiempo; considerar PFC [o concentrado de complejos de protrombina] y plaquetas).
  3. Reparar la hernia con **malla** si es **electiva** (_sin_ drenajes; cerrar el peritoneo para evitar adherencias).
  4. Realizar reparación de **urgencia** obligada antes **perforación**, **infección** o **encarcelación** intestinal (_sin_ malla si hay perforación, infección o resección intestinal).
  5. Controlar la ascitis postoperatoria (paracentesis intermitente si es necesario).

ANATOMÍA Y FISIOLOGÍA

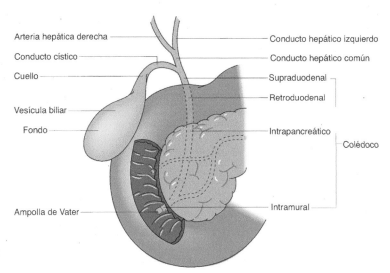

Arteria hepática derecha — Conducto hepático izquierdo

Conducto cístico — Conducto hepático común

Cuello — Supraduodenal

Retroduodenal

Vesícula biliar

Fondo — Intrapancreático — Colédoco

Ampolla de Vater — Intramural

Divisiones anatómicas del colédoco.

- La vesícula biliar yace debajo de los **segmentos IV y V**.
- La **arteria cística** nace en la arteria hepática derecha.
  - Se encuentra en el **triángulo de Calot** (**conducto cístico** [por fuera], **conducto hepático común** [medial], **hígado** [por arriba]).
- Las ramas **hepática derecha** (lateral) y retroduodenal de la **arteria gastroduodenal** (medial) irrigan el conducto hepático y el colédoco (posiciones de las 9 y las 3 en punto al realizar una colangiopancreatografía retrógrada endoscópica [CPRE]); se debe considerar una posible irrigación sanguínea longitudinal.
- Las **venas císticas** drenan en la **rama derecha de la vena porta**.
- Los **linfáticos** están en el **lado derecho** del colédoco.
- Las fibras <u>parasimpáticas</u> proceden del **tronco izquierdo** (anterior) del **vago**.
- Fibras <u>simpáticas</u> de T7 a T10 (ganglios **esplácnicos** y **celíacos**).
- La vesícula biliar <u>**no**</u> tiene **submucosa**; la mucosa es epitelio **cilíndrico**.
- El colédoco y el conducto hepático común <u>**no** tienen peristaltismo</u>.
- La vesícula biliar por lo general se llena por **contracción del esfínter de Oddi** en la ampolla de Vater.
  - **Morfina**: contrae el esfínter de Oddi.
  - **Glucagón**: relaja el esfínter de Oddi.
- **Dimensiones normales**: colédoco ≤ **6 mm** (≤ 10 mm tras colecistectomía), pared de la vesícula biliar ≤ 4 mm, conducto pancreático ≤ 4 mm.
- Después de la colecistectomía bajan las reservas totales de sales biliares.
- La mayor concentración de células productoras de **CCK** y **secretina** se encuentra en el **duodeno**.
- **Senos de Rokitansky-Aschoff**: invaginaciones epiteliales en la pared de la vesícula biliar; se forman por la mayor presión de la vesícula biliar.
- **Conductos de Luschka**: conductos biliares que pueden fugar bilis tras una colecistectomía; se encuentran en la fosa de la vesícula biliar.

- Regulación de la excreción biliar:
  - ↑ **excreción biliar**: CCK, secretina y estimulación vagal.
  - ↓ **excreción biliar**: somatostatina, estimulación simpática.
  - **Contracción de la vesícula biliar**: la CCK provoca una contracción constante, estable y tónica.
- Funciones esenciales de la bilis:
  - Absorción de vitaminas liposolubles.
  - Absorción de grasas esenciales.
  - Excreción de bilirrubina y colesterol.
- Vesícula biliar: formas concentradas de bilis por **reabsorción activa de NaCl** (ATPasa) y **reabsorción pasiva de agua**.
  - La reabsorción activa de **sales biliares conjugadas** ocurre en el **íleon terminal** (50%).
  - La reabsorción pasiva de **sales biliares no conjugadas** puede producirse en el **intestino delgado** (45%) y en el **colon** (5%).
  - El vaciado posprandial de la vesícula biliar es máximo a las 2 h (80%).
  - La bilis es secretada por los **hepatocitos** (80%) y las **células canaliculares biliares** (20%).
  - El color de la bilis se debe principalmente a la **bilirrubina conjugada**.
  - **Estercobilina**: producto de descomposición de la bilirrubina conjugada en el intestino; da color marrón a las heces.
  - **Urobilinógeno**: la bilirrubina conjugada se descompone en el intestino y se reabsorbe; se convierte en urobilinógeno y, finalmente, en urobilina, que se libera en la orina (color amarillo).

	Na (mEq/L)	Cl (mEq/L)	Sales biliares (mEq/dL)	Colesterol (mEq/dL)
Bilis hepática	140-170	50-120	1-50	50-150
Bilis de la vesícula biliar	225-350	1-10	250-350	300-700

SÍNTESIS DE COLESTEROL Y ÁCIDOS BILIARES

- HMG CoA → (**HMG CoA reductasa**) → colesterol → (**7-α-hidroxilasa**) → sales biliares (ácidos).
- **HMG CoA reductasa**: paso que limita la síntesis del colesterol.

CÁLCULOS BILIARES

- Se encuentran en el 10% de la población; la gran mayoría son **asintomáticos** (Tx: _solo observación_).
- Solo el 10% de los cálculos biliares son radiopacos.
- **Cálculos no pigmentados**:
  - **Cálculos de colesterol**: causados por **estasis, nucleación de calcio** y ↑ **reabsorción de agua** en la vesícula biliar.
  - También causados por ↓ **lecitina** y **sales biliares**.
  - Se encuentran casi exclusivamente en la vesícula biliar.
  - Cálculo más frecuente en los Estados Unidos (75%).
- **Cálculos pigmentados**: los más frecuentes en todo el mundo.
  - **Cálculos de bilirrubinato de calcio**: causados por la solubilización de la bilirrubina no conjugada con precipitación.
  - Los fármacos disolventes (monooctanoína) <u>no</u> funcionan en los cálculos pigmentados.
  - **Cálculos negros**:
    - Puede deberse a **trastornos hemolíticos, cirrosis, APT crónica**.
    - Factores para el desarrollo: ↑ carga de bilirrubina, ↓ función hepática y estasis biliar → producen **cálculos de bilirrubinato de calcio**.
    - Casi siempre se forman en la vesícula biliar.
    - Tx: **colecistectomía** si son sintomáticos.

- **Cálculos marrones** (cálculos coledocianos primarios, formados en los conductos; asiáticos).
  - **Infección** causante de la desconjugación de la bilirrubina.
  - *E. coli* es el agente causal más frecuente: produce **betaglucuronidasa**, que desconjuga la bilirrubina con formación de **bilirrubinato de calcio**.
  - Se debe confirmar si hay estenosis de la ampolla, divertículos duodenales, esfínter de Oddi anómalo.
  - **Se forman** con mayor frecuencia **en los conductos biliares** (son *cálculos primarios del colédoco*).
  - Tx: casi todos los pacientes con cálculos primarios necesitan un procedimiento de drenaje biliar: **esfinteroplastia** (éxito del 90%).
- Los cálculos de <u>colesterol</u> y los cálculos <u>negros</u> que se encuentran en el colédoco se consideran *cálculos secundarios del colédoco*.
- **Pruebas de laboratorio para la coledocolitiasis**:
  - **GGT**: mayor sensibilidad (mayor VPN).
  - **Fosfatasa alcalina**: mayor especificidad (mayor VPP).

COLECISTITIS

- Debida a la obstrucción del **conducto cístico** por un cálculo biliar.
- Provoca distensión e inflamación de la pared de la vesícula biliar.
- Síntomas: dolor en el cuadrante superior derecho (constante), dolor referido en el hombro derecho y la escápula, náuseas y vómitos, pérdida del apetito.
  - Los ataques ocurren con frecuencia después de una comida grasa; el dolor es persistente (a diferencia del cólico biliar).
- Signo de Murphy: el paciente no puede realizar una inspiración profunda durante la palpación profunda del cuadrante superior derecho debido al dolor.
- La **fosfatasa alcalina** y los **leucocitos** suelen estar elevados.
- **Colecistitis supurativa** asociada a pus en la vesícula → puede asociarse a sepsis y choque.
- Microorganismos más frecuentes en la colecistitis: *E. coli (#1)*, *Klebsiella*, *Enterococcus*.
- **Factores de riesgo de litiasis**: edad > 40 años, mujer, obesidad, embarazo, pérdida rápida de peso, vagotomía, APT (cálculos pigmentados), resección ileal.
- **Ecografía**: sensibilidad del 95% para captar cálculos → foco hiperecoico, sombra posterior, movimiento del foco con cambios de posición.
  - Mejor prueba de evaluación inicial para **ictericia** o **dolor en el cuadrante superior derecho**.
  - Hallazgos que sugieren **colecistitis aguda**: cálculos biliares, engrosamiento de la pared de la vesícula biliar (> 4 mm), líquido pericístico.
  - Colédoco dilatado (> 6 mm): sugiere cálculo y obstrucción del colédoco.
- **Gammagrafía con ácido iminodiacético hepatobiliar** (**HIDA**, *hepatobiliary iminodiacetic acid*): el hígado absorbe el tecnecio, que se excreta por las vías biliares.
- **Prueba CCK-CS** (colegammagrafía con colecistocinina).
  - *Prueba más sensible para la colecistitis* (también se utiliza la HIDA).
  - Indicaciones de **colecistectomía** tras la prueba CCK-CS:
    - Si **no se ve la vesícula biliar** (es probable que el conducto cístico tenga un cálculo; colecistitis crónica).
    - Requiere > **60 min para vaciarse** (discinesia biliar).
    - **Fracción de eyección < 40%** (discinesia biliar).
- Indicaciones para una **CPRE <u>de urgencia</u>** (signos de la presencia de un cálculo en el colédoco): ictericia, colangitis clínica, dilatación del colédoco *sin* pancreatitis por cálculos biliares o las imágenes muestran un cálculo en el colédoco.
- Indicaciones para **CPRE <u>preoperatoria</u>** (cualquiera de las siguientes tiene que ser persistentemente alta durante > 24 h para justificarla): **AST** o **ALT** (> 200) *sin* pancreatitis biliar ni **bilirrubina** (> 3).
  - Considerar la **CPRM** para la pancreatitis por cálculos biliares (*evitar* la CPRE: no mejora los resultados y es probable que el cálculo pase).
  - **Menos del 5%** de los pacientes sometidos a colecistectomía tendrán un cálculo retenido en el colédoco → el 95% de ellos se eliminan con la CPRE.
  - Considerar la **exploración del colédoco** con **colangiografía intraoperatoria** si *no* se dispone de CPRE (glucagón i.v. y lavado con solución salina normal si se encuentran cálculos).

- **Tx para la colecistitis**: colecistectomía; se puede colocar una sonda de colecistostomía en los pacientes que están muy graves y no pueden tolerar la cirugía.
  - No es beneficioso «enfriar al paciente» con antibióticos antes de la cirugía.
  - Los pacientes a los que se les coloca una sonda de colecistostomía necesitan una **colecistectomía de intervalo** cuando se recuperan de la enfermedad (tasa de recurrencia de colecistitis elevada cuando se retira la sonda).
- **CPRE**: el mejor tratamiento para el cálculo tardío del colédoco.
  - La esfinterotomía permite extraer el cálculo.
  - Riesgos: hemorragia, pancreatitis, perforación.
- **Cólico biliar**: obstrucción transitoria del conducto cístico causada por el paso del cálculo biliar.
  - Se resuelve en 4 a 6 h.
  - Si la Eco muestra cálculos biliares, está indicada la colecistectomía electiva.
- La **presencia de aire en el sistema biliar** se observa con mayor frecuencia tras una CPRE y una esfinterotomía.
  - También puede observarse en la colangitis o la erosión del sistema biliar en el duodeno (es decir, íleo biliar).
- **Infección bacteriana de la bilis**: la diseminación desde el **sistema porta** es la vía más frecuente (<u>no</u> retrógrada a través del esfínter de Oddi).
- La **mayor incidencia de cultivos biliares** positivos se produce con la **estenosis postoperatoria** (por lo general *E. coli*, a menudo polimicrobiana).
- **Embarazo y colelitiasis sintomática**: colecistectomía laparoscópica (en 2.° trimestre si es posible).
  - Menor tasa de abortos espontáneos en comparación con el Tx no quirúrgico.
  - Colocación abierta del puerto (de Hassan), neumoperitoneo bajo, rotación de la paciente hacia la izquierda (alivia la compresión de la VCI).
- **Cirrosis y colecistitis aguda**: los pacientes con cirrosis Child **A o B** deben ser sometidos a <u>colecistectomía laparoscópica</u>; para **Child C** es mejor el <u>Tx médico</u> (antibióticos).
- **Coledocolitiasis después de una derivación gástrica en «Y» de Roux**.
  - El problema es que no se puede acceder fácilmente al sistema biliar para la CPRE.
  - Si la **vesícula biliar** está en su sitio: colecistectomía y exploración intraoperatoria del colédoco.
  - Si *no* hay **vesícula biliar**: CPRE con doble balón o colocación de sonda de gastrostomía laparoscópica en el remanente gástrico distal; realizar la CPRE a través de la sonda.

COLECISTITIS ACALCULOSA

- Pared engrosada, dolor en el cuadrante superior derecho, ↑ leucocitos, <u>sin</u> cálculos.
- Se observa con mayor frecuencia tras quemaduras graves, APT prolongada, traumatismos o cirugía mayor.
- La patología primaria es la **estasis biliar** (opiáceos, ayuno), que provoca distensión e isquemia.
- También presenta ↑ **viscosidad** secundaria a **deshidratación, íleo, transfusiones**.
- La ecografía muestra **barro biliar**, engrosamiento de la pared de la vesícula biliar, líquido pericolecístico y **<u>ningún cálculo</u>**.
- La gammagrafía con HIDA es positiva.
- Tx: colecistectomía; drenaje percutáneo si el paciente está demasiado inestable.

ENFERMEDAD ENFISEMATOSA DE LA VESÍCULA BILIAR

- Gas en la pared de la vesícula biliar: se puede ver en una placa simple.
- ↑ en diabéticos; en general por ***Clostridium perfringens***.
- Síntomas: dolor abdominal intenso de aparición rápida, náuseas, vómitos y sepsis.
- La perforación es más frecuente en estos pacientes.
- Tx: **colecistectomía de urgencia**; drenaje percutáneo si el paciente está demasiado inestable.

ÍLEO BILIAR

- **Fístula** entre la **vesícula biliar** y el **duodeno** que libera el cálculo, causando obstrucción del intestino delgado; en general en adultos mayores.
  - Se puede hallar **neumobilia** (aire en el sistema biliar) en la placa simple.
- **Íleon terminal**: sitio más frecuente de obstrucción.

- Tx primario: **extraer el cálculo** a través de una enterotomía proximal a la obstrucción.
  - Por lo general, _no_ se realiza colecistectomía y resección de la fístula en el momento de la operación, ya que la tasa de complicaciones es alta y la recurrencia es baja.

LESIONES DEL COLÉDOCO

- Ocurren con más frecuencia tras una colecistectomía laparoscópica.
- Causa más frecuente: tracción cefálica excesiva del fondo de la vesícula biliar.
- Se requiere una colangiografía intraoperatoria por sospecha de lesión intraoperatoria del colédoco (es decir, estenosis o fuga; Trendelenburg, ajustar el catéter si inicialmente no llena el colédoco); si el colédoco no se llena, es necesario abrir para investigar.
- **Lesión intraoperatoria del colédoco**: si comprende < 50% de la circunferencia del colédoco, probablemente se pueda realizar una reparación primaria; en todos los demás casos, probablemente será necesaria una hepatoyeyunostomía (o coledocoyeyunostomía); _no intentar anastomosis con el duodeno: no llegará hasta el duodeno._
- **Náuseas y vómitos** persistentes o **ictericia** tras la **colecistectomía laparoscópica** → realizar **Eco** para buscar acumulación de líquido.
  - Si **hay acumulación de líquido**, puede ser una fuga biliar → drenaje percutáneo de la colección.
    - Si el líquido es biliar, realizar CPRE → esfinterotomía y endoprótesis si se debe a la filtración de remanentes de conducto cístico, pequeñas lesiones del conducto hepático o el colédoco, o una fuga de un conducto de Luschka.
    - Las lesiones de mayor tamaño (es decir, la sección total del conducto) requerirán una hepatoyeyunostomía o una coledocoyeyunostomía (_véanse_ los plazos a continuación).
  - Si **no hay acumulación de líquido** y los conductos hepáticos están dilatados, es probable que se trate de una sección completa del colédoco (catéter de colangiografía transhepática percutánea [CTHP] inicialmente, luego hepatoyeyunostomía o coledocoyeyunostomía).
    - Para las lesiones que causan síntomas precoces (≤ 7 días): **hepatoyeyunostomía**.
    - Para las lesiones que provocan síntomas tardíos (> 7 días): **hepatoyeyunostomía** 6-8 semanas después de la lesión (tejido demasiado friable para la cirugía después de 7 días).
- **Sepsis** después de una **colecistectomía laparoscópica** → reposición de líquidos y estabilizar.
  - Puede deberse a una sección total del colédoco y colangitis → realizar Eco para buscar conductos intrahepáticos dilatados o colecciones de líquido (vía igual que la anterior).
- **Dehiscencias anastomóticas** tras un trasplante o una hepatoyeyunostomía → suelen tratarse con drenaje percutáneo de la acumulación de líquido seguido de **CPRE con endoprótesis temporal** (la fuga se cura).

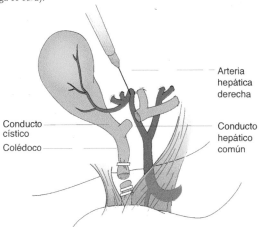

Lesión laparoscópica clásica de las vías biliares. El colédoco se confunde con el conducto cístico y se secciona. Se reseca una extensión variable del árbol biliar extrahepático con la vesícula biliar. La arteria hepática derecha, en segundo plano, también suele lesionarse.

ESTENOSIS DE LOS CONDUCTOS BILIARES

- **Isquemia** tras una **colecistectomía laparoscópica**: causa más importante de estenosis biliar postoperatoria tardía.
- Otras causas: **pancreatitis crónica**, CA de **vesícula biliar, CA de vías biliares**.
- Síntomas: **ictericia**, sepsis, colangitis.
- La estenosis de las vías biliares sin antecedentes de pancreatitis o cirugía biliar es un CA hasta que se demuestre lo contrario.
- Dx: la **CPRM** define la anatomía y permite buscar una masa → si no se descarta un CA con una CPRM, se necesita una CPRE con biopsias por cepillado.
- Tx: si se debe a **isquemia** o **pancreatitis** crónica → *coledocoyeyunostomía* (mejor solución a largo plazo).
  - Si se debe a un CA, seguir el tratamiento apropiado.

HEMOBILIA

- Fístula entre el **conducto biliar** y el **sistema arterial hepático** (más frecuente).
- Los pacientes suelen presentar hematemesis (hemorragia digestiva superior), ictericia y dolor en el cuadrante superior derecho.
- Ocurre con mayor frecuencia con la **instrumentación percutánea** (p. ej., catéter de CTHP) o **traumatismo** hepático.
- Dx: la **EGD** (*estudio principal*) mostrará sangre saliendo de la ampolla de Vater; angiografía.
- Tx: **angioembolización**; operación si fracasa.

ADENOCARCINOMA DE VESÍCULA BILIAR

- Poco frecuente aunque es el CA más habitual de las vías biliares.
- A menudo se descubre incidentalmente tras una colecistectomía.
- 4× más frecuente que el CA de vías biliares; la mayoría tiene **cálculos** (factor de riesgo #1).
  - Otros factores de riesgo: pólipos ≥ 10 mm, inflamación, vesícula biliar **en porcelana**, fiebre tifoidea, colangitis esclerosante primaria, enfermedad intestinal inflamatoria. **Vesícula biliar en porcelana**: riesgo del 3% de desarrollar CA de vesícula biliar. Colecistectomía indicada para pacientes **sintomáticos** o que son **jóvenes o están en forma**.
- **Hígado**: sitio más frecuente de metástasis.
- Dx: CPRM.
- Primero se extiende a los **segmentos IV** y **V** relativamente pronto (la *vesícula biliar no tiene submucosa*).
- Los primeros ganglios son los del **conducto cístico** (lado derecho).
- Síntomas: **ictericia** en primer lugar (invasión de las vías biliares con obstrucción) y después **dolor en el cuadrante superior derecho**.
- Tx:
  - Si el músculo *no* está afectado (no más allá de la mucosa o la lámina propia; **T1a**): la **colecistectomía** sola es suficiente.
  - Si está en el **músculo** (muscular propia, **T1b**) pero no más allá, también necesita **resección en cuña** de los **segmentos IVb** y **V**.
  - Si **está más allá del músculo** y aún es resecable, también necesita **resección** formal de los **segmentos IVb** y **V**.
  - También requiere **vaciamiento regional portal** si está en el **músculo** o más allá.
  - *No* es necesario extirpar los orificios del puerto si se ha realizado una colecistectomía laparoscópica previa y se vuelve a realizar una resección hepática.
- Supervivencia global a 5 años: 20%.

CÁNCER DE LAS VÍAS BILIARES (COLANGIOCARCINOMA)

- Se observa en adultos mayores; sexo masculino.
- *Factores de riesgo*: infección por *C. sinensis* (tenia hepática), colitis ulcerosa, quistes coledocianos, colangitis esclerosante primaria, infección crónica de las vías biliares, VHB, VHC, inflamación.
- Síntomas: <u>tempranos</u>: **ictericia indolora**; <u>tardíos</u>: **pérdida de peso**, prurito.
- Persistencia ↑ en la **bilirrubina** y la **fosfatasa alcalina**.

- Dx: **CPRM** (define la anatomía, permite buscar masas).
- Se puede alcanzar el diagnóstico con base en la RM y los síntomas (*no es necesaria una biopsia*).
- Invade pronto las estructuras contiguas.
- El descubrimiento de una **estenosis focal de las vías biliares** en pacientes sin antecedentes de cirugía biliar o pancreatitis es altamente indicativo de CA de vías biliares.
- **Laparoscopia diagnóstica** previa a la resección para descartar enfermedad diseminada.
- Considerar la cirugía si no hay metástasis a distancia y el tumor es resecable:
  - Tumor **intrahepático**: *no* debe afectar los ganglios linfáticos **más allá del pedículo hepático**.
  - Tumor **extrahepático**: *no* debe afectar la AMS ni los ganglios celíacos.
- Tx:
  - **Intrahepático**: resección con margen negativo (por lo general, lobectomía; puede ser resección segmentaria o en cuña).
  - **Extrahepático** (también necesita **vaciamiento regional**; resección con margen negativo):
    - ⅓ **superior** (tumor de Klatskin).
      - Tipo más frecuente, peor pronóstico, en general irresecable.
      - Los sistemas arterial/venoso portal/biliar del hemihígado contralateral deben estar **libres de tumores**.
      - Tx: posiblemente <u>lobectomía</u>; por lo general, se termina con una hepatoyeyunostomía.
    - ⅓ **medio**: <u>hepatoyeyunostomía</u>.
    - ⅓ **inferior**: <u>cirugía de Whipple</u>.
- Colocación paliativa de una endoprótesis en caso de enfermedad irresecable.
- El trasplante hepático *no* es una opción para el colangiocarcinoma.
- Tasa global de supervivencia a 5 años: 10%.

QUISTES COLEDOCIANOS

- Sexo femenino; asiáticos; 90% son extrahepáticos; riesgo de CA del 15% (colangiocarcinoma).
- Los pacientes mayores presentan dolor episódico, fiebre, ictericia, colangitis.
- Los lactantes pueden presentar síntomas similares a los de la atresia biliar.
- Tipo I (la mayoría): dilatación fusiforme o sacular de conductos extrahepáticos (muy dilatados).
- Causados por un **reflujo anómalo de enzimas pancreáticas** durante el desarrollo uterino.
- *Véase* el capítulo sobre pediatría para conocer más sobre el tratamiento quirúrgico.

COLANGITIS ESCLEROSANTE PRIMARIA

- Hombres en la 4.ª o 5.ª década.
- Puede asociarse a colitis ulcerosa, pancreatitis, diabetes.
- Síntomas: ictericia, cansancio, prurito (por ácidos biliares), pérdida de peso, dolor en el cuadrante superior derecho.
- Se encuentran **múltiples estenosis** en todos los conductos hepáticos.
- Provoca **hipertensión portal** e **insuficiencia hepática** (fibrosis progresiva de los conductos intra- y extrahepáticos).
- <u>No</u> mejora tras la resección de colon por colitis ulcerosa.
- Complicaciones: cirrosis, colangiocarcinoma.
- Tx: **trasplante hepático** necesario a largo plazo para la mayoría; el drenaje se realiza mediante catéter de CTHP; la coledocoyeyunostomía o la dilatación con balón de las estenosis dominantes pueden proporcionar cierto alivio sintomático.
  - **Colestiramina**: puede ↓ el prurito (↓ ácidos biliares).
  - Ácido ursodesoxicólico: puede ↓ los síntomas (↓ los ácidos biliares) y mejorar las enzimas hepáticas.

CIRROSIS BILIAR PRIMARIA

- Mujeres; conductos hepáticos de tamaño medio.
- Colestasis → cirrosis → hipertensión portal.
- Síntomas: ictericia, cansancio, prurito, xantomas.
- Tienen **anticuerpos antimitocondriales**.
- Tx: **trasplante hepático**; ácido ursodesoxicólico y colestiramina para los síntomas.

COLANGITIS

- Suele ser causada por la **obstrucción del conducto biliar** (en la mayoría de los casos debido a cálculos biliares).
- También puede deberse a **tubos permanentes** (p. ej., catéter de CTHP).
- **Tríada de Charcot**: dolor en el cuadrante superior derecho, fiebre, ictericia.
- **Péntada de Reynolds**: tríada de Charcot más cambios del estado mental y choque (sugiere sepsis).
- ***E. coli*** (#1) y ***Klebsiella***: microorganismos más frecuentemente implicados.
- El **reflujo colovenoso** se observa a presiones > 200 mmHg → **bacteriemia sistémica**.
- Dx: ↑ AST/ALT, bilirrubina, fosfatasa alcalina y leucocitos.
  - Eco: colédoco dilatado (> 6 mm, > 10 mm después de una colecistectomía) si se debe a una obstrucción del sistema biliar.
- La estenosis y los abscesos hepáticos son complicaciones tardías de la colangitis.
- Insuficiencia renal: complicación grave #1; relacionada con la **sepsis**.
- Otras causas: estenosis biliar, neoplasias, quistes coledocianos, divertículos duodenales.
- Tx: *reposición de líquidos y antibióticos inicialmente*.
  - **CPRE de urgencia** con **esfinterotomía** y **extracción de cálculos**; si la CPRE fracasa, colocar un catéter de CTHP para descomprimir el sistema biliar.
  - En general se necesita una colecistectomía antes del alta (previene nuevos episodios).
  - Si el paciente tiene colangitis debido a un catéter de CTHP infectado, **cambiar el catéter**.
- Mortalidad: 5% a 10%.

CHOQUE TRAS UNA COLECISTECTOMÍA LAPAROSCÓPICA

- **Temprano** (primeras 24 h): choque hemorrágico por el clip que se desprendió de la arteria cística.
- **Tardío** (después de las primeras 24 h): choque séptico por el clipado accidental del colédoco con colangitis subsecuente.

PÓLIPOS EN LA VESÍCULA BILIAR

- La mayoría son **pólipos de colesterol** (benignos); otros: hiperplásicos (benignos), adenoma (riesgo de CA).
- El tratamiento depende del tamaño:
  - **6-9** mm: necesidad de **Eco anual**; requiere **colecistectomía** para **criterios de alto riesgo** (*véase* luego).
  - **10-18** mm: **colecistectomía laparoscópica**.
  - **> 18** mm: tratado como **CA de vesícula biliar**.
- **Criterios de alto riesgo** (se necesita **colecistectomía** _independientemente_ del tamaño): cálculos biliares concurrentes, sintomáticos, de crecimiento rápido, sésiles (base ancha), pedículo largo, edad > 50 años, pared de la vesícula biliar anómala y pólipo infundibular.

OTRAS ENFERMEDADES

- **Adenomiomatosis**: nódulo engrosado de mucosa y músculo asociado al seno de Rokitansky-Aschoff.
  - No es premaligno; no causa cálculos, puede provocar dolor en el cuadrante superior derecho.
  - Tx: colecistectomía.
- **Mioblastoma de células granulares**: tumor neuroectodérmico benigno de la vesícula biliar.
  - Puede aparecer en las vías biliares con signos de colecistitis.
  - Tx: colecistectomía.
- **Colesterolosis**: depósitos moteados de colesterol en la pared de la vesícula biliar.
- **Bilirrubina delta**: unida a la albúmina de forma covalente, semivida de 18 días; puede tardar en desaparecer tras una ictericia de larga duración.
- **Síndrome de Mirizzi**: compresión del conducto hepático común por *1*) un cálculo en el infundíbulo de la vesícula biliar o *2*) inflamación procedente de la vesícula o del conducto cístico que se extiende al conducto hepático contiguo, causando estenosis del conducto hepático común; Tx: colecistectomía; puede necesitar hepatoyeyunostomía para la estenosis del conducto hepático.
- **Ceftriaxona**: puede causar barro biliar en la vesícula e ictericia colestásica.
- **Indicaciones de colecistectomía asintomática**: en pacientes sometidos a trasplante hepático o derivación gástrica (si hay cálculos).

ANATOMÍA Y FISIOLOGÍA

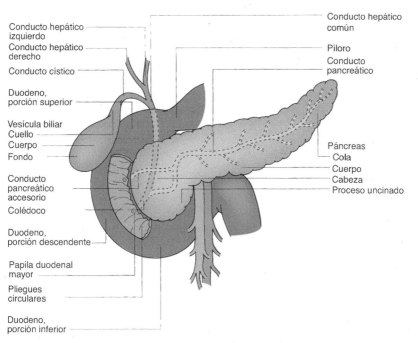

Relación del páncreas con el duodeno y el sistema biliar extrahepático.

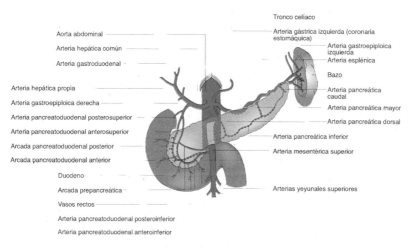

Irrigación del páncreas.

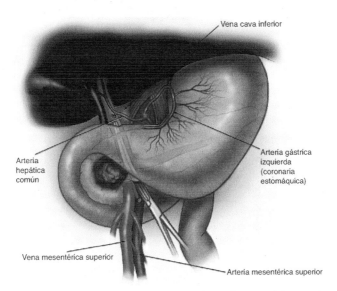

Relación entre la vena mesentérica superior y la arteria mesentérica superior.

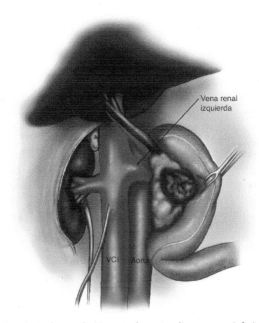

Maniobra de Kocher y relación entre la aorta y la vena cava inferior (VCI).

- **Cabeza** (incluido el proceso uncinado), **cuello, cuerpo** y **cola**.
- **Proceso uncinada**: descansa sobre la aorta, detrás de la VMS.
- **VMS y AMS**: detrás del cuello del páncreas.
- **Vena porta**: se forma detrás del cuello (VMS y vena esplénica).
- **Irrigación**:
  - **Cabeza**: **arterias pancreatoduodenales superior** (de la AGD) e **inferior** (de la AMS) (ramas anterior y posterior para cada una).
  - **Cuerpo**: arterias pancreáticas mayor, inferior y dorsal (todas nacen en la **arteria esplénica**).
  - **Cola**: arterias esplénica, gastroepiploica y pancreática caudal.
- **Drenaje venoso** en el **sistema porta**.
- **Linfáticos**: ganglios celíacos y de la AMS.
- **Células ductales**: secretan **solución** de HCO_3^- (tienen anhidrasa carbónica).
- **Células acinares**: segregan **enzimas digestivas**.
- **Función exocrina del páncreas**: amilasa, lipasa, tripsinógeno, quimotripsinógeno, carboxipeptidasa; HCO_3^-.
  - **Amilasa**: única enzima pancreática secretada de forma activa; hidroliza los enlaces α 1-4 de las cadenas de glucosa.
- **Función endocrina del páncreas** (células de los islotes):
  - **Células α**: glucagón.
  - **Células β** (en el centro de los islotes): insulina.
  - **Células δ**: somatostatina.
  - **Células PP o F**: polipéptido pancreático.
  - **Células de los islotes**: también producen péptido intestinal vasoactivo (VIP), serotonina.
- Las **células de los islotes** reciben la **mayor parte de la irrigación** en relación con su tamaño.
  - Después de los islotes, la sangre va a las células acinares.
- **Enterocinasa**: liberada por el duodeno, activa el tripsinógeno a tripsina.
  - La tripsina activa otras enzimas pancreáticas, incluido el tripsinógeno.
- **Control hormonal de la excreción pancreática**:
  - **Secretina**: ↑ HCO_3^- sobre todo.
  - **CCK**: ↑ principalmente las enzimas pancreáticas.
  - **Acetilcolina**: ↑ HCO^- y enzimas.
  - **Somatostatina y glucagones**: ↓ función exocrina.
  - **CCK y secretina**: liberadas principalmente por las células del duodeno.
- **Esbozo pancreático ventral**:
  - Conectado al conducto de Wirsung; migra en dirección posterior, hacia la derecha, y en el sentido de las agujas del reloj para fusionarse con el esbozo dorsal.
  - Forma el uncinado y la porción inferior de la cabeza.
- **Esbozo pancreático dorsal**: cuerpo, cola y cara superior de la cabeza pancreática; contiene el conducto de Santorini.
- **Conducto de Wirsung**: conducto pancreático principal que se une con el colédoco antes de entrar en el duodeno.
- **Conducto de Santorini**: pequeño conducto pancreático accesorio que drena directamente en el duodeno.
- **Esfínter de Oddi**: la **CCK** y el **glucagón** relajan el esfínter.

PÁNCREAS ANULAR

- La 2.ª porción del duodeno queda atrapada en la banda pancreática; puede verse una doble burbuja en la radiografía abdominal; se produce **obstrucción duodenal** (náuseas y vómitos, dolor abdominal).
- Asociado al síndrome de Down; se forma a partir del esbozo pancreático ventral por fracaso de la rotación en el sentido horario.
- Tx: **duodenoyeyunostomía** o **duodenoduodenostomía**; posible esfinteroplastia.
  - No se reseca el páncreas.

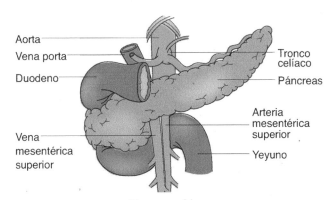

Páncreas anular.

PÁNCREAS *DIVISUM*

- Fracaso de la fusión de los conductos pancreáticos; puede causar una pancreatitis por estenosis del conducto de Santorini (conducto accesorio).
- La mayoría son asintomáticos; algunos pacientes contraen pancreatitis.
- Dx: CPRE: la **papila menor** muestra un conducto de Santorini largo y grande; la **papila mayor** presenta un conducto de Wirsung corto.
- Tx: **CPRE con esfinteroplastia**; esfinteroplastia abierta si fracasa.

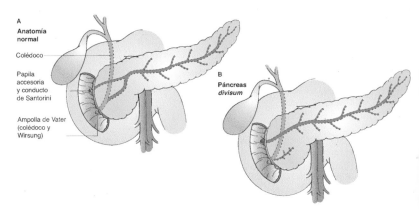

(A) Anatomía ductal del páncreas normal. **(B)** Páncreas *divisum*. No hay comunicación entre el conducto de Wirsung y el de Santorini. El conducto de Wirsung es corto o inexistente. La mayor parte del páncreas es drenada por el conducto de Santorini a través de la papila accesoria. Esta anatomía se encuentra en el 10% a 15% de los individuos normales.

PÁNCREAS HETEROTÓPICO

- Más frecuentemente hallado en el **duodeno**.
- Suele ser asintomático.
- Resección quirúrgica si es sintomático.

PANCREATITIS AGUDA

- **Cálculos biliares y etanol**: etiología más frecuente en los Estados Unidos.
  - Otras causas: CPRE, traumatismos, hiperlipidemia, hipercalcemia, infección viral, medicamentos (azatioprina, furosemida, corticoides, cimetidina).

- **Cálculos biliares**: pueden obstruir la ampolla de Vater, causando una extrusión deficiente de los gránulos de zimógeno y la activación de las enzimas de degradación → conducen a la autodigestión pancreática.
- **Etanol**: puede provocar la autoactivación de las enzimas pancreáticas mientras aún se encuentran en el páncreas.
- Síntomas: **dolor epigástrico** irradiado a la espalda; **náuseas, vómitos, anorexia**.
  - También puede haber **ictericia, derrame pleural** izquierdo, **ascitis** o **asa centinela** (intestino delgado dilatado cerca del páncreas como consecuencia de la inflamación).
- Tasa de mortalidad del 10%; mortalidad por pancreatitis hemorrágica del 50%.
- Causa más frecuente de muerte: **sepsis**.
- Pancreatitis sin causa evidente → preocupación por posible neoplasia maligna.
- **Criterios de Ranson**:
  - Al ingreso → edad > 55, leucocitos > 16, glucosa > 200, AST > 250, LDH > 350.
  - Después de 48 h: Hct ↓ 10%, BUN ↑ de 5, Ca < 8, PaO$_2$ < 60, déficit de bases > 4, secuestro de líquidos > 6 L.
  - Si se cumplen ocho criterios de Ranson → tasa de mortalidad cercana al 100%.
- Laboratorios: ↑ **amilasa, lipasa** y **leucocitos**.
- **Ecografía**: necesaria para comprobar la presencia de cálculos biliares y de un posible cálculo en el colédoco.
- **TC abdominal**: para detectar complicaciones (el **páncreas necrótico** no capta el contraste).
- Tx: **ayuno**, sonda nasogástrica y **reposición de líquidos** intensiva.
  - La **CPRE** *no* es necesaria en los pacientes con **pancreatitis por cálculos biliares** (el cálculo suele eliminarse por sí solo; la evolución no mejora).
    - Considerar la CPRE para la **colangitis clínica, bilirrubina > 3** o **cálculo visto en imagen**.
  - **Antibióticos** (*imipenem, el mejor*) para la pancreatitis grave, falta de mejoría, sospecha de pancreatitis infectada (p. ej., fiebre, elevación significativa de los leucocitos) o aspiración guiada por TC que muestre microorganismos.
  - La **alimentación por sonda** nasogástrica o nasoduodenal debe iniciarse **en las 24 a 48 h** siguientes a la pancreatitis grave (reduce la mortalidad en comparación con la APT).
  - Los pacientes con pancreatitis por cálculos biliares deben someterse a una **colecistectomía** cuando se recuperen de la pancreatitis (en el mismo internamiento hospitalario).
    - *Excepción*: pancreatitis biliar moderada a grave con colecciones de líquido/seudoquistes → **esperar 6 semanas** antes de la colecistectomía de intervalo para permitir que las colecciones de líquido resuelvan y los seudoquistes maduren.
  - Debe evitarse la morfina, ya que puede contraer el esfínter de Oddi y empeorar el ataque.
- **El 15% tiene necrosis pancreática**: no debe tocar la necrosis estéril.
  - **Necrosis infectada** (fiebre, sepsis, hemocultivos positivos; puede ser necesario tomar una muestra de líquido pancreático necrótico con aspiración guiada por TC para lograr el diagnóstico).
  - El **gas** en el páncreas necrótico = necrosis infectada o absceso.
- **Tx para la necrosis pancreática infectada** (*lo anterior más*):
  1. Internamiento en UCI, antibióticos y alimentación temprana.
  2. **Sepsis** continua: drenaje percutáneo o endoscópico (transgástrico).
  3. **Sepsis** continua: aumentar el tamaño del drenaje.
  4. Si lleva > **3 semanas** de terapia y **sepsis en curso**: desbridamiento (transgástrico endoscópico frente a retroperitoneal mínimamente invasivo videoasistido).
- **Hemorragia** (pancreatitis hemorrágica):
  - **Signo de Turner gris**: equimosis en el flanco.
  - **Signo de Cullen**: equimosis periumbilical.
  - **Signo de Fox**: equimosis inguinal.
- **Infección**: principal causa de muerte con pancreatitis; por lo general, bacilos gramnegativos.
- **Obesidad**: factor de riesgo más importante para pancreatitis necrosante.
- **SDRA**: relacionado con la liberación de fosfolipasas.
- **Coagulopatía**: relacionada con la liberación de proteasas.
- **Necrosis de la grasa pancreática**: relacionada con la liberación de fosfolipasas.
- Pueden observarse **leves** aumentos de **amilasa** y **lipasa** con colecistitis, úlcera perforada, sialoadenitis, obstrucción del intestino delgado (OID) e infarto intestinal.

SEUDOQUISTES PANCREÁTICOS

- Es más frecuente en los pacientes con **pancreatitis crónica**; también puede aparecer tras una pancreatitis aguda o un traumatismo pancreático (en general, se presenta alrededor de 6 semanas después del evento inicial).
  - Quistes <u>no</u> asociados a pancreatitis: **necesidad de descartar CA** (p. ej., cistoadenocarcinoma mucinoso).
- Síntomas: molestias abdominales vagas, saciedad precoz, pérdida de peso, obstrucción intestinal por compresión.
- A menudo se produce en la **cabeza** del páncreas; es un saco no epitelizado de líquido pancreático.
- La mayoría **resuelven espontáneamente** (especialmente si miden < 5 cm).
- El líquido tiene **amilasa elevada**.
- Tx: **tratamiento expectante durante _3 meses_** (la *mayoría se resuelven solos*; también permite que el seudoquiste madure si se requiere una cistogastrostomía).
  - Puede ser necesario poner a estos pacientes en **APT** si no pueden comer.
  - Necesidad de **CPRE** _antes_ de la cirugía/intervención para definir la anatomía ductal y ver si el seudoquiste conecta con el sistema ductal (la CPRM puede ser una alternativa).
  - **Cirugía/intervención** _solo_ para:
    - **Síntomas continuos** (Tx: **cistogastrostomía** [abierta o laparoscópica] o **drenaje transluminal endoscópico** [en el estómago]).
    - Seudoquistes que **crecen** (Tx: **resección** para descartar CA).
- **Complicaciones del seudoquiste pancreático**: infección del quiste, trombosis de la vena porta o esplénica.
- Los **quistes incidentales** <u>no</u> asociados a pancreatitis/traumatismo deben *resecarse* (hay que preocuparse por las **neoplasias mucinosas papilares intraductales [NMPI]** o **el cistoadenocarcinoma mucinoso**) _a menos que_ el quiste sea puramente seroso y no complejo.
- Los **cistoadenomas puramente serosos no complejos** tienen un riesgo de malignidad extremadamente bajo (≤ 1%) y pueden recibir Tx expectante.

FÍSTULAS PANCREÁTICAS

- La mayoría se **cierran espontáneamente** (sobre todo si los egresos son bajos, < 200 cm³/día).
- Suelen asociarse a la cirugía pancreática.
- Tx: drenaje, ayuno, APT, **octreotida**.
  - Si no se resuelven con Tx médico, se puede intentar una **CPRE**, **esfinterotomía** y colocación de **endoprótesis pancreática** (la fístula suele cerrarse, luego se retira la endoprótesis).
  - Es poco frecuente tener que operar a estos pacientes.

DERRAME PLEURAL ASOCIADO A PANCREATITIS (O ASCITIS)

- Causados por una fuga retroperitoneal de líquido pancreático del conducto pancreático o un seudoquiste (<u>no</u> es una fístula pancreático-pleural); la mayoría se cierran solas.
- Tx: **toracocentesis** (o paracentesis) seguida de tratamiento conservador (**ayuno, APT** y **octreotida**).
  - La **amilasa** estará elevada en el líquido (> 1000).

PANCREATITIS CRÓNICA

- Corresponde a una **fibrosis parenquimatosa** irreversible.
- El **etanol** es la causa más frecuente; la **idiopática** es la 2.ª más común; otras: enfermedad de las vías biliares, autoinmunitarias.
- Mayor riesgo de **CA pancreático**.
- El **dolor** es el problema más frecuente; anorexia, pérdida de peso, malabsorción, esteatorrea.
- La función <u>endocrina</u> en general está **conservada** (células de los islotes conservadas); función <u>exocrina</u> **disminuida**.
- Puede causar **malabsorción de vitaminas liposolubles** (Tx: pancrelipasa; disminuye la esteatorrea).

- Dx: la **TC abdominal** (*mejor estudio*) mostrará un **páncreas encogido** (atrofia) con **calcificacio-nes** y fibrosis.
  - **Ecografía**: muestra los conductos pancreáticos > 4 mm, quistes y atrofia.
  - **CPRE**: muy sensible para diagnosticar la pancreatitis crónica.
  - Enfermedad avanzada: **cadena de lagos** → segmentos alternantes de dilatación y estenosis en el conducto pancreático.
- Tx: sintomático, que incluye **control del dolor** y apoyo nutricional (**pancrelipasa**).
- **Indicaciones quirúrgicas**: dolor que interfiere con la calidad de vida, anomalías nutricionales, adicción a opiáceos, imposibilidad de descartar CA, obstrucción biliar.
- **Opciones quirúrgicas**:
  - **Procedimiento de Puestow**: pancreatoyeyunostomía lateral; para conductos dilatados > 6 mm y cabeza pancreática libre de enfermedad (la mayoría de los pacientes mejoran) → abrir a lo largo del conducto pancreático principal y drenar en el yeyuno.

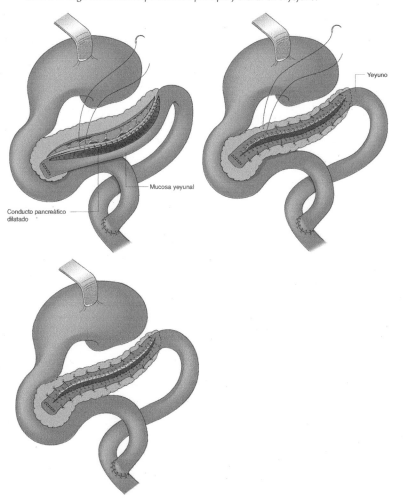

Pancreatoyeyunostomía lateral.

- **Resección pancreática distal**: para conductos normales o pequeños en los que solo está afectada la porción distal de la glándula.
- **Beger (resección de la cabeza** del páncreas que preserva el duodeno con pancreatoyeyunostomía terminolateral): para conductos normales o pequeños con agrandamiento aislado de la cabeza del páncreas.
- **Frey** (procedimiento de «enucleación» de la cabeza pancreática [_no_ resección de la cabeza] con pancreatoyeyunostomía lateral) → para enfermedad difusa con conductos dilatados.
- **Pancreatitis crónica con cambios mínimos** (pacientes con dolor): la **esplacnicectomía toracoscópica bilateral** o la **ganglionectomía celíaca** pueden utilizarse para **controlar el dolor**.
- **Estenosis del colédoco** por pancreatitis crónica: causa dilatación del colédoco.
  - Dx: CPRM.
  - Tx: **hepatoyeyunostomía o coledocoyeyunostomía** por dolor, ictericia, cirrosis progresiva o colangitis (asegurarse de que la estenosis no es un CA de páncreas).
- **Trombosis de la vena esplénica**: la pancreatitis crónica es la causa más frecuente.
  - Puede sangrar por **várices gástricas** aisladas que se forman como colaterales.
  - Tx: **esplenectomía** por hemorragia aislada de várices gástricas.

INSUFICIENCIA PANCREÁTICA

- Suele ser el resultado de una pancreatitis de larga evolución o se produce tras una pancreatectomía total (debe perderse más del 90% de la función).
- En general se refiere a la función exocrina.
- Síntomas: **malabsorción** y **esteatorrea**.
- Dx: **análisis de grasa fecal**.
- Tx: **dieta** rica en hidratos de carbono, proteínas y **grasas**; añadir **enzimas pancreáticas** (pancrelipasa).

ESTUDIO DE LA ICTERICIA

- **Ecografía en primer lugar, luego**:
  - **Cálculos del colédoco positivos, sin masa** → CPRE (permite la extracción de cálculos).
  - **Sin cálculos en el colédoco, sin masa** → CPRM.
  - **Masa positiva** → CPRM.

NEOPLASIAS QUÍSTICAS PANCREÁTICAS

- A menudo asintomáticas y se detectan incidentalmente.
- Dx: **CPRM** (_mejor_): define la anatomía ductal y delimita bien la lesión.
  - EcoEndo: para la aspiración de líquido (enviar para mucinas, CEA, amilasa y citología) →
    - **CEA: > 192 ng/mL**: sugiere un quiste **mucinoso**; < 192 sugiere quiste **seroso**.
    - **Amilasa elevada** (> 250 U/L): sugiere **comunicación ductal** (NMPI o seudoquiste).
- **Cistoadenoma seroso**:
  - Tasa de malignidad muy baja (≤ 1% de por vida).
  - Dx: CEA bajo, sin mucina, bien circunscrito, no complejo.
  - Tx: **observación expectante**; resección solo si es sintomático o está creciendo.
- **Cistoadenoma mucinoso**:
  - Mayor potencial de malignidad (malignidad en el 15% al momento de la resección).
  - Dx: CEA elevado, mucinas, paredes gruesas con tabiques internos.
  - Tx: **resección**.
- **Neoplasia mucinosa papilar intraductal** (NMPI):
  - Se divide según afecta el **conducto principal** o las **ramas de los conductos**.
  - El 30% tiene neoplasias extrapancreáticas (más común: **colorrectal**; otras: esofágicas, gástricas).
  - Son lesiones quísticas.
  - **NMPI del conducto principal** (también incluye conducto mixto):
    - Maligno en el 70% de los casos al momento de la resección.
    - Se puede ver en la **endoscopia**: la papila ampular en forma de «boca de pescado» con mucina saliendo es patognomónica.
    - Tx: resección quirúrgica.

- **NMPI de las ramas de los conductos**:
  - Tasa de transformación maligna del 5% en 5 años (muy inferior a la del conducto principal).
  - El 40% son multifocales.
  - Cirugía **recomendada** para tumores > **3 cm** o con **características de alto riesgo**.
  - **Características de alto riesgo**: pared engrosada, nódulos murales, linfadenopatías, conducto pancreático principal (CPP) > 10 mm, rápido agrandamiento del CPP con atrofia distal, citología sospechosa, paciente joven con quiste > 2 cm (riesgo de malignidad de por vida).
  - En la cirugía se pueden encontrar **múltiples quistes**: solo se debe resecar el área con quistes que tengan características de alto riesgo (*evitar* la pancreatectomía total).
  - Si es adulto mayor o está debilitado, puede *evitar* la cirugía (tasa de transformación maligna de solo el 1% anual).

ADENOCARCINOMA PANCREÁTICO

- Predominio masculino; por lo general, entre la 6.ª y 7.ª décadas de la vida.
- El adenocarcinoma pancreático se refiere al CA pancreático **ductal** (99%) o **acinar** (1%).
- El adenocarcinoma pancreático representa > 90% de todos los CA pancreáticos.
- Síntomas: **pérdida de peso** (síntoma más frecuente), **ictericia**, **dolor** (epigástrico o de espalda).
- Factores de riesgo: **tabaco #1**, consumo excesivo de etanol, pancreatitis crónica, IMC elevado.
- **CA 19-9**: marcador sérico del CA pancreático.
- El 95% de los casos tienen **mutación p16** (supresor tumoral, se une a complejos de **ciclinas**).
- Propagación linfática en primer lugar.
- El **70%** está en la **cabeza**.
- **Enfermedad irresecable**:
  - Invasión del retroperitoneo.
  - Afectación no reconstruible de la vena porta o de la VMS.
  - Contacto > 180° con la AMS o el tronco celíaco.
  - Metástasis en peritoneo, epiplón, **hígado** (sitio de metástasis más frecuentes) u otros sitios distantes.
  - Metástasis en el sistema ganglionar celíaco o de la AMS (sistemas ganglionares fuera de la zona de resección).
- La mayoría de los casos de curación ocurren en pacientes con **enfermedad de la cabeza del páncreas**.

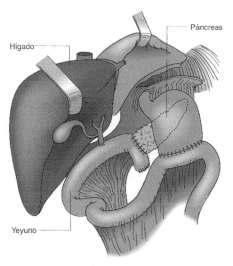

Reconstrucción tras duodenopancreatectomía estándar (Whipple; la vesícula biliar suele resecarse con el procedimiento).

- Laboratorios: suelen mostrar ↑ **bilirrubina** conjugada y **fosfatasa alcalina**.
- Estos pacientes *no* suelen padecer pancreatitis.
- Los pacientes con una **masa resecable** (y sin signos de enfermedad metastásica) en el páncreas *no* **necesitan biopsia**, ya que se extirpa de todos modos. Si el paciente parece tener una enfermedad metastásica o está recibiendo terapia neoadyuvante, está justificada la biopsia (guiada por TC o EcoEndo) para dirigir el Tx.
- **Pruebas diagnósticas:**
  - **CPRM:** permite diferenciar conductos dilatados secundarios a pancreatitis crónica frente a CA.
    - **Signos de CA en la CPRM:** conducto con estrechamiento irregular, desplazamiento, destrucción; también puede detectar afectación vascular.
  - **TC del protocolo pancreático:** puede mostrar la lesión y el signo del doble conducto en los tumores de la cabeza del páncreas (dilatación tanto del conducto pancreático como del colédoco).
  - **EcoEndo:** puede ayudar a definir la afectación ganglionar y vascular.
  - **PET/TC:** se utiliza si se sospecha enfermedad metastásica.
- **Laparoscopia de estadificación:** búsqueda de **metástasis peritoneales**.
- **Drenaje biliar preoperatorio:**
  - Aumenta la infección de la herida; *no* tiene efecto sobre la supervivencia.
  - Considerar coagulopatía o prurito; posiblemente para pacientes ictéricos que reciben quimioterapia neoadyuvante.
  - Las endoprótesis biliares **metálicas autoexpandibles** tienen la mejor **permeabilidad** y **menos migración**.
- **Tumores** resecables de la **cabeza del páncreas:** duodenopancreatectomía (cirugía de Whipple).
- **Tumores distales** resecables: pancreatectomía distal y esplenectomía.
- **Ganglios sospechosos** intraoperatorios *fuera* del área de resección: solo biopsia (no se hace vaciamiento).
- Para la **enfermedad irresecable**, considerar la **paliación** con **endoprótesis biliares** (para la obstrucción biliar), **endoprótesis duodenales** (para la obstrucción duodenal) y **ablación del plexo celíaco** (para el dolor).
- Complicaciones de la cirugía de Whipple: **retraso del vaciado gástrico** #1 (Tx: metoclopramida), **fístula** (Tx: terapia conservadora), **fugas** (colocar drenajes y Tx como una fístula), **ulceración de los márgenes** (Tx: IBP).
- **Sangrado** después de Whipple u otra cirugía pancreática: realizar **angiografía para** *embolización* (los planos tisulares son muy friable poco después de la cirugía, y el sangrado es difícil de controlar mediante cirugía).
- **Todos los pacientes** reciben quimioterapia postoperatoria: **FOLFIRINOX**.
  - Ácido FOLínico, Fluorouracilo, IRINotecán, OXaliplatino.
  - Quimioterapia neoadyuvante +/− RT si el tumor es resecable limítrofe.
- Pronóstico de la enfermedad no metastásica relacionado con la invasión ganglionar y la capacidad para obtener un margen claro.
- Supervivencia global a 5 años: 10% (con resección con intención curativa: 20%).

TUMORES NEUROENDOCRINOS PANCREÁTICOS NO FUNCIONALES

- El **tumor neuroendocrino pancreático** (TNEP) **no funcional** es el más frecuente (35%).
- El 75% de los casos son **malignos**.
- Suelen descubrirse **tarde** debido al curso clínico asintomático, aunque a menudo presentan **metástasis** (más frecuentemente en el hígado) en el momento del diagnóstico.
- Tienden a mostrar un **curso** más **asintomático y prolongado** en comparación con el adenocarcinoma pancreático.
- Más frecuentes en la **cabeza del páncreas**.
- Tx: **resección formal:** la enfermedad metastásica impide la resección.
- El **5-FU** y la **estreptozocina** pueden ser eficaces.

TUMORES NEUROENDOCRINOS PANCREÁTICOS FUNCIONALES

- **Octreotida:** eficaz para los síntomas de insulinoma, gastrinoma, glucagonoma y VIPoma.
- Los más frecuentes son en la **cabeza del páncreas:** gastrinoma, somatostatinoma.

- Todos los tumores pueden responder a la citorreducción.
- Propagación metastásica en el **hígado**: primero en todos los casos.
- **Colecistectomía**: indicada para el **glucagonoma** y el **VIPoma** para evitar **cálculos biliares** con Tx prolongado con octreotida para la enfermedad potencialmente metastásica; también necesaria para el **somatostatinoma** (las metástasis pueden seguir liberando somatostatina).
- Los pacientes con **NEM1** se tratan de forma similar a los esporádicos, a excepción del gastrinoma (*véase* luego).
- **Insulinoma**:
  - **TNEP funcional (tumores neuroectodérmicos primitivos)** más frecuente.
  - Síntomas: **tríada de Whipple**: **hipoglucemia** en ayunas (< 55), **síntomas** de hipoglucemia (confusión, pérdida de la consciencia, convulsiones, ↑ FC, combatividad, diaforesis) y **alivio con glucosa**.
  - El **90%** son **benignos**; **distribuidos uniformemente** por todo el páncreas.
  - Dx (*tras 72 h de ayuno*):
    - **Insulina** > 36 pmol/L.
    - **Péptido C** > 0.6 mg/mL (> 0.2 nmol/L).
    - **Proinsulina** > 5 pg/mL (> 20 pmol/L).
    - **Cociente insulina:péptido C** < 1 (*convertir el péptido C en pmol/L*).
    - **Betahidroxibutirato** < 2.7 mmol/L.
    - *Ausencia* de sulfonilureas.
  - Si el péptido C y la proinsulina *no* están elevados → sospechar síndrome de **Münchhausen**.
  - Localización: **TC de triple fase** (o RM) y **EcoEndo**.
    - Si no se localiza con lo anterior: necesidad de **inyección intraarterial selectiva de calcio con muestreo venoso hepático** para insulina.
    - La gammagrafía con somatostatina *no* es eficaz para el insulinoma.
  - Tx: si es < 2 cm, enuclear; si es > 2 cm, resección formal.
    - Para enfermedad metastásica → **5-FU** y **estreptozocina**; octreotida.
    - **Diazóxido** para los síntomas.
- **Gastrinoma** (síndrome de Zollinger-Ellison [SZE]):
  - Es el TNEP más frecuente en los **pacientes con NEM1**.
  - **Múltiples**: 50%.
  - **Malignos**: 75%.
  - **Espontáneos**: 75% y **NEM1**: 25%.
  - El 75% se localiza en el **triángulo del gastrinoma**: colédoco, cuello del páncreas, tercera porción del duodeno.
  - Síntomas: **úlcera péptica complicada** o **refractaria** (a pesar de tratamiento intensivo con IBP y erradicación de *H. pylori*), **diarrea** (mejora con IBP), dolor abdominal, pérdida de peso.
  - Puede tener múltiples úlceras o úlceras que se extienden más allá de la 1.ª porción del duodeno.

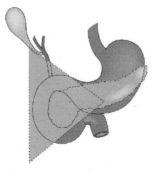

La mayoría de los gastrinomas se encuentran dentro del triángulo del gastrinoma.

- **Gastrina sérica** elevada (> 200 pg/mL) _combinado_ con una **producción de ácido gástrico basal** > 15 mEq/h _o_ **pH gástrico** < **2** (intentando asegurarse de que la concentración alta de gastrina no se debe a IBP/bloqueadores de H_2).
  - Las concentraciones de gastrina en ayunas > 1000 son diagnósticas.
- **Prueba de estimulación de secretina** (se utiliza si aún no tiene certeza después de lo anterior): pacientes con SZE (efecto paradójico): ↑ **gastrina** (> 200); pacientes normales: ↓ gastrina.
- **Estudios de localización**: TC trifásica (o RM), EcoEndo.
  - **Gammagrafía de receptores de somatostatina** (GRS): el _mejor estudio para localizar un tumor_.
- **Gastrinoma esporádico.** Tx: si < 2 cm, **enucleación**; si > 2 cm, **resección formal**; incluir **vaciamiento de los ganglios linfáticos periduodenales**; extirpar cualquier otro ganglio sospechoso.
  - Incapaz de localizar → exploración con palpación, Eco intraoperatoria y endoscopia alta intraoperatoria (con transiluminación) para ayudar a localizar; realizar **duodenotomía** y buscar tumor en el interior del duodeno (el 15% de los microgastrinomas están allí).
  - **Tumor duodenal**: resección con cierre primario (requiere vaciamiento de los ganglios linfáticos periduodenales); puede necesitar una cirugía de Whipple si es extenso; confirmar si el páncreas es primario.
  - **Citorreducción**: puede mejorar los síntomas; la IBP ayuda a paliar la enfermedad metastásica.
- **Tx del gastrinoma NEM1**: tiene como objetivo el **tratamiento médico** a menos que el tumor sea > 2 cm.
  - Debido a la multiplicidad de pequeños gastrinomas y a la poco frecuente curación quirúrgica sin una resección extensa (es decir, pancreatectomía total).
- **Glucagonoma**:
  - Síntomas (4 D): **diabetes, dermatitis** (**erupción**: eritema migratorio necrolítico), **depresión**, **TVP** (_deep venous thrombosis_), pérdida de peso.
  - La mayoría son **malignos** (90%); la mayoría están en el **páncreas distal**.
  - Dx: concentraciones de glucagón en ayunas e intolerancia a la glucosa.
  - Localización: TC trifásica (o RM), EcoEndo, GRS.
  - Tx: **resección formal** con vaciamiento de los ganglios linfáticos regionales para todos (_elevada tasa de malignidad_).
  - Realizar **colecistectomía** con resección.
  - El zinc, los aminoácidos o los ácidos grasos pueden tratar las erupciones cutáneas.
- **VIPoma** (síndrome de Verner-Morrison):
  - Síntomas: **diarrea acuosa, hipocalemia** y **aclorhidria**.
  - Hipocalemia por diarrea.
  - Más **malignos**; la mayoría en **páncreas distal**, 10% extrapancreático (glándulas suprarrenales, retroperitoneales, mediastino).
  - Dx: descartar otras causas de diarrea; ↑ concentraciones de VIP.
  - Localización: TC trifásica (o RM), EcoEndo, GRS.
  - Tx: **resección formal** con vaciamiento de los ganglios linfáticos regionales para todos (_elevada tasa de malignidad_).
  - Realizar **colecistectomía** con resección.
- **Somatostatinoma**:
  - **Muy poco frecuente.**
  - Síntomas: **diabetes, cálculos biliares, esteatorrea**.
  - Dx: concentración de somatostatina en ayunas.
  - Los más **malignos**; la mayoría se localizan en la **cabeza del páncreas**.
  - Localización: TC trifásica (o RM), EcoEndo, GRS.
  - Realizar **colecistectomía** con resección.
  - Tx: **resección formal** con vaciamiento de los ganglios linfáticos regionales para todos (_elevada tasa de malignidad_).

ANATOMÍA Y FISIOLOGÍA

- Los vasos **gástricos cortos** y la **arteria esplénica** son arterias terminales.
  - Ligamento **gastroesplénico**: contiene las **arterias gástricas cortas**.
  - Ligamento **esplenorrenal**: contiene los **vasos esplénicos** y la cola del páncreas.
- La vena esplénica es posterior e inferior a la arteria esplénica.
- El bazo sirve de **centro de procesamiento de antígenos** para los macrófagos.
- Es el mayor productor de **IgM** (anticuerpo más frecuente en el bazo).
- **Pulpa roja (85%)**: actúa como filtro para los eritrocitos envejecidos o dañados.
  - **Selección por anomalías**: eliminación de anomalías en la membrana de los eritrocitos.
    - <u>Cuerpos de Howell-Jolly</u>: remanentes nucleares.
    - <u>Cuerpos de Heinz</u>: hemoglobina.
  - **Selección por deformación**: eliminación de los eritrocitos menos deformables.
- **Pulpa blanca (15%)**: función inmunitaria; contiene linfocitos y macrófagos.
  - El bazo es la mayor concentración de tejido linfático del cuerpo.
    - Folículos linfáticos: linfocitos B.
    - Linfáticos periarteriales: linfocitos T.
  - Sitio principal de **eliminación de bacterias que carecen de anticuerpos preexistentes**.
  - Sitio de eliminación de **bacterias poco opsonizadas, partículas** y **restos celulares**.
  - El procesamiento del antígeno se produce con la interacción entre las **células dendríticas/macrófagos** y los **linfocitos T colaboradores**.

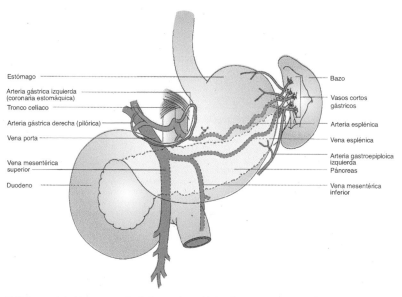

Estómago

Arteria gástrica izquierda
(coronaria estomáquica)
Tronco celiaco

Arteria gástrica derecha (pilórica)

Vena porta

Vena mesentérica
superior

Duodeno

Bazo

Vasos cortos
gástricos

Arteria esplénica

Vena esplénica

Arteria gastroepiploica
izquierda
Páncreas

Vena mesentérica
inferior

El flujo arterial al bazo procede de la arteria esplénica, la arteria gastroepiploica izquierda y las arterias gástricas cortas (vasos cortos). También se muestra el drenaje venoso en la vena porta.

- **Tuftsina**: una opsonina; facilita la fagocitosis → producida en el bazo.
- **Properdina**: activa la vía alterna del complemento → producida en el bazo.
- **Hematopoyesis**: se produce en el bazo antes del nacimiento y en enfermedades como la displasia mieloide.
- El bazo sirve de **depósito para las plaquetas**.
- **Bazo accesorio** (20%): más frecuentemente en el *hilio esplénico*.
  - Dx: gammagrafía con ^{99}Tc-nanocoloide.
- **Bazo errante**: falta congénita de ligamentos que mantienen el bazo en su sitio.
  - El bazo puede acabar en sitios inusuales del abdomen (p. ej., cuadrante inferior derecho).
  - También puede torcerse alrededor de la arteria esplénica (torsión esplénica) y causar un infarto.
  - Tx: **esplenopexia**; esplenectomía si está infartado.
- **Indicación de esplenectomía**: púrpura trombocitopénica idiopática (PTI) mucho mayor que para la púrpura trombocitopénica trombótica (PTT).
- La PTI es la enfermedad no traumática más frecuente que requiere esplenectomía.

PÚRPURA TROMBOCITOPÉNICA IDIOPÁTICA

- Tiene muchas causas: fármacos, virus, etcétera.
- Causada por **anticuerpos antiplaquetarios** (IgG contra **Gp IIb/IIIa** y **Gp Ia/IIa**): se unen a las plaquetas; provocan una **disminución de las plaquetas**.
- Petequias, hemorragias gingivales, hematomas, equimosis de partes blandas.
- **El bazo es normal**.
- En los niños < 10 años, la PTI suele resolverse espontáneamente (*evitar* la esplenectomía en los niños).
- Tx: *corticoides* (tratamiento principal); **IVIG** (gammaglobulina) si es resistente a los corticoides.
- Esplenectomía indicada en quienes fracasa el tratamiento médico o son dependientes de corticoides (evitar el uso prolongado).
  - Elimina la producción de IgG y evita el consumo de plaquetas.
  - El 80% de los casos responden tras la esplenectomía.
  - Los pacientes con una buena respuesta a los corticoides suelen tener una buena respuesta a la esplenectomía.
- Administrar plaquetas *tras* la ligadura de la arteria esplénica si es necesario en caso de hemorragia intraoperatoria (evita el consumo de plaquetas transfundidas).

PÚRPURA TROMBÓTICA TROMBOCITOPÉNICA

- Asociada a reacciones médicas, infecciones, inflamación, enfermedad autoinmunitaria.
- Debido a un defecto de ADAMTS13 (metaloproteinasa que por lo general escinde el FvW).
- Provoca la **pérdida de la inhibición plaquetaria**: conduce a la agregación plaquetaria, trombosis e infarto; **trombocitopenia** grave.
- Púrpura, fiebre, alteraciones del estado mental, disfunción renal, hematuria, anemia hemolítica.
- El 80% responde al tratamiento médico.
- Tx: *plasmaféresis* (primaria); inmunosupresión.
- Muerte debida en la mayoría de los casos a **hemorragia intracerebral** o insuficiencia renal aguda.
- La esplenectomía *rara vez* está indicada.

SÍNDROME DE SEPSIS POSTESPLENECTOMÍA (SSPE)

- Riesgo del 0.1% tras la esplenectomía; el riesgo aumenta en los **niños**.
- Microorganismos: *S. pneumoniae* (#1), *H. influenzae*, *N. meningitidis*.
- Secundario a la falta de inmunidad específica (disminución de **IgM**) frente a bacterias encapsuladas.
- Mayor en pacientes con esplenectomía por **trastornos hemolíticos** (p. ej., talasemia β) o **neoplasias malignas**.
- Los niños también tienen ↑ riesgo de **presentar** SSPE y de **mortalidad** tras desarrollarlo.
- Se debe intentar esperar al menos hasta los **6 años** antes de realizar la esplenectomía → permite la formación de anticuerpos; el niño puede inmunizarse completamente.
- La mayoría de los episodios aparecen en los 2 años siguientes a la esplenectomía.

- Los niños < 10 años deben recibir antibióticos profilácticos durante 6 meses (amoxicilina/ácido clavulánico diario).
- **Vacunas necesarias _antes_ de la esplenectomía**: neumococo, meningococo, *H. influenzae*.
- Se deben administrar las vacunas al menos 14 días antes de una intervención quirúrgica electiva o 14 días después de una intervención quirúrgica de urgencia.
- Instruir a los padres para que lleven al niño al servicio de urgencias ante cualquier signo de infección, de modo que se pueda iniciar inmediatamente la administración de antibióticos por vía i.v.

Definición de hiperesplenismo

Disminución del recuento celular circulante de eritrocitos o plaquetas o leucocitos

y

Respuestas hematopoyéticas compensatorias normales presentes en la médula ósea

y

Corrección de la citopenia mediante esplenectomía

con o sin

Esplenomegalia

ANEMIAS HEMOLÍTICAS: DEFECTOS DE LAS PROTEÍNAS DE MEMBRANA

- **Esferocitosis**:
  - **Anemia hemolítica congénita más frecuente que requiere esplenectomía.**
  - El déficit de **espectrina** (**proteína de membrana,** autosómico dominante) conduce a eritrocitos menos deformables y a la eliminación o secuestro esplénicos (**hiperesplenismo**).
  - Causa anemia, esplenomegalia, ictericia, cálculos pigmentados.
  - Se debe intentar realizar esplenectomía después de los 6 años en pacientes sintomáticos (administrar <u>vacunas</u> antes).
  - Tx: **esplenectomía** y **colecistectomía.**
  - Esplenectomía curativa.
- **Eliptocitosis**:
  - Síntomas y mecanismos similares a la esferocitosis; menos frecuente.
  - Déficit de espectrina y proteína 4.1 (**proteína de membrana**).

ANEMIAS HEMOLÍTICAS: DEFECTOS DE LAS PROTEÍNAS NO RELACIONADAS CON LA MEMBRANA

- **Deficiencia de piruvato-cinasa**:
  - Da lugar a la anemia hemolítica congénita.
  - Causada por una **alteración del metabolismo de la glucosa**.
  - La esplenectomía aumenta la supervivencia de los eritrocitos y reduce las necesidades de transfusión.
  - Es la anemia hemolítica congénita más frecuente en la que <u>no</u> está implicada una proteína de membrana y que requiere esplenectomía.
- **Deficiencia de G6PD**:
  - Precipitada por infección, ciertos fármacos, habas.
  - <u>No</u> suele ser necesaria la esplenectomía.
- **Anemia inmunohemolítica adquirida de tipo anticuerpo caliente**:
  - Enfermedad hemolítica autoinmunitaria más frecuente.
  - Indicación de esplenectomía si es refractaria.
- **Anemia falciforme**: HbA sustituida por HbS.
  - El bazo suele autoinfartarse y <u>no</u> es necesaria la esplenectomía.
- **Talasemia β**:
  - Es la talasemia más frecuente; se debe a la persistencia de HbF.
  - Mayor: ambas cadenas afectadas; menor: una cadena, asintomática.
  - Síntomas: palidez, retraso del crecimiento corporal, agrandamiento de la cabeza.
  - La **esplenectomía** (si el paciente tiene esplenomegalia) puede reducir la hemólisis y la necesidad de transfusión.
  - La mayoría muere en la adolescencia como consecuencia de la hemosiderosis.
  - Tx médico: transfusiones de sangre y quelantes del hierro (deferoxamina, deferiprona).

ENFERMEDAD DE HODGKIN

- A: asintomática.
- B: sintomática (sudores nocturnos, fiebre, pérdida de peso) → pronóstico desfavorable.
- Estadio I: un área o dos áreas contiguas en el mismo lado del diafragma.
- Estadio II: dos áreas no contiguas en el mismo lado del diafragma.
- Estadio III: afectación a cada lado del diafragma.
- Estadio IV: hígado, hueso, pulmón o cualquier otro tejido no linfático, excepto el bazo.
- Se observan **células de Reed-Sternberg**.
- **Predominio linfocitario**: mejor pronóstico.
- **Pérdida de linfocitos**: peor pronóstico.
- **Esclerosis nodular**: más frecuente.
- **Estudio del linfoma**: requiere *1)* biopsia histopatológica de un ganglio linfático, *2)* biopsia de médula ósea y *3)* RM con galio o PET del hígado y el bazo.
- Tx: quimioterapia.
- **Causa más frecuente de ascitis quilosa**: *linfoma*.

LINFOMAS NO HODGKINIANOS

- Peor pronóstico que el de Hodgkin; el 90% de los casos son linfomas de **linfocitos B**.
- Enfermedad generalmente sistémica en el momento del diagnóstico.
- Tx: quimioterapia.

OTRAS ENFERMEDADES

- **Tricoleucemia**: Tx: rara vez necesita esplenectomía.
- **Rotura esplénica espontánea**: mononucleosis, paludismo, sepsis, sarcoidosis, leucemia, policitemia vera.
- **Esplenosis**: implantes esplénicos; suelen estar relacionados con traumatismos.
- **Hipoesplenismo**: se observan cuerpos de Howell-Jolly (*hallazgo más fiable*).
  - Si no se observan los cuerpos de Howell-Jolly y otros signos de hipoesplenismo (*véase* más adelante) tras la esplenectomía, sugiere **bazo accesorio**.
- **Pancreatitis**: causa más frecuente de trombosis de la arteria esplénica o de la vena esplénica.
- **Cambios postesplenectomía**: ↑ eritrocitos, ↑ leucocitos, ↑ plaquetas; si las plaquetas superan las 1×10^6, administrar AAS.
- **Hemangioma**: en general, tumor esplénico #1; tumor esplénico benigno #1; Tx: esplenectomía si es sintomático.
- **Linfoma no hodgkiniano**: tumor esplénico maligno #1; causa más frecuente de esplenomegalia.
  - Rara vez necesitan esplenectomía por **pancitopenia**.
- **Angiosarcoma**: tumor esplénico maligno de células no sanguíneas #1; FR: arsénico, cloruro de vinilo, dióxido de torio, muy agresivo con alta mortalidad. Tx: **esplenectomía** si es resecable.
- **Sarcoidosis del bazo**: anemia, ↓ plaquetas; Tx: esplenectomía para esplenomegalia sintomática.
- **Síndrome de Felty**: artritis reumatoide, hepatomegalia, esplenomegalia y pancitopenia.
  - Tx: metotrexato; el tratamiento de la AR suele ayudar.
  - Esplenectomía por esplenomegalia sintomática.
- **Absceso esplénico**: en general, por abuso de drogas i.v. o endocarditis; anemia falciforme.
  - En general, por *Streptococcus*.
  - **Unilocular** con una **pared gruesa** en un paciente **estable**: drenaje percutáneo guiado por Eco o TC.
  - **Multilocular** o de **paredes finas** o en paciente **inestable**: esplenectomía.
- **Quistes esplénicos simples** (congénitos; son quistes primarios [verdaderos] con cubierta epitelial):
  - También llamados *quistes epiteliales* esplénicos o *quistes epidermoides* esplénicos.
  - **TC**: lesión hipodensa homogénea y bien definida con borde sin realce.

- TC y serología para descartar quistes parasitarios (p. ej., equinococos) o malignos.
- La **infección** y el **riesgo de rotura** aumentan en los quistes > 5 cm.
- Tx: **dejar sin tratar** a menos que sea **sintomático** o **> 5 cm**; la cirugía suele ser la resección del quiste, fenestración o esplenectomía parcial (enviar la pared del quiste a patología).
- **Quiste esplénico postraumático** (es un quiste secundario [falso quiste], sin cubierta epitelial): indicaciones quirúrgicas similares a las anteriores.
- **Quiste esplénico equinocócico**: esplenectomía.
- La **lesión esplénica** (desgarro capsular) en ocasiones se produce ante la cirugía de **estómago** o **colon**.
- **Cola del páncreas**: puede lesionarse con la esplenectomía y causar una fuga pancreática y acumulación de líquido; puede provocar plenitud o dolor.
  - **TC**: muestra acumulación de líquido de baja atenuación en la transcavidad/espacio de postesplenectomía.
  - **Tx**: drenaje percutáneo (no repetir la cirugía).

Resultados de la esplenectomía/afección hipoesplénica

ERITROCITOS

- Cuerpos de Howell-Jolly (fragmentos nucleares)
- Cuerpos de Heinz (depósitos de hemoglobina)
- Cuerpos de Pappenheimer (depósitos de hierro)
- Células diana
- Células espolón (acantocitos)

PLAQUETAS

- Trombocitosis transitoria

LEUCOCITOS

- Leucocitosis transitoria
- Linfocitosis persistente
- Monocitosis persistente

35 Intestino delgado

ANATOMÍA Y FISIOLOGÍA

- **Intestino delgado**: absorción de nutrientes y agua.
- **Intestino grueso**: absorción de agua.
- **Duodeno**:
  - **Bulbo** (1.ª porción): 90% de las úlceras se encuentran aquí.
  - **Descendente** (2.ª): contiene la ampolla de Vater (conducto de Wirsung) y el conducto de Santorini.
  - **Transversal** (3.ª).
  - **Ascendente** (4.ª).
  - Las porciones descendente y transversal son **retroperitoneales**.
  - 3.ª y 4.ª porciones: punto de transición en el ángulo agudo entre la aorta (posterior) y la **AMS** (anterior).
  - La irrigación proviene de las **arterias pancreatoduodenales superiores** (de la arteria gastroduodenal) e **inferiores** (de la AMS).
    - Ambas tienen ramas anteriores y posteriores.
    - Muchas comunicaciones entre estas arterias.

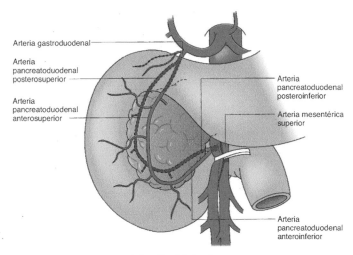

Irrigación del duodeno.

- **Yeyuno**:
  - 100 cm de largo; vasos rectos y largos, pliegues musculares circulares.
  - Es el **sitio de máxima absorción de todas las sustancias** excepto la vitamina B$_{12}$ (íleon terminal), los ácidos biliares (íleon: no conjugados; íleon terminal: conjugados), el hierro (duodeno) y el folato (íleon terminal).
  - El 95% del NaCl y el 90% del agua se absorben en el yeyuno.
  - Irrigación: AMS.
- **Íleon**: 150 cm de largo; vasos rectos cortos, plano.
  - Irrigación: AMS.
- La **glutamina** es el nutriente principal del intestino delgado.
- **Borde en cepillo intestinal**: maltasa, sacarasa, dextrinasa límite, lactasa.
- **Dimensiones normales**: intestino delgado/colon transverso/ciego → **3/6/9 cm**.

La AMS termina ramificándose en la **arteria ileocólica**.

Tipos de células:
- **Células absorbentes**.
- **Células caliciformes** (secreción de mucina).
- **Células de Paneth** (gránulos secretores, enzimas).
- **Células enterocromafines** (APUD, liberación de 5-hidroxitriptamina, precursor carcinoide).
- **Glándulas de Brunner** (solución alcalina).
- **Placas de Peyer** (tejido linfático; más en el íleon).
- **Células M** (células presentadoras de antígenos en la pared intestinal).

IgA: se libera en el intestino; también en la leche materna.

Fe: el intestino delgado tiene transportadores de hemo y de Fe.

Complejo motor migratorio (motilidad intestinal):
- Fase I: reposo.
- Fase II: aceleración y contracción de la vesícula biliar.
- Fase III: peristaltismo.
- Fase IV: desaceleración.
- La **motilina** es la hormona más importante en el complejo motor migratorio (actúa en la **fase III del peristaltismo**).

Sales biliares (ácidos):
- **El 95% de las sales biliares se reabsorben.**
  - Absorción pasiva del 50% (sales biliares no conjugadas): íleon 45%, colon 5%.
  - Reabsorción activa del 50% (sales biliares conjugadas) en el **íleon** terminal (Na/K ATPasa); las sales biliares conjugadas solo se absorben en el íleon terminal.
- Los cálculos biliares se forman tras la resección del íleon terminal por mala absorción de sales biliares (se forman cálculos de colesterol).

SÍNDROME DEL INTESTINO CORTO

- El diagnóstico se basa en los síntomas, no en la longitud del intestino.
- Síntomas: esteatorrea, pérdida de peso, deficiencia nutricional.
- Perder grasa, B_{12}, electrólitos, agua.
- **Tinción rojo de Sudán**: permite detectar grasa en las heces.
- **Prueba de Schilling**: comprueba la absorción de vitamina B_{12} (B_{12} radiomarcada en orina).
- Probablemente se necesite al menos 75 cm para sobrevivir sin APT, o 50 cm con válvula ileocecal competente.
- Tx: **restringir las grasas**, **IBP** para reducir la acidez, **loperamida**, difenoxilato y atropina.

CAUSAS DE LA ESTEATORREA

- **Hipersecreción gástrica de ácido** → ↓ pH → ↑ motilidad intestinal; interfiere en la absorción de grasas.
- La **interrupción de la reabsorción de sales biliares** (p. ej., resección del íleon terminal) interfiere con la formación de micelas y la absorción de grasas.
- **Disminución de las enzimas pancreáticas** (p. ej., pancreatitis crónica).
- La esteatorrea provoca desnutrición con **pérdida de peso**, así como deficiencia de **vitaminas liposolubles** (A, D, E, K) y **ácidos grasos** esenciales.

FÍSTULA QUE NO CICATRIZA

- «FRIENDSS»: mnemotecnia sobre las causas de una fístula que no cicatriza: cuerpo extraño (*foreign body*), **r**adiación, **e**nfermedad **i**ntestinal inflamatoria, **e**pitelización, **n**eoplasia, obstrucción **d**istal, **s**epsis/infección, corticoides (*steroids*).
- Las fístulas con egresos altos son más probables en el intestino proximal (duodeno o yeyuno proximal) y es menos probable que se cierren con tratamiento conservador.
- Las fístulas colónicas tienen más probabilidades de cerrarse que las del intestino delgado.
- Pacientes con **fiebre persistente** o **sepsis**: necesidad de comprobar si hay **abscesos** (fistulografía, TC abdominal y del tubo digestivo superior con seguimiento del intestino delgado).
- Puede causar pérdida de líquidos/electrólitos, pérdida de nutrientes y erosión de la piel de la pared abdominal.

- La mayoría de las fístulas son **iatrógenas** y se tratan de forma conservadora en primer lugar →
  ayuno, APT, protección de la piel (aparato para el estoma), octreotida.
- La mayoría se cierran espontáneamente sin cirugía.
- Opciones quirúrgicas: resección del segmento intestinal que contiene la fístula y anastomosis
  primaria.

OBSTRUCCIÓN INTESTINAL

- **Sin cirugía previa** (más frecuente):
  - Intestino delgado: <u>hernia</u>.
  - Intestino grueso: <u>cáncer</u>.
- **Con cirugía previa** (más frecuente):
  - Intestino delgado: <u>adherencias</u>.
  - Intestino grueso: <u>cáncer</u>.

Síntomas y signos de obstrucción intestinal				
Síntoma o signo	Intestino delgado proximal (asa abierta)	Intestino delgado distal (asa abierta)	Intestino delgado (asa cerrada)	Colon y recto
Dolor.	Intermitente, intenso, con cólicos; a menudo se alivia con vómitos.	De intermitente a constante.	Progresivo, intermitente, constante; empeora rápidamente.	Continuo.
Vómitos.	Grandes volúmenes; biliosos y frecuentes.	Bajo volumen y frecuencia; progresivamente feculentos con el tiempo.	Pueden ser abundantes (reflejo).	Intermitentes, no abundantes; feculentos si están presentes.
Dolor.	Epigástrico o periumbilical; bastante leve a menos que haya estrangulación.	Difuso y progresivo.	Difuso, progresivo.	Difuso.
Distensión.	Ausente.	Moderada a marcada	A menudo ausente.	Marcada.
Estreñimiento.	Puede estar ausente.	Presente.	Puede estar ausente.	Presente.

- Síntomas: náuseas y vómitos, dolor abdominal de tipo cólico, falta de expulsión de gases o heces.
- Radiografía abdominal: nivel hidroaéreo, asas del intestino delgado distendidas, descompresión distal.
- Se produce un 3.er espacio líquido en la luz intestinal: requiere **reposición de líquidos intensiva**.

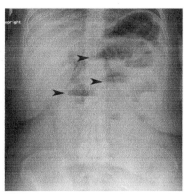

Placa simple de abdomen de pie de un paciente con obstrucción del intestino delgado. Obsérvense los niveles hidroaéreos en el estómago, las múltiples asas dilatadas del intestino delgado (*flechas negras*) y la ausencia de aire en el colon o el recto.

- Aire en caso de obstrucción intestinal: por **nitrógeno deglutido**.
- Tx: reposo intestinal, sonda nasogástrica, líquidos i.v. → cura el 80% de las obstrucciones de intestino delgado parciales y el 40% de las totales.
- Indicaciones quirúrgicas: **dolor progresivo, signos peritoneales, fiebre, aumento de leucocitos** (todos ellos signos de estrangulación o perforación) o **falta de resolución**.
- Todas las obstrucciones por hernias deben operarse para resolver la hernia (de urgencia si está encarcelada o de forma electiva si es reducible).

ÍLEO BILIAR

- Obstrucción del intestino delgado por **cálculo biliar**, en general, en el **íleon** terminal.
- Clásicamente se ve **aire en el árbol biliar** en un paciente con obstrucción del intestino delgado.
- Causado por una **fístula** entre la **vesícula biliar** y la **segunda porción del duodeno**.
- Tx: extraer el cálculo del íleon terminal.
  - Puede dejarse la vesícula y la fístula si el paciente está muy grave.
  - Si no está muy grave, realizar una colecistectomía y cierre del duodeno.

DIVERTÍCULO DE MECKEL

- A 60 cm de la válvula ileocecal; 2% de la población; suele presentarse en los primeros 2 años de vida con hemorragia; es un divertículo verdadero.
- Causado por el fracaso del cierre del **conducto onfalomesentérico**.
- Representa el 50% de todas las **hemorragias digestivas inferiores indoloras en niños** < 2 años.
- **Tejido del páncreas**: tejido más frecuente en el Meckel (puede causar **diverticulitis**).
- **Mucosa gástrica**: más propensa a ser sintomática (**hemorragia** más frecuente).
- **Obstrucción**: presentación más frecuente en los adultos.
- **Incidental** → en general no se extirpa a menos que se sospeche mucosa gástrica (el divertículo se siente grueso) o tenga un cuello muy estrecho.
- Dx: puede hacerse una **gammagrafía del Meckel** (^{99}Tc) si tiene problemas de localización (la mucosa se ilumina).
- Tx: **diverticulectomía** para la diverticulitis no complicada o la hemorragia.
  - Necesidad de **resección segmentaria** por diverticulitis complicada (p. ej., perforación), **cuello > ⅓ del diámetro** de la luz intestinal normal o si **la diverticulitis afecta la base**.

DIVERTÍCULOS DUODENALES

- Necesidad de descartar fístula vesícula-duodeno.
- **Observar** a menos que esté perforado, sangrante, causando obstrucción o sea muy sintomático.
- Frecuencia de divertículos: duodenal > yeyunal > ileal.
- Tx: **resección segmentaria** si es significativamente sintomática y fuera de la 2.ª porción del duodeno.
  - Si es **yuxtaampular**, por lo general no se puede resecar y se necesita una **coledocoyeyunostomía** para los síntomas de las vías biliares o **CPRE con endoprótesis** para los de pancreatitis (*evitar* la operación de Whipple en este caso).

ENFERMEDAD DE CROHN

- Enfermedad intestinal inflamatoria que causa **dolor abdominal** intermitente, **diarrea** y **pérdida de peso**; también puede producir **obstrucciones** y **fístulas intestinales**.
- Distribución bimodal en el momento de la presentación: 20-30, 50-60; ↑ en judíos asquenazí.
- Manifestaciones extraintestinales: artritis, artralgias, pioderma gangrenoso (eritema nudoso), enfermedades oculares (uveítis), retraso del crecimiento, anemia megaloblástica por mala absorción de folato y vitamina B_{12} en el íleon terminal.
- Puede aparecer en cualquier sitio desde la boca hasta el ano; en general, **no afecta el recto**.
- **Íleon terminal**: segmento intestinal más frecuentemente afectado.
- **Enfermedad anal/perianal**: 1.ª presentación en el 5% (más frecuente: grandes papilomas cutáneos: *no resecar*).
- **Sitios más frecuentes de presentación inicial**:
  - **Íleon terminal** y ciego: 40%.

- Solo colon: 35%.
- Solo intestino delgado: 20%.
- Perianal: 5%.
- Dx: la colonoscopia con biopsias y enteroclisis puede ayudar a hacer el diagnóstico.
- **Anatomía patológica**: afectación transmural, enfermedad segmentaria (lesiones alternadas), empedrado, úlceras estrechas y profundas, fibrograsa.

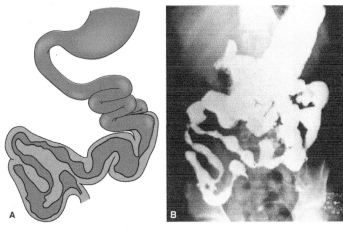

Aspecto radiográfico típico de la enfermedad de Crohn yeyunoileal extensa.

- Tx médico: **mesalamina** y **loperamida** de mantenimiento; **corticoides** para los brotes agudos.
  - Infliximab; inhibidor del TNF-α: para fístulas o enfermedad resistente a los corticoides.
  - **Metronidazol: útil para las fístulas y las enfermedades perianales.**
  - Añadir **ciprofloxacino** y **metronidazol** para los brotes agudos si hay sospecha de infección o megacolon tóxico/colitis.
  - <u>Ningún</u> fármaco cambia la evolución de la enfermedad.
  - **APT**: puede inducir la remisión y el cierre de la fístula en la enfermedad de Crohn del intestino delgado.
- El **90%** de los pacientes terminan necesitando una **operación**.
- **Complicaciones relacionadas con la enfermedad de Crohn**: a diferencia de la colitis ulcerosa (CU), la cirugía <u>no</u> es curativa.
  - **Obstrucción**: por **inflamación**; a menudo parcial; puede tratarse inicialmente de forma conservadora.
  - **Estenosis**: por **cicatrización**; considerar la estenoplastia frente a la resección (*véase* luego).
    - Se puede intentar la dilatación con balón si es accesible por endoscopia.
  - **Absceso**: en general se trata con drenaje percutáneo.
  - **Perforación libre**: inusual pero puede ocurrir (2%); necesita resección.
  - **Megacolon tóxico/colitis**: inusual pero puede ocurrir; cirugía si es resistente.
  - **Hemorragia**: inusual en la enfermedad de Crohn pero puede ocurrir.
  - **Obstrucción de asa ciega**: necesita resección.
  - **Fisuras**: *no hacer la esfinteroplastia lateral interna en los pacientes con enfermedad de Crohn.*
  - **Fístula enterocutánea**: suele tratarse de forma conservadora.
  - **Fístula perineal**: descartar absceso; utilizar setones para el drenaje; dejar que se cure sola.
  - **Fístula anorrectovaginal**: puede ser necesario un <u>colgajo de avance rectal</u>; posible colostomía.
- <u>No</u> se necesitan márgenes limpios; basta con alejarse 2 cm de la enfermedad macroscópica con la cirugía.
- Intentar **preservar el intestino** lo más posible; los pacientes a menudo necesitarán múltiples resecciones a lo largo de su vida (el síndrome del intestino corto se convierte en un problema).
- Pacientes con **enfermedad grave difusa del colon**: proctocolectomía e ileostomía como procedimientos de elección (*sin* reservorio ni anastomosis ileoanal en caso de Crohn).

● **Hallazgo accidental de enfermedad inflamatoria intestinal** en los pacientes con presunta apendicitis que tienen apéndice normal: Tx: **extirpar el apéndice** si el ciego no está afectado (evita futuras confusiones en los diagnósticos).

● **Estenoplastia:**
  • La más sencilla: incisión longitudinal a través de la estenosis, cierre transversal (bueno para las estenosis con menos de **10 cm** de largo).
  • Considerar si hay múltiples estenosis intestinales para salvar la longitud del intestino delgado.
  • Probablemente no sea útil como primera operación del paciente, ya que deja la enfermedad.
  • Estenosis de segmento corto aislada: se prefiere la resección.
  • Necesita biopsia de segmento estenosado para descartar CA.
  • Contraindicaciones de la estenoplastia: fístula, perforación, inflamación, desnutrición, CA.
  • Tasa de fugas/abscesos/fístulas del 10% con la estenoplastia (por lo general, todos pueden tratarse de forma conservadora).

● Tasa de recurrencia del 50% que requiere cirugía para la enfermedad de Crohn tras la resección.

● **Pancolitis de Crohn:** mismo **riesgo de CA de colon** que la CU, pero las localizaciones del CA de colon se **distribuyen uniformemente por todo el colon** (a diferencia de la CU, en la que predomina el rectosigmoide).

● Complicaciones de la **extirpación del íleon** terminal:
  • ↓ la **absorción** de la vitamina B_{12} y puede provocar una **anemia megaloblástica**.
  • ↓ la **absorción de sales biliares** y puede causar **diarrea** osmótica (sales biliares) y **esteatorrea** (grasa) en el colon.
  • ↓ **unión del óxalato al calcio debido a** ↑ **grasa intraluminal** (la grasa fija el Ca) → el oxalato entonces se absorbe en el colon → se libera en la orina → **cálculos renales de oxalato de Ca** (hiperoxaluria).
  • Tras la resección del íleon terminal pueden formarse **cálculos biliares** por mala absorción de sales biliares.

CARCINOIDE

● La **serotonina** es producida por las **células de Kulchitsky** (células enterocromafines o células argentafines).
  • Parte del sistema de absorción de precursores amínicos descarboxilasa (**APUD,** *amine precursor uptake decarboxylase*).
  • El 5-HIAA es un producto de descomposición de la serotonina que puede medirse en la orina.

● **Síndrome carcinoide:** causado por **metástasis hepáticas voluminosas**.
  • **Enrojecimiento** intermitente (calicreína) y **diarrea** (serotonina): síntomas distintivos.
  • También puede presentar **síntomas de tipo asmático** (bradicinina) y **lesiones de las válvulas cardíacas** derechas.
  • Si el paciente tiene un síndrome carcinoide con carcinoide primario de intestino delgado, **indica metástasis en el hígado** (el hígado suele eliminar la serotonina).
  • Si se realiza la resección de las metástasis hepáticas, se debe hacer una colecistectomía en caso de futura embolización.
  • **Gammagrafía con octreotida:** la mejor prueba para *localizar* un tumor que no se ve en la TC.
  • **Concentración de cromogranina A:** máxima sensibilidad para *detectar* un tumor carcinoide.

● **Carcinoide apendicular:** localización más frecuente de los tumores carcinoides (el 50% de los carcinoides surgen aquí; el íleon y el recto son las siguientes localizaciones más frecuentes).

● **Carcinoide del intestino delgado:** pacientes con riesgo ↑ de **neoplasias primarias múltiples y segundas neoplasias no relacionadas**.

● Tx **del carcinoide:**
  • **Carcinoide en el apéndice:** < 2 cm → apendicectomía; ≥ **2 cm o que afecte la base** → hemicolectomía derecha.
  • **Quimioterapia: estreptozocina** y 5-FU; por lo general, solo para la **enfermedad irresecable**.
  • **Octreotida:** útil para paliar el síndrome carcinoide.
  • **Broncoespasmo:** Tx: **inhaladores de albuterol**.
  • **Rubor:** Tx: **bloqueadores α** (fenotiazina).
  • **Falso 5-HIAA:** frutas.

INTUSUSCEPCIÓN EN LOS ADULTOS

- Puede producirse por tumores del intestino delgado o cecales.
- El modo de presentación más frecuente es la obstrucción.
- Preocupante en adultos, ya que a menudo tiene un **punto principal maligno** (es decir, CA cecal).
- Tx: resección.

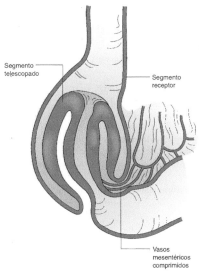

Anatomía de la invaginación intestinal. La intususcepción es un segmento de intestino que invagina dentro del propio intestino.

TUMORES BENIGNOS DEL INTESTINO DELGADO

- **Adenomas**: la mayoría se encuentran en el duodeno; se presentan con hemorragia, obstrucción.
  - Necesitan resección cuando se identifican (a menudo se hace con endoscopio).
- **Síndrome de Peutz-Jeghers** (mutación del gen *STK11*; autosómico dominante).
  - **Hamartomas** benignos en todo el tubo digestivo (intestino delgado y grueso).
  - **Pigmentación cutánea** melanótica mucocutánea.
  - Los pacientes presentan más **tumores malignos extraintestinales** (el más frecuente: **CA de mama**).
  - Riesgo pequeño (< 3%) de neoplasias digestivas; *__no realizar__ colectomía profiláctica*.

TUMORES MALIGNOS DEL INTESTINO DELGADO (POCO FRECUENTES)

- **Adenocarcinoma** (poco frecuente): tumor maligno más frecuente del intestino delgado.
  - Una alta proporción se encuentra en el **duodeno**.
  - Síntomas: obstrucción, ictericia.
  - También puede surgir de la ampolla de Vater (Sx: ictericia, anemia, heces con guayacol positivo).
  - Tx: resección y adenectomía; **operación de Whipple** si está en la **2.ª porción de duodeno**.
- **Factores de riesgo de CA duodenal**: PAF, Gardner, pólipos, adenomas, von Recklinghausen.
- **Leiomiosarcoma**:
  - En general en el **yeyuno** y el **íleon**; la mayoría son extraluminales.
  - Difícil de diferenciar en comparación con el leiomioma (> 5 mitosis/50 campo de alta potencia, atipia, necrosis).
  - Asegúrese de que no es un GIST (comprobar si hay C-Kit).
  - Tx: resección; <u>no</u> requiere adenectomía.

Linfoma:
- En general en el **íleon**; asociado a Wegener, LES, sida, Crohn, esprúe celíaco.
- Por lo regular, de **tipo LNH de linfocitos B**.
- Postrasplante: ↑ **riesgo de hemorragia** y **perforación**.
- Dx: TC abdominal, toma de muestra ganglionar.
- Tx: **resección amplia en bloque** (incluye ganglios) salvo 1.ª o 2.ª porción del duodeno (quimio-RT, <u>no</u> realizar cirugía de Whipple).
- La supervivencia a los 5 años es del 40%.

ESTOMAS

Hernias paraestomales: mayor incidencia con colostomías; en general, bien toleradas y no necesitan reparación a menos que sean sintomáticas.

Candida: la infección más frecuente en el estoma.

Colitis derivativa (bolsa de Hartmann): secundaria a la falta de ácidos grasos de cadena corta.
- Tx: enemas de ácidos grasos de cadena corta.

Isquemia: causa más frecuente de estenosis del estoma.
- Tx: dilatación si es leve.

Enfermedad de Crohn: causa más frecuente de fístula cerca del estoma.

Abscesos: debajo de la zona del estoma, a menudo causados por el dispositivo de irrigación.

Cálculos biliares (pérdida de sales biliares) y **cálculos renales de ácido úrico** (pérdida de HCO_3^-): más en pacientes con ileostomía.

APENDICITIS

Apendicitis: 1.º: anorexia; 2.º: dolor abdominal (periumbilical); 3.º: vómitos.

El dolor migra gradualmente al cuadrante inferior derecho a medida que se instala la peritonitis.

Ocurre con mayor frecuencia en pacientes de 20 a 35 años.

Los pacientes pueden tener un recuento de leucocitos normal.

TC: <u>diámetro</u> > 7 mm o <u>espesor de pared</u> > 2 mm (parece un ojo de buey), estrías grasas, sin contraste en la luz apendicular; intentar contraste rectal.

Punto medio del borde antimesentérico: área más probable de **perforación**.

Hiperplasia linfoide: causa más frecuente en los niños; puede seguir a una enfermedad viral.

Fecalitos: causa más frecuente en los adultos.

A la obstrucción luminal le sigue la distensión del apéndice, la congestión venosa y la trombosis, la isquemia, la necrosis gangrenosa y, finalmente, la rotura.

Situación no quirúrgica: la TC muestra un apéndice perforado y encapsulado (por lo general, en **adultos mayores**).
- Tx: **drenaje percutáneo** y **apendicectomía de intervalo** más adelante cuando el paciente mejore.
- Considerar enema opaco o colonoscopia de seguimiento para descartar CA de colon cecal perforado.

Los **niños** y los **adultos mayores** tienen mayor propensión a la rotura debido al <u>retraso en el diagnóstico</u>.
- Los niños suelen tener **fiebre más alta** y más **vómitos y diarrea**.
- **Adultos mayores**: los signos y síntomas pueden ser mínimos; puede ser necesaria una hemicolectomía derecha si se sospecha cáncer.
- **La apendicitis es poco frecuente en los lactantes**.

Perforación: el paciente en general está más grave; puede tener signos de sepsis.

Apendicitis durante el embarazo:
- **Causa más frecuente** de **dolor abdominal agudo** en el **1.er trimestre**.
- Es más probable que se produzca en el **2.º trimestre**, pero no es la causa más frecuente de dolor abdominal.
- Más probabilidades de **perforación** en el **3.er trimestre**: se confunde con contracciones.
- **La incisión debe emplazarse donde la paciente tiene el dolor**: el apéndice está *desplazado hacia arriba (cefálico)*.

- En el 3.er trimestre puede tener dolor en el cuadrante superior derecho.
- En caso de rotura, hay un 35% de mortalidad fetal.
- Las mujeres con sospecha de apendicitis necesitan una evaluación de la β-hCG y una ecografía abdominal para descartar las causas ginecoobstétricas del dolor abdominal.

OTRAS ALTERACIONES DEL APÉNDICE

- **Mucocele del apéndice**: puede ser un tumor mucinoso benigno o maligno (células en anillo de sello); necesita resección (**abierta** para no derramar el contenido del tumor).
  - Si es maligno, requiere una hemicolectomía derecha.
  - Puede hallarse un **seudomixoma peritoneal** con rotura (diseminación de los implantes tumorales por todo el peritoneo).
  - **Causa más frecuente de muerte: obstrucción del intestino delgado** por diseminación tumoral peritoneal.
- **Ileítis regional**: puede simular una apendicitis; el 10% deriva en enfermedad de Crohn.
- **Gastroenteritis**: náuseas, vómitos, diarrea.
- **Presunción de apendicitis** pero hallazgos de quiste ovárico roto, vena ovárica trombosada o enteritis regional sin afectación del ciego → **realizar apendicectomía de todos modos** (evita futuros diagnósticos de confusión).

ÍLEO

- Las causas incluyen cirugía (la más frecuente), anomalías electrolíticas ($\downarrow$ K), peritonitis, isquemia, traumatismos y fármacos.
- **Íleo**: la dilatación es uniforme en todo el estómago, intestino delgado, colon y recto *sin* descompresión; no hay paso de gases; ausencia de ruidos intestinales.
- **Obstrucción**: hay <u>descompresión intestinal</u> distal a la obstrucción.

ENTERITIS TIFOIDEA (*SALMONELLA*)

- Se observa en niños; presentan dolor del cuadrante inferior derecho, diarrea, fiebre, cefaleas, erupción maculopapular, leucopenia; la hemorragia y perforación son poco frecuentes.
- Ganglios linfáticos mesentéricos agrandados.
- Tx: **trimetoprima + sulfametoxazol**.

ANATOMÍA Y FISIOLOGÍA

- El colon segrega **K** y reabsorbe **Na y agua** (sobre todo el colon ascendente y el ciego).
- **Cuatro capas**: mucosa (epitelio cilíndrico) → submucosa → muscular propia → serosa.
  - **Muscular de la mucosa**: pequeña capa muscular interna justo debajo de la mucosa pero por encima de la membrana basal.
  - **Muscular propia**: capa circular de músculo.
- El colon ascendente, descendente y sigmoides son **retroperitoneales**.
  - El peritoneo recubre la parte anterosuperior y el ⅓ medio del recto.
- **Repliegues semilunares**: bandas transversales que forman las haustras.
- **Tenias del colon**: tres bandas que recorren longitudinalmente el colon. En la unión rectosigmoidea, las tenias se ensanchan y rodean completamente el intestino.
- **Recto**: se extiende desde donde terminan las tenias hasta el anillo anorrectal (12-15 cm de longitud).
- **Conducto anal**: se extiende desde el anillo anorrectal (puborrectal) hasta el borde anal (mucosa escamosa y unión cutánea perianal).
- **Margen anal**: desde la unión mucocutánea escamosa hasta 5 cm radialmente hacia fuera.

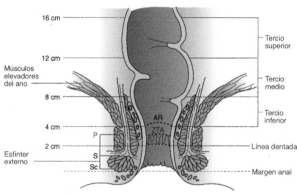

Anatomía anorrectal con puntos de referencia importantes. Las mediciones aproximadas son relativas al borde anal. AR: anillo anorrectal; P: profundo; S: superficial; Sc: subcutáneo; ZTA: zona de transición anal.

- **Irrigación vascular**:
  - **Colon ascendente** y ⅔ **del colon transverso**: irrigados por la **AMS** (arterias ileocólica, cólicas derecha y media).
  - ⅓ **del colon transverso**, **colon descendente**, **colon sigmoide** y **porción superior del recto**: irrigados por la **AMI** (cólica izquierda, ramas sigmoideas, arteria rectal o hemorroidal superior).
  - **Arteria marginal**: corre a lo largo del margen del colon, conectando la AMS con la AMI (proporciona flujo colateral).
  - **Arcada de Riolano** (arteria mesentérica serpenteante): conexión colateral directa corta entre la AMS y la AMI.
  - El 80% del flujo sanguíneo se dirige a la mucosa y la submucosa.
- El **drenaje venoso** sigue al arterial excepto la VMI, que va a la vena esplénica.
  - La vena esplénica se une a la VMS para formar la vena porta detrás del páncreas.
- **Arteria rectal o hemorroidal superior**: rama de la **AMI**.

- **Arteria rectal o hemorroidal media**: rama de la **ilíaca interna** (los troncos laterales durante la resección anterior baja [RAB] o la resección abdominoperineal [RAP] contienen las arterias rectales o hemorroidales medias).
- **Arteria rectal inferior**: rama de la <u>pudenda interna</u> (que es una rama de la ilíaca **interna**).
- La vena rectal <u>superior</u> drena en la VMI y finalmente en la <u>vena porta</u>.
- Las venas rectales <u>media</u> e <u>inferior</u> drenan en las venas ilíacas internas y, finalmente, en la <u>VCI</u>.
- **Recto superior y medio**: drenaje en los linfáticos de la AMI.
- **Recto inferior**: drena principalmente en los ganglios de la AMI, así como en los ganglios ilíacos internos.

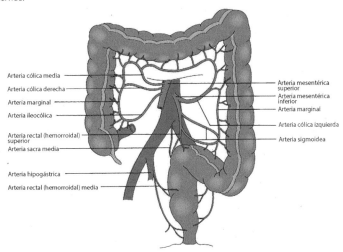

Irrigación arterial del colon. La arteria mesentérica superior (AMS) y la arteria mesentérica inferior (AMI) son las principales arterias del colon.

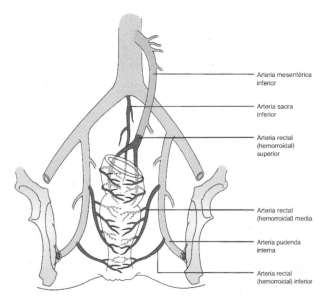

Irrigación del recto y del conducto anal.

- La pared intestinal contiene linfáticos mucosos y submucosos.
- **Cuencas vasculares:**
  - Flexura esplénica (punto de Griffith): unión de la AMS y la AMI.
  - Recto (punto de Sudeck): unión rectal superior y rectal media.
  - La **hipotensión** o el estado de bajo flujo provocan isquemia en estas zonas.
  - El colon es más sensible a la isquemia que el intestino delgado porque tiene menos colaterales.
- **Esfínter externo** (músculo puborrectal): bajo control del SNC (voluntario).
  - Ramo rectal inferior del **nervio pudendo interno.**
  - Es la continuación del **músculo elevador del ano** (músculo estriado).
- **Esfínter interno:** control involuntario.
  - **Nervios esplácnicos pélvicos.**
  - Es la continuación de la **muscular propia** (músculo liso).
  - Por lo general, está contraído.
- **Plexo de Meissner:** plexo nervioso interno.
- **Plexo de Auerbach:** plexo nervioso externo.
- **Nervios esplácnicos pélvicos:** parasimpáticos.
- **Desde el borde anal:** conducto anal 0-5 cm, recto 5-15 cm, unión rectosigmoidea 15-18 cm.
- **Elevador del ano:** marca la transición entre el conducto anal y el recto.
- **Criptas de Lieberkühn:** células caliciformes secretoras de mucina.
- **Inercia colónica:** tiempo de tránsito lento; los pacientes pueden necesitar una colectomía subtotal.
- **Ácidos grasos de cadena corta** (butirato): nutriente principal de los colonocitos.
- **Reservoritis del muñón** (proctitis de la derivación o por desuso): Tx → enema de ácidos grasos de cadena corta.
- **Reservoritis infecciosa:** Tx → metronidazol.
- **Fascia de Denonvilliers** (anterior): fascia rectovesical y rectoprostática en los hombres; fascia rectovaginal en las mujeres.
- **Fascia de Waldeyer** (posterior): fascia rectosacra.

PÓLIPOS

- **Pólipos hiperplásicos:** pólipo más frecuente; sin riesgo de cáncer.
- **Adenoma tubular:** pólipo neoplásico intestinal más frecuente (75%).
  - En general son pediculados.
- **Adenomas vellosos:** es más probable que produzcan síntomas.
  - Suelen ser sésiles y de mayor tamaño que los adenomas tubulares.
  - El 50% de los adenomas vellosos presentan **cáncer.**
- Si las lesiones son > **2 cm**, **sésiles** o **vellosas**, tienen ↑ riesgo de cáncer.
- Los pólipos tienen predominio en el lado izquierdo.
- La mayoría de los **pólipos pediculados** pueden extirparse por vía endoscópica.
- Si no se puede incluir toda la lesión (lo que suele ocurrir con los **pólipos sésiles**) → necesitan **resección segmentaria.**
- **Displasia de alto grado:** membrana basal intacta (carcinoma *in situ*).
- **Cáncer intramucoso:** en la mucosa muscular (carcinoma *in situ* → aún no ha atravesado la membrana basal).
- **Cáncer invasor:** en la submucosa (T1).
- **Cribado:** 45-75 para **riesgo normal**, 40-75 (o 10 años antes del caso más joven) para **riesgo intermedio** (un familiar de primer grado con CA de colon o dos familiares de segundo grado con CA de colon).
- **Opciones de cribado:**
  1. **Colonoscopia** cada 10 años *o*;
  2. **Colonografía por TC** cada 5 años *o*;
  3. **Sigmoidoscopia flexible** cada 5 años *o*;
  4. Pruebas de heces para detectar **mt-sDNA** cada 3 años *o*;
  5. Pruebas fecales inmunoquímicas (PFI) de **alta sensibilidad** o pruebas fecales con guayacol (**sangre oculta en heces con guayacol**) cada año:
  - **Guayacol falso positivo:** ingesta de carne, vitamina C, hierro, cimetidina.
  - **No** hacer **colonoscopia** con IAM reciente, esplenomegalia, embarazo (si se prevé fluoroscopia).

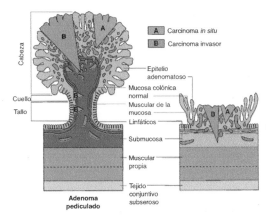

Representación esquemática de los pólipos cancerosos. Se describe un adenoma pediculado a la izquierda y un adenoma sésil a la derecha. En el carcinoma *in situ*, las células malignas se limitan a la mucosa. Estas lesiones se tratan adecuadamente mediante polipectomía endoscópica. La polipectomía es un tratamiento adecuado para el carcinoma invasor solo si el margen es suficiente (2 mm), el carcinoma no es mal diferenciado y no se encuentra evidencia de invasión venosa o linfática.

- La polipectomía muestra una **lesión T1**: la polipectomía es adecuada si los márgenes son claros (2 mm), el pólipo es moderadamente diferenciado, no tiene invasión vascular/linfática/nerviosa y es posible extirpar el pólipo en una sola pieza; de lo contrario, se requiere una resección formal del colon.
- **Adenomas vellosos rectales bajos extensos con atipia**: Tx → resección transanal (se puede intentar mucosectomía) de la mayor parte posible del pólipo.
  - **No RAP a menos de que haya cáncer.**
- **La anatomía patológica muestra lesión T1 tras la resección transanal del pólipo velloso rectal** → la resección transanal es adecuada si es < 4 cm, < ⅓ del diámetro de la luz intestinal, los márgenes son claros (2 mm), es moderadamente diferenciado y no tiene invasión vascular/linfática/nerviosa.
- **La anatomía patológica muestra lesión T2 tras la resección transanal del pólipo velloso rectal** → el paciente necesita RAP o RAB.
- Repetir la colonoscopia a los siguientes intervalos tras la extirpación del pólipo:
  - Pólipos hiperplásicos (cribado normal)   10 años
  - **1-2** adenomas tubulares (moderadamente diferenciados)   5 años
  - **3-10** o adenoma avanzado (< 1 cm, alto grado, displasia o velloso)   3 años
  - **> 10** (considerar síndrome)   1 año
  - Adenoma sésil grande (confirmar resección total, obtener biopsia)   3 meses

CÁNCER COLORRECTAL

- **2.ª causa de muerte por CA.**
- Síntomas: **anemia, estreñimiento** (heces de calibre estrecho) y **hemorragia** digestiva inferior.
- Carnes rojas y **grasas** → se cree que los radicales O_2 desempeñan algún papel.
- El CA de colon se ha asociado a la infección por ***Clostridium septicum***.
- **CA de colon**: las principales mutaciones genéticas son **APC, DCC, p53** y **k-ras**.
- **Colon sigmoide**: sitio más frecuente de CA primario.
- **Diseminación de la enfermedad**:
  - Se disemina primero a los **ganglios**.
  - **Estado ganglionar**: factor pronóstico más importante.
    - Se necesita un depósito tumoral ≥ **0.2 mm** para ser considerado positivo.

- **Hígado**: sitio de metástasis #1; pulmón: sitio de metástasis #2.
  - Vena porta → **metástasis hepáticas**; vena ilíaca → **metástasis pulmonares**.
  - **Metástasis hepáticas**: si son resecables y dejan una función hepática adecuada, los pacientes tienen una tasa de supervivencia a 5 años del 35%.
  - **Metástasis pulmonares**: tasa de supervivencia a 5 años del 25% en pacientes seleccionados tras la resección.
  - Las **metástasis hepáticas** o **pulmonares aisladas** potencialmente resecables deben ser **extirpadas** (quimioterapia preoperatoria [+ RT para CA de recto], reestadificación, resección).
  - El 5% tiene metástasis «en gota» en los **ovarios**.
  - **CA de recto**: puede hacer metástasis a la **columna directamente a través del plexo de Batson** (venoso).
  - El **CA de colon** no suele ir al hueso.
  - El CA colorrectal que crece en **órganos adyacentes** puede resecarse **en bloque** con una porción del órgano adyacente (p. ej., resección parcial de la vejiga, cirugía de Whipple para el CA de colon que crece en la cabeza del páncreas).
- **Penetración linfocítica**: los pacientes tienen un mejor pronóstico.
- **Mucoepidermoide**: peor pronóstico.
- **Pruebas diagnósticas**:
  - Necesidad de **colonoscopia total** para descartar **lesiones sincrónicas**.
  - **TC de tórax/abdomen/pelvis**: búsqueda de enfermedad metastásica.
  - **Proctoscopia rígida**: para tumores rectales a fin de evaluar el nivel del tumor.
  - **Ecografía endorrectal**: para tumores rectales; útil para evaluar la profundidad de la invasión (afectación del esfínter), las recidivas y las linfadenopatías; es el mejor estudio para determinar el estado T y N.
  - **RM rectal**: útil para evaluar el **margen circunferencial** (distancia entre el tumor y el mesorrecto; indicador pronóstico).
  - **CEA**.
- **Objetivos de la resección**:
  - **Resección en bloque**: asegurar márgenes adecuados (idealmente **5-7 cm**).
    - Incluye mesocolon y linfadenectomía regional.
    - Tomar la fascia de Waldeyer y Denonvilliers (**fascia mesorrectal**) para los tumores rectales.
  - Al menos **12 ganglios** para lograr una linfadenectomía (vaciamiento) adecuada.
    - **Un mayor número de ganglios extraídos** equivale a una **mayor supervivencia** del CA de colon (no está claro si ocurre lo mismo para el CA de recto).
  - En general se requieren **márgenes de al menos 2 cm**.
    - Se pueden aceptar **márgenes de 1 cm** en los tumores rectales bajos si implica hacer una RAB en lugar de una RAP.
  - La **mayoría de los CA de colon derecho** pueden tratarse con anastomosis primaria sin estoma.
  - **Dolor rectal con CA de recto**: el paciente necesita RAP.
- **Ecografía intraoperatoria**: es el mejor método para detectar metástasis intrahepáticas.
  - Resolución de la Eco convencional: 10 mm.
  - TC abdominal: 5 a 10 mm.
  - RM abdominal: 5 a 10 mm (mejor resolución que la TC).
  - Eco intraoperatoria: 3 a 5 mm.
- **Resección anterior baja**: extirpa el **colon sigmoide** y una cantidad variable de **recto**.
- **Resección abdominoperineal**:
  - Colostomía permanente; el conducto anal se extirpa junto con el recto.
  - Puede tener impotencia y disfunción vesical (nervios pudendos lesionados).
  - Indicada solo para las lesiones malignas (no para los tumores benignos) que no son susceptibles de RAB.
  - Se necesita un **margen de al menos 1 cm** (1 cm de los músculos elevadores del ano) para efectuar la RAB, de lo contrario necesitará una RAP.
  - El riesgo de recidiva local es mayor con el CA de recto que con el de colon en general.
- **Quimio-RT preoperatoria**: produce una respuesta completa en algunos pacientes con CA de recto; preserva la función del esfínter en algunos casos.

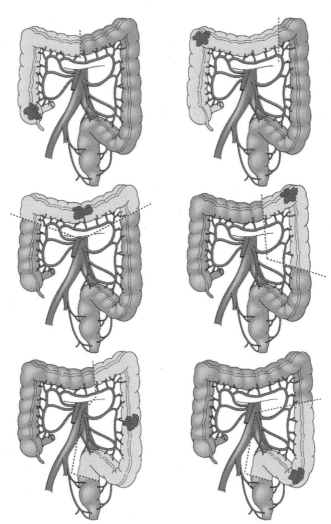

Resecciones segmentarias para cánceres de colon y tercio superior del recto. Obsérvese la irrigación comprometida con cada forma de resección.

- **T1 rectal bajo** (limitado a la submucosa): puede extirparse por vía transanal si es < 4 cm, < ⅓ del diámetro de la luz intestinal, tiene márgenes negativos (necesita **2 mm**), es moderadamente diferenciado, y no hay invasión nerviosa/vascular/nodal; de lo contrario, el paciente necesita RAP o RAB.
- **T2 rectal bajo** o superior (muscular propia o mayor): Tx → RAP o RAB.
- Quimioterapia:
  - **CA de colon estadio III** (ganglios positivos) → **quimioterapia postoperatoria**, sin RT.
  - **CA de colon en estadio IV** potencialmente resecable (metástasis a distancia) → **quimioterapia preoperatoria**, reestadificación y **quimioterapia postoperatoria**, sin RT.
  - CA de colon irresecable: _solo_ **quimioterapia**.

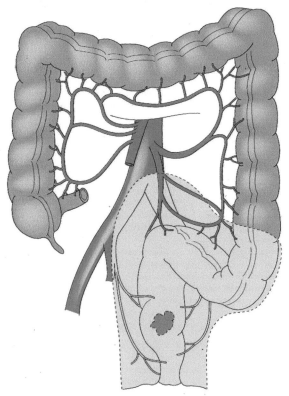

Extensión de la cirugía en la resección abdominoperineal.

SISTEMA DE ESTADIFICACIÓN TNM DEL CÁNCER COLORRECTAL

- **T1**: en la submucosa. **T2**: en la muscular propia. **T3**: en la subserosa o a través de la muscular propia si no hay serosa. **T4a**: a través de la serosa hacia la cavidad peritoneal libre. **T4b**: hacia órganos/estructuras adyacentes si no hay serosa presente.
- **N0**: nodos negativos. **N1**: 1-3 ganglios positivos. **N2a**: 4-6 ganglios positivos. **N2b**: ≥ 7 ganglios positivos. **N3**: ganglios centrales positivos.
- **M1**: metástasis a distancia.

Estadio	Estado TNM
0	Tis, N0, M0
I	T1-2, N0, M0
IIA	T3, N0, M0
IIB	T4, N0, M0
IIIA	T1-2, N1, M0
IIIB	T3-4, N1, M0
IIIC	Cualquier T, N2, M0
IV	Cualquier T, cualquier N, M1

- **CA de recto estadios II y III** → **quimio-RT preoperatoria** (neoadyuvante) y **quimioterapia postoperatoria**.
- **CA de recto en estadio IV** potencialmente resecable → **quimio-RT preoperatoria**, reestadificación y **quimioterapia postoperatoria**.
- CA de recto irresecable → _solo_ **quimio-RT**.
- Para CA de colon o recto irresecable: cirugía solo para hemorragia, perforación u obstrucción.
  - **Endoprótesis**: preferida en caso de obstrucción; resección frente a colostomía si fracasa.
- **Régimen de quimioterapia**: _5-FU, leucovorina_ y _oxaliplatino_ (_FOLFOX_) durante **6 meses** después de la operación (o **3 meses antes de la operación y 3 meses después de la operación**).
- RT:
  - ↓ recidiva local y ↑ supervivencia cuando se _combina_ con **quimioterapia**.
  - **Daño por RT**: el _recto_ es el sitio más frecuente de lesión → vasculitis, trombosis, úlceras, estenosis, hemorragia.
  - La **quimio-RT preoperatoria** puede ayudar a reducir el tamaño de los **tumores rectales**, lo que permite reducir la estadificación del tumor y posiblemente permitir la RAB frente a la RAP.
  - **Régimen de RT**: 5000 cGY durante 6 semanas (el 5-FU actúa como radiosensibilizador).
- El **20% tiene una recidiva** (suele ocurrir en el plazo de 1 año).
  - El 5% se hace **otra _colonoscopia_ primaria**: _razón principal de la colonoscopia de vigilancia tras 1 año._
- **Colonoscopia de seguimiento a 1 año**: principalmente para comprobar si hay un **nuevo CA primario de colon** (metacrónico).
- **Respuesta clínica completa tras el tratamiento neoadyuvante**: sigue siendo necesaria la **resección** (del área primaria y de cualquier metástasis previa potencialmente resecable), ya que la respuesta patológica completa es poco frecuente.
- **Carcinomatosis peritoneal aislada** (sin otras metástasis a distancia); Tx: **cirugía citorreductora** y **quimioterapia intraperitoneal** calentada.

POLIPOSIS ADENOMATOSA FAMILIAR (PAF)

- Trastorno autosómico dominante; todos los casos tienen cáncer a los 40 años.
- **Gen _APC_**: cromosoma 5.
- El 20% de los síndromes de PAF son espontáneos.
- Los pólipos _no_ están presentes al nacer, sino hasta la **pubertad**.
- Iniciar una colonoscopia de cribado anual a los **10 años**.
- Algunos casos tienen **miles de pólipos** (alfombra el colon).
- _No_ es necesaria la colonoscopia para la vigilancia en los pacientes con sospecha de PAF → solo es necesaria la sigmoidoscopia flexible para detectar pólipos.
- Todos necesitan **colectomía total profiláctica** a los **20 años**.
- **También hay pólipos duodenales** → se debe revisar el duodeno con endoscopia cada 1 a 2 años.
- **Cirugía**: proctocolectomía, mucosectomía rectal y reservorio ileoanal (en «J»).
  - Necesidad de vigilancia de por vida de la mucosa rectal residual.
  - La **proctocolectomía total con ileostomía terminal** también es una opción.
  - Tras la colectomía, la causa más frecuente de muerte en los pacientes con PAF son los **tumores periampulares del duodeno**.
- **Síndrome de Gardner**: los pacientes presentan CA de colon (asociado al gen _APC_) y tumores u osteomas desmoides intraabdominales.
- **Síndrome de Turcot**: los pacientes presentan CA de colon (asociado al gen _APC_) y tumores cerebrales.

SÍNDROMES DE LYNCH (CÁNCER DE COLON HEREDITARIO SIN POLIPOSIS)

- Afecta al 5% de la población, trastorno autosómico dominante.
- Asociado a **alteraciones de genes reparadores de errores del ADN**.
- Predilección por el lado derecho y cánceres múltiples.
- **Lynch I**: solo riesgo de CA de colon.
- **Lynch II**: los pacientes _también_ tienen ↑ riesgo de cáncer de ovario, endometrio, vejiga y estómago.
- **Criterios de Ámsterdam** para el **síndrome de Lynch**: «3, 2, 1» → al menos **tres** familiares de primer grado, a lo largo de **2** generaciones, **1** con cáncer antes de los 50 años.

- Requiere colonoscopia de vigilancia cada 1 o 2 años a partir de los 25 años o 10 años antes de que el familiar primario tuviera cáncer (también requiere un programa de vigilancia para los otros tipos de CA en la familia).
- El 50% de los casos tienen lesiones metacrónicas en 10 años; a menudo hay múltiples primarios.
- Necesita **proctocolectomía** total en la primera operación para el cáncer.

VÓLVULO SIGMOIDEO

- Más frecuente con las dietas ricas en fibra (Irán, Irak) y en los adultos mayores.
- Factores de riesgo: pacientes débiles, psiquiátricos, disfunción neurológica, abuso de laxantes.
- Síntomas: dolor, distensión y estreñimiento (no se pueden evacuar las heces ni los gases).
- Provoca obstrucción de asa cerrada: el **colon sigmoide se retuerce sobre sí mismo.**
- Radiografía de abdomen: signo del tubo interno doblado con el vértice apuntando hacia el cuadrante superior derecho; distensión del colon.
- El enema con ácido diatrizoico puede mostrar el signo del pico de pájaro (colon cónico).
- Dx: exige **TC abdominal con contraste** (para confirmar el diagnóstico y comprobar la viabilidad de la pared del colon).
- No intentar la descompresión con un **intestino gangrenado, signos peritoneales difusos** o **lesión de espesor total** (p. ej., colon oscuro con ulceración) → pasar a quirófano para **sigmoidectomía y colostomía terminal.**
- Tx: **descomprimir con colonoscopia** (el 80% se reduce, el 50% recidivará), colocar sonda de descompresión rectal (1-3 días), dar preparación intestinal y realizar **sigmoidectomía con anastomosis** primaria durante la misma estancia hospitalaria.

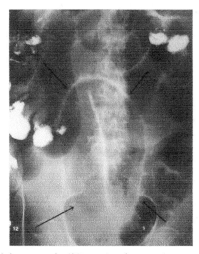

Radiografía simple de abdomen en decúbito supino de un paciente con vólvulo sigmoideo. El asa sigmoidea central está delimitada por el aire atrapado. El intestino delgado proximal también está dilatado, lo que sugiere que el vólvulo ha estado presente durante el tiempo suficiente para causar la acumulación de aire y líquido en dirección proximal.

VÓLVULO CECAL

- Menos frecuente que el vólvulo sigmoideo; se produce entre los 20 y los 30 años.
- Radiografía de abdomen: puede aparecer como una obstrucción de intestino delgado; puede tener el signo del «grano de café» con el ciego dilatado en el cuadrante inferior derecho con el ápice apuntando al cuadrante superior izquierdo.

- *No* se recomienda la descompresión endoscópica.
- Tx: **quirófano** → **hemicolectomía derecha** con anastomosis primaria (*mejor*); puede intentarse la **cecopexia** si el colon es viable y el paciente está debilitado; *evitar* la cecostomía.

COLITIS ULCEROSA

- Síntomas: **diarrea sanguinolenta, dolor abdominal, fiebre** y **pérdida de peso**.
- La inflamación crónica afecta la **mucosa** y la **submucosa**.
- Estenosis y fístulas inusuales en la colitis ulcerosa.
- **No afecta al ano**, a diferencia de la enfermedad de Crohn.
- **Suele comenzar** distalmente en el **recto**, se extienden en **dirección proximal** y es **continua** (no hay **zonas salteadas** como en la enfermedad de **Crohn**).
- La **hemorragia** es universal y presenta friabilidad de la mucosa con seudopólipos, úlceras en collar de cuentas y abscesos en las criptas.
- Siempre hay que descartar la etiología infecciosa.
- La ileítis por retrolavado puede observarse en la enfermedad proximal.

Características clínico-patológicas de la colitis ulcerosa frente a la enfermedad de Crohn		
Manifestación	Colitis ulcerosa	Enfermedad de Crohn
Inflamación transmural	A veces	Frecuente
Granulomas	A veces	> 50%
Fisuras	Poco frecuente	Frecuente
Fibrosis	Poco frecuente	Frecuente
Inflamación submucosa	Poco frecuente	Frecuente
Abscesos de las criptas	Frecuente	Poco frecuente
Afectación del intestino delgado	Poco frecuente (ileítis por reflujo)	Frecuente
Localización anatómica	Continua	Alternante
Afectación rectal	Frecuente	Puede conservarse
Sangrado	Frecuente	Ausente
Fístulas	Poco frecuente	Frecuente
Enfermedad perianal	Poco frecuente	Frecuente
Úlceras	Poco frecuente	Frecuente
Mucosa circundante	Seudopólipos	Relativamente normal
Mucosa en empedrado	Ausente	Enfermedad crónica
Friabilidad de la mucosa	Frecuente	Poco frecuente
Patrón vascular	Ausente	Normal
Envoltura de grasa	Poco frecuente	Frecuente

- **Enema con bario**: en caso de enfermedad crónica, se ve una pérdida de las haustras, calibre estrecho, colon corto y pérdida de redundancia.
- **Tx médico**: **mesalamina** y **loperamida** como terapia de mantenimiento.
  - **Corticoides** para los brotes agudos.
  - Considerar el **infliximab** para la enfermedad resistente a corticoides.
  - Añadir **ciprofloxacino** y **metronidazol** para los brotes agudos si hay sospecha de infección o megacolon tóxico/colitis.
- **Colitis tóxica** y **megacolon tóxico**:
  - Colitis tóxica: > 6 evacuaciones sanguinolentas/día, fiebre, ↑ FC, descenso de Hb, leucocitosis.
  - Megacolon tóxico (colon > **6 cm**): lo anterior más distensión y dolor abdominal espontáneo y a la palpación.
  - Tx inicial: **sonda nasogástrica, líquidos, corticoides, reposo intestinal** y **antibióticos** (ciprofloxacino y metronidazol) tratarán adecuadamente al 50%; el otro 50% requiere cirugía.
  - Seguir la respuesta clínica y las radiografías abdominales.
  - *Evitar* los enemas con bario, los opiáceos, los antidiarreicos y los anticolinérgicos.

Indicaciones de cirugía en casos de colitis tóxica y megacolon tóxico

Absolutas	Relativas
Neumoperitoneo (perforación)	Incapacidad para controlar rápidamente la sepsis
Peritonitis difusa	Aumento del megacolon
Peritonitis localizada con aumento del dolor abdominal o distensión colónica > 10 cm	No mejora en 24-48 h
Sepsis no controlada	Aumento de la toxicidad u otros signos de deterioro clínico
Hemorragia grave	Necesidad continua de transfusiones

- **Perforación** con **colitis ulcerosa**: el colon transverso es el sitio más frecuente.
- **Perforación** con **Crohn**: el íleon distal es el sitio más frecuente.
- **Indicaciones quirúrgicas de la colitis ulcerosa**: fracaso del Tx médico (*más frecuente*), hemorragia masiva, megacolon tóxico refractario/colitis fulminante (15% de los casos), obstrucción, estenosis, displasia multifocal o de alto grado, CA, complicaciones sistémicas, retraso del crecimiento (niños), evitación de corticoides crónicos y enfermedad de larga evolución (> 20 años) como profilaxis contra el CA de colon (aquí hay cierta controversia).
- **Resecciones de urgencia**: proctocolectomía total e ileostomía terminal.
  - Realizar la anastomosis definitiva más adelante.
- **Resecciones electivas**:
  - **Reservorio ileal y anastomosis anal**: proctocolectomía total, mucosectomía rectal, reservorio en «J» y anastomosis ileoanal (rectal baja); *no se utiliza con la enfermedad de Crohn.*
  - Puede proteger la vejiga y la función sexual.
  - Necesidad de vigilancia de por vida del área rectal residual.
  - Debe tener una buena continencia basal antes del reservorio.
  - Muchas anastomosis ileoanales necesitan resección secundaria a cáncer, cambios displásicos, reservoritis refractaria o fracaso del reservorio (incontinencia).
  - Necesidad de ileostomía de derivación temporal (6-8 semanas) mientras se cura el reservorio.
  - **Fugas** (morbilidad mayor más frecuente): puede provocar sepsis (Tx: drenaje, antibióticos).
  - **Reservoritis infecciosa** (fiebre, dolor pélvico, aumento de las evacuaciones). Tx: **ciprofloxacino y metronidazol; enemas de budesonida** si es resistente.
    - Sospecha de enfermedad de Crohn no diagnosticada si es crónica.
  - **RAP con ileostomía**: también se puede realizar.
- El **riesgo de cáncer** es del **1% anual** a partir de **8 años** después del diagnóstico inicial para los pacientes con **colitis extensa** (que se extiende en dirección proximal hasta la flexura esplénica).
  - Necesidad de colonoscopia cada 1 a 2 años a partir de los 8 años después del diagnóstico.
  - Requiere biopsias de cuatro cuadrantes a intervalos de 10 cm en toda la longitud del colon afectado (también tomar biopsia de cualquier área sospechosa).
  - El **cáncer** en la colitis ulcerosa es más frecuente en el **colon rectosigmoideo**; se debe a la **inflamación crónica.**
- **Manifestaciones extraintestinales de la colitis ulcerosa**:
  - Manifestación extraintestinal más frecuente que requiere colectomía total: **retraso del crecimiento en los niños.**
  - **No mejoran con la colectomía** → colangitis esclerosante primaria, espondilitis anquilosante.
  - **Mejoran con la colectomía** → la mayoría de los problemas oculares (epiescleritis), artritis y anemia.
  - **El 50% de los casos mejoran** → problemas cutáneos (pioderma gangrenoso, eritema nudoso).
  - **HLA-B27**: sacroileítis, espondilitis anquilosante, colitis ulcerosa.
  - Los pacientes pueden presentar **enfermedad tromboembólica.**
  - **Piodermia gangrenosa**: Tx → corticoides.

CARCINOIDE COLORRECTAL

- Representa el 15% de todos los carcinoides; causa infrecuente de síndrome carcinoide.
- Metástasis relacionadas con el tamaño del tumor.
- ⅔ de los carcinoides de colon tienen diseminación local o sistémica.
- **Carcinoides rectales bajos:**
  - **< 2 cm** → resección local amplia con márgenes negativos.
  - **> 2 cm o invasión de la muscular propia** → RAP.
- **Carcinoides de colon o rectales altos:**
  - **< 1 cm**: polipectomía.
  - **> 1 cm**: resección formal.

OBSTRUCCIÓN COLÓNICA

- **Perforación de colon con obstrucción**: más probable en el **ciego**.
  - Ley de LaPlace: tensión = presión × diámetro.
- **Obstrucciones de asa cerrada**: pueden ser preocupantes; pueden tener una progresión rápida y perforación con una distensión mínima.
  - Una válvula ileocecal competente puede provocar una obstrucción de asa cerrada.
- **Obstrucción colónica**: cáncer #1; diverticulitis #2.
- **Neumatosis intestinal**: aire en la pared intestinal, asociada a isquemia y disección del aire a través de zonas de la pared intestinal.
- **Aire en el sistema portal**: suele indicar infección grave o necrosis del intestino grueso o delgado; a menudo es un signo ominoso.

SÍNDROME DE OGILVIE

- Seudoobstrucción de colon.
- Asociado a consumo de opiáceos, pacientes postrados mucho tiempo en cama o de edad avanzada, cirugía reciente, infecciones, traumatismos, desequilibrios electrolíticos (K, Mg o Ca bajos).
- Se observa un **colon masivamente dilatado** que puede **perforarse**.
- Alto riesgo de **perforación** en caso de **ciego > 12 cm** o duración > 6 días.
- **Tx inicial**: reposición de líquidos, reposición de electrólitos (especialmente K y Mg), suspensión de fármacos que enlentecen el intestino (p. ej., morfina), sonda nasogástrica, reposo intestinal, suspensión de anticolinérgicos (p. ej., difenhidramina).
  - Tx de 2.ª línea: **neostigmina** (indicada en caso de **ciego > 12 cm, sin mejoría después de 3 días** o **duración > 4 días**); puede causar **bradicardia** (necesidad de administrar en un área vigilada; Tx: **atropina**).
  - Tx de 3.ª línea: **descompresión colonoscópica** (este Tx está indicado si fracasa la neostigmina).
  - Indicaciones quirúrgicas: perforación, colitis gangrenosa o si el paciente no mejora después de 6 días.
    - En caso de **perforación** (peritonitis difusa) o sospecha de **colitis gangrenosa/tóxica**: la extensión de la resección depende de los hallazgos intraoperatorios (hemicolectomía derecha frente a colectomía subtotal).
    - En caso de **fracaso simple del Tx conservador** (duración > 6 días; sin perforación/gangrena/colitis tóxica): cecostomía con sonda frente a resección.

COLITIS AMEBIANA

- *Entamoeba histolytica*: se transmite por alimentos y agua contaminados con heces que contienen quistes.
- Infección **primaria**: se produce en el colon; **infección secundaria**: ocurre en el hígado.
- Factores de riesgo: viajes a México, etanol; transmisión fecal-oral.
- Síntomas: similar a la colitis ulcerosa (disentería); forma crónica más frecuente (3-4 evacuaciones/día, calambres y fiebre).
- Dx: endoscopia → ulceración, trofozoítos; el 90% presenta anticuerpos antiamebianos.
- Tx: **metronidazol**, diyodohidroxiquina.

ACTINOMYCES

- Puede presentarse como una masa, absceso, fístula o induración; supurativa y granulomatosa.
- El ciego es la localización más frecuente; puede confundirse con un CA.
- La anatomía patológica muestra **gránulos de azufre blanco-amarillentos**.
- Tx: **penicilina** o tetraciclinas, drenaje de cualquier absceso.

DIVERTÍCULOS

- Hernia de la mucosa a través de la pared del colon en los sitios donde las arterias penetran en la pared muscular.
- Músculo circular engrosado adyacente al divertículo con estrechamiento luminal.
- Causados por el **esfuerzo** ($\uparrow$ presión intraluminal).
- La mayoría de los divertículos aparecen en el **lado izquierdo** (80%) en el colon sigmoide (no en el recto).
  - Las **hemorragias** son más probables en los <u>divertículos del lado derecho</u> (el 50% de las hemorragias se producen en el lado derecho).
  - La **diverticulitis** es más probable en el <u>lado izquierdo</u>.
- Presentes en el 35% de la población.

HEMORRAGIA DIGESTIVA INFERIOR

- El estudio de la materia fecal con guayacol puede dar positivo hasta 3 semanas después de la hemorragia.
- **Hematemesis**: hemorragia en cualquier sitio desde la nariz hasta el ligamento de Treitz.
- **Melena**: evacuación de heces alquitranadas; se necesitan solo 50 cm^3.
- **Ictericia**: por absorción de hemoglobina (descompuesta a bilirrubina).
- **Azoemia tras hemorragia digestiva**: causada por la producción de urea a partir de la acción bacteriana sobre la sangre intraluminal ($\uparrow$ BUN; también se eleva la bilirrubina total).
- Las hemorragias digestivas inferiores pueden producirse por angiodisplasia, diverticulosis, hemorroides, pólipos o cáncer.
- Si la **hemorragia es grave**, se colocan dos vías i.v. de gran calibre, 6 unidades de concentrados eritrocitarios (transfundir si es necesario), Hct seriados, UCI.
- Descartar un **origen digestivo superior** en los pacientes con **melena** o **rectorragia** colocando una **sonda nasogástrica**.
  - Si se aspira líquido **transparente**, es necesario realizar una endoscopia digestiva superior (el píloro puede estar cerrado y el duodeno puede ser el origen).
  - Si se aspira líquido **biliar**, se ha descartado un origen digestivo superior.
  - Si se aspira líquido **hemático**, se diagnostica una hemorragia digestiva superior.

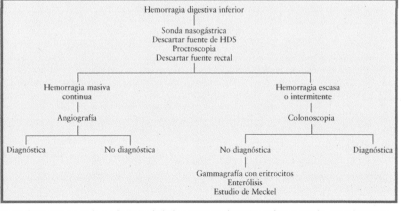

Pasos diagnósticos en la evaluación de la hemorragia digestiva inferior aguda. HDS: hemorragia digestiva superior.

- La mayoría de las hemorragias se detienen **espontáneamente**.
- Se pueden repetir los intentos de **localización** si el paciente **vuelve a sangrar** y está **estable**.
- Si el paciente se vuelve **inestable** o sigue **necesitando transfusiones abundantes**, necesita cirugía.
  - Colectomía segmentaria si la hemorragia estaba **localizada** en los estudios diagnósticos.
  - Colectomía abdominal total si **no se localizó** el foco hemorrágico en los estudios diagnósticos.
- **Arteriografía**: la hemorragia debe ser ≥ 0.5 cm^3/min.
- **Gammagrafía con eritrocitos marcados**: el sangrado debe ser ≥ 0.1 cm^3/min.
- **Estudio por videocápsula**: también es una opción.

DIVERTICULITIS

- Resultado de **perforaciones mucosas** en el divertículo con contaminación fecal adyacente.
- Implica infección e inflamación de la pared colónica, así como del tejido circundante.
- Dolor en el cuadrante inferior izquierdo, dolor a la palpación, fiebre, ↑ leucocitos.
- Dx: la TC solo es necesaria si se teme una **enfermedad complicada**.
  - **Enfermedad complicada**: perforación, absceso, obstrucción, fístula, estenosis (tardía).
  - El gas extraluminal y el flemón (zona de inflamación contenida) *no* se consideran enfermedad complicada.
- **Signos de complicación**: síntomas de obstrucción, masa fluctuante, signos peritoneales, temperatura > 39 °C, leucocitos > 20; *todos justifican* **hospitalización**.
- Complicación más frecuente: **formación de abscesos**.
  - Absceso < 4 cm: suele resolverse *solo* con **antibióticos**.
  - Absceso ≥ 4 cm: necesita **drenaje percutáneo**.
- **Diverticulitis no complicada**: Tx: **levofloxacino** y **metronidazol**; reposo intestinal durante 3-4 días.
  - Casos **leves**: pueden tratarse de forma ambulatoria.
  - Casos **moderados a graves** y que no toleran la hidratación oral: hospitalización, ayuno y reposición i.v. de líquidos.
  - **Choque séptico o peritonitis difusa**: a quirófano para **resección urgente** (sigmoidectomía convencional con colostomía y cierre de Hartmann).
    - Los pacientes con **choque séptico** pueden necesitar **reposición de líquidos** antes del quirófano.
- **Cirugía**: en caso de **complicaciones graves** (p. ej., obstrucción total no resuelta con Tx médico, perforación, absceso no susceptible de drenaje percutáneo) o **incapacidad para descartar CA**.
  - Necesidad de resecar todo el **colon sigmoide** hasta el recto superior (el margen distal debe ser **recto normal**); colostomía con cierre de Hartmann.
- Necesidad de **colonoscopia de seguimiento 6 semanas** después de un episodio de diverticulitis para descartar **cáncer colorrectal** y **enfermedad intestinal inflamatoria**.
- **Diverticulitis derecha**: el 80% de los casos se descubren en el momento de la incisión para una apendicectomía.
  - Tx: hemicolectomía derecha.
- **Fístula colovesicular**: fecaluria, neumaturia.
  - Causa más frecuente: diverticulitis.
  - Se observa en hombres; las mujeres tienen más probabilidades de tener **fístula colovaginal**.
  - La **cistoscopia** es el mejor estudio diagnóstico.
  - Tx: cerrar el orificio de la vejiga, resecar el segmento de colon afectado y realizar una reanastomosis, ileostomía de derivación; interponer epiplón entre la vejiga y el colon.

DIVERTICULOSIS HEMORRÁGICA

- Causa más frecuente de hemorragia digestiva inferior.
- Suele provocar hemorragias graves.
- El 75% se detiene espontáneamente; reaparece en el 25%.
- Causada por la rotura de los **vasos rectos**; produce **hemorragias arteriales**.
- Dx: **sonda nasogástrica** para descartar un origen digestivo superior.

- **Colonoscopia** en general como 1.er paso → puede ser terapéutica (mejor hemoclips) y puede localizar la hemorragia en caso de que se requiera cirugía.
- **Angiografía** en caso de **hemorragia masiva** (hipotensión, taquicardia): se debe localizar la zona para cirugía; se puede tratar con angio con embolización altamente selectiva con espiral (*coil*).
- Pasar a **quirófano** si está hipotenso y no responde a la reanimación → colectomía en el sitio de la hemorragia si se ha identificado o colectomía abdominal total si no se ha localizado la fuente de la hemorragia.
- **Gammagrafía de eritrocitos marcados** en caso de hemorragias intermitentes difíciles de localizar (prueba más sensible).
- Tx: la **colonoscopia** puede ligar la hemorragia.
  - Con la arteriografía, se puede utilizar vasopresina (para ganar tiempo) o **embolización altamente selectiva con espirales**; también muestra dónde está la hemorragia en caso de que sea necesaria la cirugía.
  - Puede necesitar colectomía segmentaria o posible colectomía abdominal total si la hemorragia no está localizada y no se controla.
- Los pacientes con **hemorragias diverticulares recurrentes** deben ser sometidos a una **resección** del área.

ANGIODISPLASIA HEMORRÁGICA

- ↑ en el lado derecho del colon.
- Las hemorragias suelen ser menos graves que las diverticulares, pero es más probable que reaparezcan (80%).
- Provoca **hemorragias venosas**.
- Signos leves de angiodisplasia en el angiograma: **penachos, vaciado lento**.
- El 20% de los pacientes con angiodisplasia tienen **estenosis aórtica** (suele mejorar tras la sustitución valvular).

COLITIS ISQUÉMICA

- Síntomas: dolor abdominal, hemorragia de color rojo rutilante.
- En general afecta al **hemicolon izquierdo**.
- Puede deberse a un estado de bajo flujo (p. ej., IAM reciente, ICC), ligadura de la AMI en una cirugía (p. ej., reparación de un AAA), embolia o trombosis de la AMI, sepsis.
- La **flexura esplénica** y el **recto superior** son los más vulnerables al estado de bajo flujo.
- **Punto de Griffith** (flexura esplénica): unión de AMS y AMI.
- **Punto de Sudeck**: unión de la arteria rectal (hemorroidal) superior y la arteria rectal (hemorroidal) media.
- Dx: TC o colonoscopia (mejor estudio) → mucosa edematosa cianótica cubierta de exudado.
  - Se salvan ⅔ inferiores del recto → irrigado por las arterias rectales media e inferior (fuera de las ilíacas internas).
  - Si se sospecha colitis gangrenosa (peritonitis), no hacer la colonoscopia sino llevar al quirófano → resección sigmoidea o hemicolectomía izquierda convencional.
  - **Intestino negro** en la colonoscopia, **sepsis** o **perforación** → llevar al quirófano para resección.
- Si no se lleva al quirófano: Tx → ayuno, antibióticos, líquidos i.v.

COLITIS SEUDOMEMBRANOSA (COLITIS POR *C. DIFFICILE*, BACILO ANAEROBIO GRAMNEGATIVO)

- Diarrea profusa, acuosa, verde y mucoide; dolor y calambres; fiebre.
- Puede aparecer hasta 3 semanas después de los antibióticos; aumenta en el postoperatorio, adultos mayores y pacientes en la UCI.
- Estado de portador no erradicado; recurrencia en el 15% de los casos.
- Hallazgo clave: **inflamación de la mucosa** y **submucosa con PMN**.
  - Seudomembranas, placas y lesiones anulares.
- Más frecuente en el **colon distal**.

- Dx: **antígeno** (anticuerpos de la enzima GDH) y pruebas PCR de **toxina B** (*mejor combinación*).
- Tx: **vancomicina oral**, primera línea para todos los casos (también se pueden administrar enemas con vancomicina).
  - **Fidaxomicina** (macrólido oral) para cepas resistentes.
  - Considerar **metronidazol** i.v. u oral si no se puede tomar vancomicina.
  - Los lactobacilos también pueden ayudar; suspender otros antibióticos o cambiarlos; evitar los antidiarreicos.
- Puede producirse una **colitis tóxica/megacolon** (p. ej., el paciente requiere cada vez más **vasopresores**) que requiera una **colectomía subtotal** de urgencia y una **ileostomía terminal** (puede necesitar una **colectomía abdominal total** dependiendo de la extensión de la enfermedad; conlleva una mayor mortalidad, menos reexploraciones).
  - El colon puede tener un aspecto **normal** en la cirugía, ya que la infección es **mucosa/submucosa**.

TIFLITIS NEUTROPÉNICA (ENTEROCOLITIS)

- Sigue a la quimioterapia cuando los leucocitos están bajos (nadir).
- Puede simular una enfermedad quirúrgica.
- A menudo puede observarse neumatosis intestinal (no es una indicación quirúrgica en este caso).
- Tx: **antibióticos**; los pacientes mejorarán cuando aumenten los leucocitos; cirugía *solo* en caso de perforación libre.

OTRAS ALTERACIONES DEL COLON

- Otras causas de colitis: *Salmonella, Shigella, Campylobacter*, CMV, *Yersinia* (puede simular apendicitis en niños), otras infecciones virales, *Giardia*.
- *Yersinia*: puede simular una apendicitis; procede de alimentos contaminados (heces/orina).
  - Tx: tetraciclina o trimetoprima-sulfametoxazol.
- **Megacolon**: propensión al vólvulo; el agrandamiento es proximal al intestino no peristáltico.
  - **Enfermedad de Hirschsprung**: la enfermedad rectosigmoidea es más frecuente. Dx: biopsia rectal.
  - *Trypanosoma cruzi*: causa adquirida más frecuente, secundaria a la destrucción de los nervios.

37 Ano y recto

INTRODUCCIÓN

Irrigación del ano: arteria rectal (hemorroidal) inferior.
Drenaje venoso: por encima de la línea dentada se encuentra el **plexo hemorroidal interno** y por debajo el **plexo hemorroidal** externo.

HEMORROIDES

- Causadas por el **esfuerzo**.
- Plexos hemorroidales lateral izquierdo, anterior derecho y posterior derecho.
- Las **hemorroides externas** suelen provocar **dolor** cuando se trombosan (inervación somática).
  - También pueden causar edema, hemorragia y picazón.
  - Son **distales** a la línea dentada, cubiertas por epitelio escamoso sensible.
- Las **hemorroides internas** suelen **prolapsar** y **sangrar** (inervación autonómica).
  - **Primarias**: se deslizan por debajo de la línea dentada con el esfuerzo (solo internas).
  - **Secundarias**: prolapsan pero se reducen espontáneamente.
  - **Terciarias**: prolapsan pero deben reducirse manualmente.
  - **Cuaternarias**: no se pueden reducir.
- Tx: **fibra** y **ablandadores de heces** (*evitar* el esfuerzo); baños de asiento; beber líquidos.
- **Hemorroide externa trombosada** → se debe abrir con una lanceta (si tiene > 72 h) o resección elíptica (si tiene < 72 h) para aliviar el dolor.
- **Indicaciones quirúrgicas**: recidiva, trombosis múltiple, componente externo grande.
- Las hemorroides <u>externas</u> pueden extirparse mediante **resección elíptica**.
- Las hemorroides <u>internas</u> **primarias** y **secundarias** se pueden **ligar con bandas**.
  - *No* usar bandas elásticas en las hemorroides <u>externas</u> (producen dolor).
- **Cirugía** de las hemorroides <u>internas</u> **terciarias** y **cuaternarias**: resección de tres cuadrantes.
  - Necesidad de resección hasta el **esfínter anal interno** (<u>no</u> ir más allá).
  - Postoperatorio: baños de asiento, ablandadores de heces, dieta rica en fibra, beber líquidos.
- Complicaciones de la ligadura con bandas/cirugía: hemorragia, ulceración, dolor, infecciones (la gangrena de Fournier es poco frecuente).

PROLAPSO RECTAL

- Comienza a 6-7 cm del margen anal.
- Se ve todo el espesor de la pared rectal con anillos concéntricos que sobresalen en el examen.
- Secundario a neuropatía pudenda y laxitud de los esfínteres anales.
- ↑ con sexo femenino, esfuerzos, diarrea crónica, embarazo previo y colon sigmoideo redundante; medicamentos psiquiátricos, adultos mayores.
- El prolapso afecta todas las capas del recto.
- **Tx médico**: dieta rica en fibra.
- **Tx quirúrgico**:
  - **Resección rectosigmoidea perineal** (Altemeier) por vía transanal si el paciente es adulto mayor y está debilitado.
    - Menor morbilidad, pero mayor recurrencia.
  - **Rectopexia transabdominal con sutura posterior** (fijación rectal; *clave para la reparación*) si el paciente está en buenas condiciones.
    - Menor morbilidad con el abordaje laparoscópico frente al abierto.
    - Considerar la resección (sigmoidectomía o RAB) si el paciente también padece estreñimiento (puede disminuir los síntomas).

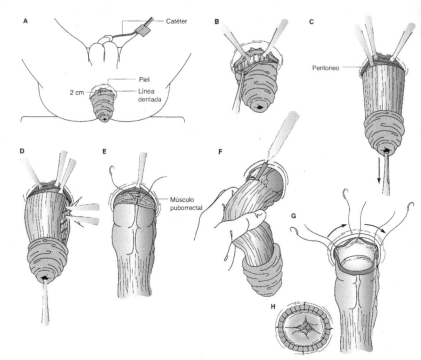

Rectosigmoidectomía perineal. El paciente se coloca en posición de litotomía con ambas piernas en estribos ginecológicos. **(A y B)** Se realiza una incisión circular en el recto prolapsado 2 cm proximal a la línea dentada. **(C)** La unión peritoneal se diseca de la pared rectal anterior, abriéndose así a la cavidad peritoneal. **(D)** El mesorrecto o mesosigma se pinza y se secciona lateral y posteriormente. **(E)** El peritoneo previamente abierto se sutura a la pared anterior del recto o del colon sigmoideo lo más alto posible. A continuación se procede a la reaproximación del puborrectal (opcional). **(F)** La pared anterior del recto que sobresale se corta 1 cm distal al margen anal. **(G)** Se colocan puntos de referencia de material sintético reabsorbible 3-0 en cuatro cuadrantes. **(H)** Anastomosis con puntos continuos.

CONDILOMAS ACUMINADOS

- Masa en coliflor; virus del papiloma humano (VPH).
- Tx: cirugía láser.

FISURA ANAL

- Dolor y sangrado después de defecar; las fístulas crónicas mostrarán una **hemorroide centinela de Brodie**.
- Esfuerzo al defecar, estreñimiento.
- Causada por una fisura en el anodermo.
- El 90% se encuentra en la **línea media posterior**.
- Tx médico de primera línea: **baños de asiento, formadores de masa** (*Psyllium*), **gel de lidocaína, ablandadores de heces**, cremas con **nitroglicerina** (efectos colaterales: cefaleas), ungüentos con **diltiazem** (*el 90% cura con tratamiento médico*).
  - Tx médico de segunda línea: **toxina botulínica** (resultados heterogéneos); la incontinencia tras la inyección de botulina es una <u>*contraindicación*</u> para la esfinterotomía.
- Tx quirúrgico: **esfinterotomía interna subcutánea lateral**.
  - Mejores resultados a largo plazo que el Tx médico.
  - La **incontinencia fecal** es la complicación más grave de la cirugía (riesgo menor).

- *Contraindicaciones* para la cirugía: enfermedad de Crohn, colitis ulcerosa, mujeres en edad fértil, lesiones obstétricas previas, antecedentes de incontinencia, disfunción del esfínter.
- **Colgajo anorrectal**: tasas de cicatrización inferiores en comparación con la esfinterotomía; menor riesgo de incontinencia.
- **Fisuras laterales o recurrentes**: preocupación por EII, CA de ano, sífilis.

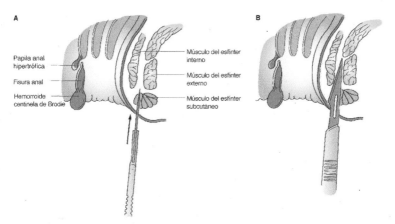

A

Papila anal
hipertrófica

Fisura anal

Hemorroide
centinela de Brodie

Músculo del esfínter
interno

Músculo del esfínter
externo

Músculo del esfínter
subcutáneo

B

Esfinterotomía lateral interna (técnica cerrada). **(A)** Tríada de fisura, hemorroide centinela de Brodie y papila anal hipertrófica. Tras exponer el cuadrante lateral con un espéculo anal, se introduce un bisturí 11 en el tejido subcutáneo desde el borde anal hasta la línea dentada, en posición horizontal. **(B)** El bisturí se rota 90° y se secciona el músculo del esfínter interno mientras se estira para abrir el conducto anal.

ABSCESO ANORRECTAL

- Puede causar dolor intenso y fiebre.
- **Abscesos perianales**, *superficiales*, **interesfinterianos** (entre los esfínteres interno/externo) e **isquiorrectales** (entre la pared rectal y el tubérculo púbico), todos ellos tratados con incisión **externa** y drenaje a través de la **piel** (todos están *por debajo* de los músculos elevadores).
  - Los **abscesos interesfinterianos** e **isquiorrectales** pueden formar abscesos en herradura (extensión al **espacio retroanal** entre el ligamento anococcígeo y los músculos elevadores).
- Los **abscesos supraelevadores** e **interesfinterianos** *profundos* requieren incisión **interna** y drenaje con abordaje **transanal**.
- **Antibióticos**: se administran si hay signos sistémicos de infección, celulitis, diabetes mellitus, inmunodepresión o prótesis.
- Descartar cáncer de ano mediante biopsia.
- El 30% acaba desarrollando una **fístula anal**.

FÍSTULA ANAL

- Salida involuntaria de heces blandas con molestias perianales ocasionales.
- No es necesario extirpar el trayecto.
- A menudo aparece después de un absceso anorrectal.
- **Regla de Goodsall**:
  - Las fístulas anteriores conectan con el anorrecto en línea recta.
  - Las fístulas posteriores se dirigen hacia una abertura interna en la línea media del anorrecto.
- Tx:
  - Si es **simple**, **superficial** y *no* **afecta el esfínter anal externo**: fistulotomía (abrir el trayecto, curetear y dejar que cicatrice por segunda intención).
  - **Menos de ¼ inferior** del esfínter anal externo afectado → **fistulotomía** (en general es segura; se debe evitar si hay problemas previos de incontinencia; las contraindicaciones son las mismas que en la cirugía de fisuras antes mencionadas).

- **Más de ¼ inferior** del esfínter anal externo afectado → **setón de drenaje** como _primer_ procedimiento (induce fibrosis del trayecto); opciones de _segundo_ procedimiento:
  - Ligadura del trayecto de la fístula interesfinteriana (**LTFI**): incisión interesfinteriana, ligadura de la fístula cerca de la abertura interna, raspado del trayecto, ligadura de la abertura distal en el esfínter anal externo; posiblemente disminuyan las tasas de incontinencia en comparación con el colgajo de avance.
  - **Colgajo de avance anorrectal**.
  - _Evitar_ los tapones de la fístula y el pegamento de fibrina.
- La complicación más preocupante es el **riesgo de incontinencia**: se quiere evitar dañar el esfínter anal externo, por lo que la fistulotomía no se utiliza para las fístulas por encima del ¼ inferior del esfínter anal externo.
- Descartar tumor necrótico y drenante con biopsias.

FÍSTULAS RECTOVAGINALES

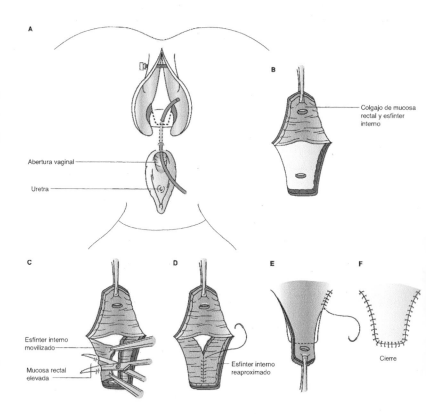

Avance endorrectal del colgajo anorrectal. **(A)** Se consigue la exposición mediante un espéculo anal y se identifica la fístula. Esquema del colgajo endorrectal, que se extiende proximalmente hasta 7 cm del margen anal. **(B)** El colgajo de espesor total se confecciona para incluir el músculo del esfínter interno. **(C)** Se realiza una movilización lateral a cada lado en el plano submucoso. **(D)** Se reaproxima la pared anorrectal de cada lado. **(E y F)** El colgajo endorrectal se tracciona hacia abajo para cubrir la herida y se sutura. Se extirpa la fístula. La abertura de la vagina no se sutura, sino que se deja abierta para drenaje.

Simples: vagina baja a media; causa más frecuente: traumatismo obstétrico.
* Tx: **colgajo transanal de avance de mucosa rectal**.
* Muchas fístulas obstétricas se curan espontáneamente.

Complejas: en la vagina alta; causa más frecuente: diverticulitis.
* Tx: **abordaje abdominal** o combinado **abdominal y perineal** habitual; resección y reanastomosis del recto, cerrar orificio en la vagina, interponer epiplón, ileostomía temporal.

INCONTINENCIA ANAL

* **Neurógena**: no hay un buen tratamiento.
* **Descenso abdominoperineal**: daño crónico al músculo elevador del ano y a los nervios pudendos (obesidad, mujeres multíparas); el ano cae por debajo de los elevadores. Tx: dieta rica en fibra, limitar a una evacuación al día; difícil de tratar.
* **Traumatismo obstétrico**: Tx: **esfinteroplastia anal anterior**.

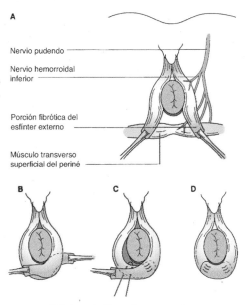

A

Nervio pudendo

Nervio hemorroidal inferior

Porción fibrótica del esfínter externo

Músculo transverso superficial del periné

B   **C**   **D**

Esfinteroplastia anal superpuesta.

QUISTES PILONIDALES

* Formación de senos o abscesos sobre la unión sacrococcígea; ↑ en hombres.
* Tx: drenaje y empaquetamiento; resección quirúrgica de seguimiento del quiste.

PROBLEMAS ANORRECTALES DEL SIDA

* **Sarcoma de Kaposi**: nódulo con ulceración; cáncer más frecuente en los pacientes con sida.
* **CMV**: úlceras superficiales; presentación similar a la apendicitis. Tx: ganciclovir.
* **VHS**: causa #1 de úlcera rectal.
* **Linfoma de linfocitos B**: puede parecer un absceso o una úlcera.
* Se necesitan biopsias de estas úlceras para descartar cáncer y averiguar lo anterior.

CÁNCER DE ANO

- Asociación con **VPH** (16 y 18), **VIH**, **RT** e **inmunosupresión**.
- Conducto anal: por encima de la línea dentada.
- Margen anal: por debajo de la línea dentada.
- La **neoplasia intraepitelial anal** (NIA) es un precursor del CA epidermoide anal (CAEA).
  - NIA I, II y III (displasia de grado bajo, moderado y alto, respectivamente).
  - **Baja tasa de conversión** a CAEA en general (mayor para **inmunodeprimidos**).
  - Tx: imiquimod tópico (5%), 5-FU tópico (5%), Tx de ablación (p. ej., láser, Bovie), Tx fotodinámico, vigilancia con biopsia cada 4 a 6 meses.
- **Lesiones del conducto anal** (*por encima de la línea dentada*):
  - **CA de células escamosas** (p. ej., CA epidermoide, CA mucoepidermoide, CA cloacogénico, CA basaloide):
    - **Síntomas**: prurito, hemorragia y masa palpable; puede haber ganglios inguinales palpables.
    - Tx: *protocolo de Nigro* (*quimio-RT con **5-FU** y **mitomicina**; RT de 3000 cGy*), **no** cirugía.
    - Curación: 80%.
    - RAP en caso de fracaso del tratamiento o cáncer recidivado.
  - **Adenocarcinoma**:
    - Tx: **RAP** habitual; resección local amplia (RLA) si es < 4 cm, < ½ circunferencia, limitado a la submucosa (tumores T1, margen necesario de 2-3 mm), bien diferenciado y sin invasión vascular/linfática/nerviosa.
    - Quimio-RT postoperatoria igual que en casos de CA de recto.
  - **Melanoma**:
    - 3.ª localización más frecuente del melanoma (piel #1 y ojos #2).
    - ⅓ se ha extendido a los ganglios linfáticos mesentéricos.
    - La diseminación hematógena al hígado y los pulmones es precoz y es responsable de la mayoría de las muertes.
    - La enfermedad sintomática suele estar asociada a una enfermedad metastásica significativa.
    - Síntoma más frecuente: **hemorragia rectal**.
    - La mayoría de los tumores están poco o nada pigmentados.
    - Tx: **RAP** habitual; el margen está determinado por la profundidad de la lesión habitual para el melanoma.
- **Lesiones del margen anal** (*por debajo de la línea dentada*): tienen mejor pronóstico que las lesiones del conducto anal.
  - **CA epidermoide**:
    - Ulcerado, de crecimiento lento; los hombres tienen mejor pronóstico.
    - Metástasis: van a los **ganglios inguinales**.
    - **RLA** para lesiones < **5 cm** (necesitan 0.5 cm de margen).
    - **Quimio-RT** (**5-FU** y **cisplatino**) Tx primario para las lesiones > **5 cm**, si afecta al esfínter o si hay ganglios positivos (aquí se intenta preservar el esfínter y evitar la RAP).
    - Necesidad de vaciamiento ganglionar inguinal si es clínicamente positivo.
  - **CA basocelular**: úlcera central, bordes elevados, metástasis poco frecuentes.
    - Tx: la RLA suele ser suficiente, solo necesita márgenes de 3 mm; necesidad de RAP poco frecuente a menos que el esfínter esté afectado.

METÁSTASIS GANGLIONARES

- **Recto superior y medio**: ganglios de la AMI.
- **Recto inferior**: principalmente ganglios de la AMI, también a los ganglios ilíacos internos.
- **Conducto anal**: ganglios ilíacos internos.
- **Margen anal**: ganglios inguinales.

ANATOMÍA

- **Fascia oblicua abdominal externa:** forma el <u>ligamento inguinal</u> (borde y techo del conducto) en la porción inferior del conducto inguinal.
- **Oblicuo interno del abdomen:** forma los <u>músculos cremastéricos</u>.
- **Transverso del abdomen:** junto con el área conjunta, forma el <u>piso</u> del conducto inguinal.
- **Área conjunta:** compuesta por la aponeurosis del oblicuo interno del abdomen y la fascia transversal (*transversalis*).
- **Ligamento inguinal:** de la aponeurosis del oblicuo externo del abdomen, va de la espina ilíaca anterosuperior al pubis; delante de los vasos femorales.
  - **Ligamento lacunar:** donde el ligamento inguinal se extiende para insertarse en el pubis; el ligamento pectíneo es una prolongación del ligamento lacunar.
- **Ligamento pectíneo** (ligamento de Cooper): <u>posterior</u> a los vasos femorales; yace sobre el hueso.
- **Tracto iliopúbico:** <u>anterior</u> a los vasos femorales; va desde la espina ilíaca anterosuperior hasta el pubis.
- **Estructuras del cordón espermático:** arteria testicular, plexo pampiniforme, músculo cremastérico, conducto deferente, nervio ilioinguinal, ramo genital del nervio genitofemoral (todos pueden lesionárse con la reparación abierta de una hernia inguinal o hernioplastia).
  - **Conducto deferente:** corre medial a las estructuras del cordón espermático.
- **Triángulo de Hesselbach:** músculo recto, ligamento inguinal inferior y epigástricos inferiores.
  - Las **hernias directas** pasan por debajo/mediales a los vasos epigástricos (en el triángulo de Hesselbach).
  - Las **hernias indirectas** pasan por encima/laterales a los vasos epigástricos.

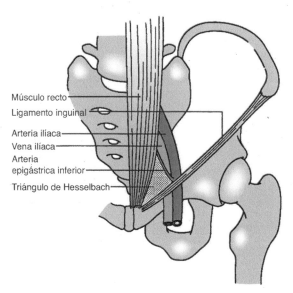

Músculo recto
Ligamento inguinal
Arteria ilíaca
Vena ilíaca
Arteria epigástrica inferior
Triángulo de Hesselbach

Triángulo inguinal (de Hesselbach).

HERNIAS INGUINALES

- **Hernias indirectas**: las más frecuentes; congénitas por un **proceso vaginal** persistentemente **permeable**.
- **Hernias directas**: por debilidad en el suelo del conducto inguinal; menor riesgo de encarcelación.
  - Raras en las mujeres, **mayor recurrencia** que las indirectas.
  - Factores de riesgo: edad, obesidad, levantar objetos pesados, tos (EPOC, tabaco), estreñimiento crónico, esfuerzo (HPB), ascitis, embarazo, diálisis peritoneal, desnutrición.
- **Hernia en pantalón**: componentes directos e indirectos.
- **Hernia encarcelada** (no se puede reducir): puede provocar obstrucción y estrangulación intestinal; debe repararse de urgencia.
- **Estrangulación** (compromiso del riego sanguíneo): dolor intenso espontáneo y a la palpación; cambios en la piel; intestino oscuro intraoperatorio.
  - Si el intestino está **infartado** (negro): necesidad de resección.
  - Necesita reparación del tejido herniario o colocación de malla biológica con resección intestinal.
- **Hernias deslizadas**: un órgano retroperitoneal forma parte del saco herniario.
  - **Mujeres**: ovarios o tubas uterinas, lo más frecuente.
  - **Hombres**: ciego o sigmoides, lo más frecuente.
  - La vejiga también puede estar implicada.
  - Cuidado al abrir el saco para no lesionar el órgano afectado.
- **Mujeres con un ovario en el conducto**:
  - Ligar el ligamento redondo (que se encuentra en el conducto inguinal en las mujeres).
  - Devolver el ovario al peritoneo.
  - Realizar biopsia si parece anómalo.

REPARACIÓN (HERNIOPLASTIA) DE HERNIA INGUINAL

- El objetivo es conseguir una **reparación sin tensión**.
- En los adultos, durante la reparación abierta **suele extirparse el saco herniario**.
- **Reparación de Lichtenstein**: malla suturada entre el área conjunta y el ligamento inguinal.
  - **Menor recurrencia** con el uso de **mallas** (menos tensión).
- **Reparación de Bassini**: reaproximación directa del área conjunta al borde libre del ligamento inguinal (borde inferior).
- **Reparación al ligamento de Cooper**: reaproximación directa del área conjunta al ligamento de Cooper (ligamento pectíneo, inferior).
  - Necesita una incisión de relajación en la aponeurosis del oblicuo externo del abdomen.
  - Puede usarse para reparar hernias crurales.
- **Reparación laparoscópica de hernias**: suele estar indicada para las hernias inguinales bilaterales o recidivas.
  - Reparación extraperitoneal total (RET): no ingresa en el peritoneo ni en el abdomen.
  - Reparación preperitoneal transabdominal (RPTA): exige **cerrar el peritoneo** tras la colocación de la malla para evitar adherencias.
  - La malla se utiliza para cubrir las zonas indirecta, directa y femoral (cubre el **orificio miopectíneo**).
  - El **ligamento pectíneo** (ligamento de Cooper), cerca del origen del hueso púbico, sirve como **anclaje de la malla**.
  - Áreas de lesión:
    - **Triángulo de la muerte**: conductos deferentes (medial), vasos espermáticos (lateral), pliegue peritoneal (inferior); contiene la arteria y la vena ilíacas; también el ramo genital del nervio genitofemoral; situado debajo del tracto iliopúbico.
    - **Triángulo del dolor** (justo por fuera del triángulo de la muerte): tracto iliopúbico (superior), vasos espermáticos (medial), pliegue peritoneal (lateral); contiene el nervio femoral, el nervio femoral lateral (cutáneo) y el ramo femoral del nervio genitofemoral.
    - **Evitar los triángulos**: evitar la colocación de tachuelas por fuera del conducto deferente y por debajo del tracto iliopúbico.

- **Arteria (vena) epigástrica inferior**: corre a lo largo de la pared abdominal (puede lesionarse con las tachuelas de la pared abdominal; basta con pasarla por alto al colocar las tachuelas).
- **Conducto deferente y vasos espermáticos**: pueden lesionarse al colocar tachuelas en el ligamento pectíneo (evitar estas estructuras al colocarlas).
- **Corona mortis (corona de la muerte)**: puede encontrarse en el ligamento lacunar cerca del sitio de anclaje de la malla.
  - Es una colateral entre la arteria obturatriz y la arteria ilíaca externa (se puede ligar). ·
- **Retención urinaria**: es la complicación precoz más frecuente tras una hernioplastia.
- **Infección de la herida**: 1% (causa más frecuente de **recidiva** de la hernia).
  - La malla infectada (drenaje purulento) requiere **extirpación**.
- **Tasa de recidivas**: 2%.
- **Atrofia testicular**: en general, secundaria a la disección del componente distal del saco herniario que provoca la rotura de los vasos.
  - Trombosis de las **venas del cordón espermático**.
  - Suele ocurrir con las hernias indirectas.
- **Lesión del nervio ilioinguinal**: pérdida del reflejo cremastérico; entumecimiento del pene, el escroto y el muslo ipsilaterales.
  - **Nervio lesionado** con mayor frecuencia en la reparación abierta de la hernia inguinal.
  - El nervio suele lesionarse en el **anillo externo** al abrir la **aponeurosis del oblicuo externo del abdomen**; el nervio corre sobre el cordón (anterior).
- **Lesión del nervio genitofemoral**: el **ramo genital** puede lesionarse con una hernioplastia inguinal abierta.
  - Por la disección de las estructuras del cordón.
  - Ramo genital: cremáster (motor) y escroto (sensitivo).
  - Ramo femoral: parte superior lateral del muslo (sensitivo).
- **Dolor tras la hernioplastia abierta**: lo más frecuente es la compresión del **nervio ilioinguinal**.
  - Tx: la infiltración local puede servir para el Dx y el Tx (cerca de la espina ilíaca anterosuperior).
- **Nervio cutáneo femoral lateral**: sensibilidad en la cara lateral del muslo.
  - Nervio que se lesiona con más frecuencia durante la hernioplastia laparoscópica (entumecimiento lateral del muslo).
  - Por colocar la tachuela demasiado lateral y por debajo del tracto iliopúbico (triángulo del dolor).
- **Lipomas del cordón**: deben extirparse.
- **Si se intenta reparar una hernia inguinal** con técnica abierta en una mujer y no se encuentra el saco herniario, es probable que tenga una hernia crural (femoral); se debe abrir el piso del conducto inguinal para encontrar la hernia crural.
- **Arteria y vena ilíacas externas**: pueden lesionarse con una reparación abierta si las suturas penetran demasiado en el piso del ligamento inguinal (Tx: retirar la sutura y mantener la presión).
- **Si no se puede disecar el saco herniario del escroto**: confirmar que no es una hernia por deslizamiento, luego ligar el saco proximalmente (volver al abdomen) y dejar el saco distal en el escroto (mantener el saco distal abierto para evitar el hidrocele).

HERNIA CRURAL (FEMORAL)

- Más frecuente en **mujeres** y **adultos mayores**.
- Límites del conducto femoral: ligamento de Cooper (pectíneo, posterior), ligamento inguinal (anterior), vena femoral (lateral) y ligamento lacunar (medial).
- La **hernia crural o femoral** es medial a la vena femoral y lateral a los linfáticos/ligamento lacunar (en el espacio vacío).
- Alto riesgo de encarcelación → puede ser necesario **abrir el ligamento inguinal** para reducir el intestino.
- La hernia pasa por debajo del ligamento inguinal.
- **Protuberancia característica en la cara anterior-medial del muslo** por debajo del ligamento.
- La hernia suele tratarse a través de un abordaje inguinal con reparación del ligamento de Cooper (suelo abierto del conducto inguinal, área conjunta suturada al ligamento pectíneo para cerrar el espacio).

OTRAS HERNIAS

- **Hernia umbilical**:
  - En general es congénita; suele contener **epiplón** (a veces intestino).
  - Incidencia ↑ en afroamericanos; suele cerrarse sola en la infancia.
  - Riesgo de encarcelación en los adultos, no en los niños.
  - **Niños**: retrasar la reparación hasta los **5 años** (**reparación primaria** en los niños, no laparoscópica).
  - **Adultos**: reparación primaria si es < 1 cm; considerar laparoscopia si es más grande.
  - **Embarazo**: la mayoría son hernias pequeñas; *rara vez* necesitan cirugía durante el embarazo a menos que estén encarceladas.
  - Si es **grande** y **significativamente sintomática** (p. ej., dolor, síntomas obstructivos intermitentes), se puede ofrecer la cirugía en el segundo trimestre.
- **Hernia de Spiegel**:
  - Borde lateral del músculo recto, adyacente a la **línea semilunar**.
  - Casi siempre **por debajo** de la línea semicircular (línea arqueada).
  - Es **intramuscular**, entre las fibras musculares del músculo oblicuo interno y la inserción de la aponeurosis del oblicuo externo en la vaina del recto.
- **Hernia obturatriz** (pelvis anterior):
  - Puede presentarse como una masa dolorosa en la cara medial del muslo o como una obstrucción del intestino delgado.
  - **Signo de Howship-Romberg**: dolor en la cara interna del muslo con la rotación interna.
  - Mujeres mayores, embarazo previo, gas intestinal por debajo de la rama superior del pubis.
  - Tx: reducción quirúrgica, puede necesitar malla; comprobar el otro lado por si hay un defecto similar.
- **Hernia ciática** (pelvis posterior):
  - Hernia a través del agujero ciático mayor; alta tasa de estrangulación.
- **Eventración/hernia ventral**:
  - Tiene la tasa de recurrencia más alta de todas las hernias: defecto en la línea media de la vaina del recto.
  - El **cierre inadecuado** es la causa más frecuente (utilice tomas de 5 × 5 mm para evitarlo).
  - Factores de riesgo: infección de la herida, tos (tabaco, EPOC), obesidad.
  - Alentar **dejar de fumar** antes de la reparación.
  - El objetivo de las reparaciones es reaproximar los músculos rectos o colocar una malla para cubrir el defecto.
  - Tx: **malla macroporosa** utilizada en diversas configuraciones:
    - **Subyacente**: de uso habitual (detrás del músculo recto; es intraperitoneal).
    - **Sobre la aponeurosis** (delante del músculo recto).
    - **Retromuscular**: también es posterior al músculo recto aunque por encima del peritoneo (evita **adherencias** a la malla).
    - Alta recurrencia con la **interposición** (entre los músculos rectos; *evitar*).
    - Utilizar malla biológica si está contaminada.

TÉCNICA DE SEPARACIÓN DE COMPONENTES

- Los planos de la pared abdominal se separan para **bajar la tensión** al cerrar eventraciones grandes.
- El uso de **mallas** adicionales a las técnicas descritas a continuación reduce las complicaciones, aunque es posible que no se puedan utilizar debido a la **contaminación**.
- No está claro si ofrece mejores resultados que las técnicas con malla simple.
- **Técnica anterior**: se incide la aponeurosis del oblicuo externo del abdomen y se moviliza el músculo; se avanzan el oblicuo interno y el transverso hacia la línea media; se reaproxima el músculo recto.
- **Técnica posterior**: se abre la fascia transversal y se moviliza el músculo; se avanzan el oblicuo externo y el oblicuo interno hacia la línea media; se reaproxima el músculo recto.

VAINA DEL RECTO

- Anterior: completa.
- Posterior: ausente debajo de la línea semicircular o arqueada; justo debajo del ombligo.

- La aponeurosis posterior del oblicuo interno y la fascia transversal se desplazan hacia adelante justo por debajo del ombligo.
- Irrigación: arterias **epigástricas superior e inferior**.
- **Hematomas de la vaina del recto**:
  - Más frecuentes tras un traumatismo; lesión del vaso epigástrico.
  - Masa dolorosa en la pared abdominal.
  - Masa más prominente y dolorosa con la flexión del músculo recto (signo de Fothergill).
  - Tx: en general no es quirúrgico; **angioembolización** si se agranda (ligadura quirúrgica de los vasos epigástricos si fracasa).

TUMORES DESMOIDES

- Mujeres; benigno pero localmente invasor; ↑ recurrencias.
- Síndrome de Gardner.
- Masa indolora.
- Tx: resección local amplia si es posible; si afecta el mesenterio del intestino delgado, la resección puede no estar indicada → a menudo no son completamente resecables.
  - Tx médico: **sulindaco** y **tamoxifeno**.

FIBROSIS RETROPERITONEAL

- Puede aparecer por hipersensibilidad a la metisergida.
- **Pielografía i.v.**: estudio más sensible (uréteres estrechados).
- Síntomas: en general relacionados con los uréteres **atrapados** y la **obstrucción linfática**.
- Tx: **corticoides**, nefrostomía si hay infección y cirugía si la función renal está comprometida (liberar los uréteres y rodearlos con **epiplón**).

TUMORES MESENTÉRICOS

- De los tumores primarios, la mayoría son quísticos.
  - **Tumores malignos**: más cerca de la **raíz** del mesenterio.
  - **Tumores benignos**: más **periféricos**.
- Malignos: **liposarcoma** (#1), leiomiosarcoma.
- Dx: TC abdominal.
- Tx: resección.

TUMORES RETROPERITONEALES

- El 15% ocurre en los niños, otros en la 5.ª y 6.ª décadas.
- Malignos > benignos.
- Tumor retroperitoneal maligno más frecuente: #1 **linfoma**, #2 liposarcoma.
- Síntomas: dolor vago en el abdomen y la espalda.
- **Sarcomas retroperitoneales**:
  - Menos del 25% son resecables; recidiva local en el 40% de los casos; tasa de supervivencia a 5 años del 10%.
  - Tienen una seudocápsula que no se puede dejar sin extirpar → dejaría tumor residual.
  - Las metástasis van al pulmón.

TUMORES EPIPLOICOS

- El tumor epiploico sólido más frecuente es la **enfermedad metastásica**.
- La omentectomía para el cáncer metastásico desempeña un papel para algunos tipos de cáncer (p. ej., CA de ovario).
- Los quistes epiploicos suelen ser asintomáticos, pueden sufrir torsión.
- Los tumores sólidos primarios del epiplón son poco frecuentes; ⅓ son malignos.
  - <u>No</u> tomar biopsia → pueden sangrar.
  - Tx: resección.

PERITONEO

- La sangre se absorbe a través de los conductos linfáticos fenestrados del peritoneo.
- La mayoría de los fármacos no se eliminan con la diálisis peritoneal.
- Se eliminan NH_3, Ca, Fe y plomo.
- Puede producirse movimiento de líquido hacia la cavidad peritoneal con carga salina hipertónica intraperitoneal (mecanismo de la diálisis peritoneal); puede causar hipotensión.

NEUMOPERITONEO CON CO_2

- Lo normal es de 10 a 15.
- Puede producirse disfunción cardiopulmonar con presión intraabdominal > 20.
- *Aumentan*: presión arterial media, presión arterial pulmonar, FC, resistencia vascular sistémica, presión venosa central, presión media de las vías respiratorias, presión inspiratoria máxima y CO_2.
- *Disminuyen*: pH, retorno venoso (compresión de la VCI), gasto cardíaco, flujo renal secundario a la disminución del gasto cardíaco.
- La hipovolemia disminuye la presión necesaria para provocar daño.
- La PEEP empeora los efectos del neumoperitoneo.
- El CO_2 puede causar cierta disminución en la contractilidad miocárdica.
- **Embolia** de CO_2 (aumento repentino y transitorio del CO_2 teleespiratorio [$ETCO_2$], seguido de un descenso y, a continuación, hipotensión). Tx: cabeza abajo, rotar al paciente hacia la izquierda; se puede intentar aspirar el CO_2 a través de la vía central; RCP prolongada.

TECNOLOGÍA QUIRÚRGICA

- **Bisturí armónico**:
  - Rentable para vasos medianos (gástricos cortos).
  - Altera los enlaces H de las proteínas, provoca coagulación.
- **Ecografía**:
  - El **modo B** es el más utilizado (B = brillo; evalúa la densidad relativa de las estructuras).
  - **Sombreado**: la zona oscura posterior al objeto indica una masa.
  - **Realce**: la zona más brillante posterior al objeto indica un quiste lleno de líquido.
  - **Frecuencias más bajas**: estructuras profundas.
  - **Frecuencias más altas**: estructuras superficiales.
  - **Dúplex**: añade Doppler; descripción visual en color del flujo sanguíneo (dirección, estenosis, velocidad).
- **Haz de argón**: energía transferida a través del gas argón.
  - Profundidad de la necrosis en función de la potencia (2 mm); causa una coagulación superficial.
  - Es sin contacto: útil para la hemostasia del hígado y el bazo; sin humo.
- **Láser**: el retorno de los electrones al estado básico libera energía en forma de calor → coagula y vaporiza.
  - Se utiliza para los condilomas acuminados (llevar mascarilla).
- **Láser Nd:YAG**: útil para la penetración profunda en el tejido; sirve para lesiones bronquiales.
  - 1-2 mm corta, 3-10 mm vaporiza y 1-2 cm coagula.
- **Gore-Tex®** (PTFE): no permite el crecimiento de fibroblastos.
- **Dacrón** (polipropileno): permite el crecimiento de fibroblastos.
- **Incidencia de lesión vascular o intestinal con la aguja de Veress o el trocar**: 0.1%.

ANATOMÍA Y FISIOLOGÍA

- **Fascia de Gerota**: rodea el riñón.
- **De anterior a posterior**: vena renal, arteria renal y pelvis renal.
  - La **arteria renal derecha** cruza por detrás de la VCI.
  - La **vena renal izquierda** pasa por delante de la aorta.
- Los **uréteres** cruzan **por encima de los vasos ilíacos**.
- **Vena renal izquierda**: puede ligarse desde la VCI debido al gran número de colaterales (vena suprarrenal izquierda, vena gonadal izquierda y vena lumbar ascendente izquierda); la vena renal derecha carece de colaterales.
  - La **vena renal izquierda** suele cruzar anterior a la aorta.
- **Epidídimo**: está conectado al conducto deferente.
- **Vesículas seminales**: están conectadas a los **conductos deferentes**.
- **Estructuras del cordón espermático**: arteria testicular, plexo pampiniforme, conducto deferente, músculo cremáster, nervio ilioinguinal, ramo genital del nervio genitofemoral.
- **Erección**: parasimpático.
- **Eyaculación**: simpático.
- **Hipotensión**: causa más frecuente de insuficiencia renal aguda tras una intervención quirúrgica.

CÁLCULOS RENALES

- **Síntomas**: cólicos intensos, dolor lumbar (espalda), inquietud, náuseas y vómitos.
- **Análisis de orina**: sangre o cálculos.
- **TC abdominal**: puede confirmar cálculos e hidronefrosis asociada.
- **Cálculos de oxalato cálcico**: los más frecuentes (75%); radiopacos; ↑ en pacientes con **resección del íleon** terminal debido a ↑ absorción de oxalato en el colon.
- **Cálculos de estruvita** (fosfato de magnesio y amonio; radiopacos): se producen por infecciones (*Proteus mirabilis*) que son productoras de ureasa; causan cálculos coraliformes (llenan la pelvis renal).
- **Cálculos de ácido úrico** (radiolúcidos): ↑ en pacientes con **ileostomías**, gota y trastornos mieloproliferativos.
- **Cálculos de cisteína** (radiolúcidos): asociados a trastornos congénitos en la reabsorción de cisteína (cistinuria); prevención: tiopronina.
- **Tx médico**: líquidos i.v., analgésicos, conducta expectante.
- **Indicaciones quirúrgicas** para los cálculos renales:
  - Dolor o infección intratables.
  - Obstrucción progresiva.
  - Daño renal progresivo.
  - Riñón solitario.
  - Cálculos con baja probabilidad de ser excretados.
- El 90% de los cálculos renales son opacos; no es probable que se excreten aquellos > 6 mm.
- Tx: litotricia por onda de choque extracorpórea (**LOCE**; no se utiliza en el embarazo, con diátesis hemorrágica o cálculos grandes de varios centímetros). Otras opciones: ureteroscopia con extracción del cálculo o colocación de catéteres que puenteen la obstrucción, tubo de nefrostomía percutánea, nefrolitotomía abierta.

CÁNCER DE TESTÍCULO

- **Primera causa de muerte por cáncer** entre los hombres de 25 a 35 años.
- Síntoma: **masa dura indolora**.
- **Masa testicular**: el paciente necesita una **orquiectomía** a través de una **incisión inguinal** (no una incisión transescrotal → no se desea alterar los linfáticos).
  - El testículo y la masa adherida constituyen la pieza para biopsia.

- La mayoría de las masas testiculares son **malignas**.
- La **ecografía** puede ayudar al diagnóstico.
- TC torácica y abdominal: para detectar metástasis retroperitoneales y torácicas.
- La **LDH** se correlaciona con la masa tumoral.
- Comprobar las concentraciones de β-hCG y AFP.
- El 90% de los casos son de **células germinales**: seminomatoso o no seminomatoso.
- **Testículos no descendidos** (criptorquidia): ↑ riesgo de CA testicular.
  - Más probabilidades de padecer seminoma.
- **Seminoma**:
  - Tumor testicular #1.
  - El 10% de los tumores seminomatosos presentan elevación de β-hCG.
  - No debe haber elevación de AFP (si está elevada, hay que tratarlo como no seminomatoso).
  - El **seminoma** es **extremadamente sensible a la RT**.
  - Tx: todos los estadios reciben *orquiectomía y RT retroperitoneal*.
    - La quimioterapia se reserva para la **enfermedad metastásica** o la **enfermedad retroperitoneal voluminosa** (cisplatino, bleomicina, VP-16).
    - Resección quirúrgica de la enfermedad residual después de lo descrito.
- **CA de testículo no seminomatoso**:
  - **Tipos**: embrionario, teratoma, coriocarcinoma, del saco vitelino.
  - **AFP y β-hCG**: el 90% tiene estos marcadores.
  - Clásicamente, los tumores con ↑ componentes de teratoma tienen más probabilidades de metastatizar en el retroperitoneo.
  - Tx: todos los estadios reciben *orquiectomía* y *vaciamiento de los ganglios retroperitoneales*.
    - *Estadio II o superior*: *administrar también quimioterapia (**cisplatino**, **bleomicina**, **VP-16**)*.
    - Resección quirúrgica de la enfermedad residual después de lo descrito.

CÁNCER DE PRÓSTATA

- **Lóbulo posterior**: sitio más frecuente.
- **Hueso**: sitio más frecuente de metástasis.
  - **Osteoblástico**: la radiografía muestra **zonas hiperdensas**.
- Muchos pacientes se vuelven impotentes tras la resección; pueden presentar incontinencia.
- También puede tener estenosis uretral.
- Dx: biopsia transrectal, TC de tórax/abdomen/pelvis, PSA, fosfatasa alcalina; posible gammagrafía ósea.
- **Tumores intracapsulares** y sin metástasis (T1 y T2) → opciones:
  - RT *o*
  - Prostatectomía radical + vaciamiento de los ganglios linfáticos pélvicos (si tienen expectativa de vida > 10 años) *o*
  - No hacer nada (dependiendo de la edad y la salud).
- **Invasión extracapsular o enfermedad metastásica**:
  - Tx: **RT** y **ablación androgénica** (leuprolida [agonista de GnRH], flutamida [bloqueador de los receptores de testosterona] u orquiectomía bilateral).
- **Enfermedad en estadio IA detectada con RTUP**: Tx: nada.
- **Con la prostatectomía, el PSA debe bajar a 0 después de 3 semanas** → si no, gammagrafía ósea para comprobar si hay metástasis.
- Un **PSA normal es < 4** en un paciente que tiene próstata.
  - El **PSA** puede ↑ en caso de prostatitis, HPB y cateterismo crónico.
- ↑ **fosfatasa alcalina** en un paciente con CA de próstata → preocupante por posible metástasis o enfermedad extracapsular.

CARCINOMA DE CÉLULAS RENALES (CCR, HIPERNEFROMA)

- Tumor primario del riñón #1 (15% con calcificación).
- Factor de riesgo: **hábito tabáquico**.
- **Dolor lumbar**, **masa** y **hematuria**.

Dx: TC: ⅓ tiene enfermedad metastásica en el momento del diagnóstico → se puede realizar **resección en cuña** de **metástasis aisladas de pulmón** o **colon**.

Pulmón: localización más frecuente de las metástasis de CCR.

Puede hallarse **eritrocitosis** secundaria a ↑ eritropoyetina.

Tx: **nefrectomía radical** con ganglios regionales; RT, quimioterapia.

- La nefrectomía radical incluye el riñón, la suprarrenal, la grasa, la fascia de Gerota y los ganglios regionales.
- Predilección por el crecimiento en la VCI; se puede resecar aunque suba por la VCI → se puede sacar el trombo tumoral de la VCI.
- Las nefrectomías parciales deberán considerarse solo en los pacientes que requerirían diálisis después de la nefrectomía (tumores < 4 cm, creatinina ≥ 2.5).
- Tumor más frecuente en el riñón: **metástasis de CA de mama**.
- **Síndromes paraneoplásicos del CCR**: renina, eritropoyetina, PTHrp, ACTH, insulina.
- **CA de células de transición de la pelvis renal**: Tx: nefroureterectomía radical.
- **Oncocitomas**: benignos.
- **Angiomiolipomas**: hamartomas; pueden aparecer con la esclerosis tuberosa; **benignos**.
- **Síndrome de Von Hippel-Lindau**: CCR multifocal y recidivante, quistes renales, tumores del SNC y feocromocitomas.

CÁNCER DE VEJIGA URINARIA

- Por lo general, **CA de células transicionales**.
- **Hematuria indolora**.
- Afecta más a los hombres; pronóstico basado en el estadio y el grado.
- Factores de riesgo: hábito tabáquico, colorantes con anilinas y ciclofosfamida.
- Dx: cistoscopia.
- Tx: **BCG intravesical** o **resección transuretral si el músculo no está afectado (T1)**.
  - **Si la pared muscular está invadida** (T2 o mayor) → cistectomía con conducto ileal, quimioterapia (MVAC: metotrexato, vinblastina, adriamicina [doxorrubicina] y cisplatino) y RT.
  - Enfermedad metastásica: quimioterapia.
- El **conducto ileal es la opción de reconstrucción estándar**: evitar la estasis, ya que predispone a la infección, cálculos (reabsorción de calcio) y reflujo ureteral.
- Los **reservorios** o las **neovejigas** también pueden ser opciones.
- **CA epidermoide de vejiga**: infección por esquistosomiasis.

TORSIÓN DE TESTÍCULO

- Pico en jóvenes de 15 años; aparición repentina de dolor testicular intenso.
- El testículo está hinchado, doloroso, elevado y puede tener una posición horizontal.
- La torsión suele ser hacia la línea media.
- Tx: **detorsión** de urgencia y **orquiopexia bilateral**.
  - Si el testículo no es viable, resección y orquiopexia del testículo contralateral.

TRAUMATISMOS DE LOS URÉTERES

- Si se va a reparar de forma terminoterminal:
  - Espatular los extremos.
  - Utilizar **suturas reabsorbibles** para evitar la formación de cálculos.
  - **Colocar un catéter** en el uréter para evitar la estenosis.
  - **Colocar drenajes** para identificar y potencialmente ayudar a tratar las dehiscencias.
- Evitar pelar el tejido blando del uréter, ya que comprometería el riego sanguíneo.

HIPERTROFIA PROSTÁTICA BENIGNA

- Aparece en la **zona de transición**.
- **Síntomas**: nicturia, polaquiuria, disuria, chorro débil, retención urinaria.

- **Terapia inicial**:
  - **Bloqueadores α**: terazosina, doxazosina (relajan el músculo liso).
  - **Inhibidores de la 5-α-reductasa**: finasterida (inhibe la conversión de testosterona en dihidrotestosterona → inhibe la hipertrofia prostática).
- **Cirugía** (resección transuretral de próstata [RTUP]): para IU recurrentes, hematuria macroscópica, cálculos, insuficiencia renal o fracaso del tratamiento médico.
  - **Síndrome post-RTUP**: hiponatremia secundaria a la irrigación con agua; puede precipitar **convulsiones** por edema cerebral.
  - Tx: corrección cuidadosa del Na con diuresis.
- La mayoría de los pacientes con RTUP presentan eyaculación retrógrada.

VEJIGA NEURÓGENA

- Más frecuentemente secundaria a compresión espinal.
- El paciente orina todo el tiempo.
- Lesión nerviosa por encima de T12.
- Tx: cirugía para mejorar la resistencia de la vejiga.

UROPATÍA OBSTRUCTIVA NEURÓGENA

- Micción incompleta.
- Lesión nerviosa por debajo de T12; puede ocurrir con la RAP.
- Tx: cateterismo intermitente.

INCONTINENCIA

- **Incontinencia de esfuerzo** (tos, estornudos):
  - Por uretra con hipermovilidad o pérdida del mecanismo del esfínter; mujeres; embarazos y partos vaginales múltiples.
  - Tx: ejercicios de Kegel, fármacos adrenérgicos α, cirugía de suspensión uretral o cabestrillo pubovaginal.
- **Incontinencia por rebosamiento**:
  - Micción incompleta en una vejiga agrandada.
  - La obstrucción (p. ej., por HPB) provoca la distensión y las filtraciones.
  - Tx: tamsulosina; RTUP.

OTRAS ALTERACIONES URINARIAS

- **Obstrucción ureteropélvica**: Tx: pieloplastia.
- **Reflujo vesicoureteral**: antibióticos profilácticos y ver si el niño mejora; si no se solucionan las infecciones o la enfermedad se complica, se requiere cirugía.
  - **Dx**: cistouretrografía miccional.
  - **Tx quirúrgico**: reimplante de uréter con la porción larga de la vejiga.
- **Duplicación ureteral**: alteración más frecuente de las vías urinarias; Tx: reimplantación si se produce obstrucción.
- **Uréter ectópico**: a menudo se observa con la duplicación ureteral; puede conectarse a la **uretra** (por lo general, es asintomático a menos que se produzca obstrucción; no suele ser necesario Tx) o a la **vagina** (necesidad de reimplante en la vejiga).
- **Ureterocele**: Tx: resección y reimplante si es sintomático.
- **Válvulas uretrales posteriores**: la razón más frecuente para que un recién nacido no orine.
  - Colocar catéter urinario para ganar tiempo (las válvulas no bloquearán el catéter).
  - Dx: cistouretrografía miccional.
  - Tx: resección de las válvulas.
- **Hipospadias**: orificio uretral en la cara ventral del pene; Tx: reparación a los 6 meses con piel del pene (usar prepucio; _no hacer la circuncisión en estos pacientes_).
- **Epispadias**: orificio uretral en la cara dorsal del pene; Tx: cirugía.

- **Riñón en herradura**: por lo general, unido en los polos inferiores.
  - Complicaciones: IU, urolitiasis e hidronefrosis.
  - Tx: puede necesitar pieloplastia.
- **Poliquistosis renal**: resección solo si es sintomática.
- **Fracaso en el cierre del uraco**: conexión entre el ombligo y la vejiga; aparece en los pacientes con enfermedad obstructiva de la salida de la vejiga (ombligo húmedo).
  - Tx: resección del seno/quiste y cierre de la vejiga; aliviar la obstrucción de la salida de la vejiga.
- **Epididimitis**: la epididimitis estéril puede producirse ante un mayor esfuerzo abdominal.
- **Epididimitis aguda infecciosa**: ocurre en pacientes sexualmente activos; dolor testicular intenso de aparición repentina; fiebre y piuria; testículos edematizados y dolorosos; el cordón también es doloroso; realizar Eco para descartar torsión testicular; Tx: antibióticos.
- **Prostatitis bacteriana aguda**: hombres mayores con fiebre, escalofríos, disuria, polaquiuria, lumbalgia difusa y próstata dolorosa. Tx: antibióticos (evitar la compresión prostática, que podría provocar sepsis).
- **Varicocele**: preocupante por posible <u>CA de células renales</u> (la vena gonadal izquierda drena en la vena renal izquierda; la obstrucción por el tumor renal provoca varicocele); también podría ser causado por otra neoplasia retroperitoneal.
- **Espermatocele**: estructura quística llena de líquido separada y por encima del testículo a lo largo del epidídimo. Tx: extirpación quirúrgica si produce síntomas.
- **Hidrocele en el adulto**: si es agudo, sospechar tumor en otro sitio (pélvico, abdominal); translúcido.
- **Neumaturia**: la causa más frecuente es la diverticulitis y la posterior formación de una fístula colovesical; Dx: cistoscopia.
- **Cilindros leucocitarios**: pielonefritis, glomerulonefritis.
- **Cilindros eritrocitarios**: glomerulonefritis.
- **Pielonefritis**: fiebre, escalofríos, lumbalgia, náuseas, vómitos.
  - Dx: TC o Eco para descartar una obstrucción.
  - Tx: antibióticos y alivio de cualquier obstrucción (p. ej., cálculo ureteral) con catéter doble «J», extracción del cálculo o sonda de nefrostomía percutánea.
- **Nefritis intersticial**: fiebre, erupción cutánea, artralgias, eosinófilos.
- **Vasectomía**: tasa de embarazo del 50% tras la reparación de la vasectomía.
- **Priapismo** (erección que dura más de 4 h): Tx: aspiración del cuerpo cavernoso con epinefrina o fenilefrina diluidas.
  - Puede ser necesario establecer una comunicación a través del glande con bisturí.
  - Factores de riesgo: anemia falciforme, estados hipercoagulables, traumatismos, inyecciones intracorpóreas para la impotencia.
- **CA epidermoide de pene**: penectomía con margen de 2 cm.
- **Carmín de índigo** o **azul de metileno** (i.v.): se utiliza para comprobar si hay pérdidas de orina.
- **Fimosis constatada en el momento de la laparotomía**: Tx: hendidura dorsal.
- **Eritropoyetina**: ↓ de la producción en los pacientes con insuficiencia renal.

40 Ginecología

LIGAMENTOS

- **Ligamento redondo**: permite la anteversión del útero.
- **Ligamento ancho**: contiene los vasos uterinos.
- **Ligamento infundibular**: contiene la arteria, el nervio y la vena ováricos.
- **Ligamento cardinal**: sostiene el cuello uterino y la vagina.

ECOGRAFÍA

- Muy útil para el diagnóstico de trastornos del aparato genital femenino.

EMBARAZO

- La mayoría de los embarazos se pueden ver mediante ecografía a las **6 semanas**.
- El **saco gestacional** se observa con una hCG-β de 1500.
- El **polo fetal** suele verse con una hCG-β de 6000.

ABORTOS

- **Aborto retenido**: hemorragia en el primer trimestre, orificio cervical cerrado, saco positivo en la ecografía y ausencia de latido cardíaco.
- **Amenaza de aborto**: hemorragia del primer trimestre, latido positivo.
- **Aborto incompleto**: el tejido sobresale a través del orificio cervical.
- **Embarazo ectópico** (potencialmente mortal): dolor abdominal agudo; hCG-β positiva, ecografía negativa para saco; también puede haber ausencia de menstruación, hemorragia vaginal, hipotensión.
  - **Factores de riesgo de embarazo ectópico**: manipulación tubárica previa, enfermedad pélvica inflamatoria, embarazo ectópico previo.
  - **Sitio más frecuente**: porción ampular de las tubas uterinas.
  - Un embarazo ectópico puede provocar choque y hemorragia graves.
  - **Estable**: metotrexato o salpingotomía.
  - **Inestable**: salpingectomía.

ENDOMETRIOSIS

- Síntomas: dismenorrea, infertilidad, dispareunia.
- Puede afectar el recto y provocar hemorragias durante la menstruación → la endoscopia muestra una **masa azul**.
- **Ovarios**: el sitio más frecuente.
- Tx: ACO.

ENFERMEDAD PÉLVICA INFLAMATORIA

- Presenta ↑ riesgo de infertilidad y embarazo ectópico.
- Síntomas: dolor, náuseas, vómitos, fiebre, secreción vaginal.
  - Ocurre con mayor frecuencia en la primera mitad del ciclo menstrual.
- Factores de riesgo: tener múltiples parejas sexuales.
- Dx: dolor con el movimiento cervical, cultivos cervicales, tinción de Gram positiva.
- Tx: ceftriaxona, doxiciclina.
- **Complicaciones**: dolor persistente, infertilidad, embarazo ectópico.
- **VHS**: vesículas; **VPH**: condilomas.
- **Sífilis**: microscopia de campo oscuro positiva, chancro.
- **Gonococo**: diplococos.

DOLOR INTERMENSTRUAL

- Rotura del folículo de Graaf.
- Causa dolor que puede confundirse con apendicitis.
- Aparece 14 días después del primer día de la menstruación.

CÁNCER DE VAGINA

- Primario #1: CA epidermoide.
- Dietilestilbestrol (**DES**): puede causar CA de células claras en la vagina.
- **Botrioides**: rabdosarcoma que se presenta en mujeres jóvenes.
- **RT**: se utiliza para la mayoría de los cánceres de vagina.

CÁNCER DE VULVA

- Mujeres de edad avanzada, nulíparas, con obesidad; en general, unilateral.
- La mayoría de los casos son **CA epidermoide**.
- Tx: **< 2 cm** (estadio I): **resección local amplia** y **vaciamiento ganglionar inguinal** ipsilateral (márgenes de 2 cm).
  - **> 2 cm** (estadio II o superior): **vulvectomía radical** (ambos labios) con **vaciamiento inguinal** bilateral, **RT** postoperatoria si los márgenes son estrechos (< 1 cm).
  - Paget, NIV III o superior: **premaligno**.
  - NIV: neoplasia intraepitelial vulvar.

CÁNCER DE OVARIO

- **Principal causa de muerte ginecológica.**
- Dolor abdominal o pélvico; cambio en los hábitos fecales o urinarios; hemorragia vaginal.
- **Reducen riesgo**: ACO, ligadura bilateral de tubas uterinas.
- **Aumentan riesgo**: nuliparidad, menopausia tardía, menarquia precoz.
- **Tipos**: teratoma, granulosa-teca (secreción de estrógenos, pubertad precoz); Sertoli-Leydig (andrógenos, masculinización); estroma ovárico (tejidos tiroideos); coriocarcinoma (hCG-β); mucinoso; seroso, y papilar.
- **Tipo células claras**: peor pronóstico.

Estadificación del cáncer de ovario	
Estadio	Localización
I	Uno o ambos ovarios
II	Limitado a la pelvis
III	Diseminado por todo el abdomen
IV	Metástasis a distancia

- Afectación **ovárica bilateral**, incluso **en estadio I**.
- **Sitio inicial de diseminación regional más frecuente**: otro ovario.
- **Citorreducción tumoral**: puede ser eficaz; incluye omentectomía (ayuda a la quimioterapia intraperitoneal y a la RT).
- Tx: **histerectomía abdominal total** y **ooforectomía** bilateral para todos los estadios; _más_:
  - Vaciamiento ganglionar pélvico y paraaórtico.
  - Omentectomía.
  - Lavado de los cuatro cuadrantes.
  - Quimioterapia: cisplatino y paclitaxel.
- **Tumor de Krukenberg**: CA de estómago que ha hecho metástasis en el ovario.
  - La anatomía patológica muestra clásicamente **células en anillo de sello**.
- **Síndrome de Meige**: fibroma ovárico pélvico que provoca **ascitis** e **hidrotórax**.
  - La extirpación del tumor cura el síndrome.

CÁNCER DE ENDOMETRIO

- **Tumor maligno más frecuente en el aparato genital femenino**.
- **Factores de riesgo**: nuliparidad, primer embarazo tardío, obesidad, tamoxifeno, estrógenos sin oposición.
- La hemorragia vaginal en la paciente posmenopáusica debe considerarse un CA de endometrio hasta que se demuestre lo contrario.
- Los pólipos uterinos tienen muy pocas probabilidades de malignidad (0.1%).
- **Subtipo de células claras**: peor pronóstico.
- **Abordaje abdominal** con cirugía (<u>no</u> transvaginal).

Estadificación y tratamiento		
Estadio	Localización	Tratamiento
I	Endometrio	Histerectomía abdominal total y salpingooforecto-mía bilateral (SOB) o RT
II	Cuello uterino	Histerectomía abdominal total y SOB o RT
III	Vagina, peritoneo y ovario	Histerectomía abdominal total y SOB y RT
IV	Vejiga y recto	Histerectomía abdominal total y SOB y RT

CÁNCER DE CUELLO UTERINO

- Va a los **ganglios obturadores primero**.
- Asociado al **VPH 16** y **18**.
- **CA epidermoide**: el más frecuente.

Estadificación del cáncer de cuello uterino	
Estadio	Localización
I	Cuello uterino
II	⅔ superiores de la vagina
III	Pelvis, pared lateral y ⅓ inferior de la vagina; hidronefrosis
IV	Vejiga y recto

- Tx: **enfermedad microscópica** sin invasión de la membrana basal → **biopsia en cono** (conización suficiente para eliminar la enfermedad; se extirpa el recubrimiento interno del cuello uterino).
- **Estadios I y IIa**: histerectomía abdominal total (HAT).
- **Estadios IIb a IV**: quimio-RT (cisplatino y paclitaxel).

QUISTES OVÁRICOS

- **Paciente posmenopáusica**:
  - Si **está tabicado**, tiene ↑ **flujo vascular** en Doppler, presenta **componentes sólidos** o tiene **proyecciones papilares** → ooforectomía con estudio transoperatorio; HAT en caso de CA ovárico.
  - Si no hay ninguno de los anteriores, seguimiento con ecografía durante 1 año → si persiste o aumenta de tamaño → ooforectomía con estudio transoperatorio; HAT en caso de CA ovárico.
- **Paciente premenopáusica**:
  - Si está **tabicado**, tiene ↑ **flujo vascular** en Doppler, presenta **componentes sólidos** o tiene **proyecciones papilares** → ooforectomía con estudio transoperatorio.
    - El algoritmo se complica mucho después de esto, sopesando lo agresivo que es el cáncer (según la histología y el estadio en el momento de la operación) en comparación con si la paciente desea un futuro embarazo.
  - Si no se presenta ninguno de los anteriores → puede seguirse con ecografía; cirugía si aparecen hallazgos sospechosos.

SANGRADO UTERINO ANÓMALO

- < **40 años**: en caso de **anovulación**. Tx: **citrato de clomifeno**.
  - En caso de **leiomiomas** → Tx: **agonistas de la GnRH** (leuprolida).
- > **40 años**: **cáncer** o **menopausia** → necesita biopsia.

OTRAS CONSIDERACIONES GINECOLÓGICAS

- **Contraindicaciones de la terapia estrogénica**: CA de endometrio, enfermedad tromboembólica, hemorragia vaginal no diagnosticada, CA de mama.
- **Pólipo endometrial uterino**: puede presentarse como menstruaciones progresivamente más abundantes.
- **Fibromas uterinos** (leiomiomas): bajo influencia hormonal; abortos recurrentes, infertilidad, hemorragias.
- **Tumor vaginal más frecuente**: invasión de la estructura circundante o distante.
- **Mola hidatiforme**: riesgo de malignidad con <u>mola parcial</u>; la mola total es de origen paterno; Tx: quimioterapia (metotrexato).
- **Síndrome de choque tóxico**: fiebre, eritema, descamación difusa, náuseas, vómitos; asociado a tampones muy absorbentes.
- **Torsión ovárica**: Tx: extirpar la torsión y comprobar la viabilidad.
- **Torsión anexial con necrosis vascular**: Tx: anexectomía.
- **Absceso tuboovárico roto**: Tx: drenaje percutáneo y antibióticos.
- **Trombosis de la vena ovárica**: Dx: TC; Tx: heparina.
- **Tromboflebitis pélvica posparto**: puede producir trombosis de la vena ovárica, VCI y vena suprahepática; insuficiencia hepática con ascitis después del embarazo; Tx: **heparina** y **antibióticos**.

41 Neurocirugía

INTRODUCCIÓN

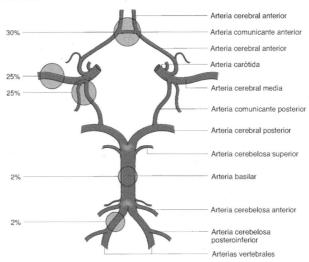

30%	Arteria cerebral anterior
	Arteria comunicante anterior
	Arteria cerebral anterior
	Arteria carótida
25%	
25%	Arteria cerebral media
	Arteria comunicante posterior
	Arteria cerebral posterior
	Arteria cerebelosa superior
2%	Arteria basilar
	Arteria cerebelosa anterior
2%	Arteria cerebelosa posteroinferior
	Arterias vertebrales

Localización de los aneurismas del polígono de Willis y su frecuencia relativa.

POLÍGONO DE WILLIS

- **Arterias vertebrales**: se unen para formar una única **arteria basilar**, que se ramifica en dos **arterias cerebrales posteriores**.
- **Arterias comunicantes posteriores**: conectan las **arterias cerebrales medias** con las **arterias cerebrales posteriores**.
- **Arterias cerebrales anteriores**: se ramifican de las **arterias cerebrales medias** y se conectan entre sí a través de la **arteria comunicante anterior**.

LESIÓN NERVIOSA

- **Neurapraxia**: sin lesión axonal (pérdida temporal de la función, el pie cae «dormido»).
- **Axonotmesis**: alteración del **axón** con preservación de la vaina axonal; muestra mejoría.
- **Neurotmesis**: alteración del **axón** y de la **vaina de mielina** (todo el nervio está alterado), puede requerir cirugía para la recuperación.
- La regeneración de los nervios se produce a un ritmo de **1 mm/día**.
- **Nodos de Ranvier**: áreas desnudas; permiten la conducción saltatoria.

HORMONA ANTIDIURÉTICA (ADH)

- Liberación controlada por el **núcleo supraóptico del hipotálamo**, que desciende a la hipófisis posterior.
- Se libera en respuesta a una osmolaridad plasmática elevada; la ADH aumenta la absorción de agua en los conductos colectores.

ACCIDENTE CEREBROVASCULAR (ACV O ICTUS)

- TC para descartar **hemorragia** (no se puede usar tPA).
- Tx: tPA si se aplica dentro de las 3 h de iniciados los síntomas; un recuperador de endoprótesis endovascular puede servir para los émbolos grandes o en caso de fracaso del tPA si se utiliza dentro de las 6 h del ACV.

HEMORRAGIA

- **Malformaciones arteriovenosas** (MAV): el 50% se presentan con hemorragia; son congénitas.
  - Generalmente en pacientes < 30 años; cefalea repentina y pérdida de la consciencia.
  - Tx: resección si es sintomática.
  - Se pueden embolizar con espirales (*coils*) antes de la resección.
- **Aneurismas cerebrales**: suelen observarse en los pacientes > 40; la mayoría son congénitos.
  - Pueden presentarse con hemorragia, efecto de masa, convulsiones o infartos.
  - Se producen en los puntos de ramificación de la arteria, la mayoría en la arteria cerebral media.
  - Tx: a menudo se colocan espirales antes de clipar y resecar el aneurisma.
- **Hematoma subdural**: causado por la **rotura de las venas puente**.
  - Tiene forma de media luna en la TC de cráneo y se adapta al cerebro.
  - Mayor mortalidad que el hematoma epidural.
  - Tx: operar si hay degeneración neurológica significativa o efecto de masa (grosor > 10 mm o desplazamiento de la línea media > 5 mm).

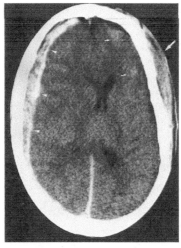

Hematoma subdural agudo visualizado mediante tomografía computarizada sin contraste.

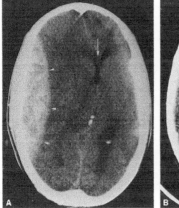 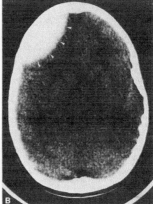

Dos ejemplos de hematoma epidural agudo por tomografía computarizada sin contraste.

⊚ **Hematoma epidural**: causado por una lesión de la **arteria meníngea media**.
* Tiene forma de lente en la TC de cráneo y empuja el cerebro.
* Clásicamente, los pacientes pierden la consciencia, tienen un intervalo lúcido y luego vuelven a perderla.
* Tx: operar si hay degeneración neurológica significativa o efecto de masa (desviación > 0.5 cm).
⊚ **Hemorragia subaracnoidea** (no traumática):
* Causada por aneurismas cerebrales (el 50% de la arteria cerebral media) y MAV.
* Síntomas: tortícolis espontánea (rigidez nucal), cefalea intensa (la peor cefalea de su vida), fotofobia, defectos neurológicos.
* Tx: el objetivo es aislar el aneurisma de la circulación sistémica (clipado de la irrigación), maximizar la perfusión cerebral para superar el vasoespasmo y evitar el resangrado; utilizar la hipervolemia y antagonistas del calcio para superar el vasoespasmo.
* Llevar a quirófano **solo si está neurológicamente intacto**.
* También pueden producirse hemorragias subaracnoideas con los traumatismos.
⊚ **Hematomas intracerebrales**: el lóbulo temporal es el más afectado.
* Los que son grandes y causan déficits focales deben drenarse.
⊚ **Síntomas** de ↑ PIC: estupor, cefaleas, náuseas y vómitos, rigidez de nuca.
⊚ **Signos** de ↑ PIC: hipertensión, labilidad de la FC, respiraciones lentas.
* La **bradicardia intermitente** es un signo de elevación grave de la PIC y de hernia inminente.
* **Tríada de Cushing**: hipertensión, bradicardia, frecuencia respiratoria lenta.

LESIÓN MEDULAR

⊚ **Lesión medular con déficit** → administrar **dosis altas de corticoides** (↓ edema).
⊚ **Prueba más sensible para detectar lesiones medulares**: RM.
⊚ **Choque medular: hipotensión, frecuencia cardíaca normal o lenta** y **extremidades calientes** (vasodilatadas).
* Ocurre con lesiones de la médula espinal por encima de T6 (pérdida del tono simpático).
* Tx: inicialmente con líquidos, puede ser necesario el goteo de fenilefrina (agonista α).
⊚ **Sección medular total**: arreflexia bilateral, flacidez, anestesia y parálisis por debajo del nivel de la lesión.
⊚ **Síndrome de la arteria espinal anterior**: se produce por el compromiso de la arteria espinal anterior.
* **Causas**: disección aórtica, aneurisma o ateroesclerosis; rotura de disco; fractura por estallido del cuerpo vertebral.
* **Pérdida motora bilateral**, del **dolor** y **térmica** por debajo del nivel de la lesión.
* **Preservación de la sensibilidad de posición vibratoria y tacto ligero**.
* Alrededor del 10% recupera la deambulación.
⊚ **Hemisección** (síndrome de Brown-Séquard): sección incompleta de la médula (hemisección); lo más frecuente es que se deba a una lesión penetrante.
* **Pérdida de la motricidad ipsilateral** y sensibilidad del **dolor/temperatura contralateral** por debajo del nivel de la lesión.
* Alrededor del 90% recupera la deambulación.
⊚ **Síndrome de la médula central**: se produce con mayor frecuencia con la hiperextensión de la columna cervical (p. ej., impacto desde atrás; ocurre a menudo en pacientes de edad avanzada con espondilosis cervical preexistente).
* Lesión medular cervical más frecuente.
* **Pérdida motora bilateral** y de la sensibilidad del **dolor** y la **temperatura** en los **miembros superiores**; miembros inferiores intactos.
⊚ **Síndrome de cauda equina**: dolor y debilidad en los miembros inferiores debido a la compresión de las raíces nerviosas lumbares.
⊚ **SCIWORA** (*spinal cord injury without radiographic abnormality*): lesión medular sin anomalía radiográfica que suele observarse en traumatismos pediátricos (Dx: RM).
⊚ **Tracto espinotalámico** (dorsal): transporta las neuronas sensitivas del dolor y la temperatura.

- **Tracto corticoespinal** (ventral): transporta las neuronas motoras.
- **Tracto rubroespinal** (ventral): transporta las neuronas motoras.
- **Raíces nerviosas dorsales**: en general son aferentes; transportan fibras sensitivas.
- **Raíces nerviosas ventrales**: en general son eferentes; transportan fibras de motoneuronas.

TUMORES CEREBRALES

- La mayoría son metastásicos de otras localizaciones primarias (p. ej., mama, pulmón).
- Síntomas: **cefaleas**, convulsiones, visión borrosa, déficit neurológico progresivo y vómitos persistentes.
- Las dosis altas de **corticoides** pueden ayudar a reducir la presión intracraneal.
- Reflejo de Cushing: HTA y bradicardia por aumento de la presión intracraneal.
- Adultos: ⅔ supratentoriales.
- Niños: ⅔ infratentoriales (cerebelo; síntomas: ataxia, tropiezo).
- **Gliomas**: tumor cerebral primario más frecuente en los adultos y en general.
  - **Glioma multiforme**: subtipo más frecuente, uniformemente mortal.
- **Meningioma**: benigno; Tx: resección.
- **Pulmón**: metástasis #1 al cerebro.
- **Meduloblastoma**: tumor cerebral más frecuente en los niños.
- **Neuroblastoma**: tumor cerebral metastásico más frecuente en los niños.
- **Neurinoma del acústico**: aparece en el **VIII nervio craneal** en el **ángulo pontocerebeloso**.
  - Síntomas: pérdida de audición, inestabilidad, vértigo, náuseas y vómitos.
  - Tx: cirugía habitual.

TUMORES DE LA COLUMNA

- En general, la mayoría son benignos; el tumor #1 en general es el **neurofibroma**.
- Los tumores **intradurales** tienen más probabilidades de ser benignos, y los **extradurales**, de ser malignos.
- **Paraganglionoma**: buscar metanefrinas en la orina.

NEUROCIRUGÍA PEDIÁTRICA

- **Hemorragia intraventricular** (hemorragia subependimaria):
  - Se ve en prematuros debido a la rotura de los vasos frágiles de la matriz germinal.
  - Factores de riesgo: oxigenación por membrana extracorpórea (OMEC), cardiopatía congénita cianótica.
  - Síntomas: fontanela abombada, déficits neurológicos, ↓ PA y ↓ Hct.
  - Tx: catéter ventricular para drenaje y prevención de hidrocefalia.
- **Mielomeningocele**:
  - Defecto de la médula neural: herniación de la médula espinal y las raíces nerviosas a través de un defecto en la vértebra.
  - Es más frecuente en la región lumbar.

OTROS TEMAS

- **Área de Wernicke**: comprensión del habla, lóbulo temporal.
- **Área de Broca**: región motora del habla, lóbulo frontal.
- **Adenoma hipofisario, sometido a RT, paciente ahora en choque**:
  - Dx: ACV hipofisario.
  - Tx: corticoides.
- Las **raíces nerviosas cervicales 3 a 5** inervan el diafragma (nervio frénico).
- **Células microgliales**: actúan como macrófagos cerebrales.

Nervios craneales

Nervio	Nombre	Función	Músculo
I	Olfatorio	Olfato	
II	Óptico	Vista	
III	Oculomotor		Motor del ojo
IV	Troclear		Oblicuo superior (ojo)
V	Trigémino: ramos oftálmico, maxilar y mandibular	Sensibilidad de la cara	Músculos de la masticación
VI	*Abducens*		Recto lateral (ojo)
VII	Facial	Gusto para ⅔ anteriores de la lengua	Motor de la cara
VIII	Vestibulococlear	Audición	
IX	Glosofaríngeo	Gusto para ⅓ posterior de la lengua	Músculos de la deglución
X	Vago	Numerosas funciones	
XI	Accesorio		Trapecio Esternocleidomastoideo
XII	Hipogloso		Lengua

- **Absceso cerebral**: por lo general, por otitis media o mastoiditis adyacente; fiebre; síntomas de PIC elevada.
  - Tx: necesita drenaje si es > 2.5 cm; por lo demás, solo antibióticos.
- **Distrofia simpática refleja** (causalgia):
  - Aparece varios meses después de la lesión inicial.
  - Dolor ardiente constante; agravado por la estimulación del área; el área puede estar fría, cianótica y húmeda.
  - Tx: simpatectomía.

ANTECEDENTES

- **Osteoblastos**: sintetizan la corteza ósea no mineralizada.
- **Osteoclastos**: resorben el hueso.
  - Etapas de la consolidación ósea: 1) inflamación, 2) formación de callo blando, 3) mineralización del callo, 4) remodelado del callo.
- El cartílago recibe nutrientes del líquido sinovial (osmótico).
- Fracturas de **Salter-Harris III, IV** y **V**: atraviesan la placa epifisaria y pueden afectar el cartílago de crecimiento del hueso (el cartílago de crecimiento está en dos piezas); necesitan reducción abierta y fijación interna (RAFI).
- Fracturas de **Salter-Harris I y II: reducción cerrada.**
- **Fractura en tallo verde: doblamiento y agrietamiento de la corteza.**

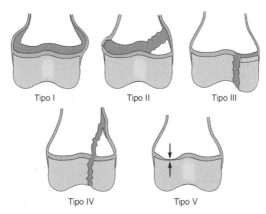

Tipo I   Tipo II   Tipo III

Tipo IV   Tipo V

Clasificación de Salter-Harris de las lesiones epifisarias. La lesión de tipo I es una epifisiólisis del cartílago de crecimiento afectado sin fractura asociada. El tipo II presenta un fragmento de fractura metafisaria adicional; las lesiones de tipo I y II tienen un buen pronóstico y suelen tratarse con reducción cerrada y escayola o yeso. La lesión de tipo III provoca una fractura a través del cartílago de crecimiento y la epífisis. La fractura de tipo IV atraviesa la epífisis, el cartílago de crecimiento (fisis) y la metáfisis. Las lesiones de tipo III y IV requieren una cuidadosa reducción abierta y fijación interna si están desplazadas. La lesión de tipo V implica un aplastamiento del cartílago de crecimiento sin fractura y suele detectarse tarde por el cierre asimétrico o prematuro del cartílago de crecimiento.

- Fracturas asociadas a **necrosis avascular**: escafoides, cuello femoral, astrágalo, luxación de cadera.
- Fracturas asociadas a la **seudoarticulación** (**seudoartrosis**): clavícula, fractura del 5.º metatarsiano (fractura de Jones).
- Fracturas asociadas al **síndrome compartimental**: húmero supracondíleo, tibia, calcáneo.
- **Mayor factor de riesgo de seudoartrosis**: hábito tabáquico.

NERVIOS DE LOS MIEMBROS INFERIORES

- **Nervio obturador**: aducción de la cadera.
- **Nervio glúteo superior**: abducción de la cadera.
- **Nervio glúteo inferior**: extensión de la cadera.
- **Nervio femoral**: extensión de la rodilla.

HERNIA DISCAL LUMBAR

- Presenta lumbalgia, ciática.
- **Núcleo pulposo** herniado.
- La compresión de la raíz nerviosa afecta a nivel de una raíz nerviosa por debajo del disco:
  - Compresión del **nervio L3** (disco L2-L3): flexión débil de la cadera.
  - Compresión del **nervio L4** (más frecuente; disco L3-L4): extensión débil de la rodilla (cuádriceps), reflejo rotuliano débil.
  - Compresión del **nervio L5** (disco L4-L5): dorsiflexión débil (pie caído).
    - ↓ sensación en espacio interdigital del dedo gordo del pie.
  - Compresión del **nervio S1** (disco L5-S1): flexión plantar débil, reflejo aquíleo débil.
    - ↓ sensación en parte lateral del pie.
- Dx: los pacientes con signos neurológicos necesitan **RM**.
- Tx: AINE, calor y reposo para la mayoría; cirugía para déficit neurológico importante/progresivo, casos refractarios, ciática intensa o fragmentos discales que se hayan herniado en la médula (laminectomía).
- **Síndrome de cauda equina**: vejiga distendida, esfínter rectal flácido, anestesia perineal en silla de montar; Tx: descompresión de urgencia.

RAMOS TERMINALES DEL PLEXO BRAQUIAL

- **Nervio cubital**:
  - **Motor**: musculatura intrínseca de la mano (interóseos palmares, palmar corto, aductor del pulgar y eminencia hipotenar); abducción de los dedos (dedos separados); flexión de la muñeca.
  - **Sensitivo**: todo el 5.º dedo y ½ del 4.º, dorso de la mano.
  - La lesión provoca una **mano en garra**.
- **Nervio mediano**:
  - **Motor**: aposición del pulgar (músculo interóseo anterior, signo de OK); flexores de los dedos.
  - **Sensitivo**: la mayor parte de la palma y los primeros tres dedos y la ½ del 4.º en la cara palmar.
  - El nervio está implicado en el **síndrome del túnel carpiano**.
- **Nervio radial**:
  - **Motor**: extensión de la muñeca, extensión de los dedos, extensión del pulgar y tríceps; no interviene en los músculos de la mano.
  - **Sensitivo**: los primeros tres dedos y la ½ del 4.º en la cara dorsal.
- **Nervio axilar**: motor del deltoides (abducción).
- **Nervio musculocutáneo**: motor del bíceps, braquial y coracobraquial.
- **Raíces nerviosas radiales**: en la porción superior del plexo braquial.
- **Raíces nerviosas cubitales**: en la porción inferior del plexo braquial.

MIEMBROS SUPERIORES

- **Fractura de clavícula**: Tx: por lo general, solo con cabestrillo (riesgo de pinzamiento vascular).
- **Luxación del hombro**:
  - **Anterior** (90%), riesgo de **lesión** del **nervio** axilar. Tx: reducción cerrada.
  - **Posterior** (convulsiones, electrocución), riesgo de **lesión** de la **arteria** axilar. Tx: reducción cerrada.
- **Separación acromioclavicular**: Tx: cabestrillo (riesgo de lesión del plexo braquial y de los vasos subclavios).
- **Fractura de escápula**: cabestrillo a menos que la fosa glenoidea esté afectada, entonces necesitará fijación interna.
- **Fractura de la diáfisis humeral**: Tx: cabestrillo para casi todas.
- **Fractura supracondílea del húmero: adultos** → RAFI.
  - **Niños**: no desplazado → reducción cerrada; **desplazado** → RAFI.
- **Fractura de Monteggia**: caída de la mano extendida; fractura proximal del cúbito y luxación de la cabeza del radio.
  - Tx: RAFI.
- **Fractura de Colles**: caída de la mano extendida, porción distal del radio. Tx: reducción cerrada.
- **Codo de la niñera**: subluxación del radio a la altura del codo provocada por un tirón del brazo extendido y en pronación. Tx: reducción cerrada.

- **Fractura combinada de radio y cúbito**:
  - **Adultos**: RAFI.
  - **Niños**: reducción cerrada.
- **Fractura del escafoides**: dolor en la tabaquera anatómica; la radiografía puede ser negativa.
  - Fractura más frecuente de los huesos carpianos.
  - Tx: todos los pacientes requieren escayola o yeso hasta el codo, puede necesitar RAFI si está desplazado y angulado.
  - Alto riesgo de **necrosis avascular** y de **seudoartrosis**.
- **Fractura metacarpiana**: típicamente 4.º o 5.º (el puño cerrado golpea una superficie sólida).
  - Tx: reducción cerrada con férula de la fosa cubital; alambres de Kirschner si está gravemente desplazada.
- **Contractura de Volkmann**: fractura supracondílea del húmero → **arteria interósea anterior** ocluida → reducción cerrada del húmero → la arteria se abre → lesión por reperfusión, edema y **síndrome compartimental del antebrazo** (compartimento flexor más afectado).
  - Sx: dolor en el antebrazo con la extensión pasiva; debilidad, antebrazo tenso, hipoestesia.
  - El **nervio mediano** es el más afectado por el edema.
  - Tx: **fasciotomía de antebrazo**.
- **Fasciotomía de antebrazo**: cuando se requiere abrir los compartimentos volar y dorsal.
- **Contractura de Dupuytren**: asociada a diabetes, etanol, ascendencia noruega.
  - La proliferación progresiva de la **fascia palmar de la mano** provoca contracturas que suelen afectar a los **dedos 4.º y 5.º** (no pueden extender los dedos).
  - Tx: AINE, inyección de corticoides; resección de fascia afectada en caso de contractura grave.
- **Síndrome del túnel carpiano**: compresión del nervio mediano por ligamento carpiano transverso.
  - Tx: férula, AINE, inyección de corticoides; liberación del **ligamento carpiano transverso** si falla.
- **Dedo en gatillo**: tenosinovitis del tendón flexor que se engancha en la articulación MCF al intentar extender el dedo.
  - Tx: férula, inyecciones de corticoides en la vaina del tendón (no en el tendón en sí); si esto fracasa, se puede liberar el sistema de poleas en la articulación MCF.
- **Tenosinovitis supurativa**:
  - Infección que se extiende a lo largo de las vainas de los tendones flexores de los dedos (puede destruir la vaina).
  - **Cuatro signos clásicos**: dolor de la vaina del tendón, dolor con el movimiento pasivo, edema a lo largo de la vaina y postura semiflexionada del dedo afectado.
  - Tx: *incisión longitudinal medioaxial y drenaje*.
- **Roturas del manguito de los rotadores**: supraespinoso, infraespinoso, redondo menor y subescapular.
  - De forma aguda → cabestrillo y tratamiento conservador.
  - Reparación quirúrgica si el paciente necesita mantener un alto nivel de actividad o si se ven afectadas las actividades de la vida diaria.
- **Paroniquia**: infección bajo el lecho ungueal; dolor. Tx: antibióticos; retirar la uña si está purulenta.
- **Panadizo**: absceso en la yema del dedo (almohadilla).
  - Tx: incisión sobre la punta del dedo y a lo largo de las caras medial y lateral para evitar la necrosis de la punta del dedo.

MIEMBROS INFERIORES

- **Anillo anterior aislado con desplazamiento mínimo del isquion**: Tx: soporte de peso según la tolerancia.
- **Luxación de cadera**:
  - **Posterior** (90%): los pacientes presentan rotación interna y aducción de la pierna; riesgo de **lesión del nervio ciático**. Tx: reducción cerrada.
  - **Anterior** (10%): los pacientes presentan rotación externa y abducción de la pierna; riesgo de lesión de la **arteria femoral**. Tx: reducción cerrada.
  - Reducir en **24 h** para prevenir la necrosis avascular.
- **Fractura de cadera**:
  - **Diáfisis femoral**: RAFI con barra intramedular.
  - **Intertrocantérica**: RAFI.
  - **Cuello femoral**: RAFI; riesgo de necrosis avascular si se posterga la reducción abierta.

- **Traumatismo lateral de rodilla**: puede producir lesiones en el ligamento **cruzado anterior**, el ligamento **cruzado posterior** y el **menisco medial**.
- **Lesión del ligamento cruzado anterior** (LCA): prueba del cajón anterior positiva.
  - Se presenta con **derrame en la rodilla** y **dolor con la acción de pivotar**; la RM confirma el diagnóstico.
  - Tx: cirugía en caso de inestabilidad de la rodilla (reconstrucción con tendón rotuliano o tendón isquiotibial); de lo contrario, fisioterapia con ejercicios de fortalecimiento de las piernas.
- **Lesión del ligamento cruzado posterior**: prueba del cajón posterior positiva.
  - Mucho menos frecuente que lesión del LCA; se presenta con dolor de rodilla y derrame articular.
  - Tx: tratamiento conservador al inicio; cirugía en caso de fracaso del tratamiento médico.
- **Ligamentos colaterales**:
  - **Lesión del ligamento colateral medial**: golpe lateral en la rodilla.
  - **Lesión del ligamento colateral lateral**: golpe medial en la rodilla.
  - Tx: **desgarro pequeño**: férula; **desgarro grande**: cirugía.
  - Estas lesiones se asocian a alteraciones del **menisco** correspondiente.
- **Rotura de menisco**: dolor en la línea articular; puede tratarse con reparación artroscópica o desbridamiento.
- **Fractura tibial por sobrecarga**: hombres jóvenes en marchas forzadas; dolor tibial puntual; radiografías inicialmente normales; Tx: escayola o yeso y repetir radiografía en 2 semanas.
- **Luxación posterior de la rodilla**: todos los pacientes necesitan angiografía para descartar una lesión de la arteria poplítea.
- **Fractura rotuliana**: escayola o yeso largo a menos que sea conminuta, entonces necesita fijación interna.
- **Fractura de la meseta tibial y fractura de tibia y peroné**: RAFI a menos que sea abierta; en ese caso necesita fijador externo hasta que el tejido consolide.
- **Rotura del músculo plantar**: dolor y masa debajo del hueco poplíteo (plantar contraído) y equimosis en el tobillo. Tx: conservador.
- **Rotura del tendón calcáneo** (de Aquiles): flexión plantar limitada. Tx: reparación abierta en pacientes jóvenes; escayola o yeso en pacientes mayores.
- **Fractura de tobillo**: la mayoría se trata con escayola o yeso e inmovilización; las fracturas bimaleolares o trimaleolares requieren RAFI.
- **Fractura metatarsiana**: inmovilización con yeso o férula durante 6 semanas.
- **Fractura del calcáneo**: escayola o yeso e inmovilización si no está desplazada; RAFI para cualquier desplazamiento.
- **Fractura del astrágalo**: reducción cerrada para la mayoría; RAFI si hay desplazamiento grave.
- **Fascitis plantar**: pacientes de edad avanzada y con sobrepeso; dolor en el talón al golpear el suelo; Tx: AINE, inyecciones de corticoides; si fracasan las medidas conservadoras, la cirugía requiere desinserción de la fascia del talón.
- **Neuroma de Morton**: en general, entre los dedos 3.º y 4.º; muy doloroso; por zapatos puntiagudos; Tx: AINE, puede resecarse si fracasan las medidas conservadoras.
- **Nervio que se lesiona con más frecuencia con la fasciotomía de lo miembros inferiores**: nervio peroneo común (caída del pie).
- **Caída del pie** tras **posición de litotomía** o tras **cruzar las piernas durante mucho tiempo** o **fractura de la cabeza del peroné**: nervio peroneo común (caída del pie).

COMPARTIMENTOS DE LAS PIERNAS

- **Anterior**: arteria tibial anterior, nervio peroneo profundo.
  - **Músculos**: tibial anterior, extensor largo del dedo gordo, extensor largo y común de los dedos.
- **Lateral**: nervio peroneo superficial.
  - **Músculos**: músculos peroneos.
- **Profundo posterior**: arteria tibial posterior, arteria peronea y nervio tibial.
  - **Músculos**: flexor largo del dedo gordo, flexor largo de los dedos y tibial posterior.
- **Superficial posterior**: nervio sural.
  - **Músculos**: gastrocnemio, sóleo y plantar.

SÍNDROME COMPARTIMENTAL

- Más frecuente en el **compartimento anterior de la pierna** (se produce la caída del pie) tras el **compromiso vascular**, el **restablecimiento del flujo sanguíneo** y la posterior **lesión por reperfusión** (PMN) con **edema del compartimento**.
- También puede producirse en lesiones por aplastamiento.
- Sx: extremidad edematizada y tensa: dolor con el movimiento pasivo → parestesia → anestesia → parálisis → poiquilotermia → ausencia de pulso (hallazgo tardío).
- Los **pulsos distales pueden estar** presentes con el síndrome compartimental → lo último en desaparecer.
- Una presión > 20-30 mmHg es anómala.
- Dolor bajo una escayola o yeso: quitarlos y examinar la extremidad.
- Dx: basado en la sospecha clínica.
- Tx: **fasciotomía.**

ORTOPEDIA PEDIÁTRICA

- Los **problemas de cadera** en los niños pueden presentarse con **dolor de rodilla** (compensación).
- El **remodelado** y enderezamiento de las fracturas óseas en los niños se produce incluso con deformidades angulares importantes.
- Los niños consolidan más rápido que los adultos.
- Los niños tienen problemas con las **fracturas supracondíleas** y las que afectan el **cartílago de crecimiento.**
- **Escoliosis idiopática del adolescente**: mujeres prepúberes, curvatura torácica derecha más frecuente, en general asintomática.
  - Las curvaturas de 20-45° necesitan un refuerzo para frenar la progresión, que puede producirse con el «estirón».
  - Curvaturas > 45° o aquellos con probabilidad de progresar → fusión espinal.
- **Osteomielitis hematógena aguda**: puede producirse en la metáfisis de los huesos largos de los niños; el más frecuente es el estafilococo.
  - Síntomas: enfermedad febril, dolor, disminución del uso de la extremidad.
  - Dx: RM.
  - Tx: antibióticos.
- **Sepsis de cadera**:
  - Niños pequeños con una enfermedad febril; se niegan a mover la cadera; tienen una velocidad de sedimentación glomerular acelerada.
  - Dx: aspiración de cadera (muestra pus).
  - Tx: drenaje abierto.
- **Enfermedad de Legg-Calvé-Perthes**: necrosis avascular de la cabeza femoral; niños en torno a los 6 años.
  - Puede resultar de un estado hipercoagulable; bilateral en el 10%.
  - Síntomas: cojera dolorosa al andar; disminución del movimiento de la cadera.
  - Radiografía: aplanamiento de la cabeza femoral.
  - Tx: mantener la amplitud de movimiento con ejercicio limitado; la **cabeza femoral se remodelará sin secuelas.**
  - Cirugía si la cabeza femoral no está cubierta por el acetábulo (escayola o yeso, muletas).
- **Deslizamiento de la epífisis de la cabeza femoral**:
  - Varones de 10 a 13 años; ↑ riesgo de necrosis avascular (NA) de la cabeza femoral; marcha dolorosa; movimiento limitado de la cadera.
  - Radiografía: ensanchamiento e irregularidad de la placa epifisaria.
  - Urgencia ortopédica.
  - Tx: inmovilización quirúrgica de la cabeza femoral.
- **Displasia del desarrollo de la cadera** (luxación congénita de la cadera):
  - Más frecuente en las mujeres; en general, se diagnostica justo después del nacimiento.
  - La cadera puede luxarse fácilmente hacia atrás; pliegues glúteos desiguales.
  - Dx: ecografía (no Rx, ya que la cadera no está calcificada en los recién nacidos).
  - Tx: arnés de Pavlik durante 6 meses, que mantiene las piernas en abducción y la cabeza femoral reducida en el acetábulo.

- **Enfermedad de Osgood-Schlatter**: apofisitis del tubérculo tibial (osteocondrosis); causada por una lesión por tracción del cuádriceps en adolescentes de 13 a 15 años; presentan dolor sobre el tubérculo tibial (no hay inflamación de la rodilla).
  - Radiografía: forma irregular o fragmentación del tubérculo tibial.
  - Tx: síntomas leves → limitación de la actividad; síntomas graves → escayola o yeso 6 semanas seguidas de limitación de la actividad.
- *Genu* **varo o rodilla vara** (piernas arqueadas en «O»): normal hasta los 3 años de edad.
  - Si persiste, es probable que se trate de la **enfermedad de Blount** (anomalía del cartílago de crecimiento medial de la tibia), para la que se puede realizar una intervención quirúrgica.
- *Genu* **valgo o rodilla valga** (piernas en «X»): normal entre los 4 y 8 años de edad.
- **Pie equino cavo** (pie zambo):
  - Diagnosticado al nacer.
  - Tx: el enyesado en serie comienza en el período neonatal.

TUMORES ÓSEOS

- Lo más frecuente es la enfermedad metastásica (mama #1 [lesiones líticas], próstata #2 [lesiones blásticas]).
  - Puede presentar dolor localizado; la fractura patológica puede ser el síntoma inicial.
  - Tx: fijación interna con fractura inminente (> 50% de afectación cortical); seguido de RT.
- Dolor óseo + lesión → muy probablemente maligno.
- Los tumores óseos primarios suelen cursar con dolor persistente y leve durante varios meses.
- **Mieloma múltiple**: el tumor maligno óseo primario más frecuente.
  - En general, en hombres de edad avanzada; cansancio, anemia y dolor óseo localizado.
  - **Radiografía**: lesiones líticas múltiples.
  - **Orina**: proteína de Bence Jones.
  - **Sangre**: inmunoglobulinas anómalas.
  - Tx: quimioterapia para enfermedad sistémica; fijación interna para fracturas inminentes.
- **Fracturas patológicas**: tratamiento con fijación interna.
  - La RT puede utilizarse para aliviar el dolor en pacientes con metástasis óseas dolorosas.
- **Sarcoma osteógeno**: es el sarcoma óseo primario más frecuente; por lo general, surge alrededor de la rodilla.
  - Pacientes de 10 a 25 años.
  - Radiografía: **triángulo de Codman** → reacción perióstica (patrón en rayos de sol).
  - Tx: resección con preservación de extremidades si es posible; la RT y quimioterapia **basada en doxorrubicina** pueden utilizarse de forma preoperatoria para aumentar la posibilidad de resección con preservación de extremidades.
- **Sarcoma de Ewing**: 2.° sarcoma óseo primario más frecuente.
  - Pacientes de 5 a 15 años; crece en la diáfisis de los huesos largos.
  - Radiografía: patrón en piel de cebolla.
- **Tumores óseos benignos tratados con curetaje ± injerto óseo**: osteocondroma (tumor óseo benigno más frecuente; resección solo si hay un defecto estético o causa síntomas), osteoma osteoide, endocondroma (puede observarse de forma expectante), condroblastoma, fibroma no osificante (puede solo observarse) y fibrodisplasia.
- Tumor óseo de **células gigantes**: resección total ± RT (benigno pero 30% de riesgo de recidiva; también tiene riesgo de degeneración maligna).

OTRAS ALTERACIONES ORTOPÉDICAS

- **Espondilolistesis**: formada por la subluxación o el deslizamiento de un cuerpo vertebral sobre otro.
  - Es más frecuente en la región lumbar.
  - Causa más frecuente de dolor lumbar en los adolescentes (gimnastas).
  - Tx: depende del grado de subluxación y de los síntomas; va desde el tratamiento conservador hasta la fusión quirúrgica.

- **Estenosis cervical**: descompresión quirúrgica si hay mielopatía significativa.
- **Estenosis lumbar**: descompresión quirúrgica en casos resistentes al tratamiento médico.
- **Fractura toroidal**: curvatura de la corteza metafisaria que se observa en niños (radio distal).
- **Fracturas abiertas**: necesitan incisión y drenaje, antibióticos, estabilización de la fractura y cobertura de los tejidos blandos.

43 Cirugía pediátrica

INTRODUCCIÓN

- **Intestino anterior**: pulmones, esófago, estómago, páncreas, hígado, vesícula biliar, conducto biliar y duodeno proximal a la ampolla.
- **Intestino medio**: duodeno distal a la ampolla, intestino delgado e intestino grueso hasta el ⅓ distal del colon transverso.
- **Intestino posterior**: ⅓ distal del colon transverso al conducto anal.
- El intestino medio por lo general rota 270° en sentido antihorario.
- Bajo peso al nacer < 2500 g; prematuro < 37 semanas.
- **Inmunidad al nacer**: IgA de la leche materna; la **IgG** atraviesa la placenta.
- ↑ fosfatasa alcalina en los niños en comparación con los adultos → **crecimiento óseo**.
- **Contenido umbilical fetal**:
  - **Dos arterias umbilicales**: se convierten en los ligamentos umbilicales <u>mediales</u>.
  - **Una vena umbilical**: se convierte en el ligamento redondo.
  - **Uraco**: se convierte en el ligamento umbilical <u>mediano</u>.
  - **Conducto vitelino**: puede formar un divertículo de Meckel.
- Dolor de oído unilateral, rinorrea o sibilancias en un niño pequeño: puede ser un cuerpo extraño (Dx/Tx: endoscopia apropiada y extracción).

TRAUMATISMOS

- **Causa #1 de muerte infantil.**
- **Intubación**: utilizar tubo <u>sin balón</u> *solo* para neonatos/lactantes (**< 1 año**); tubo con balón para los mayores de 1 año.
  - **Tamaño del tubo endotraqueal** para niños < 10 años = ancho del lecho ungueal del meñique del paciente.
  - Los niños pueden tener **bradicardia** significativa con la intubación (Tx: **atropina**).
- **Bolo para traumatismos**: 20 cm³/kg × 2 bolos, luego cambiar a sangre 10 cm³/kg (si sigue hipotenso).
  - En general, se utiliza Ringer lactato; considerar solución salina normal para los niños más pequeños (previene la hiponatremia).
- **Taquicardia**: *el mejor indicador de choque en los niños*; FC como indicadora de taquicardia (vértice):

Neonato/lactante (< 1 año)	> 150
Preescolar (1-5 años)	> 120
Escolar (6-12 años)	> 100
Adolescentes	Igual que adulto

- La presión arterial es lo último que cae → los niños tienen buen aspecto hasta que se descompensan rápidamente.
- **Producción** adecuada de **orina** (marcador de una reanimación adecuada):

Edad 0-1	> 2-4 cm³/kg/h
Edad > 1	> 1 cm³/kg/h

- Los niños < 6 meses solo tienen una **capacidad de TFG correspondiente al 25% de la de los adultos** (escasa capacidad de concentración).
- Los niños tienen mayor riesgo de **hipotermia** (↑ superficie corporal en comparación con el peso) y **traumatismo craneoencefálico**.

LÍQUIDOS INTRAVENOSOS DE MANTENIMIENTO

- 4 cm³/kg/h para los primeros 10 kg.
- 2 cm³/kg/h para los segundos 10 kg.
- 1 cm³/kg/h para todos lo demás.
- Solución salina normal (0.9% NaCl) con Dx5% preferentemente.

ENFERMEDAD QUÍSTICA CONGÉNITA DEL PULMÓN

- **Secuestro pulmonar:**
  - El tejido pulmonar tiene una **irrigación arterial sistémica anómala** (aorta torácica [más frecuente] o aorta abdominal a través del ligamento pulmonar inferior).
  - Los pacientes tienen un drenaje venoso sistémico o venoso pulmonar.
  - **Extralobular:** más probable que tenga un drenaje venoso <u>sistémico</u> (sistema ácigos).
  - **Intralobular:** más probabilidades de que tenga un drenaje venoso <u>pulmonar</u>.
  - El tejido pulmonar <u>no</u> se comunica con el árbol traqueobronquial (vías respiratorias).
  - Lo más frecuente es que se presente con infección; también puede tener compromiso respiratorio o una RxT anómala.
  - Tx: ligar primero la irrigación arterial (riesgo de hemorragia grave), luego **lobectomía**.
- **Enfisema lobular congénito** (hiperinsuflado):
  - El cartílago no se desarrolla en el bronquio, lo que provoca el atrapamiento de aire con la espiración.
  - La irrigación vascular y los otros lóbulos son normales (excepto la compresión por el lóbulo hiperinsuflado).
  - Puede desarrollar inestabilidad hemodinámica (mismo mecanismo que el neumotórax a tensión) o compromiso respiratorio.
  - Lóbulo superior izquierdo más frecuentemente afectado.
  - Puede parecer un neumotórax: <u>no</u> colocar una sonda pleural (lesionará el pulmón).
  - Tx: **lobectomía.**
- **Malformación adenoide quística congénita:**
  - Se comunica con las vías respiratorias.
  - La estructura alveolar está poco desarrollada, aunque hay presencia de tejido pulmonar.
  - Síntomas: compromiso respiratorio o infección recurrente.
  - Tx: lobectomía.
- **Quiste broncógeno:**
  - **Quistes congénitos** más frecuentes del mediastino; por lo general, están detrás de la carina.
  - Son **quistes extrapulmonares** formados por tejido bronquial y pared cartilaginosa.
  - Suelen presentarse como una masa mediastínica llena de líquido lechoso.
  - Pueden comprimir estructuras adyacentes o infectarse; tienen potencial maligno.
  - Ocasionalmente son intrapulmonares.
  - Tx: resección del quiste.

TUMORES MEDIASTÍNICOS EN LOS NIÑOS

- **Tumores neurógenos** (neurofibroma, neuroganglioma, neuroblastoma): tumores mediastínicos <u>más frecuentes</u> en los niños; suelen localizarse en la parte posterior.
- **Síntomas respiratorios, disfagia:** comunes a todas las masas mediastínicas, independientemente de su localización.
- **Anteriores:** linfomas de linfocitos T, **teratomas** (y otros tumores de células germinales; tipo más frecuente de masa mediastínica anterior en los niños), CA de tiroides.
- **Medios:** linfomas de linfocitos T, teratomas, quistes (cardiógenos o broncógenos).
- **Posteriores:** linfomas de linfocitos T, neuroblastomas, tumores neurógenos.
- *El timoma es <u>poco frecuente</u> en los niños.*

QUISTE COLEDOCIANO

- **Necesidad de resección:** riesgo de colangiocarcinoma, pancreatitis, colangitis, ictericia obstructiva.
  - El **tipo III** tiene una tasa de transformación maligna <u>baja</u> (2%-3% a lo largo de la vida) y <u>no</u> siempre necesita resección (es decir, <u>evitar</u> hacer una cirugía de Whipple).
- Causado por un **reflujo anómalo de enzimas pancreáticas** hacia el sistema biliar **dentro del útero** (desde un conducto biliopancreático común largo).

Cirugía del quiste coledociano

Tipo	%	Descripción	Tratamiento
I	85%	**Dilatación fusiforme** de todo el colédoco, conducto hepático común ligeramente dilatado, conductos intrahepáticos normales.	Resección, hepatoyeyunostomía.
II	3%	**Divertículo** verdadero que cuelga del colédoco.	Resección del colédoco; se puede preservar el colédoco y evitar la hepatoyeyunostomía.
III	1%	**Coledocele**; dilatación del colédoco intramural distal; afecta al **esfínter de Oddi**.	Resección transduodenal (quistes grandes) o esfinteroplastia endoscópica/transduodenal.
IV	10%	**Quistes múltiples; IVa**: tanto extrahepáticos como intrahepáticos; **IVb**: solo extrahepáticos.	**IVa**: resección hepática/biliar, hepatoyeyunostomía. **IVb**: resección biliar, hepatoyeyunostomía.
V	1%	**Quistes intrahepáticos** (enfermedad de Caroli); fibrosis hepática; puede asociarse a fibrosis hepática congénita y riñón medular esponjoso.	Posible lobectomía si se limita a un lóbulo; trasplante hepático.

LINFADENOPATÍAS

- En general, adenitis supurativa aguda asociada a infección respiratoria alta o faringitis.
- **Si es fluctuante** → AAF, cultivo y antibiograma, además de antibióticos; puede necesitar incisión y drenaje si no se resuelve.
  - **Causas crónicas**: fiebre por arañazo de gato, micoplasma atípico.
- **Asintomático**: antibióticos durante 10 días → biopsia por resección si no hay mejoría.
  - Se considera un linfoma hasta que se demuestre lo contrario.
- **Higroma quístico** (linfangioma): suele encontrarse en las regiones cervicales laterales del cuello; se infecta; suele estar **lateral** al músculo esternocleidomastoideo (ECM).
  - Tx: resección.

HERNIAS DIAFRAGMÁTICAS Y PARED TORÁCICA

- Supervivencia global del 50%.
- Más en el **lado izquierdo** (80%; el hígado protege el diafragma derecho).
- Puede presentar **hipertensión pulmonar** grave.
- El 80% muestra anomalías asociadas (defectos cardíacos y del tubo neural, principalmente; malrotación).
- El diagnóstico puede realizarse mediante ecografía prenatal.
- Síntomas: dificultad respiratoria.
- RxT: intestino en el tórax.
- **Ambos pulmones** son disfuncionales (el lado de la hernia es hipoplásico; el lado contralateral presenta hipertensión pulmonar).
- Tx: ventilación de alta frecuencia; óxido nítrico inhalado; puede necesitar oxigenación por membrana extracorpórea.
  - Estabilizar a estos pacientes antes de operarlos.
  - Reducir el intestino y reparar el defecto ± malla (abordaje abdominal).
  - Buscar anomalías viscerales (recorrer el intestino).
- **Hernia de Bochdalek**: es la más frecuente y suele localizarse en el lado izquierdo y en la parte posterior.
- **Hernia de Morgagni**: poco frecuente, localizada en la región anterior.
- **Tórax en embudo** (hundido): osteotomía esternal, necesita soporte; se opera si causa síntomas respiratorios o estrés emocional.
- **Tórax en quilla** (pecho de paloma): no es necesario un soporte; reparación por estrés emocional.

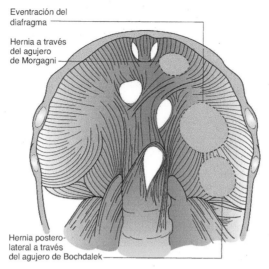

Eventración del diafragma

Hernia a través del agujero de Morgagni

Hernia postero-lateral a través del agujero de Bochdalek

Anatomía del diafragma que muestra la localización de los defectos diafragmáticos congénitos.

QUISTE DE LAS HENDIDURAS BRANQUIALES

- Forman quistes, senos y fístulas.
- **Quiste de la 1.ª hendidura branquial**: ángulo de la mandíbula; puede conectar con el **conducto auditivo** externo.
  - A menudo asociado al **nervio facial**.
- **Quiste de la 2.ª hendidura branquial** (el más frecuente): en el borde anterior medio del ECM.
  - Atraviesa la **bifurcación carotídea** hasta el **pilar amigdalino**.
- **Quiste de la 3.ª hendidura branquial**: parte inferior del cuello, **medial** o a través de la parte inferior del ECM, hasta el **seno piriforme**.
- Tx de todos los quistes branquiales: resección.

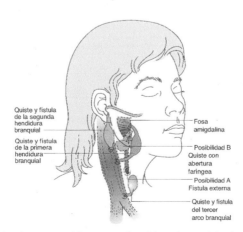

Quiste y fístula de la segunda hendidura branquial

Quiste y fístula de la primera hendidura branquial

Fosa amigdalina

Posibilidad B
Quiste con abertura faríngea

Posibilidad A
Fístula externa

Quiste y fístula del tercer arco branquial

Tipos de restos de la primera, segunda y tercera hendiduras branquiales. Los trayectos y las fístulas se observan con mayor frecuencia en lactantes y niños pequeños, mientras que los quistes suelen aparecer a una edad más avanzada.

HIGROMA QUÍSTICO

- Lesión blanda, en forma de masa, que suele encontrarse en la base lateral del cuello (triángulo posterior del cuello).
- Es una malformación linfática macrocítica múltiple (linfangioma de la nuca).
- Puede infectarse, forma fístulas.
- Dx: TC (se desea evaluar la profundidad; puede afectar el mediastino).
- Tx: **resección**.

QUISTE DEL CONDUCTO TIROGLOSO

- Por descenso anómalo de la glándula tiroides desde el **agujero ciego**.
- Puede ser el único tejido tiroideo que tenga el paciente.
- Se presenta como una masa cervical en la **línea media**.
- Atraviesa el **hueso hioides**.
- Tx: resección del **quiste**, el **trayecto** y el **hueso hioides** (al menos la porción central) hasta la base de la lengua.

HEMANGIOMA

- Aparece al nacer o poco después.
- Área más frecuente: **cabeza** y **cuello**.
- Crecimiento rápido durante los primeros 6 a 12 meses de vida, luego comienza a involucionar.
- Tx: **observación expectante**; la mayoría resuelve a los 7 a 8 años.
- Si la lesión tiene un **crecimiento incontrolable**, **deteriora la función** (párpado o conducto auditivo externo) o **persiste después de los 8 años** → puede tratarse con **corticoides orales** → láser o resección si los corticoides no dan resultado.

NEUROBLASTOMA

- **Neoplasia sólida abdominal #1 en los niños.**
- Suele aparecer como una masa asintomática.
- Puede presentar diarrea secretora, ojos de mapache (metástasis orbitarias), **HTA** y síndrome opso-mioclono (marcha inestable).
- Más a menudo en las **glándulas suprarrenales**; puede aparecer en cualquier punto de la cadena simpática.
- Más frecuente en los **primeros 2 años de vida**.
  - Los niños < 1 año tienen el mejor pronóstico (cuanto más joven es el paciente, mejor es la tasa de curación).
- La mayoría tienen ↑ **catecolaminas, VMA, HVA** y **metanefrinas** (HTA).
- Derivado de **células de la cresta neural**.
- Rodea la vascularización en lugar de invadirla.
- **Metástasis poco frecuentes**: pulmón y hueso.
- Radiografía abdominal: puede mostrar **calcificaciones granuladas** en el tumor.
- TC: muestra **desplazamiento renal** (_no_ reemplazo como el tumor de Wilms).
- _Peor_ pronóstico: **NSE, LDH, HVA, tumores diploides** y **amplificación de N-myc** (> 3 copias).
- **NSE** elevado en todos los pacientes con **metástasis**.
- Tx: resección (extirpación de **glándula suprarrenal** y **riñón**; tasa de curación del 40%).
- Los tumores inicialmente irresecables pueden ser resecables tras administrar quimioterapia neo-adyuvante basada en **doxorrubicina**.
- Uno de los pocos tumores que pueden involucionar espontáneamente y convertirse en un neuroma benigno.

Estadificación del neuroblastoma

Estadio	Descripción
I	Resección completa localizada.
II	Resección incompleta pero no cruza la línea media.
III	Cruza la línea media ± ganglios regionales.
IV	Metástasis a distancia (ganglios u órgano sólido).
IV-S	Tumor localizado con metástasis a distancia.

TUMOR DE WILMS (NEFROBLASTOMA)

- Suele presentarse como una masa asintomática; puede haber hematuria o HTA; 10% bilateral.
- Edad promedio en el momento del diagnóstico: **3 años**.
- **Síndrome WAGR**: tumor de <u>W</u>ilms, <u>A</u>niridia (ausencia de iris), malformaciones uro<u>G</u>enitales y <u>R</u>etraso mental).
- Pronóstico basado en el **grado del tumor** (las variantes anaplásicas y sarcomatosas tienen peor pronóstico).
- Metástasis **óseas** y **pulmonares** frecuentes.
- Metástasis pulmonares: RT de todo el pulmón (lo mismo para el hueso).
- TC abdominal: reemplazo del parénquima renal y <u>no</u> desplazamiento (lo diferencia del neuroblastoma).
- Tx: **nefrectomía** (tasa de curación del 90%).
  - Si la extensión venosa se produce en la vena renal, el tumor puede extraerse de la vena.
  - Necesidad de examinar el riñón contralateral y buscar implantes peritoneales.
  - Evitar la rotura del tumor con la resección, que ↑ el estadio.
  - Quimioterapia a base de **actinomicina** y **vincristina** en todos los casos excepto estadio I y tumor de < 500 g.
  - Necesidad de cirugía conservadora de nefronas para la enfermedad en estadio V.

Estadificación del tumor de Wilms

Estadio	Descripción
I	Limitado al riñón, completamente extirpado.
II	Más allá del riñón, pero completamente extirpado.
III	Tumor residual no hematógeno.
IV	Metástasis hematógenas.
V	Afectación renal bilateral.

HEPATOBLASTOMA

- Tumor hepático maligno más frecuente en los niños; ↑ **AFP** en el 90% de los casos.
- Fracturas, pubertad precoz (por liberación de β-hCG).
- Mejor pronóstico que el CA hepatocelular.
- Puede ser pedunculado; invasión vascular frecuente.
- Tx: resección óptima; si no, quimioterapia basada en **doxorrubicina** → puede reducir el estadio de los tumores y hacerlos resecables.
- La supervivencia está relacionada principalmente con la resecabilidad.
- La **histología fetal** tiene mejor pronóstico.

ALTERACIONES MÁS FRECUENTES

Tumor maligno infantil global #1: **leucemia** (LLA).
Tumores sólidos #1: **tumores del SNC**.

Tumor de cirugía general #1: **neuroblastoma**.
  #1 en niño < 2 años → **neuroblastoma**.
  #n° 1 en niños > 2 años → **Tumor de Wilms**.
Causa #1 de obstrucción duodenal en recién nacidos (< 1 semana): **atresia duodenal**.
Causa #1 de obstrucción duodenal tras el período neonatal (> 1 semana) y en general: **malrotación**.
Causa #1 de obstrucción del colon: **enfermedad de Hirschsprung**.
Tumor hepático #1 en niños: **hepatoblastoma**; ⅔ de los tumores hepáticos en niños son malignos.
Tumor pulmonar #1 en niños: **carcinoide** (benigno #1: hemangioma).
Hemorragia digestiva baja dolorosa: **#1 lesiones anorrectales benignas** (fisuras, etc.).
Hemorragia digestiva baja indolora: **#1 divertículo de Meckel**.
Hemorragia digestiva alta: 0-1 año → **gastritis, esofagitis**.
  De 1 año a adulto → **varices esofágicas, esofagitis**.

DIVERTÍCULO DE MECKEL

- Se encuentra en el **borde antimesentérico** del intestino delgado.
- Embriología: el divertículo es un **conducto vitelino persistente** (conducto onfalomesentérico).
- Regla de los 2: 2 pies (60 cm) desde la válvula ileocecal, 2% de la población, predominio masculino 2:1, 2% sintomático, 2 tipos de tejido (**pancreático**: <u>más frecuente</u>; **gástrico**: más probable que sea <u>sintomático</u>) y 2 presentaciones (diverticulitis y hemorragia).
- **Causa #1 de hemorragia digestiva inferior indolora en los niños.**
- Presente en el 50% de los casos antes de los **5 años**, 90% antes de los **10 años**.
- Puede hacerse una gammagrafía de Meckel (pertecnetato) si se sospecha de divertículo de Meckel y se tienen problemas para localizarlo (solo captará **mucosa gástrica**).
- Tx: resección con síntomas, sospecha de mucosa gástrica, cuello estrecho o complicación (p. ej., perforación).
  - En caso de diverticulitis que afecta la base o si la base es > ⅓ del tamaño del intestino, se requiere una resección segmentaria.

ESTENOSIS PILÓRICA

- 3-12 semanas, primogénitos varones.
- Sx: **vómitos en proyectil** (no biliares) y **deshidratación**.
- Puede sentirse una **oliva pilórica** en el estómago.
- **Hipocloremia, alcalosis metabólica hipocalémica y aciduria paradójica.**
- Ecografía: píloro ≥ 4 mm de grosor, ≥ 14 mm de longitud.
- En caso de deshidratación grave, reponer con **bolos de solución salina normal** hasta producir orina, luego cambiar a solución salina normal c/Dx5% con mantenimiento de 10 mEq de K.
  - *Evitar* la reposición de líquidos que contengan K (es decir, Ringer lactato) en lactantes con deshidratación grave → puede aparecer la **hipercalemia** con rapidez.
  - *Evitar* las soluciones que no contengan sal en los lactantes → puede aparecer la **hiponatremia** con rapidez.
  - Los lactantes deben tomar siempre un líquido de mantenimiento con **glucosa** debido a sus reservas limitadas para la gluconeogénesis y a su vulnerabilidad a la hipoglucemia.
- Tx: **piloromiotomía** (incisión en el cuadrante superior derecho; la extensión proximal debe ser hasta los músculos circulares del estómago).

INTUSUSCEPCIÓN

- Por lo general, pacientes de 3 meses a 3 años.
- **Heces de jalea de grosella** (por congestión vascular, <u>no</u> es indicación de resección), masa en forma de salchicha, distensión abdominal, dolor cólico en el cuadrante superior derecho y vómitos (**biliares** si hay obstrucción).
- Invaginación de un asa intestinal dentro de otra (más frecuente: íleon en el colon derecho).
- Puntos principales en niños: agrandamiento (inflamación) de las **placas de Peyer** (#1; puede tener antecedentes de enfermedad viral), linfoma y divertículo de Meckel.
- Tasa de recurrencia del 15% tras la reducción.
- Dx: Eco: muestra **signo de la diana**.

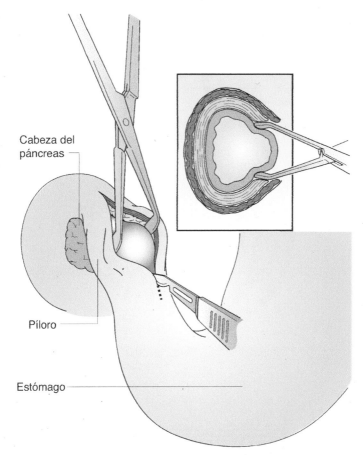

Cabeza del
páncreas

Píloro

Estómago

Piloromiotomía de Ramstedt para la estenosis pilórica hipertrófica del lactante. La vista transversal muestra la herniación de la submucosa en el sitio de la miotomía, lo que indica una
miotomía adecuada.

- Tx: reducir con **enema de contraste aéreo** → éxito del 80%; <u>no</u> requiere cirugía si se reduce.
  - Presión máxima con enema de contraste de aire: **120 mmHg**.
  - Altura máxima de la columna con enema de bario: **1 metro (3 pies)**.
  - Alto riesgo de perforación más allá de estos valores → necesidad de llevar a quirófano si ha
    alcanzado estos valores después de 1 h.
  - Puede intentarse una **segunda vez** si se repite.
  - Reducción exitosa → alimentación en el servicio de urgencias, observar 4 h, luego alta.
  - Necesidad de llevar a quirófano en caso de peritonitis, aire libre (neumoperitoneo), si no se
    puede reducir, o tras 2.ª recidiva.
    - Al reducir en el quirófano, <u>no</u> se debe traccionar el extremo proximal del intestino; hay
      que ejercer presión sobre el extremo distal y ordeñar la invaginación intestinal.
    - Por lo general, los pacientes <u>no</u> requieren resección intestinal a menos que se asocien
      a Meckel complicado.
- **Adultos que presentan invaginación intestinal**: lo más probable es que el paciente tenga un
  punto de inflexión maligno (es decir, CA de colon en el ciego); *sin contraste aéreo ni enema opaco*
  → llevar a quirófano para resección.

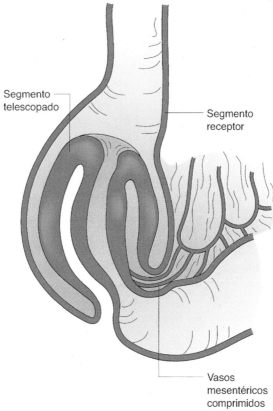

Anatomía de la intususcepción intestinal. La intususcepción es un segmento de intestino que invagina dentro del propio intestino.

ATRESIA DUODENAL

- Causa #1 de obstrucción duodenal en los <u>recién nacidos</u> (< 1 semana).
- En general, distal a la ampolla de Vater; provoca **vómitos biliares** e intolerancia alimentaria inmediatamente después del nacimiento.
- Asociado a **polihidramnios** en la madre (por no tragar líquido amniótico).
- Relacionado con anomalías cardíacas, renales y digestivas.
- El 20% de estos pacientes tienen **síndrome de Down** (*véanse* estudios cromosómicos).
- Causado por el fracaso de la **recanalización duodenal**.
- Radiografía abdominal: muestra el **signo de la doble burbuja**.
- Tx: reanimación; duodenoduodenostomía o duodenoyeyunostomía.

OTRAS ATRESIAS INTESTINALES

- Se desarrollan como resultado de **episodios vasculares intrauterinos**.
- Síntomas: emesis biliar, distensión; la mayoría no expulsa meconio.
- Más frecuente en **yeyuno**; puede ser <u>múltiple</u>.
- Hacer una biopsia rectal para descartar enfermedad de Hirschsprung antes de la cirugía.
- Tx: resección.

FÍSTULAS TRAQUEOESOFÁGICAS (FTE)

- **Tipo C**: tipo más frecuente (85%).
  - **Atresia esofágica proximal** (bolsa ciega) y **FTE distal**.
  - Síntomas: el recién nacido regurgita la comida, presenta sialorrea y síntomas respiratorios con la alimentación; no se puede colocar la sonda nasogástrica en el estómago.
  - Radiografía abdominal: estómago distendido y lleno de gas.
- **Tipo A**: segundo tipo más frecuente (5%).
  - Atresia esofágica y sin fístula.
  - Síntomas: similares al tipo C.
  - Radiografía de abdomen: los pacientes presentan un abdomen sin gases.
- **Síndrome VACTERL**: anomalías **v**ertebrales, **a**norrectales (ano imperforado), **c**ardíacas, fístula **t**raqueoesofágica, alteraciones del **r**adio/renales y de las **e**xtremidades (*limbs*).
- Antes de la cirugía, examinar el ano en busca de imperforación, radiografía (y Eco sacra) en busca de anomalías vertebrales/de las extremidades, ecocardiografía en busca de problemas cardíacos congénitos y Eco renal.
- Tx: **toracotomía extrapleural derecha** para la mayoría; realizar reparación primaria y colocar sonda de gastrostomía.
  - A menudo es necesario seccionar la vena ácigos.
- Lactantes **prematuros, < 2500 g** o **enfermos** → sonda Replogle (aspira la saliva del esófago y evita la broncoaspiración), tratar los síntomas respiratorios; colocar sonda de gastrostomía (para el tipo C; drena el estómago y evita el reflujo a los pulmones); <u>postergar</u> la reparación.
- **Complicaciones de la reparación**: RGE, fugas, estenosis y fístula.
- Supervivencia relacionada con el peso al nacer y las anomalías asociadas.

MALROTACIÓN

- Aparición repentina de **vómitos biliares**.
  - Las bandas de Ladd causan obstrucción duodenal, que provienen del retroperitoneo derecho.
- Puede provocar un **vólvulo del intestino medio** (el intestino se retuerce alrededor de la base del mesenterio), asociado a compromiso de la **AMS**, que puede producir un **infarto intestinal**.
- Debida al fracaso en la rotación normal en sentido antihorario (270°).
- Edad de presentación: 75% en el primer mes tras el nacimiento; 90% en el primer año de vida.
- *Todo niño con vómitos biliares necesita un estudio digestivo alto urgente para descartar malrotación.*
- Dx: **radiografía digestiva superior**: el duodeno no cruza la línea media; la unión duodenoyeyunal se desplaza hacia la derecha.
- Tx: resección de las bandas de Ladd, rotación en sentido antihorario (puede requerir múltiples rotaciones), colocación del ciego en el **cuadrante inferior izquierdo** (cecopexia), colocación del duodeno en el **cuadrante superior derecho** (intestino delgado a la derecha, intestino grueso a la izquierda) y apendicectomía (evita futuros diagnósticos de confusión).

ÍLEO MECONIAL

- Síntomas: no hay meconio (primera evacuación) en las primeras 24 h.
- Provoca **obstrucción ileal distal**, distensión abdominal, vómitos biliares y asas intestinales distendidas.
- Necesita prueba de cloruro en sudor o PCR para identificar defectos de los canales de Cl.
- Ocurre en el 10% de los niños con **fibrosis quística**.
- Radiografía abdominal: asas dilatadas del intestino delgado sin niveles hidroaéreos (porque el meconio es demasiado espeso para separarse de la pared intestinal); puede tener aspecto de vidrio esmerilado o espuma de jabón.
- Puede causar perforación, dando lugar a seudoquistes de meconio o perforación libre → requiere laparotomía.
- Tx: **enema con diatrizoato** (eficacia del 80%); también puede permitir el diagnóstico y potencialmente tratar al paciente.
- También se puede usar el enema de *N*-acetilcisteína.
  - Si se requiere cirugía, descompresión manual y creación de un estoma de derivación para **enemas anterógrados** con *N*-acetilcisteína.

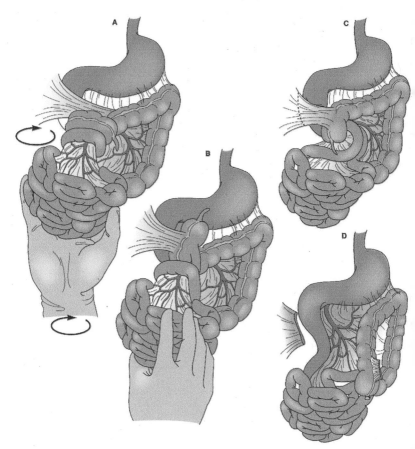

Corrección de la malrotación. **(A y B)** Detorsión del intestino medio. **(C y D)** Sección de las fijaciones peritoneales (bandas de Ladd) del ciego a la cavidad abdominal.

ENTEROCOLITIS NECROSANTE

- Clásicamente, se presenta con **heces sanguinolentas tras la 1.ª alimentación** en **neonatos prematuros**.
- Síntomas: letargia, descompensación respiratoria, distensión abdominal, vómitos, sangre por el recto, trombocitopenia (signo de sepsis en lactantes).
- Factores de riesgo: prematuridad, hipoxia, sepsis.
- Radiografía de abdomen: puede mostrar neumatosis intestinal (_no_ es una indicación de cirugía por sí sola), aire libre o gas en la vena porta.
- Se necesitan placas seriadas en decúbito lateral para buscar la perforación.
- Tx inicial: reanimación, ayuno, antibióticos, APT y sonda orogástrica.
- Indicaciones para la operación: aire libre (neumoperitoneo), peritonitis, deterioro clínico, eritema en la pared abdominal → resecar intestino muerto y madurar estomas.
- Necesidad de enema con contraste de bario antes de cerrar los estomas para descartar una obstrucción distal por estenosis.
- Mortalidad del 10%.

MALFORMACIÓN VASCULAR CONGÉNITA

- Cirugía por hemorragia, isquemia, ICC, úlceras no sangrantes, deterioro funcional o discrepancia en la longitud de las extremidades.
- Tx: **embolización** (puede ser suficiente por sí sola) o resección.

ANO IMPERFORADO

- Más frecuente en el sexo masculino.
- Comprobación de anomalías renales, cardíacas y vertebrales (VACTERL) asociadas.
- **Alto** (por encima de los elevadores): meconio en **orina** o **vagina** (fístula a vejiga/vagina/uretra prostática).
  - Tx: **colostomía**, posterior reconstrucción anal con **anoplastia sagital posterior**.
- **Bajo** (por debajo de los elevadores): la fístula transporta el meconio a la piel perineal; realizar **anoplastia sagital posterior** (llevar el ano hacia el mecanismo del esfínter); **no se necesita colostomía**.
- Se requiere dilatación anal postoperatoria para evitar la estenosis; estos pacientes son propensos al estreñimiento.

GASTROSQUISIS

- Defecto de la pared abdominal.
- **Rotura intrauterina de la vena umbilical**; no presenta saco peritoneal.
- Suele estar a la derecha e inferior al ombligo.
- ↓ anomalías congénitas (solo 10%), excepto **atresia intestinal** (hallazgos GI más frecuentemente asociados).
- A la derecha de la línea media, sin saco peritoneal, intestino rígido por exposición al líquido amniótico.
- Tx: inicialmente, colocar gasas empapadas en solución salina y reanimar al paciente; puede perder mucho líquido por el intestino expuesto; APT, ayuno.
  - Reparar cuando el paciente esté estable.
  - En la operación, se debe intentar volver a colocar el intestino en el abdomen, puede necesitar un silo de malla de Silastic® (el contenido abdominal se vuelve a comprimir suavemente en el abdomen durante 1 semana).
  - Cierre primario posterior si se utiliza silo.

ONFALOCELE

- **Fracaso en el desarrollo embrionario**; presenta saco peritoneal con cordón umbilical adherido.
- Defecto de la línea media a través del cordón umbilical.
- ↑ anomalías congénitas (50%).
- El saco puede contener estructuras intraabdominales distintas al intestino (hígado, bazo, etc.).
- Asociado al síndrome de Down.
- Hallazgo gastrointestinal asociado más frecuente: **malrotación**.
- **Pentalogía de Cantrell**:
  - Defectos **cardíacos**.
  - Defectos **pericárdicos** (en general, en el pericardio diafragmático).
  - Hendidura **esternal** o ausencia de la parte inferior del esternón.
  - Ausencia de tabique transversal **diafragmático**.
  - **Onfalocele**.
- Tx: inicialmente, se deben colocar gasas empapadas en solución salina y reanimar al paciente; puede perder mucho líquido por el intestino expuesto; APT, ayuno.
  - Reparar cuando el paciente esté estable.
  - En la operación, se debe intentar reintroducir el intestino en el abdomen; puede necesitar un silo de malla de Silastic®.
  - Cierre primario posterior si se utiliza malla.
- _Peor_ pronóstico global para el onfalocele en comparación con la gastrosquisis secundario a las **anomalías congénitas**.
- La **malrotación** puede producirse tanto en la gastrosquisis como en el onfalocele.

EXTROFIA DE LA VEJIGA URINARIA

- Defecto de la pared abdominal sobre el pubis (que no está fusionado).
- La mucosa de la vejiga atraviesa el defecto.
- Tx: cirugía para cerrar el defecto y reparar la vejiga.

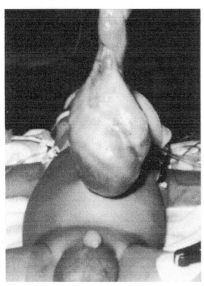

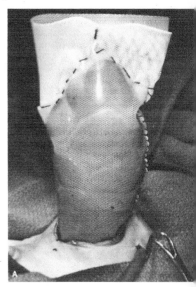

Onfalocele. Los intestinos y el hígado herniados son visibles dentro del saco. El cordón umbilical se une a la bolsa.

Chimenea o silo de Silastic® para la cobertura temporal del onfalocele gigante.

ENFERMEDAD DE HIRSCHSPRUNG

- Causa #1 de obstrucción colónica en los lactantes; más frecuente en el sexo masculino.
- **Signo más frecuente** → los lactantes no expulsan meconio en las primeras 24 h.
  - También puede presentarse en grupos de mayor edad como estreñimiento crónico (2-3 años).
- Provoca **distensión** abdominal; ocasionalmente aparece colitis.
- Puede tener una emisión explosiva de heces acuosas con el examen anorrectal.
- **Biopsia rectal** por **aspiración** diagnóstica (espesor total; muestra **ausencia de células ganglionares en el plexo mientérico**).
- Rx de abdomen: colon proximal dilatado.
- Se debe a que las células de la cresta neural (ganglionares) no progresan en dirección caudal.
- Tx: necesidad de resecar recto y colon hasta el sector proximal, donde aparecen las células ganglionares.
  - Puede ser necesario construir inicialmente una colostomía.
  - Conectar eventualmente el colon con el ano (procedimiento de Soave o Duhamel).
- **Colitis de Hirschsprung**: puede ser rápidamente progresiva; se manifiesta con distensión abdominal y diarrea fétida; posible sepsis.
  - Puede haber letargia y signos de sepsis.
  - Tx: irrigación rectal para intentar vaciar el colon; puede ser necesaria la colectomía de urgencia.

HERNIA UMBILICAL

- Fracaso en el cierre de la línea alba; la mayoría se cierran a los 3 años y la encarcelación es poco frecuente.
- Mayor frecuencia en afroamericanos y prematuros.
- Tx: cirugía si no se ha cerrado a los 5 años, encarcelamiento o si el paciente tiene una derivación ventriculoperitoneal.

HERNIA INGUINAL

- Casi todas son **indirectas** (debido a la **persistencia del proceso vaginal**); el 3% de los lactantes, M > F.
- **Derecha** en el 60%, izquierda en el 30%, bilateral en el 10%.
- La extensión del saco herniario hacia el anillo interno diferencia la hernia del hidrocele.
- Si no se puede reducir (hernia **encarcelada**) → operación de urgencia.
- **Reducción exitosa**: operación en 24 h.
- **Asintomático**: reparación electiva.
- Tx: **ligadura alta** del saco herniario (no necesariamente hay que extirpar el saco; abrir el saco antes de la ligadura para evitar lesiones intestinales/vesicales/ováricas).
- Considerar la exploración del lado contralateral si es izquierdo, mujer o niño < 1 año.

HIDROCELE

- Similar a la hernia inguinal; sin embargo, el saco _no_ se extiende hasta el anillo interno.
- La mayoría desaparecen al año; los no comunicantes resolverán; transiluminación positiva.
- Tx: cirugía al año si no resuelve o si se piensa que está comunicada (tamaño creciente y decreciente); **resección del hidrocele** y **ligadura del proceso vaginal**.

DUPLICACIÓN QUÍSTICA

- Más frecuente en el íleon; a menudo en el borde mesentérico.
- Tx: resecar el quiste.

ATRESIA BILIAR

- Causa más frecuente de ictericia neonatal que requiere cirugía.
- Indicación más frecuente de trasplante hepático en los niños.
- La ictericia progresiva persistente durante > 2 semanas después del nacimiento sugiere atresia.
- Puede afectar el árbol biliar extrahepático o el intrahepático.

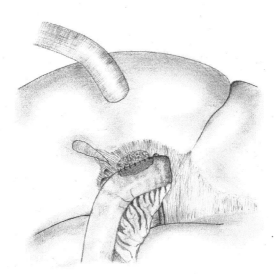

Anastomosis de hepatoportoenterostomía en «Y» de Roux a hígado.

- Dx: biopsia hepática → fibrosis periportal, taponamiento biliar, eventual cirrosis.
  - La ecografía y la HIDA pueden revelar un árbol biliar atrésico.
- Cirrosis continua y eventual insuficiencia hepática.
- Probar el procedimiento de Kasai (hepatoportoyeyunostomía): ⅓ mejora, ⅓ pasa a trasplante de hígado y ⅓ muere.
  - Implica la resección del segmento del conducto biliar extrahepático atrésico.
  - Se utilizan fármacos coleréticos (p. ej., fenobarbital) y corticoides para intentar aumentar el flujo biliar.
- Se requiere realizar el procedimiento de Kasai **antes de los 3 meses de edad** para evitar daños hepáticos irreversibles.
- En general, se necesita **trasplante hepático** si persiste después de 3 meses.

TERATOMA

- ↑ **AFP** y **β-hCG** (los marcadores elevados sugieren transformación maligna).
- **Neonatos**: sacrococcígeo; **adolescentes**: células germinales.
- Tx: resección.
- **Teratomas sacrococcígeos**:
  - El 90% son benignos al nacimiento (casi todos tienen componente exofítico).
  - Gran potencial de malignidad.
  - AFP: buen marcador.
  - La marca de los 2 meses es una gran transición: **< 2 meses** → en general benigno; **> 2 meses** → en general maligno.
  - Tx: **coccigectomía** y seguimiento a largo plazo.

TESTÍCULOS NO DESCENDIDOS

- Esperar **6 meses** para tratar.
- Mayor riesgo de **CA testicular** en estos niños.
- El riesgo de cáncer sigue siendo el mismo aunque se lleven los testículos al escroto.
- *Véase* el apartado sobre **seminoma**.
- Si no descendió bilateralmente, realizar estudios cromosómicos.
- Si no puede palpar los testículos en el conducto inguinal, debe hacerse una RM para confirmar su presencia.
- Si el testículo puede introducirse en el escroto, no suele ser necesaria la cirugía (se debe a una hiperactividad del músculo cremastérico; el 95% resolverá y el testículo permanecerá en el escroto).
- Tx: **orquiopexia** a través de incisión inguinal; si no se pueden descender los testículos → realizar sección de los vasos espermáticos para conseguir mayor longitud (la irrigación sanguínea de los conductos deferentes colateralizará a los testículos).

TRAQUEOMALACIA

- Anillos traqueales elípticos y fragmentados en lugar de que tengan forma de «C»; colapso con la inspiración.
- **Sibilancias inspiratorias**: suelen mejorar al cabo de 1 o 2 años.
- Factor de riesgo: FTE.
- **Indicaciones quirúrgicas**: muerte aparente del lactante (más frecuente), fracaso en el destete del ventilador, infecciones recurrentes.
- Cirugía: **aortopexia** (la aorta se sutura a la parte posterior del esternón, se abre la tráquea).

LARINGOMALACIA

- Causa más frecuente de obstrucción de las vías respiratorias en los lactantes.
- Síntomas: dificultad respiratoria intermitente y exacerbación del estridor en posición supina.
- Causada por la inmadurez del cartílago de la epiglotis con colapso intermitente de las vías respiratorias.
- La mayoría de los niños lo superan a los 12 meses.
- Traqueostomía quirúrgica reservada a un número muy reducido de pacientes.

ATRESIA DE LAS COANAS

- Obstrucción del orificio coanal (orificio nasal posterior) por hueso o mucosa; en general, unilateral.
- Síntomas: dificultad respiratoria intermitente, problemas con el amamantamiento.
- Tx: corrección quirúrgica.

PAPILOMATOSIS LARÍNGEA

- Tumor más frecuente de la laringe pediátrica.
- **Involuciona** con frecuencia **después de la pubertad.**
- Puede tratarse con extirpación endoscópica o láser, pero reaparece con frecuencia.
- Se cree que es causada por el VPH de la madre durante el paso por el canal del parto.

PARÁLISIS CEREBRAL

- Muchos desarrollan enfermedad por **RGE**.

Obstrucción intestinal neonatal

Diagnóstico	Antecedentes	Exploración física	Estudios diagnósticos
Atresia o estenosis intestinal	Emesis biliar	Distensión abdominal	Placa simple de abdomen
Atresia o estenosis duodenal	Fracaso en la expulsión del meconio	Meconio acólico	Enema de contraste
		Distensión gástrica	Placa simple de abdomen
	Emesis biliar	Trisomía 21	Serie digestiva superior con contraste
Ano imperforado	Fracaso en la expulsión del meconio	Ausencia de ano o fístula visible	Placa de tórax y abdomen
	Emesis biliar (tardía)	Distensión abdominal	Ecografía de riñones, sacro, recto
		Asociación VACTERL	Ecocardiografía
Enterocolitis necrosante	Lactante prematuro de alto riesgo	Distensión abdominal	Placa simple de abdomen
	Emesis biliar	Hematoquecia, heces con guayacol positivo	
Íleo meconial	Fibrosis quística (10%)	Meconio acólico	Placa simple de abdomen
	Emesis biliar	Distensión abdominal	Enema de contraste
Malrotación	Emesis biliar	Sin distensión abdominal	Placa simple de abdomen
	Lactante sano de término		Serie digestiva superior con contraste
Enfermedad de Hirschsprung	Retraso en la expulsión de meconio	Distensión abdominal	Placa simple de abdomen
	Emesis biliar	Trisomía 21	Enema de contraste

VACTERL: anomalías vertebrales, anales, cardíacas, traqueales, esofágicas, renales y de las extremidades.

INTRODUCCIÓN

- **Hipótesis nula**: hipótesis de que no existen diferencias entre los grupos.
- **Error de tipo I** (falso positivo): rechazar incorrectamente la hipótesis nula.
  - Suponer falsamente que existe una diferencia cuando no la hay.
  - Representado por el **valor de p**.
  - El valor de p se fija en $\leq$ **0.05** para lograr la **significancia estadística** ($p \leq 0.05$ rechaza la hipótesis nula).
  - Ejemplo: un valor de $p = 0.01$ indica un 1% de probabilidad de que haya un error de tipo I.
    - Probabilidad del 99% de que la diferencia entre las poblaciones sea cierta.
    - Probabilidad del 1% de que la diferencia no sea cierta y se haya producido solo por azar.
- **Error de tipo II** (falso negativo): aceptar incorrectamente la hipótesis nula debido al **tamaño pequeño** de la **muestra**.
  - Suponer falsamente que no hay diferencias cuando en realidad sí las hay.
- **Potencia de la prueba** = probabilidad de rechazar correctamente la hipótesis nula (probabilidad de tener un verdadero positivo).
  - Probabilidad de que una prueba encuentre una diferencia cuando realmente hay una diferencia.
  - Potencia = 1: probabilidad de error de tipo II (el intervalo de la potencia es 0-1).
  - Potencia $\geq$ **0.8**: indica una prueba con potencia suficiente.
  - Un **mayor tamaño de la muestra** aumenta la potencia de una prueba.
  - Ejemplo: una potencia = 0.9 indica:
    - Probabilidad del 90% de que la prueba detecte la diferencia cuando esta existe realmente.
    - Probabilidad del 10% de que la prueba _no_ detecte la diferencia cuando esta existe realmente.
- **Desviación estándar** (DE): indica la cantidad de variación de un conjunto de datos en comparación con la media.
  - **DE baja**: los valores se aproximan a la media (o al valor esperado).
  - **DE elevada**: los valores están más repartidos en un intervalo más amplio.
- **Distribución normal** (curva de campana): un pico.
- **Distribución bimodal**: dos picos.
- **Parámetro**: población.
- **Términos numéricos**. Ejemplo: en el siguiente conjunto de números 2, 7, 7, 8, 9, 11, 19:
  - **Modo**: valor más frecuente = 7.
  - **Media**: promedio = 9 (puede estar sesgado por valores extremos).
  - **Mediana**: valor intermedio de un conjunto de datos (percentil 50) = 8 (útil si hay muchos valores atípicos [resistentes a la asimetría]; si hay un número par de valores, se promedian los dos intermedios).

ENSAYOS Y ESTUDIOS

- **Reporte de caso**: paciente o acontecimiento único.
- **Series de casos**: acumulación de un pequeño número de informes de casos.
- **Estudio retrospectivo**: analiza datos preexistentes en una población de pacientes seleccionada.
  - Tiene **sesgo de selección** y **sesgo de información**.
- **Revisión sistemática**: combinación de datos de varios estudios diferentes.
- **Metaanálisis**: combinación de datos de múltiples estudios diferentes con análisis estadístico.
- **Estudio prospectivo**: se recogen datos de una población de pacientes y se analizan en el futuro.
- **Estudios observacionales**: analizan los **factores de riesgo** (o Tx) sin cambiar quién está o no expuesto a la **enfermedad** (resultado). Los 4 tipos tienen asignación de pacientes **no aleatorizada**.
  - **Estudio de casos y controles**: compara a las personas con **enfermedad** (p. ej., cáncer de pulmón) con las que **no la padecen** (p. ej., sin cáncer de pulmón) y examina la frecuencia de los factores de riesgo (p. ej., hábito tabáquico); _retrospectivo_.
    - Tiene **sesgo de selección** y **de recuerdo**.

- _No_ se _puede determinar el riesgo relativo_; se puede determinar el cociente de probabilidades (OR, _odds ratio_).
- **Estudio de cohortes**: compara a las personas con un **factor de riesgo** (p. ej., fumadores) con las que **no lo tienen** (p. ej., no fumadores) y observa la tasa de enfermedad (p. ej., cáncer de pulmón); puede ser _retrospectivo o prospectivo._
  - Presenta **sesgo de pérdida de seguimiento**.
  - Puede determinar el riesgo relativo y el OR.
- **Estudio transversal**: analiza los datos de la población en **un momento concreto** (ahora); determina la **prevalencia de enfermedades** y **factores de riesgo**, pero _no_ se utiliza para determinar la causa y el efecto (p. ej., hábito tabáquico y cáncer de pulmón).
  - Presenta **sesgo de recuerdo** y **sesgo de detección**.
  - Puede determinar el riesgo relativo y el OR.
- **Estudio pareado por puntuación de propensión**: para una población con la **misma** enfermedad, se genera un pareamiento entre un **grupo de tratamiento** conocido y un **grupo de control** generado artificialmente de pacientes reales que tienen los mismos factores de riesgo y datos demográficos (encuentra pacientes para el grupo de control que tienen covariables similares a las del grupo de tratamiento); _retrospectivo._
  - Reduce las **variables de confusión** conocidas.
  - Intenta replicar un ensayo controlado aleatorizado.
  - _No_ tiene en cuenta variables de confusión **desconocidas** ni las características de los pacientes (los ECA sí).
- **Ensayo controlado aleatorizado** (ECA): estudio prospectivo con asignación al azar a los grupos de tratamiento y no tratamiento.
  - _Evita los sesgos de tratamiento._
- **ECA cruzado**: aleatorizado y se administran dos tratamientos (A y B); cada grupo pasa finalmente al 2.º tratamiento (A y luego B _o_ B y luego A).
  - El problema es que un tratamiento _se traslada_ al segundo (es difícil saber la influencia de cada tratamiento y qué causó realmente el efecto).
- **ECA simple ciego**: estudio prospectivo en el que el **paciente** no conoce el tratamiento.
  - _Evita el efecto placebo._
  - Presenta **sesgo de observación** (médico).
- **ECA doble ciego** (_el mejor: la forma más sólida de prueba_): estudio prospectivo en el que _tanto_ el **paciente** como el **médico** no conocen el tratamiento.
  - _Evita los sesgos de observación._
  - Evita también los sesgos antes enumerados.

VARIABLES CUANTITATIVAS

- **Prueba de _t_ no pareada** (prueba _t_ de Student): dos grupos independientes y una sola variable es **numérica** (cuantitativa) → compara medias (p. ej., peso promedio entre diabéticos y no diabéticos).
- **Pruebas de _t_ pareadas**: dos grupos independientes y la variable es **cuantitativa**; estudios antes _y_ después (p. ej., peso antes y después, fármaco frente a placebo).
- **ANOVA (análisis de varianza)**: compara _solo_ variables **cuantitativas** (medias) de tres o más grupos (p. ej., duración de la estancia con manga gástrica frente a «Y» de Roux frente a banda gástrica).
- **Regresión lineal múltiple**: analiza la influencia de dos o más variables independientes (cuantitativas _o_ cualitativas) en un resultado **numérico** (p. ej., tiempo de quirófano de derivación gástrica).

VARIABLES CUALITATIVAS

- **Estadística no paramétrica**: compara variables **categóricas** (cualitativas) (etnia, sexo, problemas y enfermedades médicas, medicación).
- **Prueba de chi al cuadrado**: compara dos grupos con **variables cualitativas** (p. ej., número de pacientes obesos con y sin diabetes frente al número de pacientes no obesos con y sin diabetes).
- **Regresión logística multivariada**: analiza la influencia de dos o más factores independientes (cuantitativos/cualitativos) en un resultado **categórico** (p. ej., factores asociados a TVP postoperatoria).

- **Kaplan-Meyer**: estima la supervivencia (por lo general, en grupos pequeños).
- **Prevalencia**: número de personas con la enfermedad en una población (p. ej., número de pacientes en los Estados Unidos con CA de colon); la *enfermedad de larga duración aumenta* la **prevalencia**.
- **Incidencia**: número de **nuevos casos** diagnosticados en un determinado período en una población (p. ej., número de pacientes en Estados Unidos diagnosticados de CA de colon en el 2021).

Tabla de análisis

	Prueba positiva	Prueba negativa
Tiene la enfermedad	Verdadero positivo (VP)	Falso negativo (FN)
No tiene la enfermedad	Falso positivo (FP)	Verdadero negativo (VN)

- **Sensibilidad**: probabilidad de que una persona enferma dé positivo = verdaderos positivos / (verdaderos positivos + falsos negativos).
  - Con una **sensibilidad elevada**, un resultado negativo significa que es muy poco probable que el paciente tenga la enfermedad.
- **Especificidad**: probabilidad de que una persona sin enfermedad dé negativo en la prueba = verdaderos negativos / (verdaderos negativos + falsos positivos).
  - Con una **especificidad elevada**, un resultado positivo significa que es muy probable que el paciente padezca la enfermedad.
- **Valor predictivo positivo** (VPP) = verdaderos positivos / (verdaderos positivos + falsos positivos)
  - Probabilidad de que, con un resultado positivo, el paciente padezca realmente la enfermedad.
- **Valor predictivo negativo** (VPN) = verdaderos negativos / (verdaderos negativos + falsos negativos).
  - Probabilidad de que, con un resultado negativo, el paciente no tenga la enfermedad.
- **Precisión** = (verdaderos positivos + verdaderos negativos) / (verdaderos positivos + verdaderos negativos + falsos positivos + falsos negativos).
- Los **valores predictivos** (VPP y VPN) **dependen** de la prevalencia de la enfermedad.
- **Sensibilidad y especificidad**: son *independientes* de la prevalencia de la enfermedad.
- **Curva de eficacia diagnóstica** (ROC, *receiver operating curve*): muestra el equilibrio entre **sensibilidad** y **especificidad**; cuanto mayor sea el área bajo la curva (ABC), mejor será la prueba (la curva hacia la esquina superior izquierda indica rápidamente una prueba mejor).

EVALUACIÓN DE RIESGOS

- **Riesgo**: probabilidad de un resultado adverso.
- **Riesgo absoluto**: **probabilidad** de que se produzca un resultado en un período determinado.
  - Ejemplo: las mujeres con la mutación de *BRCA1* tienen un riesgo absoluto del 60% (o 60 de cada 100 mujeres) de desarrollar CA de mama a lo largo de su vida.
- **Riesgo relativo**: **probabilidad** de que ocurra un resultado en sujetos expuestos comparada con la **probabilidad** de que ocurra un resultado en sujetos no expuestos.
  - Ejemplo (igual que el anterior): el riesgo relativo de CA de mama en mujeres con la mutación de *BRCA1* es de 6 (lo que significa que tienen 6 veces [o un 600%] más probabilidades de padecer CA de mama en comparación con las mujeres sin dicha mutación).
  - Tiende a exagerar el riesgo (es mejor utilizar el riesgo absoluto).
- *Odds ratio* **(cociente de probabilidades)**: **probabilidades** de tener resultados en el grupo expuesto comparadas con las **probabilidades** de tener resultados en el grupo no expuesto.
  - Ejemplo (igual que el anterior): el OR de CA de mama en las mujeres con la mutación de *BRCA1* es de 5.9 (lo que significa que hay 5.9 veces más probabilidades de que contraigan CA de mama en comparación con las mujeres sin dicha mutación).
  - *No* se expresa en porcentaje.
  - Tiende a exagerar el riesgo de **enfermedades comunes** (es mejor utilizar el riesgo absoluto).
- **Intervalo de confianza**: está establecido en **95%**; se trata de un intervalo de valores en el que existe una probabilidad del 95% de que el valor verdadero se encuentre dentro; puede utilizarse tanto para el riesgo (probabilidad) como para el OR.
  - Ejemplo (igual que el anterior): las mujeres con la mutación de *BRCA1* tienen un riesgo absoluto del 60% (IC del 95%: 55%-65%) de desarrollar CA de mama a lo largo de su vida.
  - Un intervalo de confianza que cruza el 1 indica que *no* hay diferencia entre los dos grupos.

◉ **Reducción relativa del riesgo**: _disminución_ de la **probabilidad** del resultado en el grupo de tratamiento (o expuesto) en comparación con la **probabilidad** del resultado sin grupo de tratamiento (o diferente).
  • Ejemplo: las mujeres de alto riesgo tuvieron una <u>reducción del riesgo relativo</u> de 1.5 (o una reducción del riesgo relativo del 50%) de CA de mama con tamoxifeno en comparación con las mujeres de alto riesgo que recibieron placebo.
  • Tiende a exagerar la reducción del riesgo, especialmente en el caso de las **enfermedades poco frecuentes** (mejor utilizar la reducción absoluta del riesgo).

◉ **Reducción absoluta del riesgo**: _disminución_ de la **probabilidad** del resultado durante un período determinado en el grupo de tratamiento (el número de puntos porcentuales reales que disminuye el riesgo).
  • Ejemplo (mismo ensayo que el anterior): las mujeres de alto riesgo que tomaban tamoxifeno tuvieron una <u>reducción absoluta</u> del riesgo de CA de mama del 2.1% (o 2.1 por cada 100 mujeres) a lo largo de 5 años.

◉ **Número necesario a tratar**: número de sujetos que deben ser tratados antes de que se evite 1 resultado (= 1 / reducción absoluta del riesgo).
  • Ejemplo (mismo ensayo que el anterior): el número necesario a tratar (mujeres de alto riesgo) con tamoxifeno durante al menos 5 años para prevenir 1 CA de mama es de 48 (1/2.1).

SESGOS

◉ **Sesgo de selección**: seleccionar a los pacientes de forma **no aleatorizada** (se resuelve con una **aleatorización ciega**).
  • **Sesgo de asignación**: **el investigador sabe qué rama** del estudio recibirá el siguiente paciente (tratamiento o no tratamiento; esto puede haber sido aleatorizado), lo que influye en si inscribe o no a un paciente (se resuelve con la **ocultación** [ciego] de la asignación).
  • **Sesgo de tiempo de espera**: el **diagnóstico precoz** de una enfermedad hace que parezca que el paciente vive más tiempo (es decir, la supervivencia a lo largo de un período será mayor en comparación con los diagnosticados más tarde; se resuelve con la **tasa de mortalidad a lo largo de la vida** [mortalidad general] por la enfermedad).
  • **Sesgo de duración**: el cribado tiene más probabilidades de encontrar casos asintomáticos de progresión más lenta con mayor supervivencia en comparación con los casos sintomáticos de progresión rápida (se resuelve con comparaciones de **grados patológicos** [_no_ comparaciones de estadificación]).

◉ **Sesgo de información**: **clasificación errónea** de la exposición o los resultados.
  • **Sesgo de recuerdo**: el historial de exposición recordado cambia en función del **estado del resultado** (se resuelve con estudios **prospectivos**).
  • **Sesgo de detección** (sesgo del observador): diferencias entre grupos en la **forma de determinar los resultados** debido al conocimiento del estado del paciente (es decir, si recibió o no recibió tratamiento; se resuelve con el **cegamiento del evaluador** al estado del paciente).
  • **Sesgo de vigilancia**: diferencias entre grupos en la **frecuencia de vigilancia** (cribado o pruebas) de forma que es más probable que el resultado se detecte en el grupo con mayor frecuencia de vigilancia (resuelto con la selección de grupos con **igual frecuencia de vigilancia**).
  • **Efecto Hawthorne**: los sujetos **se comportan de forma diferente** cuando saben que están siendo observados (se resuelve con el **cegamiento del sujeto** al estudio o con una **observación similar** entre los grupos).

◉ **Sesgo de confusión** (variable de confusión): la mezcla de efectos entre la exposición y el resultado con otra(s) variable(s) que da lugar a una distorsión de la verdadera relación (se resuelve con la **aleatorización prospectiva** o el **pareamiento por puntuación de propensión**).

SEGURIDAD DEL PACIENTE

◉ National Surgical Quality Improvement Program (NSQIP): recoge datos de resultados para medir y mejorar la calidad quirúrgica; los resultados se comunican como relaciones observadas/esperadas.
◉ **Protocolo de prevención de sitios/procedimientos/pacientes erróneos de la JCAHO**:
  • Verificación preoperatoria del **paciente** y del **procedimiento**.
  • **Sitio** y **lado** de la **operación** (marcando si es izquierda o derecha o múltiples niveles; debe ser visible después de preparar al paciente).

- **Tiempo fuera** antes de realizar la incisión (verificar <u>paciente, procedimiento, posición de sitio</u> + <u>lado</u> y disponibilidad de <u>implantes</u> o <u>requerimientos especiales</u>).
- **Promover la cultura de la seguridad**:
  - Sistema confidencial de notificación de errores.
  - Énfasis en el aprendizaje por encima de la responsabilidad.
  - Flexibilidad para adaptarse a nuevas situaciones o problemas.
- **Factores de riesgo por oblito tras cirugía** (más frecuente: gasas): procedimiento de urgencia, cambio no planificado de procedimiento, obesidad, compresa utilizada para el cierre.
- **Evento centinela** (JCAHO): acontecimiento inesperado que implica la muerte o lesiones graves, o el riesgo de que se produzcan; el hospital es sometido a un **análisis de causa raíz** para prevenir y limitar futuros eventos (p. ej., **cirugía en el sitio equivocado**).
- **Técnica de protección de activos garantizada**: los cambios en la atención (p. ej., cambio de cuidador, división del trabajo, cambios de turno, traslados) pueden provocar pérdidas en la información y errores. **Prevención: traspasos estructurados** y **listas de comprobación** (mejor cara a cara); órdenes estandarizadas; relectura de órdenes si son verbales.

↑	Aumentado o alto	AT-III	Antitrombina III
↓	Disminuido o bajo	ATGAM	Gammaglobulina antitimocítica
A/EF	Anamnesis y exploración física	ATM	Articulación temporomandibular
AAA	Aneurisma de la aorta abdominal	ATP	Angioplastia transluminal per-
AAF	Aspiración con aguja fina		cutánea
AAS	Ácido acetilsalicílico	ATP	Trifosfato de adenosina
Abd	Abdominal	ATPasa	Adenosina-trifosfatasa
Abx	Antibiótico	A-V	Arteriovenoso
Ac	Anticuerpo	AV	Auriculoventricular
AC	Doxorrubicina (Adriamycin®) y ciclofosfamida	AVD	Actividades de la vida diaria
Ach	Acetilcolina	BCG	Bacilo de Calmette-Guérin
ACI	Arteria carótida interna	BCPIA	Balón de contrapulsación intraaórtico
ACO	Anticonceptivos orales	BGN	Bacilos gramnegativos
ACPT	Angioplastia coronaria percutá- nea transluminal	BGP	Bacilos grampositivos
		Bili T	Bilirrubina total
ACTH	Corticotropina	BT	Derivación de Blalock-Taussig
ACV	Accidente cerebrovascular (ictus)	BUN	Nitrógeno ureico en sangre
		Bx	Biopsia
AD	Aurícula derecha	BxGLC	Biopsia de ganglio linfático centinela
AD	Autosómico dominante		
ADH	Hormona antidiurética (vasopresina)	Ca	Calcio
		CA	Cáncer o carcinoma
AFP	Alfafetoproteína	CAD	Cetoacidosis diabética
AFS	Arteria femoral superficial	CAEp	Carcinoma epidermoide
Ag	Antígeno	CAM	Concentración alveolar mínima
AGD	Arteria gastroduodenal	cAMP	Monofosfato de adenosina cíclico
AI	Aurícula izquierda		
AINE	Antiinflamatorio no esteroideo	CaO$_2$	Contenido arterial de oxígeno
AIT	Ataque isquémico transitorio	CAP	Conducto arterioso permeable
ALT	Alanina-aminotransferasa	CC	Conducto colédoco
AMI	Arteria mamaria interna	CCK	Colecistocinina
AMI	Arteria mesentérica inferior	cCMP	3,5-ciclofosfato (citidina)
AMS	Arteria mesentérica superior	CD	Grupo de diferenciación (p. ej., CD4 y CD8)
ANOVA	Análisis de varianza		
AP	Aortopulmonar	CDIS	Carcinoma ductal in situ
AP	Arteria pulmonar	CDPA	Captación y descarboxilación de los precursores de las aminas
APAB	Ácido p-aminobenzoico		
APACHE	Escala de evaluación fisiológica del estado de salud agudo y crónico	CE	Carótida externa
		CE	Concentrado de eritrocitos
		CEA	Antígeno carcinoembrionario
APM	Alto peso molecular	CGA	Campo de gran aumento
APP	Alimentación parenteral parcial	cGMP	Monofosfato de guanosina cíclica
APT	Alimentación parenteral total		
APTL	Angioplastia percutánea trans- luminal	CGP	Cocos grampositivos
		CID	Coagulación intravascular diseminada
ARM	Angiografía por resonancia magnética		
		CII	Cuadrante inferior izquierdo
ASC	Área de superficie corporal	CIV	Comunicación interventricular
AST	Aspartato-aminotransferasa	CLIS	Carcinoma lobulillar in situ

CMF	Ciclofosfamida, metotrexato y 5-fluorouracilo	ECG	Electrocardiograma
CMV	Citomegalovirus	ECM	Esternocleidomastoideo
COX	Ciclooxigenasa	ECMO	Oxigenación por membrana extracorpórea
CPA	Células presentadoras de antígenos	ECN	Enterocolitis necrosante
		ECO	Ecografía
CPAP	Presión positiva continua en las vías respiratorias	EDRF	Factor relajante derivado del endotelio
CPRE	Colangiopancreatografía retrógrada endoscópica	EEG	Electroencefalografía
		EEI	Esfínter esofágico inferior
CPRM	Colangiopancreatografía por resonancia magnética	EES	Esfínter esofágico superior
		EGD	Esofagogastroduodenoscopia
CPT	Capacidad pulmonar total	EGF	Factor de crecimiento epidérmico
Cr	Creatinina		
CRF	Capacidad residual funcional	ELAM	Molécula de adhesión leucocitaria endotelial
CRH	Hormona liberadora de corticotropina (corticoliberina)		
		ELPT	Enfermedad linfoproliferativa postrasplante
CsA	Ciclosporina		
CSD	Cuadrante superior derecho	EM	Estado mental
CTHP	Colangiografía transhepática percutánea	EP	Embolia pulmonar
		EPI	Epinefrina
CU	Colitis ulcerosa	EPOC	Enfermedad pulmonar obstructiva crónica
CV	Capacidad vital		
CvO_2	Contenido venoso de oxígeno	ERGE	Enfermedad por reflujo gastroesofágico
CVP	Contracción ventricular prematura		
		ERV	*Enterococcus* resistente a la vancomicina
Cx	Complicación		
DAG	Diacilglicerol	ET	Endotraqueal
DAG	Displasia de alto grado	$ETCO_2$	CO_2 teleespiratorio
DAI	Descendente anterior izquierda (arteria coronaria)	ETLD	Estimulador tiroideo de acción prolongada
DCS	Dispositivo de compresión secuencial	EtOH	Etanol o alcohol
		ETR	Ecografía transrectal
DDAVP	1-Desamino-8-D-arginina-vasopresina, acetato de desmopresina	EUP	Enfermedad ulcerosa péptica
		EvW	Enfermedad de von Willebrand
DES	Dietilestilbestrol	FAST	Ecografía abdominal focalizada para traumatismos
DFM	Displasia fibromuscular		
DL_{50}	Dosis letal para el 50%	Fc	Fracción cristalizable de una inmunoglobulina
DLCO	Difusión pulmonar del monóxido de carbono		
		FC	Frecuencia cardíaca
DM	Diabetes mellitus	FE	Fracción de eyección
2,3-DPG	2,3-Difosfoglicerato	FEVI	Fracción de eyección del ventrículo izquierdo
DPIT	Derivación portosistémica intrahepática transyugular		
		FGF	Factor de crecimiento fibroblástico
DPO	Días del postoperatorio		
DRC	Disección radical del cuello	FIM	Fijación intramaxilar
DRMC	Disección radical modificada del cuello	FIN	Fuerza inspiratoria negativa
		FiO_2	Fracción inspirada de oxígeno
DTA	Defecto del tabique auricular	FNMT	Feniletanolamina-*N*-metiltransferasa
Dx	Diagnóstico		
DYT	Diyodotirosina	FR	Factores de riesgo
EC	Endarterectomía carotídea	FR	Frecuencia respiratoria
ECA	Enzima convertidora de angiotensina	FSH	Hormona foliculoestimulante (folitropina)

5-FU	5-Fluorouracilo
FvW	Factor de von Willebrand
Fx	Fractura
G6PD	Glucosa-6-fosfato-deshidroge-nasa
GABA	Ácido γ-aminobutírico
G-CSF	Factor estimulante de colonias de granulocitos
GC	Gasto cardíaco
GEP	Gastrostomía endoscópica percutánea
GFT	Globulina de fijación a la tiroxina
GH	Hormona del crecimiento (somatotropina)
GHRH	Hormona liberadora de la hormona del crecimiento
GI	Gastrointestinal
GIP	Péptido inhibidor gástrico
GIS	Gastrointestinal superior
GIST	Tumor del estroma gastrointestinal
GnRH	Hormona liberadora de gona-dotropina (gonadoliberina)
GRP	Péptido liberador de gastrina
GU	Genitourinario
HAT	Histerectomía abdominal total
Hb	Hemoglobina
hCG	Gonadotropina coriónica humana
HCl	Ácido clorhídrico
HETE	Ácido hidroxieicosatetraenoico
HIDA	Gammagrafía hepatobiliar con ácido iminodiacético
HLA	Antígeno leucocitario humano
HMG-CoA	Hidroximetilglutaril-coenzima A
HPB	Hipertrofia prostática benigna
HPETE	Ácido hidroperoxieicosatetrae-noico
HTN	Hipertensión
Hto	Hematócrito
HVA	Ácido homovanílico
HVVC	Hemodiálisis venovenosa continua
IAM	Infarto agudo de miocardio
IBP	Inhibidor de la bomba de protones
IC	Índice cardíaco
ICAM	Molécula de adhesión intracelular
ICC	Insuficiencia cardíaca crónica
Ig	Inmunoglobulina
IgET	Inmunoglobulina estimulante de la tiroides
IgHB	Inmunoglobulina contra la hepatitis B
IL	Interleucina
IM	Infarto de miocardio
IMAO	Inhibidor de la monoamino-oxidasa
IMEST	Infarto de miocardio con eleva-ción del segmento ST
IMNO	Isquemia mesentérica no oclusiva
IMO	Insuficiencia multiorgánica
INF	Interferón
INR	Cociente internacional normalizado
INZ	Isoniazida
IP₃	Inositol 1,4,5-trifosfato
IPEP	Injerto de piel de espesor parcial
IPET	Injerto de piel de espesor total
IRVS	Índice de resistencia vascular sistémica
ITB	Índice tobillo-brazo
IU	Infección urinaria
I.v.	Intravenoso
IVI	Infundíbulo ventricular izquierdo
IVRS	Infección de las vías respirato-rias superiores
L	Litro
LAK	Linfocito citolítico activado por linfocinas
LCR	Líquido cefalorraquídeo
LDH	Lactato-deshidrogenasa
LE	Relación lecitina/esfingomielina
LEOC	Litotricia extracorpórea por ondas de choque
LES	Lupus eritematoso sistémico
LH	Hormona luteinizante (lutropina)
LHRH	Hormona liberadora de la hormona luteinizante
LID	Lóbulo inferior derecho
LIV	Líquido intravenoso
LLA	Leucemia linfoblástica aguda
LLC	Leucemia linfocítica crónica
LMC	Leucemia mielógena crónica
LNH	Linfomas no hodgkinianos
LPAT	Lesión pulmonar aguda por transfusión
LPD	Lavado peritoneal diagnóstico
LR	Lactato de Ringer
LRA	Lesión renal aguda
LSD	Lóbulo superior derecho
LTA₄	Leucotrieno A₄
LTB₄	Leucotrieno B₄
LTC₄	Leucotrieno C₄
LTD₄	Leucotrieno D₄

LTE$_4$	Leucotrieno E$_4$	PECAM	Molécula de adhesión de plaquetas y células endoteliales
MALT	Tejido linfático asociado a las mucosas	PEEP	Presión positiva teleespiratoria
MAO	Monoaminooxidasa	PFC	Plasma fresco congelado
MAV	Malformación arteriovenosa	PFH	Pruebas de función hepática
MHC	Complejo principal de histocompatibilidad	PFT	Pruebas de función tiroidea
		PgD$_2$	Prostaglandina D$_2$
MRM	Mastectomía radical modificada	PgE$_1$	Prostaglandina E$_1$
MSH	Hormona estimulante de melanocitos (melanotropina)	PgE$_2$	Prostaglandina E$_2$
		PgF$_2$	Prostaglandina F$_2$
MTF	Metatarsofalángica	PgG$_2$	Prostaglandina G$_2$
MTX	Metotrexato	PgH$_2$	Prostaglandina H$_2$
MYBG	Metayodobencilguanidina, yodo radioactivo	PgI$_2$	Prostaglandina I$_2$ (prostaciclina
MYT	Monoyodotirosina	PI	Peso ideal
NAD	Dinucleótido de nicotinamida y adenina	PIC	Presión intracraneal
		PIP$_2$	4,5-Bifosfato de fosfatidilinosito
NADPH	Fosfato de dinucleótido de nicotinamida y adenina	PIV	Pielografía intravenosa
		PMN	Polimorfonucleares (leucocitos)
NAPA	N-acetilprocainamida	PPC	Presión de perfusión cerebral
NC	Nervio craneal	PSA	Antígeno prostático específico
NE	Norepinefrina	PTFE	Politetrafluoroetileno
NEM	Neoplasia endocrina múltiple	PTH	Hormona paratiroidea (paratirina)
NET	Necrólisis epidérmica tóxica		
NLR	Nervio laríngeo recurrente	PTHP	Péptido relacionado con la hormona paratiroidea
NO	Óxido nítrico		
NSE	Enolasa específica neuronal	PTI	Púrpura trombocitopénica idiopática
NTA	Necrosis tubular aguda		
NTG	Nitroglicerina	PTT	Púrpura trombocitopénica trombótica
NTX	Neumotórax		
NV	Náuseas y vómitos	PTU	Propiltiouracilo
OID	Obstrucción del intestino delgado	PVC	Presión venosa central
		Qp/Qs	Cociente flujo pulmonar/flujo sistémico
OKT3	Tratamiento con anticuerpos monoclonales anti-CD3		
		QR	Cociente respiratorio
Op-DDD	2,4-Diclorofenil-dicloroetano (mitotano)	RA	Reacción adversa
		RAB	Resección anterior baja
OTLS	Ortesis toracolumbosacra	RAEV	Reparación aórtica endovascular
PAD	Presión arterial diastólica	RAFI	Reducción abierta con fijación interna
PADP	Presión arterial diastólica pulmonar		
		RAP	Resección abdominoperineal
PAF	Factor activador de plaquetas	RATM	Recto abdominal transverso miocutáneo
PAF	Poliposis adenomatosa familiar		
PAM	Presión arterial media	RC	Retraso del crecimiento
PAS	Presión arterial sistólica	RCP	Reanimación cardiopulmonar
PAS	Tinción de ácido peryódico de Schiff	RE	Retículo endoplasmático
		RLA	Resección local amplia
PBE	Peritonitis bacteriana espontánea	RM	Resonancia magnética
		RPR	Reagina plasmática rápida
PCR	Reacción en cadena de la polimerasa	RT	Radioterapia
		RTUP	Resección transuretral de la próstata
PDGF	Factor de crecimiento derivado de las plaquetas		
		RVC	Revascularización coronaria
		RVP	Resistencia vascular pulmonar
PEAP	Presión de enclavamiento de la arteria pulmonar	RVS	Resistencia vascular sistémica
		Rx	Radiografía

RxT	Radiografía de tórax
SARM	*Staphylococcus aureus* resistente a la meticilina
SC	Subclavio
SDRA	Síndrome de dificultad respiratoria aguda
SET	Síndrome del estrecho torácico
SIADH	Síndrome de secreción inadecuada de hormona antidiurética
SID	Seguimiento del intestino delgado
Sida	Síndrome de inmunodeficiencia adquirida
SNC	Sistema nervioso central
SNG	Sonda nasogástrica
SRIS	Síndrome de respuesta inflamatoria sistémica
SSN	Solución salina normal
SSPS	Síndrome de sepsis postesplenectomía
SU	Servicio de urgencias
SUH	Síndrome urémico hemolítico
SvO_2	Saturación venosa mixta de oxígeno
Sx	Síntoma
SZE	Síndrome de Zollinger-Ellison
TAG	Triacilglicerol
TB	Tuberculosis
TC	Tomografía computarizada
TCA	Tiempo de coagulación activado
TCM	Terapia conservadora de la mama
TcOM	Medición transcutánea de oxígeno
TCR	Receptor de linfocitos T
TE	Traqueoesofágico
TFG	Tasa de filtración glomerular
TGF-β	Factor de crecimiento tumoral β
TIH	Trombocitopenia inducida por heparina
TNF	Factor de necrosis tumoral
TP	Tiempo de protrombina
tPA	Activador del plasminógeno tisular
TRH	Hormona liberadora de tirotropina (tiroliberina)
TSH	Hormona estimulante de la tiroides (tirotropina)
TSV	Taquicardia supraventricular
TTP	Tiempo de tromboplastina parcial
TVP	Trombosis venosa profunda
Tx	Tratamiento
TXA_2	Tromboxano A_2
UCI	Unidad de cuidados intensivos
UDCA	Ácido ursodesoxicólico
UR	Uretrografía retrógrada
UV	Ultravioleta
V/Q	Ventilación/perfusión
VA	Vaciamiento axilar
Vc	Volumen corriente
VCAM	Molécula de adhesión de la célula vascular
VCI	Vena cava inferior
VCS	Vena cava superior
VD	Ventrículo derecho
VEB	Virus de Epstein-Barr
VEF_1	Volumen espiratorio forzado en el primer segundo
VHB	Virus de la hepatitis B
VHC	Virus de la hepatitis C
VHLT-1	Virus humano linfotrópico T 1
VHS	Virus del herpes simple
VI	Ventrículo izquierdo o ventricular izquierdo
VIH	Virus de la inmunodeficiencia humana
VIP	Péptido vasoactivo intestinal
VIPoma	Tumor productor de péptido vasoactivo intestinal
VLDL	Lipoproteínas de muy baja densidad
VMA	Ácido vanililmandélico
VMI	Vena mesentérica inferior
VMS	Vena mesentérica superior
VO_2	Consumo de oxígeno
VP-16	Etopósido
VPH	Virus del papiloma humano
VR	Volumen residual
VRE	Volumen de reserva espiratoria
VSG	Velocidad de sedimentación globular
VTD	Volumen telediastólico
VTDVI	Volumen telediastólico ventricular izquierdo
VTSVI	Volumen telesistólico ventricular izquierdo
YI	Yugular interna

Índice alfabético de materias